gesetz

Elvira Bierbach • Peter Georgi

Infektionskrankheiten und Infektionsschutzgesetz

Allgemeine und spezielle Infektiologie
Kommentierte Gesetzestexte
Prüfungsfragen

URBAN & FISCHER
München • Jena

Zuschriften und Kritik an:
Elsevier GmbH, Urban & Fischer Verlag, Lektorat Ganzheitsmedizin, Karlstraße 45, 80333 München

Wichtiger Hinweis für den Benutzer
Die Erkenntnisse in der Medizin unterliegen laufendem Wandel durch Forschung und klinische Erfahrungen. Herausgeber und Autoren dieses Werkes haben große Sorgfalt darauf verwendet, dass die in diesem Werk gemachten therapeutischen Angaben (insbesondere hinsichtlich Indikation, Dosierung und unerwünschten Wirkungen) dem derzeitigen Wissensstand entsprechen. Das entbindet den Nutzer dieses Werkes aber nicht von der Verpflichtung, anhand der Beipackzettel zu verschreibender Präparate zu überprüfen, ob die dort gemachten Angaben von denen in diesem Buch abweichen und seine Verordnung in eigener Verantwortung zu treffen.

Wie allgemein üblich wurden Warenzeichen bzw. Namen (z.B. bei Pharmapräparaten) nicht besonders gekennzeichnet.

Bibliografische Information Der Deutschen Bibliothek
Die Deutsche Bibliothek verzeichnet diese Publikation in der Deutschen Nationalbibliografie; detaillierte bibliografische Daten sind im Internet über http://dnb.ddb.de abrufbar.

1. Auflage 2004

Der Urban & Fischer Verlag ist ein Imprint der Elsevier GmbH.

04 05 06 07 08 5 4 3 2 1

Um den Textfluss nicht zu stören, wurde bei Patienten und Berufsbezeichnungen die grammatikalisch maskuline Form gewählt. Selbstverständlich sind in diesen Fällen immer Frauen und Männer gemeint.

Planung und Lektorat: Christel Hämmerle, München
Herstellung und Satz: Kadja Gericke, Arnstorf
Druck und Bindung: Bosch-Druck, Ergolding
Zeichnungen: Henriette Rintelen, Velbert
Umschlaggestaltung: Spieszdesign, Neu-Ulm
Umschlagfoto: Roche, Basel

Gedruckt auf 100g/m² LuxoSamtoffset TCF, chlorfrei gebleicht

Printed in Germany
ISBN 3-437-56770-5

Vorwort

Als Heilpraktikeranwärter haben Sie in der „Überprüfung durch das Gesundheitsamt“ zu beweisen, dass Sie keine „Gefahr für die Volksgesundheit“ darstellen. Hinsichtlich einer solchen Gefahr spielen selbstredend übertragbare Krankheiten (Infektionskrankheiten) eine besondere Rolle. Für viele Infektionskrankheiten ist Heilpraktikern ein Behandlungsverbot bzw. auch eine Meldepflicht auferlegt, d.h. diesen Krankheiten und dem Infektionsschutzgesetz müssen Sie bei der Vorbereitung auf Ihre Überprüfung einen besonderen Stellenwert einräumen.
Wir Autoren möchten Ihnen mit diesem Buch zum einen wichtiges Hintergrundwissen vermitteln und somit ein tieferes Verständnis ermöglichen. Zum anderen bieten wir Ihnen Lernhilfen an, die gerade die Prüfungsvorbereitungen sehr erleichtern können. Was das Schreiben dieses Buches sehr gefördert hat: Elvira Bierbach bildet seit 1992 Heilpraktiker aus und bereitet sie auf die Überprüfung vor, Dr. Peter Georgi hat eine Reihe der prüfungsrelevanten Infektionskrankheiten auch durch eigene Fallanschauung kennen gelernt, so z.B. Aids, Malaria, Meningoenzephalitis, Q-Fieber, Toxoplasmose, Typhus und Virushepatitis.
Bei vielen anderen übertragbaren Krankheiten, z.B. Cholera, Poliomyelitis, Tollwut oder Tularämie, ist eine Fallanschauung so gut wie nicht möglich, denn die Zahl der entsprechenden Erkankungsfälle ist bei uns nahezu Null. Zumindest bei diesen Krankheiten bleibt für eine zuverlässige Darstellung gar nichts anderes übrig, als möglichst viele (voneinander unabhängige) Lehrbücher heranzuziehen.

Wir wünschen Ihnen einen guten Lern- bzw. Prüfungserfolg mit dem vorliegenden Buch!

November 2003

Dr. Peter Georgi
Elvira Bierbach

Abkürzungsverzeichnis

Aids	Acquired Immune(o) Deficiency Sndrom
AP-Zelle	antigenpräsentierende Zelle
Arbov.	Arbovirus
bakt.	bakteriell
BG-Zelle	B-Gedächtnis-Lymphozyt
BKS	Blutkörperchensenkungs-geschwindigkeit
CJK	Creutzfeldt-Jakob-Erkrankung
DNS	Desoxyribonukleinsäure
EBV	Epstein-Barr-Virus
E. coli	Escherichia coli
FSME	Früh(jahr)-Sommer-Meningoenzephalitis
gramneg.	gramnegativ
grampos.	grampositiv
HAV	Hepatitis-A-Virus
HBV	Hepatitis-B-Virus
HCV	Hepatitis-C-Virus
HDV	Hepatitis-D-Virus
HEV	Hepatitis-E-Virus
HFV	Hepatitis-F-Virus
HGV	Hepatitis-G-Virus
HHV	Humanes-Herpes-Virus
H. influenzae	Haemophilus influenzae
HIV	Human Immunodeficiency Virus
HSV	Herpes-simplex-Virus
Ig	Immunglobulin
i.d.R.	in der Regel
IL-1	Interleukin-1
i.S.	im Serum
i.U.	im Urin
i.v.	intravenös
i.W.	im Wesentlichen
NK-Lymphozyt	Natural-Killer-Lymphozyt
PA	Primäraffekt
PF	Pathogenitätsfaktor
RES	Retikuloendotheliales System
RNS	Ribonukleinsäure
Staph. ...	Staphylococcus ...
Strep. ...	Streptococcus ...
Tbk	Tuberkulose
TE-Zelle	T-Effektor-Lymphozyt
TG-Zelle	T-Gedächtnis-Lymphozyt
TH-Zelle	T-Helfer-Lymphozyt
TK-Zelle	T-Killer-Lymphozyt
TS-Zelle	T-Suppressor-Lymphozyt
VZV	Varicella-Zoster-Virus
ZMV	Zytomegalie-Virus
ZNS	Zentralnervensystem

Zeichen:

... → ...	von ... zu ..., von ... auf, darauf folgt, führt zu
<	weniger als, kleiner als, unter
>	mehr als, über
≤	höchstens
≥	wenigstens, mindestens
↑	Anstieg

Maße:

ml	Milliliter = 1 tausendstel Liter
µl	Mikroliter = 1 tausendstel ml = 1 millionstel Liter = 1 mm^3
mm	Millimeter = 1 tausendstel Meter
µm	Mikrometer = 1 tausendstel mm

Benutzungshinweise

Auswahl der Krankheiten

Folgende Krankheiten bzw. Erreger sind nicht im IfSG genannt, dennoch aufgrund des IfSG zu berücksichtigen: *Erysipel, Lyme-Borreliose Puerperalsepsis* sowie die sexuell übertragbaren Krankheiten *(Candidose, Gonorrhoe, Herpes simplex, Lymphogranuloma inguinale, Trichomoniasis, Zytomegalie).*
Folgende Infektionskrankheiten gehören nicht zum „Pflichtprogramm", sind jedoch aus differentialdiagnostischen Gründen dargestellt: *Exanthema subitum, Monunucleosis infectiosa, Pocken, Ringelröteln, Tetanus, Zoster.*

Zeichenerklärung zu den Abbildungen (Verlaufsvarianten)

 =„Unterbrechung" = Stillstand/Abheilung

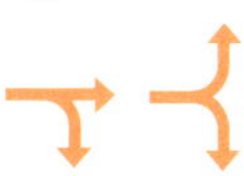 = alternativer Verlauf

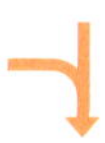 = gemeinsamer Verlauf

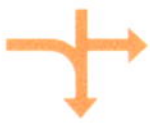 = 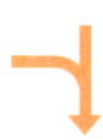 bzw. 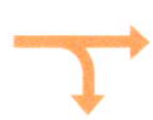

Inhaltsverzeichnis

1 Grundlagen der Infektiologie und Epidemiologie

1.1 Erreger und ihre Eigenschaften

1.1.1 Was ist ein Erreger?

Ende des 19. Jahrhunderts wurde von verschiedenen Forschern die Frage diskutiert, ob die nachgewiesenen Mikroorganismen Krankheitsursache oder nur bedeutungslose Begleiterscheinungen darstellen. **Henle** und **Koch** entwickelten daraufhin Kriterien, die gegeben sein müssen, um einen Mikroorganismus als Krankheitserreger bezeichnen zu können. Diese Kriterien müssen durch die Entdeckung weiterer Krankheitserreger (obligat intrazelluläre Bakterien, Viren, Prionen) teilweise dem veränderten Wissensstand angepasst werden.

Die Henle-Koch-Postulate

Erstens muss der Erreger

- regelmäßig in jedem Fall bei einer bestimmten Infektionskrankheit anzutreffen sein
- isolierbar sein und
- außerhalb des erkrankten Individuums auf festen Nährmedien anzüchtbar sein.

Zweitens muss

- durch eine Infektion mit dem so gewonnenen Erreger
- bei einem anderen Organismus (Mensch oder Tier)
- ein gleiches oder ähnliches Krankheitsbild hervorgerufen werden können.

Pathogenität des Erreger

Ein Erreger ist pathogen (→ 1.3), wenn er eine Krankheit verursachen kann. Unterschieden werden obligat pathogene und fakultativ pathogene Erreger.

Obligat pathogene Erreger

Obligat pathogene Erreger verursachen nach der Infektion regelmäßig Krankheitserscheinungen, d.h. unabhängig von der individuellen Abwehrlage des befallenen Organismus.

Fakultativ pathogene Erreger

Fakultativ pathogene Erreger können dagegen bei intakter Abwehr in der Regel keine Krankheitserscheinungen verursachen. Dies ist ihnen nur bei für sie günstiger Gelegenheit, d.h. bei einer Beeinträchtigung von Abwehrfunktionen, möglich. Man bezeichnet sie deshalb auch als **opportunistische Krankheitserreger** (lat. opportunitas = gute Gelegenheit). Ansonsten harmlose Keime, z.B. der physiologischen Kolonisationsflora (Candida albicans, Escherichia coli und andere), können also ggf. (lebensbedrohliche) Krankheiten auslösen.
Fakultativ pathogene Keime der physiologischen Flora verhalten sich meist als **Kommensalen** (lat. con + mensa = mit zu Tisch), d.h. sie leben als Gäste vom Wirt, ohne diesem zu schaden oder zu nützen. Kommensalen sind meist **Saprophyten**, das sind Mikroorganismen, die von toter organischer Substanz leben, z.B. Fäulnisbakterien. Aber auch Saprophyten verhalten sich nicht immer als Kommensalen, sie können auch schaden, z.B. Karieserreger.

Spezifität der Erreger

Erreger können nur unter bestimmten Voraussetzungen in den Wirtsorganismus eindringen und sich dort vermehren. Deshalb sind sie in vielerlei Hinsicht spezifisch, z.B.:

- **wirtsspezifische Erreger:** viele Mikroben befallen lediglich eine Spezies. So befallen z.B. Amöben ausschließlich Menschen.
- **organspezifische Erreger:** andere Mikroben befallen ausschließlich oder vorzugsweise bestimmte Organe des Wirts. E. coli bevorzugt beispielsweise den Gastrointestinal- und Urogenitaltrakt, Streptococcus pneumoniae hingegen den Respirationstrakt.
- **gewebespezifische Erreger:** selbst innerhalb des jeweiligen Zielorgans bevorzugen viele Mikroben bestimmte Gewebetypen. Rotaviren befallen z.B. lediglich die Epithelzellen des oberen Zottenanteils im Magen-Darm-Trakt.

Erregerarten

Krankheits**erreger** und -überträger werden hier i. W. nur soweit detailliert dargestellt, wie es für das Verständnis von Infektionskrankheiten erforderlich ist. Krankheits**überträger** werden ausschließlich bei den Gliederfüßlern (→ 1.1.8) behandelt.

Krankheitserreger sind:

- Prionen
- Viren und Viroide
- Bakterien
- Pilze
- Protozoen
- Würmer
- Gliederfüßler

Die Reihenfolge gibt die Entwicklung von einfacher zu fortschreitend komplexer werdender Bauweise wieder. Je weiter unten ein Krankheitserreger genannt ist, umso komplexer ist er in seinem Bau bzw. umso länger ist er auch als „Krankmacher" bekannt.

1.1.2 Prionen

Die Bezeichnung **Prion** leitet sich von „proteinaceous infectious particle" („proteiniges" infektiöses Partikel) ab. Über den Ursprung der Prionen, ihre Replikation und die Pathogenese der durch sie verursachten Erkrankungen gibt es bis heute nur Hypothesen. Prionen werden erst seit 1982 als Krankheitserreger der spongiformen Enzephalopathien bei Tier und Mensch (→ „Humane spongiforme Enzephalopathien") verantwortlich gemacht. Seit 1998 steht fest, dass ein Prion wirklich nur ein Proteinpartikel ist, ohne jede Nukleinsäure. Die Vermehrung bei Prionen muss also gänzlich verschieden sein von der bis dahin einzig denkbaren Erregervermehrung durch DNS- oder RNS-Reduplikation!

Eigenschaften

In der chemischen Zusammensetzung gleichen die Prionen gewissen körpereigenen Proteinen, haben aber eine andere räumliche Struktur als diese. Durch Anlagerung der Prionen an diese Proteine, die v.a. an den Oberflächen von Nervenzellen sitzen, bekommen diese die räumliche Struktur der Prionen „aufgezwungen", wodurch sie selbst zu Prionen werden.

Prionen lösen fatalerweise keine Immunantwort aus. Auch zeigen sie sich äußerst resistent gegen sonst wirksame Sterilisationsverfahren, sogar gegen Röntgenbestrahlung.

1.1.3 Viren und Viroide

Klassifikation und Aufbau

Aufbau eines Virus

Bis zur Entdeckung der Prionen (→ 1.1.2) hielt man Viren für die kleinsten Krankheitserreger. Die größten Viren sind etwa fünfmal und die kleinsten etwa 50-mal kleiner als ein Kugelbakterium (mit einem Durchmesser von ca. 1 µm). Viren sind recht einfach gebaut: Ein Virus besteht im Wesentlichen aus zwei bzw. drei Komponenten (→ Abb.1-1):

- einem **Nukleinsäurestrang** (DNS oder RNS als Einzel- oder Doppelstrang)
- dem **Kapsid**, das die genetischen Informationen (Nukleinsäuren) enthält
- der **Hülle** (bei manchen Virusarten)

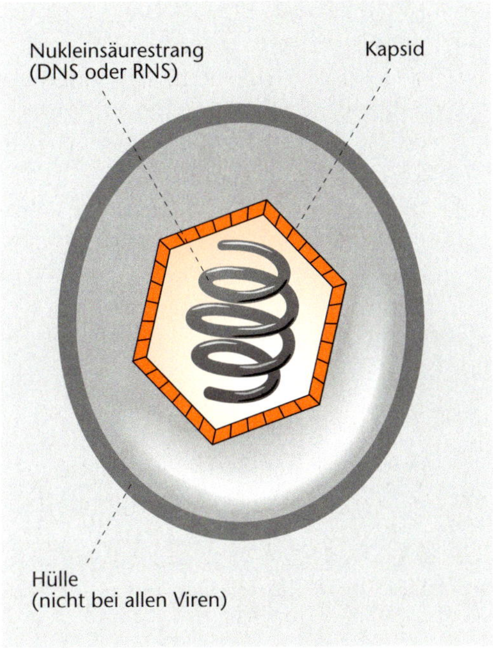

Abb. 1-1: Aufbau eines Virus

Das Kapsid und die Hülle bestehen aus Proteinen. Sie sind diejenigen Virusbestandteile, die beim Eindringen in den menschlichen Organismus als Antigene (→ 1.4.2) wirksam werden.

Aufbau eines Viroids

Viroide sind „nackte" Viren: Sie bestehen alleine aus einem einzigen ringförmig zusammengeschlossenen RNS-Strang. Dieser Strang ist circa 10-mal kleiner als die kleinste Virusnukleinsäure. Viroide sind, soweit bekannt, ausschließlich pflanzenpathogen. Allerdings kommt das Hepatitis-D-Virus im Aufbau den Viroiden sehr nahe.

Viren

Das „geborgte Leben" der Viren

Viren haben keinen eigenen Stoffwechsel, sie können sich nicht selbstständig vermehren und auch nicht von selbst fortbewegen. Ihnen fehlen also wesentliche Merkmale eines lebendigen Organismus. Sie werden erst durch die lebendige Wirtszelle zum Leben erweckt; ohne einen lebenden Wirt erstarren sie wieder in Leblosigkeit. Man spricht daher auch vom „geborgten Leben" der Viren. Viren stellen also eine Übergangsform vom Unbelebten zum Belebten dar.

Vermehrung und Ausbreitung

Um sich vermehren zu können, muss ein Virus in eine lebende Zelle eindringen (es gibt tier-, pflanzen- und auch bakterienpathogene Viren). Ist das Virus in die Wirtszelle eingedrungen (→ Abb. 1-2), synthetisiert diese anhand der Virusnukleinsäure als „Bauplan" die Viruskomponenten (Synthesephase) und baut diese auch zu neuen Viren zusammen (Montagephase). Die neu gebildeten Viren werden dann, je nach Virustyp, entweder aktiv ausgeschleust oder durch „Zerplatzen" der Wirtszelle freigesetzt, nachdem sich die Viren fortlaufend in dieser angehäuft haben.

Bei **Aids** ist diese Folge besonders fatal. Das Aids-verursachende Virus (HIV) befällt nämlich bevorzugt die sog. T-Helfer-Lymphozyten, die eine entscheidende Funktion bei der Ingangsetzung der Abwehr von eingedrungenen Krankheitserregern haben (→ 1.4). Sind nun zu wenig dieser T-Helfer-Lymphozyten vorhanden, ist der Körper eindringenden Krankheitserregern entsprechend schutzlos ausgeliefert, so dass z.B. eine ansonsten harmlose Lungeninfektion lebensbedrohlich werden kann.

Einteilung der Viren

Zunächst werden die Viren wie folgt eingeteilt:

- **Viren mit Hülle:** Viren mit DNS (als Doppelstrang), Viren mit RNS (als Einzelstrang)

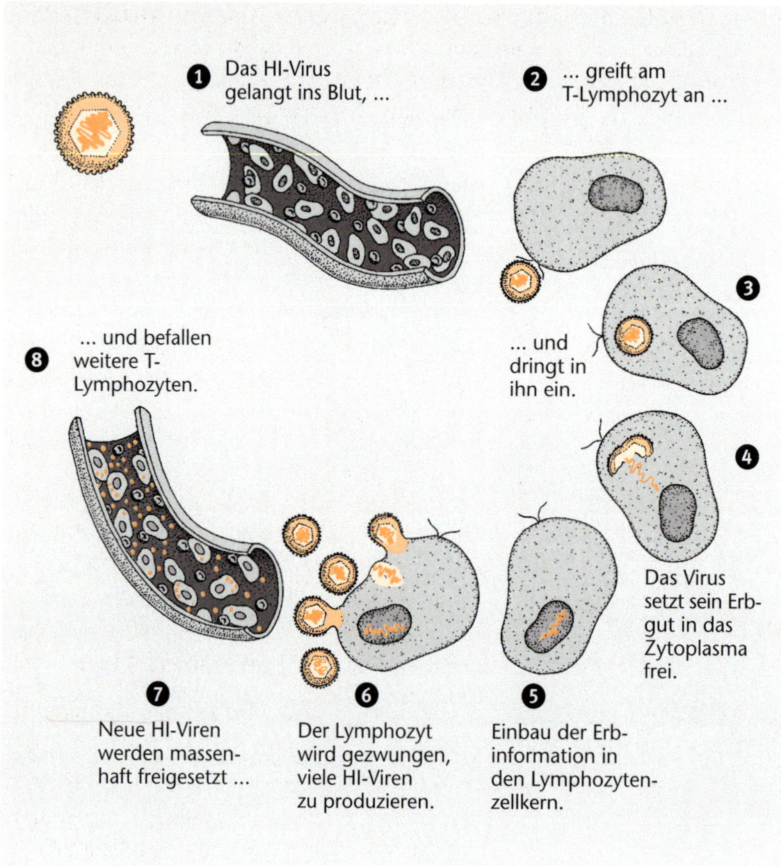

Abb. 1-2: Eindringen in die Wirtszelle, Vermehrung und Ausbreitung von Viren am Beispiel des Humanen Immundefizienz-Virus/HI-Virus

- **Viren ohne Hülle (nackte Viren):** Viren mit DNS (als Einzelstrang oder als Doppelstrang), Viren mit RNS (als Einzelstrang oder als Doppelstrang)

Die weitere Unterteilung erfolgt in Familie, Gattung, Untergattung (nicht immer), Art (= Typ) und Subtyp (nicht immer). Die Namen von Familien haben die Endung „viridae“, die von Gattungen, Untergattungen und Arten die Endung „virus“.

Statt von Arten wird oft von Typen gesprochen; v.a. dann, wenn zu vermuten ist, dass zu einer Gattung in Zukunft noch neue Arten (Typen) hinzuzuzählen sind. Aber auch die Arten von Untergattungen können für sich als Typen durchnummeriert sein, so dass z.B. Enterovirus 5 nicht identisch mit Cocksackievirus A5 ist (wobei Enterovirus die Gattung und Cocksackievirus A Untergattung ist (→ Tab. 1-1).

Tab. 1-1: Virussystematik: Die Tabelle zählt Familien, Gattungen, Untergattungen, Arten/Typen nur insoweit auf, als sie wichtige menschenpathogene Erreger enthalten. Es ist nicht erkennbar, in wie viele Gattungen eine Familie und in wie viele Arten/Typen eine Gattung unterteilt ist. Dazugehörige Erkrankungen sind aus Platzgründen nur zum Teil angegeben und beziehen sich unter Umständen nur auf bestimmte Arten/Typen.

Familie	Gattung	Untergattung (U) bzw. Art/Typ	Art	Symptomatik
Parvoviridae	Parvovirus	–	Typ B 19 andere	Ringelröteln Gastroenteritis
Papovaviridae	Papillomavirus	–	Typ 16, 18 andere	Zervixkarzinom Warzen, Kondylome
Adenoviridae		humanes Mastade novirus	Typ 3 Typ 8, 19, 37 andere	Exanthema subitum, Keratokonjunktivitis, Erkr. der Atemwege, Gastroenteritis, Meningoenzephalitis
Herpesviridae	Alpha-Herpes- Virus	Herpes-simplex-Virus (U)		Herpes labialis, Herpes genitalis
			Varicella-Zoster-Virus	Windpocken, Zoster
	Beta-Herpes-Virus		Zytomegalie-Virus	Zytomegalie
	Gamma-Herpes- Virus		Epstein-Barr-Virus	Mononucleosis infectiosa
			humanes Herpesvirus 6	Exanthema subitum
Poxviridae	Orthopoxvirus		Variola-vera-Virus Vaccinia-Virus	Pocken Pockenimpfung
Picornaviridae	Rhinovirus			Rhinitis, Sommergrippe, Sommerdiarrhö
	Enterovirus			Paralyse, Meningitis/ Enzephalitis
		Poliovirus (U)		Meningitis/Enzephalitis
		Coxsackie-Virus-A(U)		zusätzlich Erkr. der Atemwege, Exanthem
		Coxsackie-Virus-B (U)		zusätzlich Erkr. der Atemwege, Karditis
		Echovirus (U)		zusätzlich Erkr. der Atemwege, Exanthem
			Enterovirus 68–71	zusätzlich Exanthem, Konjunktivitis, Hepatitis A
			Enterovirus 72	Hepatitis A
Caliciviridae	Calicivirus		Norwalk-Virus übrige Caliciviren (Norwalk-ähnliche Viren)	Gastroenteritis
Reoviridae	Reovirus			Erkr. der oberen Atemwege und des Darmes
	Rotavirus		Colorado-Zeckenfieber-Enzephalitis-Virus	Enteritis (v.a. bei Säuglingen)
	Orbivirus			Meningitis/Enzephalitis

Tab. 1-1: (Fortsetzung)

Familie	Gattung	Untergattung (U) bzw. Art/Typ	Art	Symptomatik
Togaviridae	Alphavirus (Arbovirus Gruppe A)		FSME-Virus	Meningitis/Enzephalitis
	Flavivirus (Arbovirus Gruppe B)		Gelbfieber-Virus	Gelbfieber
	Rubivirus		Rubella-Virus	Röteln
Orthomyxoviridae	Influenzavirus		Influenza-A-Virus Influenza-B-Virus Influenza-C-Virus	Grippe
Paramyxoviridae	Paramyxovirus	Parainfluenzavirus (U)		Erkr. der Atemwege
	Morbillivirus		Mumps-Virus Masern-Virus	Mumps Masern
	Pneumovirus		RS-Virus	Bronchitis, Pneumonie
Rhabdoviridae	Lyssavirus		Tollwut-Virus	Tollwut
Coronaviridae	Coronavirus	humanes Coronavirus		Erkr. der Atemwege (SARS)
Bunyaviridae	Bunyavirus			Meningitis/Enzephalitis, Exanthem
	Phlebovirus		Phlebotomusfieber-Virus	Pappataci-Fieber
	Hantavirus		Hantaan-Virus	hämorrhag. Fieber mit renalem Syndrom
Arenaviridae	Arenavirus		LCM-Virus	lymphozytäre Choriomeningits
	Tacaribevirus		Lassa-Virus Junin-Virus Machupo-Virus	hämorrhag. Fieber argentinisches hämorrhag. Fieber bolivianisches hämorrhag. Fieber
Retroviridae	Oncovirus			Leukämiearten
	Lentivirus	HIV		Aids
Hepadnaviridae	Hepadnavirus	Hepatitis-B-Virus Hepatitis-C-Virus		Hepatitis
Filoviridae	Filovirus		Marburg-Virus, Ebolavirus	hämorrhag. Fieber

Einige virale Krankheitserreger sind bisher noch nicht klassifiziert, z.B. der Erreger der Hepatitis C und Hepatitis E. Die 7 humanpathogenen Erreger der Herpes-Familie (Herpesviridae), die sog. **humanen Herpesviren,** werden auch als solche durchnummeriert: HHV-1 (Herpes-simplex-Virus Typ 1 = HSV 1), HHV-2 (Herpes-simplex-Virus Typ 2 = HSV 2), HHV-3 (Varicella-zoster-Virus = VZV), HHV-4 (Zytomegalie-Virus = ZMV), HHV-5 (Epstein-Barr-Virus = EBV), HHV-6 ohne sonstige Namen. Die häufig erwähnte Gruppe der **Arboviren** (= **ar**thropod-**bo**rne viruses = in Arthropoden entstandene Viren) geht auf eine ältere Klassifikation zurück; sie finden sich heute auf folgende Familien verteilt: Togaviridae (ausgenommen die Gattung Rubivirus), Bunyaviridae (ausgenommen das Hantaanvirus), Reoviridae (ausgenommen die Gattungen Reo- und Rotavirus).

1.1.4 Bakterien

Aufbau einer Bakterienzelle

Bakterien sind einzellige Mikroorganismen, deren Größe im µm-Bereich liegt. Den grundsätzlichen Aufbau eines Bakteriums (griech. bakterion = Stäbchen) zeigt Abbildung 1-3.

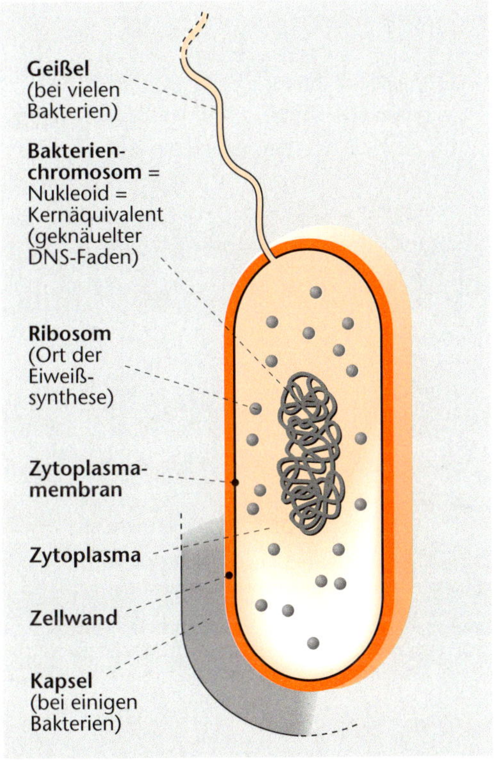

Abb. 1-3: Schematischer Aufbau einer Bakterienzelle. Charakteristisch ist im Gegensatz zur tierischen Zelle das Fehlen eines Zellkerns. Das Erbgut liegt lose im Zytoplasma. Bakterien haben im Unterschied zu Viren einen eigenen Stoffwechsel.

Unterscheidungsmerkmale

Unterschiede zwischen **Bakterien und Viren:**

- Das Bakterienchromosom besteht immer aus der DNS, das Viruschromosom dagegen besteht entweder aus der DNS oder RNS.
- Viren haben kein Zytoplasma.
- Bakterien haben kein nur „geborgtes Leben" wie die Viren. Sie haben einen eigenen Stoffwechsel und vermehren sich selbständig (mit Ausnahme einiger Bakterien, nämlich der **Rickettsien** und **Chlamydien,** die zur Vermehrung – wie die Viren – eine Wirtszelle befallen müssen).

Unterschiede zwischen **Bakterien** und einer pflanzlichen oder tierischen Zelle:

- Ein Bakterium besitzt keinen Zellkern mit Kernmembran, der das Bakterienchromosom vom Zytoplasma abgrenzt.
- Ein Bakterium hat bis auf Ribosomen keine weiteren Zellorganellen wie z.B. Golgi-Apparat, Mitochondrien.

Charakteristika von Bakterien

Einer Einteilung der verschiedenen Bakterien dienen v.a. die Unterschiede hinsichtlich:

- Zellwand
- Gestalt
- Anordnung beieinander liegender Bakterien
- Begeißelung
- Kapselbildung
- Sporenbildung
- intra- bzw. extrazellulärer Vermehrung

Zellwand

Die allermeisten Bakterien besitzen eine komplette Zellwand, wodurch sie eine im Wesent-

---

Die Arboviren werden durch Arthropoden (Gliederfüßler, → 1.1.8), i.d.R. durch Zecken und Mücken, übertragen. Infektionen durch Arboviren verlaufen häufig inapparent; ansonsten lassen sich im Wesentlichen drei Verlaufsformen unterscheiden:

- gutartiger Verlauf: mit Fieber, Kopf- und Gliederschmerzen, Exanthem und Lymphknotenschwellungen
- Verlauf mit Meningitis/**Enzephalitis**
- Verlauf mit hämorrhagischem Fieber als Hauptsymptom.

lichen konstante Gestalt haben. Sie werden in zwei große Gruppen eingeteilt, die mit einer bestimmten Färbemethode, der sog. **Gramfärbung,** unterschieden werden: Bakterien mit einer dicken Zellwand färben sich blau, sie heißen **grampositiv.** Bakterien mit einer dünnen Zellwand färben sich rot, sie heißen **gramnegativ.** Die Färbung nach Gram ist einfach durchzuführen und auch deswegen eine wichtige Färbe- bzw. Klassifikationsmethode.

Grampositive Bakterien sind aufgrund ihrer dickeren Zellwand weitaus überlebensfähiger als gramnegative. Sie sind z. B. wirksam gegen Austrocknung geschützt und können daher gut in der Umwelt (Erde, Wasser, Luft, an Oberflächen) überleben. Dagegen sterben z.B. **gramnegative** Keime, die mit Aerosoltröpfchen ausgeschieden werden, meist schon innerhalb Sekunden durch Austrocknung ab. So ist auch verständlich, dass Hautkeime i.d.R. grampositiv bzw. viele Schleimhautkeime, die z.B. für sexuell übertragbare Krankheiten verantwortlich sind, gramnegativ sind.

Bei einigen Bakterien mit dünner Zellwand ist diese relativ biegsam. Sie haben im Übrigen schraubenförmige Gestalt und können sich durch Biege- und andere Bewegungen des flexibel gewandeten Zellkörpers fortbewegen. Diese Bakterien sind in zwei Familien zusammengefasst:

- Familie der Spirochäten (z.B. Syphilis-Erreger, Lyme-Borreliose-Erreger)
- Familie der Leptospiren (Leptospirose-Erreger)

Bei den meisten Bakterien, insbesondere bei denen mit dicker Zellwand, ist die Zellwand jedoch starr. Viele dieser Bakterien können sich dennoch fortbewegen, nämlich mit Hilfe von Geißeln (→ unten).

Medizinische Bedeutung der Zellwand

- Zellwandstrukturen wirken als **Antigene,** d.h. sie werden vom Abwehrsystem des Körpers als körperfremd erkannt und in verschiedener Weise von diesem dann „bekämpft", z.B. durch Bildung von Antikörpern.
- Insbesondere die Zellwand von gramnegativen Bakterien enthält Substanzen, die beim Zerfall der Bakterienzelle toxisch wirken; diese werden als Endotoxine bezeichnet (→ 1.3.1).
- Die Zellwand ist Angriffspunkt wichtiger Antibiotika.

Einige Bakterienarten besitzen keine Zellwand; sie sind nur durch ihre **Zytoplasmamembran** gegen die Außenwelt abgegrenzt und können sich vielgestaltig in ihrer Form

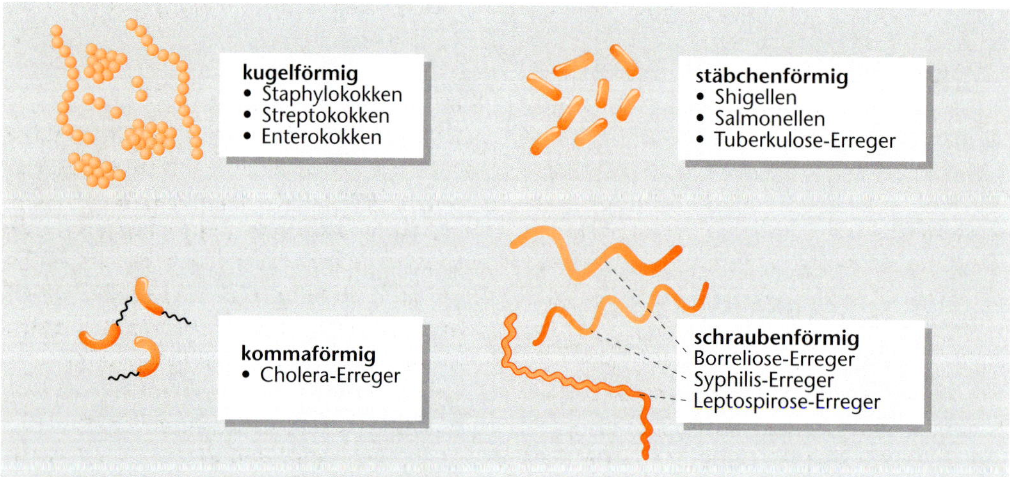

Abb. 1-4: Bakteriengrundformen mit Beispielen

ändern (z.B. Mykoplasmen). Ebenfalls selten sind Bakterienarten mit **defekter Zellwand;** sie sind medizinisch ohne Bedeutung.

Gestalt

Die Bakterien mit Zellwand haben eine im Wesentlichen konstante Gestalt. Man unterscheidet folgende Grundformen (→ Abb. 1-4):

- kugelförmig (**Kokken,** griech. Kokkus = Beere, Korn)
- stäbchenförmig
- gekrümmt:
  - kommaförmig
  - schraubenförmig

Anordnung beieinander liegender Bakterien

Im Lichtmikroskop sind, nach entsprechender Anfärbung, oftmals vermehrungsbedingte typische Zusammenlagerungen zu erkennen. So lagern sich Kokken z.B. in Trauben- oder Kettenform oder Milzbrandbazillen in Bambusform zusammen. (→ Abb. 1-5).

Begeißelung

Viele Bakterien sind begeißelt, d.h. sie sind mit einem peitschenförmigen Fortbewegungsorgan ausgestattet. Dabei lassen sich die folgenden Begeißelungsarten unterscheiden:

- **monotriche Begeißelung:** mit nur einer Geißel (z.B. Vibrio cholerae)
- **lophotriche Begeißelung:** die Geißelbüschel sind büschelartig angeordnet (z.B. Spirillum minus, Pseudomonasarten)
- **peritriche Begeißelung:** die Geißeln sind rings um die Zelle angeordnet (z.B. Salmonellenarten, Escheria coli).

Kapselbildung

Bei vielen Bakterien ist die Zellwand noch von einer schützenden Kapsel umhüllt, die um ein Mehrfaches dicker sein kann als das Bakterium selbst. Bei manchen Bakterienarten gibt es Stämme, die Kapseln bilden und andere, die dies nicht tun. Beispiel: Die unbekapselten Pneumokokken (Diplococcus pneumoniae) können vom körpereigenen Abwehrsystem durch Fresszellen (Phagozyten) beseitigt werden, die bekapselten dagegen nicht.

Sporenbildung

Bei Eintritt ungünstiger Lebensbedingungen können einige Bakterienarten Sporen bilden; pro Bakterienzelle entsteht dabei eine Spore. Diese können Jahre bis Jahrzehnte überdauern, auch bei extrem ungünstigen Umweltbedingungen (Hitze, Kälte), und keimen bei wieder günstigen Lebensbedingungen zu Bakterienzellen aus. Einige Bazillenarten brauchen z.B. für ihr Wachstum Sauerstoff. Die meisten Clostridienarten hingegen wachsen nur unter Sauerstoffabschluss.

Die medizinisch wichtigen sporenbildenden Bakterien sind in den beiden Gattungen Bacillus und Clostridium zu finden:

- **Bacillus:**
  - Bacillus anthracis: Milzbrand
  - Bacillus cereus: Lebensmittelvergiftung
- **Clostridium:**
  - Clostridium botulinum: Botulismus
  - Clostridium tetani: Tetanus
  - Clostridium perfringens: Gasbrand, Gastroenteritis, Lebensmittelvergiftung

Intra- und extrazelluläre Vermehrung

Die meisten Bakterienarten vermehren sich außerhalb der Zellen ihres Wirtsorganismus (extrazelluläre Vermehrung). Einige wenige Bakterien können jedoch nur wachsen und sich vermehren, indem sie eine Wirtszelle befallen (intrazelluläre Vermehrung). Dies sind die Rickettsien (bis auf eine Ausnahme) und die Chlamydien.

Rickettsien und Chlamydien

Rickettsien und Chlamydien sind nur wenig größer als die größten Viren. Wegen ihrer geringen Größe und der Tatsache, dass sie sich nur intrazellulär vermehren können, haben sie eine gewisse Zwischenstellung zwischen den Viren und den übrigen Bakterien. Sie wurden früher als „große Viren" angesehen, werden heute aber eindeutig zu den Bakterien gerechnet. Denn sie

- besitzen im Gegensatz zu den Viren DNS (als Chromosom) **und** RNS (Viren dagegen haben als Chromosom entweder DNS **oder** RNS)

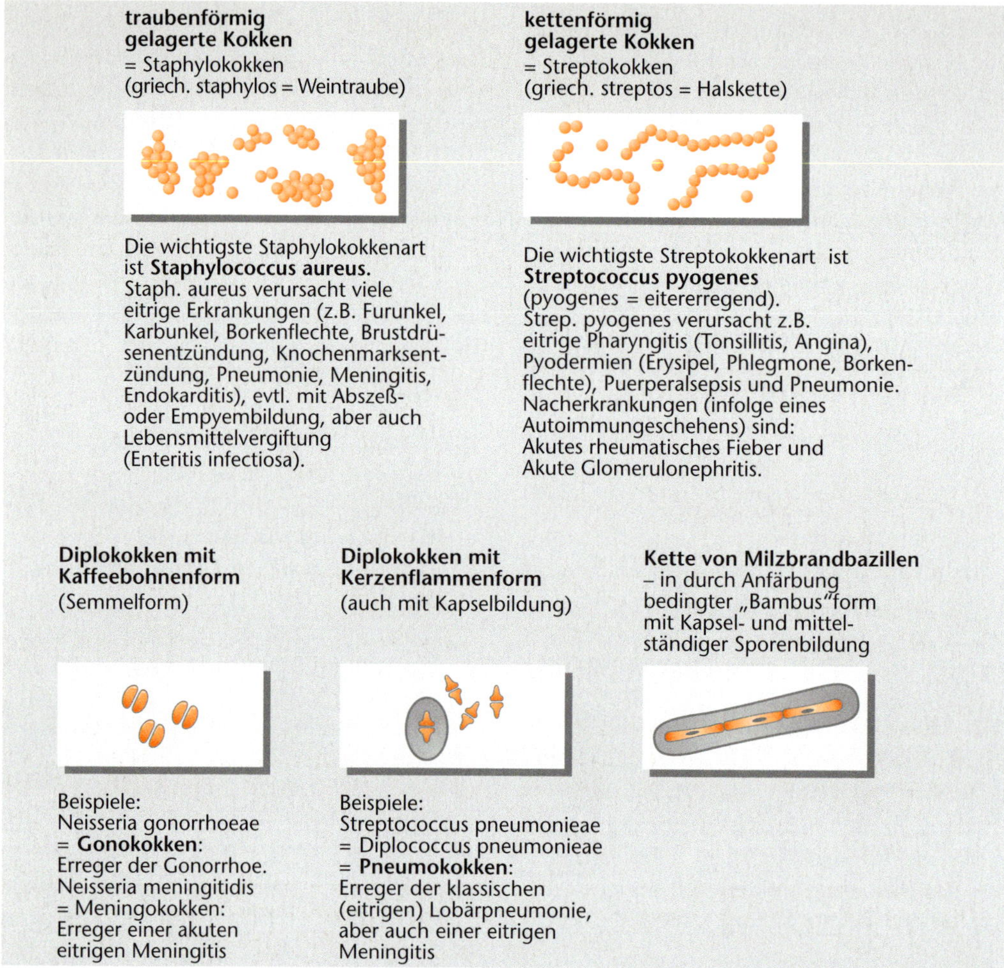

Abb. 1-5: Anordnungsweisen beieinander liegender Bakterien. Die Staphylokokken (griech. staphylos = Weintraube) bilden unregelmäßig-traubenförmige Haufen, während sich die Streptokokken (griech. streptos = Halskette) kettenförmig anlagern. Die Diplokokken sind paarweise gelagert (Kaffeebohnenform, Kerzenflammenform). Der Erreger des Milzbrandes (Anthrax), B. anthracis, bildet stäbchenförmige Aneinanderreihungen.

Häufig findet man die Bezeichnung **β-hämolysierende Streptokokken.** Was ist damit gemeint?

Die Gattung der Streptokokken wird unterteilt in:
- β-hämolysierende Streptokokken
- α-hämolysierende Streptokokken
- γ-hämolysierende Streptokokken

Streptokokken werden auf Nährmedienplatten gezüchtet, die Schafsblut enthalten und deswegen rot-durchscheinend aussehen.

β-Hämolyse: Es bilden sich durch die Wirkung sog. Hämolysine um die Streptokokkenkolonien auf der Nährmedienplatte durchsichtige Höfe; in ihrem Bereich sind alle Schafsbluterythrozyten aufgelöst.

α-Hämolyse: Es bilden sich um die Kolonien grüne Höfe; dabei ist das Hämoglobin der Erythrozyten nur bis zum grünen Biliverdin abgebaut. Statt von α-hämolysierenden spricht man auch von **vergrünenden** Streptokokken.

γ-Hämolyse:: Es tritt weder β- noch α-Hämolyse ein.

Die wichtigsten Arten der β-hämolysierenden Streptokokken sind:
- Streptococcus pyogenes = Streptokokken der serologischen Gruppe A = **A-Streptokokken** (s.o.)
- Streptococcus agalactiae = Streptokokken der serologischen Gruppe B = **B-Streptokokken**

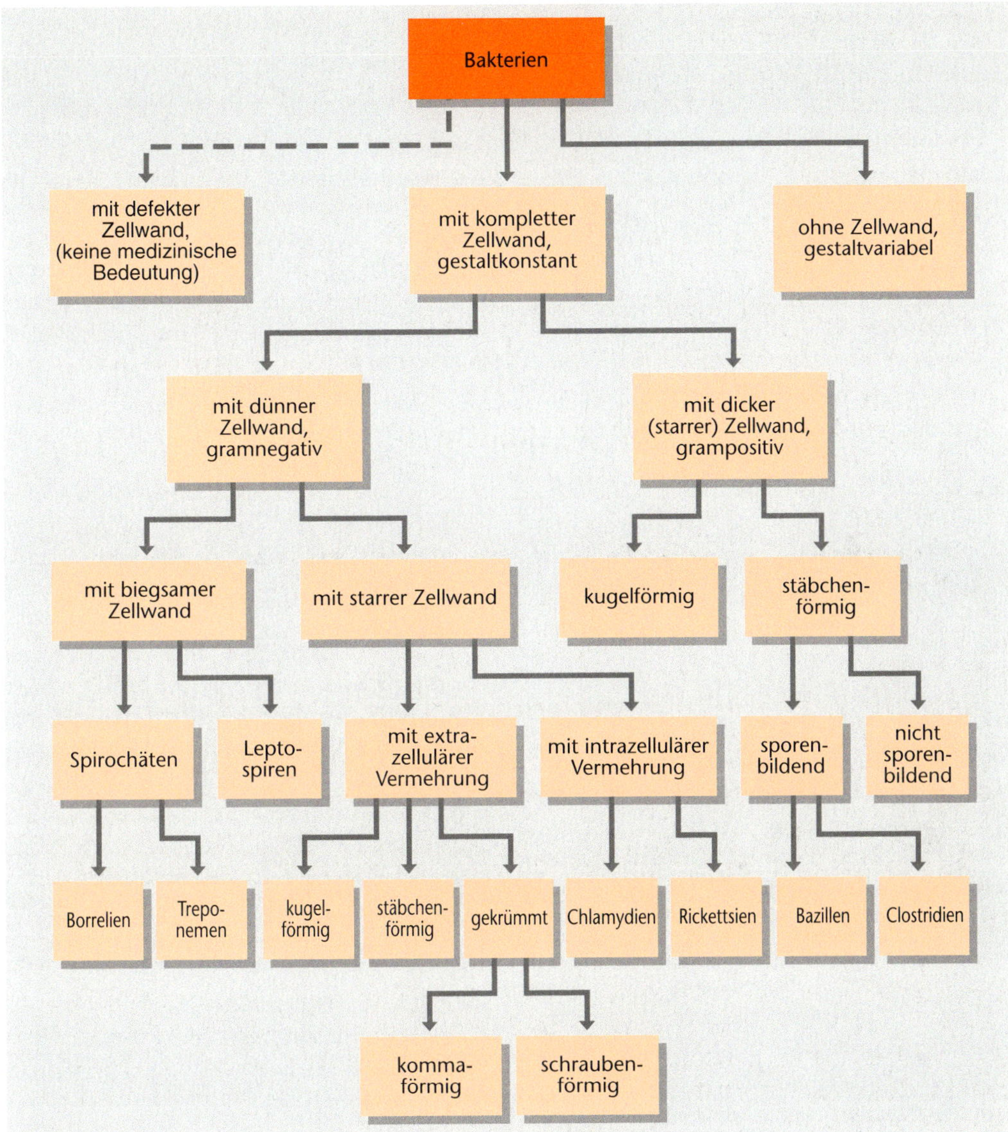

Abb. 1-6 : Klassifizierung zur Erfassung aller wichtigen Bakterienarten aufgrund verschiedener Charakteristika

- haben einen eigenen Stoffwechsel
- vermehren sich durch Zweiteilung
- haben typische Strukturen einer Bakterienzelle (Ribosomen, Zellmembran, Zellwand)
- sind empfindlich gegenüber Antibiotika.

Von den Infektionskrankheiten mit Behandlungsverbot nach dem IfSG übertragen:

- **Chlamydien:** die Ornithose (Chlamydia psittaci) und die venerische Lymphogranuloma inguinale (Chlamydia trachomatis Serotyp A–C)
- **Rickettsien:** das Fleckfieber (Rickettsia prowazekii) und das Q-Fieber (Coxiella burnetii).

Einteilung der Bakterien

Eine systematische Klassifizierung der Bakterien erfolgt in:

- Divisionen
- Klassen
- Ordnungen
- Familien (Namen von Familien enden fast alle mit „aceae")
- Gattungen (Namen von Gattungen enden fast alle mit „us")
- Arten
- Stämme (auch Typen, Serotypen, Serovare, Biovare genannt)

Bei der Namensangabe reicht meist die binomiale Benennung aus, d.h. die Angabe von Gattung und Art, z.B.: Staphylococcus aureus, Bacillus anthracis.

1.1.5 Pilze

Pilze spielen für den Menschen in verschiedener Hinsicht eine Rolle. Pilze

- dienen als Nahrungsmittel bzw. Mittel zur Nahrungszubereitung: Speisepilze, Backhefe, Bierhefe, Pilze zur Käseherstellung (z.B. Camembert)
- fungieren als Antibiotikabildner (Penicillin, Cephalosporin, Griseofulvin)
- bilden für den Menschen schädliche Toxine: Gifte von Großpilzen (Fliegenpilz, Knollenblätterpilz usw.), Gifte von Getreidepilzen (Mutterkornalkaloide, Aflatoxine), Gifte von Schimmelpilzen, v.a. Aflatoxine, die kanzerogen (Leber- und Gallengangskrebs) und teratogen (fruchtschädigend) wirken können.
- wirken als Allergene (Schimmelpilze)
- verursachen Pilzkrankheiten (Mykosen), von den mehr als 100.000 Pilzarten sind nur etwa 100 menschenpathogen.

Systematik, Morphologie und Einteilung

Systematik

Die Einordnung der Pilze in der Systematik aller Lebewesen ist umstritten. Üblicherweise werden sie dem Pflanzenreich zugeordnet, anderer Auffassung zufolge bilden sie zusammen mit den Bakterien, den Algen und Protozoen neben dem Pflanzen- und Tierreich das Reich der **Protisten.**

Pilze enthalten im Gegensatz zu Pflanzen kein Chlorophyll und brauchen deswegen organisches Material zur Ernährung. Sie besitzen aber im Unterschied zu Bakterien einen echten Zellkern mit mehr als einem Chromosom und zellulose- oder chitinhaltige Zellwände.

Morphologie

Pilze sind in einzelliger oder in vielzelliger Form zu finden. Die Einzelzellen werden bis 10 µm groß, und die „Fäden" haben eine Dicke von 2–10 µm. Vielzellige Pilze bestehen im Wesentlichen aus einer fadenförmigen Aneinanderreihung der Pilzzellen.

Pilze sind höher entwickelt als Bakterien:

- Eine Pilzzelle hat mehr als ein Chromosom.
- Die Chromosomen einer Pilzzelle sind in einem Zellkern mit Kernmembran vom Zytoplasma abgegrenzt.
- Eine Pilzzelle hat als Zellorganellen Mitochondrien, ein endoplasmatisches Retikulum und Ribosomen.
- Pilze können sich geschlechtlich vermehren (durch Verschmelzung zweier geschlechtsverschiedener Zellkerne)

Einteilung

Hinsichtlich Wachstum bzw. Gestalt unterscheidet man:

- Sprosspilze (Hefen)
- Fadenpilze (Hyphenpilze)
- dimorphe (zweigestaltige) Pilze

Sprosspilze

Die Sprosspilze sind einzellige Pilze. Sie vermehren sich asexuell durch Sprossung aus einer „Mutterzelle", d.h. durch Bildung seitlicher, sich abschnürender Auswüchse (Knospen), die sich meist von dieser ablösen. Häufig hängen aber mehrere Hefezellen kettenförmig zusammen. Eine solche Kette wird als **Pseudohyphe** bezeichnet.

Fadenpilze

Die Fadenpilze sind vielzellige Pilze. Sie bilden sog. **Hyphen;** das sind fadenförmige, vielfältig verzweigte Aneinanderreihungen einzelner Zellen, die meist durch poröse Septen (Scheidewände) voneinander getrennt sind. Die Gesamtheit der Hyphen bildet ein Geflecht, auch **Mycel** genannt.

Dimorphe Pilze

Die dimorphen (zweigestaltigen) Pilze wachsen in Abhängigkeit von den Umgebungsbedingungen sowohl in der Faden- als auch in der Sprossform. Meist wechselt bei einer Infektion die Faden- in die Sprossform.

Pathogene Pilze – Einteilung und Verhalten

In medizinisch-praktischer Hinsicht werden die ca. 100 menschenpathogenen Pilze meist eingeteilt in: Sprosspilze (Hefen), Schimmelpilze, Hautpilze (Dermatophyten), dimorphe Pilze. Die Schimmelpilze und Hautpilze zählen zu den Fadenpilzen (→ oben). Die meisten Pilze sind nur fakultativ pathogen und nur wenige obligat pathogen (→ 1.1.1 und 1.3.1). Die fakultativ pathogenen Pilze sind zumeist Bestandteil der menschlichen Normalflora (→ 1.4.1). Sie werden nur bei für sie günstiger Gelegenheit pathogen, z. B. bei einer:

- Schwächung der körpereigenen Abwehr als Folge von Infektionskrankheiten (z.B. Aids), Krebs, Diabetes mellitus, Glukokortikoidbehandlungen
- Störung des Gleichgewichts der Normalflora durch Antibiotika zugunsten der Pilze.

Infektionen durch fakultativ pathogene Pilze (die zur Normalflora gehören) sind daher meist endogene Infektionen, die durch obligat pathogene Pilze dagegen in der Regel exogene Infektionen (→ 1.2.1).

Die wichtigsten Sprosspilze und ihre Mykosen

Candida albicans

Candida albicans hat von allen Candida-Arten die weitaus größte Bedeutung. Eine Candida-Mykose wird auch als **Candidose,** Candidiasis oder Monoliasis bezeichnet; bei Befall von Schleimhäuten, insbesondere der Mundhöhle, der Speiseröhre und der Scheide, spricht man häufig von **Soor.** Eine Candidose entsteht meist durch endogene Infektion bei „günstiger" Gelegenheit.

- **Vorzugsweise befallene Organe bzw. Symptomatik:**
  - **Schleimhaut:**
    - **Mundhöhle** (häufigste Lokalisation): weißliche, leicht abwischbare Beläge
    - Speiseröhre: Schluckbeschwerden, Schmerzen hinter dem Brustbein
    - Darm: wässrige Durchfälle
    - Luftröhre und Bronchien
    - Genitalien (häufig bei Schwangerschaft), Harnwege (Katheter)
  - **Haut:** bevorzugt an feuchtwarmen Stellen bzw. an Stellen, wo Haut an Haut reibt (z.B. Gesäßfalte, Zwischenzehenräume). Auch Nagelbettbefall möglich.
  - **innere Organe** (im Wesentlichen nur im Rahmen einer Sepsis): Lunge, Endokard, Augenhintergrund, Hirnhäute, Nieren, Gelenke, Knochenmark.

Cryptococcus neoformans

Eine Cryptokoccus-Mykose tritt in der Regel als eine Sekundärerkrankung bei abwehrgeschwächten Kranken auf.

- **Vorzugsweise befallene Organe bzw. Symptomatik:**
  - Lunge: Pneumonie
  - ZNS: Meningitis/Enzephalitis (häufig bei Aids)
  - generalisierter Befall (selten)

Malassezia furfur

Malassezia furfur verursacht die Hauterkrankung Pityriasis versicolor (Tinea versicolor = Kleienflechte) und kommt v.a. in feuchtwarmen Regionen vor.

- **Lokalisation bzw. Symptomatik:**
  - nur Befall der obersten Hautschicht (Stratum corneum)
  - fleckige Hypo- oder Hyperpigmentierung
  - kleieförmige Schuppung

Trichosporon cutaneum

Trichosporon cutaneum verursacht die Haarerkrankung Piedra alba.

- **Lokalisation bzw. Symptomatik:**
  - Haarzerstörung
  - bei Abwehrschwäche auch Haut- und Schleimhautbefall

Die wichtigsten Schimmelpilze und ihre Mykosen

Die Schimmelpilze sind Fadenpilze. Die wichtigsten Schimmelpilze gehören der Gattung Aspergillus und der Familie Mucoraceae an.

Aspergillus-Pilze

Die wichtigste Art der Aspergillus-Pilze ist Aspergillus fumigatus. Aspergillus-Mykosen (Aspergillosen) entstehen meist durch exogene Infektion bei Abwehrschwäche.

- **Vorzugsweise befallene Organe bzw. Symptomatik:**
  - **Lunge**
  - Schleimhäute von Nase und Nasennebenhöhlen
  - Gehörgang (Aspergillus niger)
  - Haut, Nägel
  - bei hämatogener Streuung: Endokard, Gehirn, Knochen

Die Inhalation von Sporen kann zu allergischem Asthma führen.

Mucor-Pilze

Mucor-Mykosen sind selten. Sie entstehen meist bei Abwehrschwäche. Mucor-Pilze können auch Bestandteil der Normalflora von Schleimhäuten des Magen-Darm- und Respirationstrakts sein.

- **Vorzugsweise befallene Organe bzw. Symptomatik:**
  - Nase, Nasennebenhöhlen, Rachen
  - Übergriff auf Augenhöhle und Gehirn
  - Lunge
  - Haut (bei Verletzungen, Verbrennungen)
  - bei generalisierter Mucor-Mykose sind v.a. ZNS, Magen, Darm und Leber betroffen

Die wichtigsten Hautpilze und ihre Mykosen

Die Hautpilze (Dermatophyten) sind Fadenpilze. Die wichtigsten Hautpilzarten gehören drei Gattungen an: Trichophyton, Microsporum, Epidermophyton.

Sie befallen nur die Haut und die Hautanhangsgebilde (Haare, Nägel) und haben die Fähigkeit, dort das Keratin abzubauen. Dies unterscheidet sie von anderen Pilzen, welche die Haut befallen können. Man unterscheidet im Wesentlichen drei **Krankheitsbilder:**

- **Tinea:** mit dem Begriff Tinea (lat. tinea = Motte) ist die Pilzflechte der Haut und des Nagels bezeichnet, die häufig mottensilbrig aussieht.
- **Favus:** manche Hautpilze bilden gelbliche, schuppige oder krustige Auflagerungen, die mit Favus (lat. favus = Honigwabe) bezeichnet werden; man spricht auch von Grind oder Schorf.
- **Piedra:** mit Piedra (span. piedra = Stein) wird eine in den Subtropen und Tropen vorkommende Pilzerkrankung bezeichnet, bei der es zu steinharten Knötchen am Haarschaft und in der Haut kommt.

Die wichtigsten dimorphen Pilze und ihre Mykosen

Insgesamt sind vier Arten dimorpher Pilze von Bedeutung, die jedoch nur in bestimmten Gebieten von Nord-, Mittel-, Südamerika und Afrika vorkommen. Sie sind nicht von Mensch zu Mensch übertragbar, aber obligat pathogen, d.h. im Gegensatz zu anderen Pilzen verur-

sachen sie nicht nur bei Abwehrschwäche Erkrankungen.
Erwähnt sei nur die Art Histoplasma capsulatum. Sie verursacht die Histoplasmose: durch aerogene Infektion kommt es überwiegend zur Lungenerkrankung. Im Rahmen einer Sepsis (bei Abwehrschwäche) können allerdings auch andere Organe befallen werden. Die Histoplasmose ist v.a. eine gefürchtete Folgeerkrankung von Aids.

1.1.6 Protozoen

Aufbau eines Urtierchens

Protozoen (Urtierchen) sind einzellige Lebewesen, deren Größe im µm-Bereich liegt. Der Bau der Protozoen gleicht in vielem dem einer Säugetierzelle. Sie besitzen zahlreiche Organellen wie z.B. Mitochondrien, Golgi-Apparat, Ribosomen, endoplasmatisches Retikulum und Zentrosomen. Darüber hinaus besitzen sie, je nach Art, spezielle Organellen wie z.B. Geißeln und Wimpern, die der Fortbewegung bzw. anderen speziellen Zwecken dienen.
Protozoen vermehren sich meist durch Zweiteilung (wie die Bakterien), manche durch Vielteilung (z.B. die Malaria-Erreger), und bei einigen Arten findet auch eine sexuelle Vermehrung statt.

Einteilung der Protozoen

Üblicherweise werden die Protozoen in fünf Klassen eingeteilt; für jede dieser Klassen sind hier wichtige Krankheitserreger angegeben:

- **Geißeltierchen** (Flagellata):
  - Gardia lamblia: Lamblienruhr
  - Trichomonas vaginalis: Trichomoniasis
  - Trypanosoma cruzi: Chagaskrankheit
  - Trypanosoma brucei: Schlafkrankheit
- **Wurzelfüßler** (Rhizopoda):
  - Entamoeba histolytica: Amöbenruhr
  - Naegleria-Arten: Meningitis/Enzephalitis
- **Sporentierchen (Sporozoa):**
  - Cryptosporum parvum: Kryptosporidiose
  - Toxoplasma gondii: Toxoplasmose
  - Plasmodien-Arten: Malaria
- **Wimpertierchen** (**Ciliata**): Balantidum coli: Balantidienruhr
- **nicht einzuordnende Protozoen** (**Incerta**): Pneumocystis carinii: Pneumonie

Protozoen als Erreger von Krankheiten mit Behandlungsverbot

IfSG

Im IfSG (§ 7) sind als **Krankheitserreger** aufgeführt:
Cryptosporidium parvum
Giardia lamblia
Plasmodium sp.
Toxoplasma gondii

Laut IfSG (§ 6 bzw. § 7 in Verbindung mit § 24) besteht für folgende durch Protozoen verursachte Erkrankungen direkt oder indirekt **Behandlungsverbot:**

- **Gastroenteritis:**
  - Cryptosporidium parvum (Kryptosporidiose)
  - Gardia lamblia (Lamblienruhr)
  - Lamblia intestinalis (Lamblienruhr)
  - Entamoeba histolytica (Amöbenruhr)
  - Balantidum coli: (Balantidienruhr)
- **Malaria:** Plasmodium sp.
- **Trichomoniasis der Genitalorgane:** Trichomonas vaginalis
- **Toxoplasmose:** Toxoplasma gondii
- **Meningitis/Enzephalitis:**
  - Toxoplasma gondii (bei Immunsuppression)
  - Trypanosoma brucei (als Komplikation bei Schlafkrankheit)
  - Naegleria-Arten
  - Hartmanella-Arten
- **Aids:**
  - Toxoplasma gondii: am häufigsten Enzephalitis
  - Pneumocystis carinii: Pneumonie
  - Cryptosporidium-Arten: Diarrhö
  - Isospora belli: Diarrhö

1.1.7 Würmer

Die menschenpathogenen Würmer leben auf Kosten ihres Wirtsorganismus, wobei sie diesen zumeist schädigen, sie sind Parasiten. Lebt der Gast auf Kosten des Wirts, wird ersterer als Parasit bezeichnet. Lebt der Gast vom Wirt, ohne ihm zu schaden oder nützen, wird er als Kommensale bezeichnet (→ 1.1.1). Haben beide einen Nutzen von ihrem Zusammenleben, z.B. im Fall der physiologischen Darmflora, werden sie als Symbionten und ihre Beziehung als Symbiose bezeichnet.
Menschenpathogene Würmer werden unterteilt in Platt- und Fadenwürmer:

Plattwürmer:

- Saugwürmer: Schistosoma-Arten (Pärchenegel), Leberegel, Lungenegel-Arten
- Bandwürmer:
  - Taenia-Arten: Rinderbandwurm (häufigster Bandwurm), Schweinebandwurm, Fischbandwurm.
  - Echinokokkus-Arten: Fuchsbandwurm, Hundebandwurm
  - Zwergbandwurm

Fadenwürmer:

- Zwergfadenwurm-Arten
- Spulwurm
- Madenwurm
- Peitschenwurm
- Hakenwurm-Arten
- **Trichinella spiralis** (Erreger der Trichinose)
- Filarien

IfSG

Im IfSG namentlich aufgeführte Erreger von Wurmerkrankungen sind:

- **Trichinella spiralis**
- **Echinococcous sp.** (Fuchs- und Hundebandwurm)

Viele andere Wurmarten fallen jedoch im weiteren Sinne unter das IfSG, weil sie z.B. eine infektiöse Gastroenteritis verursachen (→ „Wurmbefall bei Menschen").

Die Entwicklung der Würmer

Im Allgemeinen liegt eine Entwicklung Ei → Larve → Wurm vor. Es können aber auch lebende Larven geboren werden (z.B. bei Trichinella spiralis), oder die Entwicklung kann über mehrere Larvenstadien erfolgen (z.B. bei den Bandwürmern). Die Entwicklung kann auch unter **Wirtswechsel** stattfinden. Beispiel Rinderbandwurm: Hier nimmt das Rind mit der Nahrung die Wurmeier auf; im Dünndarm schlüpft dann die erste Larvenart. Diese durchdringt die Darmwand, gelangt in die Muskulatur, kapselt sich dort ein und bildet die zweite Larvenart, die so genannte Finne. Der Mensch infiziert sich durch Genuss von ungenügend erhitztem finnenhaltigem Fleisch. Im menschlichen Dünndarm entwickelt sich dann die Finne zum geschlechtsreifen Wurm.
Diese Entwicklung bis zum geschlechtsreifen Tier kann sich auch über mehrere Wirte vollziehen (z.B. beim Fischbandwurm). In diesem Falle unterscheidet man die sog. **Zwischenwirte** vom **Endwirt.**

Wurmbefall beim Menschen

Der Mensch kann nun als **Endwirt** oder als **Zwischenwirt** (der Mensch als Zwischenwirt ist ein Fehlwirt) befallen werden. Beispiele: Beim Rinderbandwurm ist der Mensch der Endwirt. Beim Schweinebandwurm ist der Mensch i.d.R. ebenfalls der Endwirt. Es kommt aber hier auch ein Befall des Menschen mit Eiern vor; in diesem Fall ist also der Mensch Zwischenwirt (bevorzugt befallen werden Muskulatur, Unterhautgewebe und Gehirn). Beim Fuchs- und Hundebandwurm ist der Mensch Zwischenwirt; er nimmt die Eier auf, die der Fuchs z.B. an Waldfrüchten (Heidelbeeren!) abstreift. Es kommt zum bevorzugten Befall mit Larven von Leber, Lunge und Gehirn; die Erkrankung (Echinokokkose) endet oft tödlich.
In Europa findet sich Wurmbefall v.a. durch (geordnet nach Art und Häufigkeit):

- Rinderbandwurm*
- Schweinebandwurm (selten)*

- Fischbandwurm*
- Zwergbandwurm*
- **Echinococcus multilocularis (Fuchsbandwurm)**
- **Echinococcus granulosus (Hundebandwurm)**
- großer Leberegel
- kleiner Leberegel
- Spulwurm*
- Madenwurm*
- Peitschenwurm (selten)*
- Zwergfadenwurm-Arten (selten)*
- **Trichinella spiralis***

IfSG
Die hier mit * markierten Wurmarten verursachen Magen-Darm-Beschwerden, d.h. Symptome einer infektiösen Gastroenteritis und fallen somit (im weit gefassten Sinn) unter das IfSG.

In vielen Fällen zeigen sich bei Wurmbefall auch die folgenden Symptome: Anämie, Exantheme, Eosinophilie, Gewichtsabnahme (Bandwürmer im Dünndarm). Beim Auftreten solcher Symptome ist also bei entsprechender Anamnese auch an Wurmbefall zu denken. Wurmbefall kommt ansonsten v.a. in tropischen und subtropischen Regionen vor.

1.1.8 Gliederfüßler

Die Gliederfüßler sind weniger als Krankheitserreger, sondern v.a. als aktive oder passive Überträger von Krankheitserregern (Vektoren) von Bedeutung.

IfSG
Die **Krätze (Scabies)** ist die einzige im IfSG (§ 34) erwähnte Krankheit, die durch einen Gliederfüßler, die **Krätzmilbe,** verursacht wird.

Gliederfüßler als Krankheitsüberträger (Vektoren)

Als Krankheitsüberträger sind von den Gliederfüßlern im Wesentlichen von Bedeutung (→ Tab. 1-2):

- **Spinnentiere** (Arachnida; charakteristisch: vier Gangbeinpaare): Milben, Zecken
- **Insekten** (Kerbtiere = Hexapoda = Sechsfüßler; charakteristisch: sechs Gangbeinpaare): Flöhe, Läuse, Wanzen, Mücken, Fliegen

Übertragungsweisen

Die Übertragung der Krankheitserreger erfolgt entweder aktiv oder passiv.

- **Aktiv übertragen** wird z.B. die Malaria durch Mückenstich: Die Mücke nimmt beim Stich Erreger auf, diese vermehren sich in der Mücke und werden später durch Stich auf den Menschen übertragen.
- **Passiv übertragen** werden kann z.B. die Poliomyelitis durch Fliegen (eher in Entwicklungsländern), indem diese poliovirushaltigen Kot, der an ihnen haftet, auf Nahrungsmittel verschleppen.

Neben der Übertragung Mensch → Vektor → Mensch spielt die von Tier → Vektor → Mensch eine wenigstens ebenso große Rolle, so z.B. Beispiel bei der Pest: Ratte → Floh → Mensch.

Vektorengruppen

Vektoren sind meist Ektoparasiten, d.h. Parasiten (→ 1.2.2), die ihren Wirt „oberflächlich", d.h. an dessen Haut schädigen und dadurch z.B. lokale Entzündungen verursachen.

Milben

- **Milben als Ektoparasiten:**
  - Die menschenspezifische, sich in die Haut eingrabende Krätzmilbe verursacht die **Krätze.**
  - Die Erreger der Hunderäude, der Katzenräude und andere Milbenarten (zum Teil stechend-blutsaugend) können auf den Menschen übergehen.
  - Herbstmilben (Erntemilben) verursachen mit ihren lymphsaugenden Larven die **Trombikulose** (Stachelbeerkrankheit), eine stark juckende Dermatitis.
- **Milben als Allergieverursacher:** die Hausstaubmilbe kann durch ihren Kot, der mit dem Hausstaub eingeatmet wird, Allergien auslösen.

Tab. 1-2: Übersicht über die durch Vektoren übertragenen Krankheiten

Vektor	Krankheit	Erreger	spezielle Überträger	Behandlungsverbot (=×) und Meldepflicht
Milben	Milbenfleckfieber	Rickettsienart	Mäusemilben	
	Rickettsienpocken	Rickettsienart	Mäusemilben	
	Tularämie	Bakterium		×
Flöhe	Fleckfieber	Rickettsienart		×
	Pest	Bakterium	Pestfloh	× + Meldepflicht
	Tularämie	Bakterium		×
Läuse	Fleckfieber	Rickettsienart	v.a. Kleiderlaus	×
	Fünf-Tage-Fieber	Rickettsienart		
	Rückfallfieber	Borrelienart	v.a. Kleiderlaus	×
	Tularämie	Bakterium		×
Wanzen	Chagaskrankheit	Protozoon	Raubwanze	
Mücken	Gelbfieber	Virus	Aedes- und Haemagogusarten	×
	Lyme-Borreliose	Borrelienart		
	Malaria	Protozoon	Anopheles-Arten	×
	virusbed. hämorrhag. Fieber	Arboviren		× + Meldepflicht
	Virus-Meningoenzephalitis	Arboviren		
Fliegen	**Aktive Übertragung:**			
	Brucellose	Bakterium	Bremsen	×
	Lyme-Borreliose	Borrelienart	Bremsen	
	Milzbrand	Bakterium	Bremsen	× + Meldepflicht
	Schlafkrankheit	Protozoon	Tsetsefliegen	
	Tularämie	Bakterium	Bremsen	×
	Passive Übertragung:			
	Gastroenteritis, infektiöse/ Lebensmittelvergiftung, mikrobiell bedingte	v.a. Salmonellenarten, Viren		× + Meldepflicht (Gruppenerkrankung, Lebensmittelbranche)
	Poliomyelitis	Poliovirus		× + Meldepflicht
	Shigellenruhr	Bakterium		× + Meldepflicht (Gruppenerkrankung, Lebensmittelbranche)
	Trachom	Chlamydienart		
	Typhus/Paratyphus	Salmonellenarten		× + Meldepflicht
	Virushepatitis	Viren		× + Meldepflicht
	Virus-Meningoenzephalitis	Enteroviren		×
Zecken	FSME	Arbovirus		×
	Lyme-Borreliose	Borrelienart		
	Q-Fieber	Rickettsienart		×
	Rückfallfieber	Borrelienart		×
	Tularämie	Bakterium		×
	virusbed. hämorrhag. Fieber	Arboviren		× + Meldepflicht
	Virus-Meningoenzephalitis	v.a. Arboviren		×

- **Als Krankheitsüberträger:** Milbenfleckfieber, Rickettsienpocken

Zecken

Fast alle der in Europa beim Menschen gefundenen Zecken gehören zur Schildzeckenart Ixodes ricinus.

- **Zecken als Ektoparasiten:** stechend-blutsaugend, dabei Rötung, Schwellung und Jucken der Haut
- **Zecken als Krankheitsüberträger:** Lyme-Borreliose, Q-Fieber, Rückfallfieber, Tularämie, virusbedingtes hämorrhagisches Fieber, Virus-Meningoenzephalitis

Flöhe

Die medizinisch wichtigsten Arten sind: Menschenfloh, Hundefloh, Katzenfloh, Vogelfloharten, Sandfloh und Rattenfloharten (Pestfloh = Rattenfloh in subtropischen und tropischen Gebieten).

- **Flöhe als Ektoparasiten:** stechend-blutsaugend, dabei Rötung, Schwellung und Jucken der Haut
- **Flöhe als Krankheitsüberträger:** Fleckfieber, Pest

Läuse

Man unterscheidet: Kleiderlaus, Kopflaus und Filzlaus (= Schamlaus).

- **Läuse als Ektoparasiten:**
  - stechend-blutsaugend; dabei starker Juckreiz
  - Filzläuse saugen meist ständig an der gleichen Stelle; es kommt dabei zu typischen blauen Flecken
- **Läuse als Krankheitsüberträger:** Fleckfieber, Fünf-Tage-Fieber, Rückfallfieber

Wanzen

Es werden Bettwanze und Raubwanze unterschieden.

- **Wanzen als Ektoparasiten** (Bettwanze): stechend-blutsaugend, dabei evtl. Quaddelbildung und Juckreiz, im Extremfall sogar Kreislaufstörungen
- **Wanzen als Krankheitsüberträger:** Chagaskrankheit

Mücken

- **Mücken als Ektoparasiten:** stechend-blutsaugend; dabei meist Quaddelbildung und Juckreiz
- **Mücken als Krankheitsüberträger:** Gelbfieber, Malaria, virusbedingtes hämorrhagisches Fieber, Virus-Meningoenzephalitis

Fliegen

Es werden mehrere Familien unterschieden, z.B. Bremsen (Tabanidae), Tsetsefliegen (Glossinidae) und echte Fliegen (Muscidae).

- **Fliegen als Ektoparasiten:**
  - stechend-blutsaugend, z.B. Bremsen, Tsetsefliegen
  - leckend-blutsaugend, z.B. echte Fliegen
- **Fliegen als Krankheitsüberträger:**
  - **aktive** Übertragung durch stechend-blutsaugende Fliegen: Brucellose, Milzbrand, Schlafkrankheit, Tularämie
  - **passive** Übertragung (Verschleppung von Kot, Urin, Eiter, Wundsekret, Sputum) v.a. durch andere Fliegen: Poliomyelitis, infektiöse Gastroenteritis/mikrobielle Lebensmittelvergiftung, Shigellenruhr, Trachom, Typhus, Virushepatitis, Virus-Meningoenzephalitis

1.2 Allgemeine Infektionslehre

1.2.1 Infektiologische Begriffe

Kolonisation – Kontamination – Erregerreservoir

Kolonisation

Unter Kolonisation versteht man die Besiedelung von Haut und Schleimhäuten durch Mikroorganismen, ohne dass dieses den Wirtsorganismus zu einer Abwehrreaktion veranlasst. Dabei sind diese Mikroorganismen meist apathogen. So besiedelt ca. eine Quadrillion (10^{15})

Mikroorganismen den gesunden menschlichen Organismus, v.a. Bakterien und Pilze, ca. 400 verschiedener Arten. Der Speichel enthält z.B. 1 Milliarde (10^9) Bakterien pro ml, der Stuhl eine Trillion Bakterien (10^{12}) pro g. Hiervon sind nur relativ wenige pathogen. Die Keime, die den menschlichen Organismus besiedeln (Keimflora), sind auf bestimmte Standorte beschränkt (Standortflora). Die Tuben, der Uterus und die Blase sind z.B. normalerweise keimfrei, obwohl Scheide und distale Urethra stark mit Keimen besiedelt sind.

Kontamination

Von Kontamination wird gesprochen, wenn Mikroorganismen, die nicht zur normalen Standortflora gehören, durch Kontakt mit keimhaltigem Material auf Gegenstände oder auf die Haut gelangen, die ansonsten nicht mit diesem Keim besiedelt sind. Kontamination beruht meist auf mangelnder Hygiene. Kontaminierte Gegenstände oder Lebensmittel spielen eine wichtige Rolle bei der Keimübertragung.

Erregerreservoir

Kann ein Organismus (Mensch, Tier) Mikroorganismen über einen längeren Zeitraum beherbergen, so bezeichnet man ihn als Erregerreservoir. Mit Erregerreservoir kann aber auch – im erweiterten Sinn – die Umwelt (Boden, Wasser, Luft) gemeint sein, wenn der Erreger sich nicht nur vorübergehend, sondern über längere Zeit in ihr halten kann bzw. sich dort sogar vermehrt. Demgemäß gibt es drei mögliche Wege der Erregerübertragung:

Übertragungswege

- **Mensch → Mensch (Anthroponose):** die Übertragung erfolgt z.B. durch Tröpfcheninfektion, Haut- und Schleimhautkontakt, fäkal-oral, über Vektoren oder Gegenstände (z.B. Türklinke), sexuell (genitaler, oraler oder analer Schleimhautkontakt) oder diaplazentar.
- **Tier → Mensch (Zoonose):** die Infektion erfolgt über Tröpfcheninfektion, Haut- und Schleimhautkontakt mit Tieren oder tierischen Produkten, Vektoren, fäkal-oral.
- **Umwelt (Boden, Wasser Luft) → Mensch:** manche Erreger können den Menschen über Tröpfcheninfektion (z.B. Klebsiellen über Klimaanlage), über den Boden (z.B. Hakenwürmer) oder über Wasser (z.B. Legionellen) infizieren.

Eine **Anthroponose** ist eine Krankheit, die nur von Mensch zu Mensch übertragen werden kann. Eine **Zoonose** kann sowohl von Wirbeltieren auf den Menschen (Zooanthroponose) als auch vom Menschen auf Wirbeltiere (Anthropozoonose) übertragen werden. Weniger gebräuchlich ist die engere Auslegung, nach der eine Zoonose eine Krankheit ist, die nur von Tier zu Tier übertragen werden kann.

Die Infektion

Infektionsquelle

Hat nachweislich eine Übertragung von einem Erregerreservoir auf den Menschen stattgefunden, so bezeichnet man dieses als Infektionsquelle.

Infektion

Unter Infektion versteht man im engeren Sinn das Eindringen (lat. inficere = hineintun) von Mikroorganismen in das Körpergewebe des Wirtes, im weiteren Sinn den folgenden **dreiphasigen Prozess:**

- das Haftenbleiben von Mikroorganismen an der Haut oder an Schleimhäuten des Wirtes und/oder deren Eindringen in tiefer liegendes Gewebe
- die anschließende Vermehrung dieser Mikroorganismen
- die Schädigung des Wirtsorganismus durch die Mikroorganismen bzw. durch deren Toxine und seine darauf folgenden Abwehrreaktionen (z.B. Entzündung, Antikörperbildung)

Infektionskrankheit

Eine Infektionskrankheit wird durch eine Infektion mit einer bestimmten Art von

Mikroorganismen verursacht. Die Symptome entstehen durch die hieraus resultierenden Schädigungen und durch die Abwehrreaktionen des Körpers.

Exogene Infektion
Eine exogene Infektion liegt vor, wenn der Erreger von außerhalb des Wirtsorganismus kommend in diesen eindringt.

Endogene Infektion
Eine endogene Infektion wird durch Erreger hervorgerufen, die im Wirtsorganismus bereits vorhanden sind. So wird z.B. Gesichtsherpes i.d.R. durch Herpes-simplex-Viren ausgelöst, die in hautassoziierten Nervenganglien „schlummern".

Infektionsmodus
Unter Infektionsmodus versteht man die Art und Weise des Eindringens von Mikroorganismen in das Innere des Wirtsorganismus. Man unterscheidet im Wesentlichen die folgenden Infektionsmodi, das

- **Eindringen durch aktives Durchwandern** der intakten Haut- bzw. Schleimhautschicht, z.B. bei Salmonellose
- **Eindringen in schon bestehende Verletzungen,** z.B. in kleinste Gewebsrisse der Haut oder der Schleimhäute oder bei Fleckfieberübertragung durch Einreiben von rickettsienhaltigem Läusekot in den Stichkanal der Laus
- **Eindringen im Verlauf von Verletzungen,** z.B. bei operativen Eingriffen, bei Stichverletzungen (Gasbrand, Tetanus), durch Biss eines Tieres (Tollwut), durch Insektenstich (Malaria), durch i.v.-Injektion (Hepatitis B, Aids), die
- **intrauterine Infektion** erfolgt meist diaplazentar (transplazentar), seltener über das Fruchtwasser.

Inkubationszeit
Die Inkubationszeit (Brütezeit, lat. incubare = brüten) ist die Zeitspanne vom Eindringen eines Erregers bis zum Auftreten der ersten Krankheitserscheinungen.

Verlaufs- und Erscheinungsformen von Infektionskrankheiten

Verlaufsformen
- Eine **fulminante** Infektionskrankheit beginnt sehr plötzlich. Sie verläuft heftig und schnell, geht meist mit hohem Fieber einher und führt oft zum Tode.
- Eine **akute** Infektionskrankheit beginnt typischerweise ebenfalls plötzlich mit Fieber, kommt aber meist ohne Lebensbedrohung nach einer bestimmten Zeit zum Ende.
- Eine **subakute** Infektionskrankheit pendelt zwischen akutem und chronischem Verlauf; sie beginnt nicht so plötzlich und verläuft nicht so heftig.
- Eine **chronische** Infektionskrankheit beginnt langsam und schleichend. Es kann über Monate bis Jahre zu subfebrilen Temperaturen und meist nur leicht eingeschränktem Allgemeinbefinden kommen.
- Eine **rezidivierende** Infektionskrankheit ist durch wiederholte Krankheitsschübe charakterisiert, bei denen es oft zu Fieberanfällen kommt.
- Eine **latente** Infektionskrankheit weist immer wieder symptomfreie Zeiträume zwischen einzelnen Krankheitsphasen auf.

Erscheinungsformen
- Führt eine Infektion zu subjektiven oder objektiven Krankheitserscheinungen, so spricht man von einer apparenten Infektion, bei deutlichen Krankheitserscheinungen von einer manifesten, bei geringfügigen von einer **subklinischen** Infektion.
- Bleiben Krankheitserscheinungen aus, handelt es sich um eine inapparente (stumme, symptomlose) Infektion. Bei vielen Erregern ist die **inapparente** Infektion sogar die Regel, z.B. bei Poliomyelitis. Sie kann zur stillen Feiung führen (→ 1.4.3).

Formen von Infektionskrankheiten

Je nachdem, wie sich der Erreger nach seinem Eindringen in den Organismus weiterverbreitet, unterscheidet man im Wesentlichen zwei verschiedene **Formen von Infektionskrankheiten:**

- Lokalinfektion
- generalisierte (systemische) Infektion (Allgemeininfektion (= zyklische Infektion)

Als Komplikation kann bei beiden Formen eine Sepsis (= Septikämie → unten und 1.5.8) auftreten.

Lokalinfektion (Lokale Infektion)

Bei der Lokalinfektion bleibt der Erreger auf die Eintrittspforte bzw. auf deren nähere Umgebung, in die er sich kontinuierlich ausgebreitet hat, beschränkt. Zu einer **Fernwirkung** kommt es, wenn die Erreger Exotoxine (→ 1.3.1) freisetzen, z.B. bei Diphtherie, Tetanus und Scharlach. Bakterien und Pilze sind die hauptsächlichen Verursacher von Lokalinfektionen.
Der Erreger vermehrt sich in der Inkubationszeit, ohne jedoch Krankheitssymptome hervorzurufen. Die Krankheit beginnt meist plötzlich mit lokalen Symptomen an der entsprechenden Eintrittspforte, z.B. Halsschmerzen bei Scharlach, häufig mit Fieber. Je nach Abwehrlage des Wirtes, Aggressivität und Zahl der Erreger kann es durch hämatogene Streuung der Erreger auch zu einer **Fokalinfektion** kommen. Hierbei gelangt der Erreger von einem primären Streuherd, z.B. den Rachenmandeln in entfernte Organe, z.B. zu den Nieren, und führt dort zu weiteren Krankheitsprozessen.

Generalisierte Infektion (Allgemeininfektion, systemische Infektion)

Bei der generalisierten Infektion gelangt der Erreger von der Eintrittspforte, an der es zumeist nicht zu Krankheitserscheinungen kommt (Ausnahme: z.B. Syphilis), zunächst in die Lymph- bzw. Blutbahn. Danach findet meist im lymphatischen Gewebe (Lymphknoten, Tonsillen, Milz) eine Vermehrung statt. Nach einer erregertypischen Vermehrungszeit (Inkubationszeit) gelangen die Erreger in die Blutbahn (**Generalisationsstadium**) und siedeln sich dann in Organen ab (**Organstadium**). Je nach Erreger werden bestimmte Organe bevorzugt.

Verlauf

Beim Verlauf einer generalisierten (systemischen) Infektion lassen sich häufig gesetzmäßig drei Phasen unterscheiden:

- **1. Inkubationszeit:** Zeitpunkt vom Eindringen des Erregers bis zum Auftreten erster Symptome
- **2. Generalisationsstadium** (Initialphase = Prodromalphase der Erkrankung): die Erreger gelangen in die Blutbahn, es kommt zu Allgemeinsymptomen.
- **3. Organstadium:** Absiedelung der Erreger in verschiedene Organe und Auftreten spezifischer Organsymptome. Oft werden dabei, je nach Erreger, bestimmte Organe bevorzugt.

Da bei der generalisierten Infektion der Erreger meist zweimal, also wiederholt (= zyklisch) im Blut erscheint, nämlich auf dem Weg zum Vermehrungsort und danach beim Organstadium, spricht man bei der generalisierten Infektion auch von zyklischer Infektion.
Bei zyklischen Infektionen ist häufig ein zweigipfeliger Fieberverlauf zu beobachten, wobei der erste Gipfel dem Generalisations- und der zweite dem Organstadium entspricht. Zyklische Infektionskrankheiten werden meist durch Viren verursacht.

Sepsis (Septikämie)

Sepsis

Von einer Sepsis (→ 1.5.8) spricht man, wenn von einem Herd aus schubweise oder kontinuierlich Erreger (Bakterien oder Pilze) in die Lymph- oder Blutbahn gelangen. Dieser Herd ist meist die Eintrittspforte einer Lokalinfektion. Er kann allerdings auch ein befallenes Organ sein, das im Rahmen einer Allgemeininfektion befallen wurde.
Oft wird außerdem von Sepsis gesprochen, wenn einfach ein massiver Einbruch des Erregers in die Blutbahn vorliegt, also ohne dass dies von einem Herd auszugehen braucht. In jedem Fall handelt es sich bei einer Sepsis um ein schweres Krankheitsbild.

Pyämie (eitrige Sepsis)
Bei einer Pyämie treten wiederholt Bakterien im Blut auf, die zu eitrigen Abszessen führen können.

Bakteriämie
Im Gegensatz zur Sepsis sind bei einer Bakteriämie Bakterien nur kurzzeitig, ein- bis zweimal, im Blut vorhanden (z.B. bei einer Allgemeininfektion).

Superinfektion
Eine Superinfektion ist eine erneute Infektion mit demselben Erreger bei noch bestehenden Krankheitserscheinungen und noch nicht voll ausgebildeter spezifischer Immunität.

Reinfektion
Eine Reinfektion ist ebenfalls eine erneute Infektion mit demselben Erreger, wobei aber (fast) keine Krankheitserscheinungen, die von der letzten, meist länger zurückliegenden Infektion herrühren, mehr vorhanden sind. Eine Reinfektion wird durch nachlassende spezifische Immunität, sofern eine solche überhaupt ausgebildet wurde, ermöglicht.

Sekundärinfektion
Eine Sekundärinfektion ist eine Infektion mit einem zweiten Erreger, die sich auf eine schon bestehende Infektion „aufpfropft". Sekundärinfektionen können auch regelmäßig auftreten. So folgt z.B. auf eine Influenzavirusinfektion meist eine Infektion mit dem Bakterium Haemophilus influenzae; anfänglich wurde sogar dieses Bakterium für den Erreger der Grippe gehalten.

1.2.2 Übertragung

Eintrittspforten

Der Erreger gelangt über eine Eintrittspforte in den menschlichen Organismus.

Eintrittspforten der Keime:
- die intakte Haut, z.B. durch aktives Eindringen des Bilharziose-Erregers
- kleinste Hautwunden, wie z.B. beim Eindringen des Tetanuserregers durch Nagelfalzverletzungen
- winzige Verletzungen der Genital(halb)-schleimhäute, z.B. des HI-Virus beim Geschlechtsverkehr (→ Aids)
- Injektionen (z.B. Hepatitis B)
- Insektenstiche (z.B. Malaria)
- Eindringen in verletzte oder intakte Schleimhäute der Atemwege (z.B. Legionärskrankheit), der Augen (z.B. Keratokonjunktivitis epidemica), des Verdauungstraktes (Salmonellose)
- vorgeburtliche, diaplazentare Übertragung, d.h. mit dem Blut über die Plazenta (z.B. bei angeborener Syphilis)

Direkte und indirekte Übertragung
Eine Übertragung erfolgt entweder direkt, d.h. durch Kontakt einer Eintrittspforte mit erregerhaltigem Material, das unmittelbar von der Infektionsquelle stammt, oder indirekt, d.h. durch Kontakt einer Eintrittspforte
- mit kontaminierten Stoffen (z.B. erregerhaltiger Staub, Lebensmittel, Wasser) oder Gegenständen (z.B. Handtücher)
- mit erregertransportierenden Spinnentierchen oder Insekten sog. **Vektoren** (Überträger → 1.1.8).

Übertragungswege

Tröpfcheninfektion
Eine aerogene (durch die Luft übertragene) Infektion mit erregerhaltigen, feinsten Tröpfchen (Aerosolen) aus Mund, Maul oder Nase einer Infektionsquelle erfolgt mittels direkter Übertragung durch Husten, Sprechen oder Niesen. Die Tröpfcheninfektion erfolgt fast immer durch Inhalation, selten durch Infizierung von Hautverletzungen.

Kontaktinfektion
Die **direkte Kontaktinfektion** entsteht infolge von Berührung oder Benetzung einer Eintrittspforte mit erregerhaltigem Material der Infektionsquelle (z.B. Kot, Urin, Eiter, Sputum,

Blut). Bei der **indirekten Kontaktinfektion** wird der Erreger über kontaminierte Stoffe (Wasser, Staub, Aerosolfilm auf angehusteten Gegenständen usw.) übertragen.

Schmierinfektion

Die Schmierinfektion ist eine Sonderform der Kontaktinfektion. Sie entsteht durch Kontaminierung der Hand mit erregerhaltigem Material (z.B. Sputum, Blut, Kot) und nachfolgendem Einschmieren in eine Eintrittspforte (z.B. Berühren einer Hautverletzung oder Finger in den Mund).

Fäkal-orale Übertragung

Diese setzt folgenden Weg voraus: infektiöser Kot → Zwischenträger(kette) → orale Aufnahme. Die Aufnahme erfolgt bei fäkal-oraler Infektion zumeist über Wasser, bzw. über Lebensmittel, die aus kontaminiertem Wasser stammen (z.B. Fisch, Muscheln) oder mit solchem gewaschen, behandelt, hergestellt, zubereitet worden sind. Von Bedeutung sind z.B. auch Schmierinfektionen sowie Fliegen.

Parenterale Übertragung

Eine parenterale Übertragung erfolgt unter Umgehung des Darms („am Darm vorbei"). Meist versteht man darunter eine Übertragung durch **Inokulierung** (Einimpfung) in das Haut- oder Muskelgewebe oder direkt in die Blutbahn (Akupunkturnadeln, unsterile Kanülen, Bluttransfusionen). Dieser Übertragungsweg spielt z.B. bei Aids eine Rolle.

Sexuelle Übertragung

Die Erreger gelangen bei direktem Körperkontakt über die Samen- oder Vaginalflüssigkeit durch kleinste Haut- oder Schleimhautdefekte an Genitaltrakt, Mund oder Auge in den Körper (z.B. Gonorrhoe, Syphilis, HIV).

Übertragung von der Mutter auf das Kind

Diaplazentar ist die Übertragung, wenn die Erreger von der Mutter über die Plazenta oder das Fruchtwasser auf den Embryo oder den Fetus übertragen werden (Röteln, Syphilis, Toxoplasmose). Eine Ansteckung durch eine Kontakt- oder Schmierinfektion bei der Geburt bezeichnet man als **perinatal,** wenn sie nach der Geburt erfolgt (z.B. beim Stillen) **postnatal.**

Vektorielle Übertragung

Bei einer vektoriellen Übertragung wird der Erreger durch einen Zwischenträger (Vektor), meist Gliederfüßler (→ 1.1.8) wie Stechmücken, Läuse oder Flöhe, übertragen. Anopheles-Mücken übertragen z.B. die Malaria, Zecken die Lyme-Borreliose, und Fliegen können z.B. Salmonellen übertragen.

1.2.3 Epidemiologische Begriffe

Die Epidemiologie ist die Lehre vom statistisch fassbaren Auftreten von Krankheiten, insbesondere von Infektionskrankheiten. Die folgenden epidemiologischen Begriffe tragen wesentlich zur Charakterisierung einer Infektionskrankheit bei.

Sporadisches Auftreten

Bei einem nur sporadischen Auftreten einer Krankheit treten die betreffenden Erkrankungen zeitlich und räumlich nur als Einzelfälle auf.

Endemie

Eine Endemie liegt vor, wenn eine Krankheit in einer bestimmten Region „zuhause" ist, d.h. dort permanent oder immer wieder auftritt. In diesem Sinne spricht man z.B. von Malariagebieten oder vom endemischen Charakter der FSME.

Epidemie

Eine Epidemie liegt vor, wenn eine Krankheit räumlich und zeitlich begrenzt einen hohen oder zumindest überdurchschnittlichen Anteil der Bevölkerung erfasst. Erfolgt der Anstieg (und auch Rückgang) der Erkrankungszahlen explosionsartig, spricht man von einer **Explosivepidemie,** erfolgt er verzögert, handelt es sich um eine **Tardivepidemie.**

Pandemie

Bei einer Pandemie breitet sich eine Infektionskrankheit innerhalb eines gewissen Zeitraums über Länder und Kontinente aus. Beispiele sind die Grippepandemien des 19. und 20. Jahrhunderts, der Seuchenzug der Pest im Mittelalter, die Ausbreitung der Cholera im 19. Jh.; aktuell (2003) könnte man die Ausbreitung von SARS als Pandemie bezeichnen.

Infektionsindex (Infektiosität)

Der Infektionsindex gibt an, der wievielte Teil einer Bevölkerungsgruppe, die einem Erreger ausgesetzt war, tatsächlich infiziert wurde. Beispiel: Der Infektionsindex von 0,2 besagt, dass 20% der Bevölkerungsgruppe infiziert wurden.

Kontagionsindex (Kontagiosität)

Der Kontagionsindex (Kontagiositätsindex) gibt an, der wievielte Teil einer Bevölkerungsgruppe, die einem Erreger ausgesetzt war, tatsächlich erkrankt ist.

Manifestationsindex

Der Manifestationsindex gibt an, der wievielte Teil einer Bevölkerungsgruppe, die mit einem Erreger infiziert wurde, dann auch erkrankt ist. Beispiel: Der Manifestationsindex von 0,9 besagt, dass 90% der infizierten Bevölkerungsgruppe tatsächlich erkrankt sind.

Vorsicht mit den drei Begriffen Infektions-, Kontagions-, und Manifestationsindex. Diese werden in der Literatur unterschiedlich gebraucht. Der Begriff Infektionsindex wird oft synonym zu dem Begriff Kontagionsindex, der Begriff Kontagionsindex gleichbedeutend mit dem Begriff Manifestationsindex verwendet.

Letalität

Die Letalität gibt die Tödlichkeit einer Erkrankung an. So hat z.B. die Lungenpest eine Letalität von praktisch 100%, was bedeutet, dass nach der bisherigen Erfahrung dieser Prozentsatz von Lungenpest-Kranken sterben wird.

Inzidenz(zahl)

Die Inzidenz(zahl) einer Krankheit gibt an, wie viele von 100.000 Personen im Laufe eines Jahres an der betreffenden Krankheit neu erkrankt sind.

Morbidität(szahl)

Die Morbidität(szahl) einer Krankheit gibt an, wie viele von 100.000 Personen in einem Jahr an der betreffenden Krankheit leiden. Im Unterschied zur Inzidenz werden also auch die Erkrankungsfälle berücksichtigt, die schon vor dem Erhebungsjahr eingetreten sind und auch noch in diesem bestehen.

Mortalität(szahl)

Die Mortalität(szahl) einer Krankheit gibt an, wie viele von 100.000 Personen in einem Jahr an der betreffenden Krankheit verstorben sind.

1.3 Pathogenität und Virulenz

Mikroorganismen werden als Erreger (→ 1.1.1) erst wirksam, wenn sie im Hinblick auf einen Organismus (Mensch, Tier, Pflanze) krankmachende, d.h. pathogene, Fähigkeiten haben.

Pathogenität

Unter der Pathogenität eines Erregers versteht man dessen grundsätzliche Fähigkeit, beim Menschen (bzw. bei Tieren oder Pflanzen) Krankheit auslösen zu können. Ein pathogener Erreger kann also nach Infektion Krankheitserscheinungen verursachen, muss es aber nicht in jedem Falle.
Wie schwer eine Erkrankung verläuft, ist neben der Pathogenität und der Virulenz eines Erregers abhängig von den Abwehrmechanismen des Wirtes (→ 1.4). Ein Erreger, der für Tiere pathogen ist, ist ggf. nicht in der Lage,

beim Menschen eine Krankheit auszulösen, und umgekehrt. So können z.B. die Erreger der Hundestaupe, der Rinder- und Schweinepest beim Menschen nichts ausrichten. Umgekehrt sind z.B. die Erreger von Typhus, Cholera und Gonorrhoe beim Tier völlig wirkungslos. In solchen Fällen spricht man von der **Unempfänglichkeit** des Menschen bzw. einer Tierart gegenüber einem Erreger.

Virulenz

Unter Virulenz versteht man die Fähigkeit eines einzelnen Stammes eines pathogenen Erregers, eine Infektionskrankheit zu verursachen. Die Virulenz unterschiedlicher Erregerstämme ist dabei meist verschieden stark ausgeprägt. Zum Beispiel gibt es beim Diphtherie-Erreger (Corynebacterium diphtheriae) Stämme mit starker, mit schwacher und auch solche mit keiner Toxinbildung; entsprechend werden die Stämme als stark virulent, schwach virulent bzw. als avirulent bezeichnet.

1.3.1 Pathogenitätsfaktoren

Zumeist ist die Pathogenität bzw. Virulenz das Produkt einer ganzen Reihe von Fähigkeiten (Faktoren) des Erregers bzw. des Erregerstammes (→ folgende Übersicht).

Pathogenitäts- bzw. Virulenzfaktoren (von Bakterien)

- **Faktoren, die den Infektionsprozess fördern:**
  - Adhäsine: bakterielle Faktoren, die das Anhaften (Adhärenz) von Bakterien an ihrem Wirtsgewebe ermöglichen
  - Invasine: bakterielle Faktoren, die das Eindringen in die Zellen fördern (Invasion)
  - Evasine: bakterielle Faktoren, die die Ausbreitung im Gewebe fördern
- **Das unspezifische Abwehrsystem beeinflussende Faktoren**
  - **Zelluläre Faktoren**
    - Verhinderung der Phagozytose durch Kapselbildung (z.B. bei Pneumokokken), durch Verhinderung einer Markierung der Erreger für Phagozyten (Opsonierung → 1.4.1)
    - Bildung von Toxinen gegen Phagozyten
    - Verhinderung der „Verdauung" innerhalb von Phagozyten (z.B. beim Tuberkulose-Erreger).
  - **Humorale Faktoren:** Verhinderung der Aktivierung von erregerauflösenden Proteinen des Serums (Komplementfaktoren; → 1.4.1)
- **Das spezifische Abwehrsystem beeinflussende Faktoren**
  - **Zelluläre Faktoren**
    - Befall und Zerstörung von Lymphozyten, die bei der Ausbildung einer spezifischen Immunität wesentlich sind (HIV)
    - rasche Änderung der antigenen Oberflächenstrukturen (z.B. bei Influenzaviren).
  - **Humorale Ebene:** Bildung antikörperauflösender Enzyme.
- **Toxine:**
  - Exotoxine (Exoenzyme, Ausscheidungsgifte)
  - Endotoxine (Zerfallsgifte)

1.3.2 Wirkweise von Pathogenitätsfaktoren

Die Pathogenität (Virulenz) und damit auch das Schädigungspotential eines Erregers beruht auf Faktoren, die es dem Erreger ermöglichen

- sich im Wirtsorganismus festzusetzen, auszubreiten und zu vermehren und
- den Abwehrmechanismen des Wirtes zu entkommen und
- der Wirkung der Exo- und Endotoxine.

Festsetzung und Ausbreitung

Mikroben breiten sich auf vielerlei Weise im Wirtsorganismus aus, oftmals erregerspezifisch. Manche Mikroben befallen ausschließlich das Lumen von Hohlorganen (z.B. Vibrio cholerae), andere bleiben auf die oberflächlichen Epithelzellen beschränkt (z.B. Papillomaviren). Wieder andere verbreiten sich invasiv von Zelle zu Zelle, in serösen Höhlen, im Interstitium, über den Blutweg oder die Lymphbahnen.

Adhärenz und Adhäsine

Das Haftungsvermögen von Erregern (Adhäsion, Adhärenz), insbesondere an Schleimhäuten, ist ein wichtiger Pathogenitätsfaktor. Denn ohne Adhäsion würden Erreger, die auf Schleimhäute gelangen, z.B. vom keimentfernenden Sekretstrom, rasch wieder entfernt werden. Die Adhäsion wird durch sog. Adhäsine, das sind durch Glykoproteine gebildete molekulare Strukturen an der Erregeroberfläche, ermöglicht. Diese verbinden sich im Sinne des Schlüssel-Schloss-Prinzips mit entsprechenden Strukturen (Rezeptoren) an der Epithelzelloberfläche. Die Adhäsine sitzen bei vielen Bakterien auf feinen Proteinfäden, sog. Fimbrien. Diese Fimbrien sind feiner als Bakteriengeißeln und umgeben die Bakterienzelle pelzartig. Auf diese Weise wird eine besonders ausgeprägte Haftung erreicht.
Enzyme, die von verschiedenen Erregern abgegeben werden, wie Hyaluronidase, Kollagenase, Elastase und Streptokinase, ermöglichen die Ausbreitung im Gewebe (Evasine). Indem sie die Zwischenzellsubstanz auflösen, erleichtern sie dem Erreger die Ausbreitung im Gewebe. Typisch ist dieser Prozess z.B. bei der Ausbreitung des Erysipels und einer Phlegmone.

Unterlaufen der Immunabwehr

Viele Erreger sind über spezielle Mechanismen in der Lage, die Immunantwort des Körpers (→ 1.4) zu unterlaufen und sind dadurch (zusätzlich) pathogen.

- **Tarnung**
  - Viele Viren entgehen der Neutralisation durch Antikörper, indem sie sich nur intrazellulär vermehren.
  - Zahlreiche Bakterienarten sind mit einer Kohlenhydratkapsel umhüllt, die ihre Antigenstruktur verdeckt und dadurch die Phagozytose durch Makrophagen vereitelt.
  - Echinokokken bilden z.B. harte Zysten, um sich dem Zugriff des Immunsystems zu entziehen.
  - Viele Viren (z.B. Influenzaviren) und Bakterien (z.B. Pneumokokken) verändern ihre Antigeneigenschaften beständig, damit die spezifische Immunität des potentiellen Wirts stets lückenhaft bleibt.
- **Hemmung**
  - Einige Viren (z.B. HIV) lösen eine generelle Immunsuppression aus.
  - Andere Erreger (z.B. Candida albicans) setzen Stoffe frei, welche die vom Wirt produzierten Antikörper abfangen.
  - Manche Mykobakterien überleben oft jahrelang als intrazelluläre Parasiten, indem sie die Aktivierung der Lysosomen hemmen.
  - Bestimmte E. coli-Stämme können mit spezifischen Stoffen eine Komplementaktivierung verhindern.

Eigenschaften und Wirkmechanismen der Toxine

Toxine spielen bei der bakteriellen Invasion und Schädigung des Wirtsorganismus eine herausragende Rolle. Man unterscheidet zwei Klassen von Toxinen, die Exotoxine und Endotoxine.

Exotoxine

Exotoxine (Exoenzyme, Ausscheidungsgifte) werden vom lebenden Erreger als Stoffwechselprodukte ausgeschieden. Diese Proteine mit Enzymeigenschaften sind zum Teil außerordentlich toxisch. Darmwirksame Exotoxine werden auch **Enterotoxine** genannt (griech. enteron = Darm). Exotoxine wirken z.T. unmittelbar als Zellgifte, indem sie die Zellmembran oder das Zellinnere schädigen.

Die wichtigsten **Exotoxinbildner** sind:

- der Diphtherie-Erreger (Corynebacterium diphtheriae)
- der Tetanus-Erreger (Clostridium tetani)

- die Gasbrand-Erreger (v.a. Clostridium perfringens)
- der Cholera-Erreger (Vibrio cholerae)
- Erreger einer Lebensmittelvergiftung: Staphylococcus aureus, Bacillus cereus, Clostridium botulinum (Botulismus), Clostridium perfringens (Gasbrand)

Wirkorte und Eigenschaften

Die Exotoxine haben spezifische Angriffspunkte, z.B. Tetanus- und Botulismustoxin im Nervensystem, Hämolysine an Blutzellen, staphylogenes Enterotoxin und Choleratoxin an Epithelien des Magen-Darm-Traktes.
Exotoxine sind meist thermolabil, d.h. dass Erhitzen also einer Lebensmittelvergiftung vor beugt (Ausnahme: Staphylokokken-Enterotoxin). Sie stimulieren leicht die Bildung von Antikörpern; der Wirtsorganismus kann eine Immunität gegen sie entwickeln. Mit Formalin behandelte Exotoxine, sog. Toxoide (z.B. Diphtherietoxoid, Tetanustoxoid), verlieren ihre toxische Wirkung, stimulieren aber weiterhin die Bildung von Antikörpern; Toxoide ermöglichen also eine aktive Schutzimpfung.

Endotoxine

Endotoxine (Zerfallsgifte) sind Zellwandbestandteile von zumeist gramnegativen Bakterien; sie werden erst beim Zerfall von Bakterienzellen freigesetzt bzw. wirksam.

Wirkorte und Eigenschaften

Endotoxine sind thermostabil. Sie stimulieren (anders als bei Exotoxinen) kaum die Bildung von Antikörpern. Dafür lösen sie eine Abwehrkaskade aus, die nicht nur den Krankheitserreger, sondern auch Gewebe des Makroorganismus schädigen kann. Diese Reaktion kann so schwerwiegend sein, dass der infizierte Wirt stirbt.
Bedeutsame Endotoxineffekte können sein:

- Fieber
- Leukopenie (Mangel an weißen Blutkörperchen)
- Hyperglykämie (Anstieg des Blutzuckers)
- septischer Schock (Endotoxinschock) bei massivem Bakterienzerfall, insbesondere durch Freisetzung kapillarwirksamer Stoffe (z.B. Histamin)

1.4 Prinzipien der Erregerabwehr

Das Abwehrsystem des Körpers gegen Krankheitserreger besteht aus zwei Komponenten: der allgemeinen (angeborenen) Abwehr, der **Resistenz** und der spezifischen (erworbenen, erlernten) Abwehr, der **Immunität.** Die Mechanismen der Resistenz sind zwar sofort funktionsbereit, können aber nicht weiter für die Infektion optimiert werden, denen der Organismus im Lauf seines Lebens ausgesetzt ist. Die Immunität geht jeweils aus dem Kampf mit **einem** Krankheitserreger hervor. Ihre Wirkung setzt bei Erstkontakt mit einem Erreger erst nach einer Anlaufzeit (Tage, unter Umständen Wochen) ein. Bei späterer, erneuter Auseinandersetzung mit demselben Erreger steht aufgrund des Erstkontaktes ein **Immungedächtnis** zur Verfügung, das nun für eine wesentlich raschere Erregerabwehr sorgt.

- Was im Dienste der angeborenen, unspezifischen Erregerabwehr steht, auch wenn es zusätzlich im Dienste der erworbenen, spezifischen Erregerabwehr steht (wie z.B. die Phagozytose), wird als **Faktor der unspezifischen Erregerabwehr** bezeichnet.
- Was **ausschließlich** im Dienste der erworbenen, spezifischen Erregerabwehr steht (wie z.B. die Antikörper gegen ein bestimmtes Antigen), wird als **Faktor der spezifischen Erregerabwehr** bezeichnet.

Teilweise forcieren die Faktoren der spezifischen Erregerabwehr nur die Leistungen der unspezifischen Erregerabwehr, z.B. machen Antikörper die Phagozytose von Erregern hochgradig effizienter, anderenteils bewirken sie aber eine eigenständige Unschädlichmachung des Pathogens wie im Falle der Neutralisierung von Exotoxinen mittels Antikörpern oder im Falle der Erregerbekämpfung mittels T-Killer-Lymphozyten.

1.4.1 Die unspezifische Erregerabwehr

Zum System der allgemeinen (= unspezifischen) Abwehr gehören: physikalische Barrieren (mechanische Faktoren), Abwehrstoffe als chemische Barrieren (humorale Faktoren), Mikroorganismen (mikrobielle Faktoren) sowie Abwehrzellen (zelluläre Faktoren).

Faktoren der unspezifischen Erregerabwehr

Mechanische Faktoren (physikalische Barrieren)

- **Oberflächenabdeckung:** Hornschicht der Haut; Schleim (bindet Erreger) des Mund-Nasen-Rachen-Raumes, der unteren Atemwege, der Scheide
- **Transportbewegungen von innen nach außen:** Schleimfluss durch das Flimmerepithel der unteren Atemwege, Harnfluss und Peristaltik der Harnwege, Peristaltik des Darmtraktes

Humorale (lösliche) Faktoren (chemische Barrieren)

- **In Sekreten:**
  - Säuremantel der Haut: Milchsäure (Schweißdrüsen), ungesättigte Fettsäuren (Talgdrüsen)
  - Tränenflüssigkeit: Lysozym (löst Bakterienzellwände auf)
  - Nasensekret: Lysozym
  - Speichel: Lysozym, bakteriostatische Proteine
  - Magensaft: Salzsäure (denaturiert Proteinbestandteile von Erregern), Pepsin (greift Proteinbestandteile von Erregern an)
  - Dünndarmsaft: Proteasen (greifen Proteine an), Gallensäuren, Lysozym
  - Scheidensekret: Säuren
- **Im Serum:**
  - Lysozym
  - Interferone (verhindern Virusvermehrung)
  - Komplementsystem (löchert Bakterienzellwände), außer den Faktoren des klassischem Aktivierungsweges
  - Chemotaxine
  - gewisse Opsonine (fördern die Phagozytose)

Mikrobielle Faktoren

- Normalflora der Haut und Schleimhäute: sie lässt u.a. keinen Platz bzw. keine Nahrung für pathogene Keime

Zelluläre Faktoren

- **Intrazelluläre Abtötung von Erregern (Phagozytose) durch:**
  - Mikrophagen, im Wesentlichen neutrophile, aber auch eosinophile Granulozyten
  - Monozyten
  - Makrophagen
- **Extrazelluläre Abtötung von Erregern durch:**
  - eosinophile Granulozyten
  - Natural-Killer-Lymphozyten

Humorale (lösliche) Faktoren

Lysozym

Lysozym ist ein Enzym, das in vielen Körperflüssigkeiten vorkommt (z. B. in Tränenflüssigkeit, Nasensekret, Speichel, Darmsaft, Blut). Es wird auch in Makrophagen gebildet, dort in Lysosomen gespeichert, und ist in der Lage, die Zellwand von grampositiven Bakterien aufzulösen.

Interferone

Man unterscheidet drei Arten von Interferonen: IFN-α, IFN-β und IFN-γ. Die Interferone bewirken eine

- **Hemmung**
  - der intrazellulären Vermehrung von Erregern sowie
  - der Zellteilung, vorwiegend durch IFN-α und IFN-β und die
- **Stimulierung** von Makrophagen, Natural-

und T-Killer-Lymphozyten, vorwiegend durch IFN-γ.

Interferone werden von Leukozyten, Fibroblasten und von virusinfizierten Zellen abgegeben. Das von virusinfizierten Zellen abgegebene Interferon wird von den noch nicht infizierten Nachbarzellen gebunden und bewirkt, dass in diesen keine Virusvermehrung stattfinden kann. Diese Wirkung ist **unspezifisch,** so dass z.B. die Infektion mit einem harmlosen Virus vor den Folgen der Infektion mit einem gefährlichen Virus schützen kann (dieser Vorgang wird **Interferenz** genannt; daher der Name Interferon). Interferone sind heute gentechnisch herstellbar und werden zur Therapie bei Viruserkrankungen und (wegen der zytostatischen Wirkung) bei Krebs eingesetzt.

Komplementsystem

Als Komplementsystem bezeichnet man ca. zwanzig im Serum gelöste, zunächst inaktive Proteine; sie werden **Komplementfaktoren** genannt. Ihre Aktivierung erfolgt im Sinne einer Kettenreaktion ähnlich wie beim Blutgerinnungssystem. Eine initiale Aktivierung kann auf folgende zwei Arten erfolgen.

Aktivierung des Komplementsystems

- **klassischer Weg:** die initiale Aktivierung wird durch Bindung des Komplementfaktors C1 an Antikörper ausgelöst, die sich zuvor an die Oberfläche eines Erregers angeheftet haben.
- **alternativer Weg:** die initiale Aktivierung erfolgt hier nicht durch eine Bindung des Antigens mit Antikörpern, sondern das Antigen selbst stößt die Aktivierung an (aber nicht an der Stelle C1). Hierfür kommen nur gewisse Antigene in Betracht, z.B. Endotoxine.

Weiterführung

Ab der Spaltung des Komplementfaktors C3 in C3a und C3b haben beide Wege einen gemeinsamen Verlauf. Die im Verlauf dieses **terminalen Weges** aktivierten Komplementfaktoren bilden einen Komplex, der zur Löcherung und damit Auflösung (Lysierung) des Erregers führt. Andere, in der Kettenreaktion früher aktivierte Komplementfaktoren wirken

- als Chemotaxine bzw.
- als Opsonine.

Der alternative Aktivierungsweg zusammen mit dem terminalen Weg ist als Faktor der unspezifischen Erregerabwehr anzusehen, der klassische Aktivierungsweg dagegen als Faktor der spezifischen Erregerabwehr.

Chemotaxine

Chemotaxine sind Stoffe, die Phagozyten „anlocken", welche die eingedrungenen bzw. (z.B. durch das Komplementsystem) schon abgetöteten Erreger „fressen" (Phagozytose → unten). Gewisse Komplementfaktoren sind wichtige Chemotaxine; das wichtigste hiervon ist C5a. Chemotaxine werden aber auch von Makrophagen gebildet. Sind diese großen, im Gewebe befindlichen Phagozyten an die Stelle gelockt worden, an der Chemotaxine abgegeben werden (z.B. da, wo das Komplementsystem schon Erreger aufgelöst hat), locken sie mit ihren Chemotaxinen weitere Phagozyten an.

Opsonine

Opsonine (griech. opson = Leckerbissen, Würze) sind Stoffe, die sich an körperfremdes Material anheften und dieses dadurch für die Phagozyten „schmackhaft" machen. Die Phagozyten besitzen für die Opsonine Rezeptoren, wodurch der Prozess der Einverleibung (Phagozytose) bei einem Pathogen, das mit Opsoninen überzogen ist, ganz wesentlich gefördert wird.

Als Opsonine, die sich unspezifisch an beliebiges antigenes Material heften, wirken im Wesentlichen:

- verschiedene Komplementfaktoren (C3b, C3bi, C4b)
- Akute-Phase-Proteine
- Fibronektin

Ebenfalls als Opsonine wirksam sind Antikörper, v.a. der Klasse IgG (→ 1.4.2); sie heften sich aber jeweils nur an ein bestimmtes Antigen.

Mikrobielle Faktoren

Die **Normalflora** (Normalbesiedelung) von Haut und Schleimhäuten mit Kommensalen (→ 1.1.1) ist von beträchtlichem Nutzen für den Organismus. Denn durch Platz- und Nahrungswegnahme oder auch durch Ausscheidungen (z.B. Milchsäureausscheidung der Scheidenschleimhautflora) verhindert sie nämlich ein Ansiedeln bzw. das Wachstum pathogener Keime (Bakterien, Pilze).

Eine Veränderung der Normalfora, z.B. durch Breitbandantibiotika, kann daher leicht zu Infektionen führen, z.B. mit Candida albicans (Soor) oder Clostridium difficile (antibiotika-assoziierte pseudomembranöse Kolitis).

Zelluläre Faktoren und ihre Abwehrmechanismen

Intrazelluläre Abwehr von Erregern – die Phagozytose

Unter Phagozytose versteht man die Beseitigung von körpereigenen oder körperfremden Partikeln bzw. gelösten Stoffen durch Phagozyten = Fresszellen. Sinnvollerweise werden nur die Partikel bzw. Stoffe „gefressen“, die der Körper nicht mehr braucht (z.B. überalterte Erythrozyten) oder die ihm schaden können (z.B. Krankheitserreger). Für das „Auffressen“ körpereigener Abfallstoffe sind hauptsächlich die **Monozyten** und **Makrophagen** zuständig; für das „Auffressen“ körperfremder Partikel (Erreger) in erster Linie die **neutrophilen Granulozyten;** erst in zweiter Linie spielen hier die Monozyten, Makrophagen und eosinophilen Granulozyten eine Rolle.

Die neutrophilen und eosinophilen Granulozyten werden zusammenfassend auch als **Mikrophagen** bezeichnet; dabei phagozytieren die eosinophilen Granulozyten nur beiläufig, ihre Hauptaufgabe besteht in der extrazellulären Abtötung von Parasiten (→ unten). Die Mikrophagen, Monozyten und Makrophagen entwickeln sich alle aus einer gemeinsamen Stammzelle im Knochenmark. Wenn sie reif sind, werden sie in die Blutbahn entlassen. Dort zirkulieren die allermeisten von ihnen nur kurze Zeit und verlassen dann die Blutbahn durch Diapedese, d.h. sie zwängen sich zwischen die Endothelzellen der Kapillaren hindurch ins umliegende Gewebe.

Die Mikrophagen infiltrieren bevorzugt in das Gewebe, das in Kontakt zur Außenwelt steht, also in die Haut und Schleimhäute der Atemwege und des Verdauungstraktes; sie bilden in dieser Weise sozusagen eine erste Verteidigungslinie gegen eindringende Erreger. Die Lebensdauer der Neutrophilen beträgt nur wenige Tage, die der Eosinophilen einige Tage länger. Die Mikrophagen (also in der Hauptsache die Neutrophilen) bauen das Material, das sie sich einverleibt haben, mit Hilfe von Enzymen, die sie in ihrer Granula gespeichert haben, ab. Gehen sie dann zugrunde, werden sie dabei zu Eiterkörperchen. Der Eiter bei einer durch eingedrungene Erreger hervorgerufenen Entzündung ist also ein sichtbares Ergebnis der Erregerabwehr durch die Neutrophilen.

Die Monozyten und die Makrophagen bilden zusammen das sog **Monozyten-Makrophagen-System.** Die Lebensdauer der Monozyten und Makrophagen beträgt Monate, evtl. sogar Jahre. Die Monozyten wandern wie die Mikrophagen größtenteils aus der Blutbahn in das umliegende Gewebe ab. Dort reifen sie dann, unter beträchtlicher Größenzunahme, zu Makrophagen heran. Zum Teil wandern die Makrophagen frei durch das Gewebe, zum großen Teil werden sie aber ortsständig, wobei sie dann eine ortsabhängige Differenzierung erfahren. Besonders häufig sind die Makrophagen als wandauskleidende Uferzellen in der Milz, in der Leber, in den Lymphknoten und im Knochenmark zu finden.

Je nach Ort bzw. entsprechender Differenzierung haben die Makrophagen dann oft auch eigene Namen. So werden z.B. die Makrophagen

- des lockeren Bindegewebes **Histiozyten** (gr. histion = Gewebe)
- der Leber **Kupffer-Sternzellen**
- der Lunge **Alveolarmakrophagen** genannt.

Ebenfalls zum Monozyten-Makrophagen-System gehören:

- die **Mikrogliazellen** des Gehirns
- die **Osteoklasten** des Knochengewebes
- die **Mesangiumzellen** der Niere
- die **Synoviazellen** in den Gelenken und
- die **Langerhans-Zellen** der Haut

Das Monozyten-Makrophagen-System wurde früher als Retikuloendotheliales System (RES) oder auch als Retikulohistiozytäres System (RHS) bezeichnet, wobei man der Annahme war, dass die Retikulumzellen und Endothelzellen der lymphatischen Organe bzw. auch die Histiozyten die wesentliche Phagozytoseleistung erbringen und die übrigen Makrophagen von diesen abstammen. Heute weiß man, dass die Endothelzellen (nicht die Uferzellen!) und evtl. auch die Retikulumzellen zwar zur Aufnahme von Stoffen (damals wurde mit Farbstoffen experimentiert) in der Lage sind, diese aber nicht verdauen (= phagozytieren) können, zumindest die Endothelzellen nicht. Die Begriffe RES bzw. RHS sind also, auch wenn sie noch häufig gebraucht werden, als veraltet anzusehen.

Extrazelluläre Abtötung von Erregern

Neben den Phagozyten, welche Erreger nach Einverleibung durch **interne Lysierung** (= chemische Auflösung) beseitigen, gibt es Abwehrzellen, nämlich die Eosinophilen und die sog. Natural-Killer-Lymphozyten, welche die Erreger (relativ) unspezifisch durch **externe Lysierung,** d.h. durch Abgabe toxischer Stoffe nach außen, beseitigen.
Auf die Abwehr von Würmern sind die **Eosinophilen** spezialisiert. Die meisten Würmer lösen eine Komplementaktivierung aus, wobei aber keine wesentliche Schädigung der Parasiten durch den zuletzt gebildeten „löchernden" Komplementfaktorenkomplex erfolgt (→ oben). Bei der Komplementaktivierung wird aber auch das Opsonin C3b (ein Komplementfaktor) freigesetzt, das sich an die Parasiten anheftet. Die Eosinophilen haben nun für C3b Rezeptoren und heften sich mit diesen ihrerseits an den Parasiten an. Durch dieses Anheften wird dann der extrazelluläre Angriff, d.h. die externe Lysierung ausgelöst.
Die **Natural-Killer-Lymphozyten** sind in der Lage

- virusinfizierte Zellen
- Tumorzellen und
- Erreger, die mit Antikörpern (→ 1.4.2) besetzt sind, durch externe Lysierung zu beseitigen:
  Dabei „erkennt" ein NK-Lymphozyt mittels geeigneter Rezeptoren eine virusinfizierte Körperzelle bzw. eine Tumorzelle an typischen Strukturen, die sich an deren Oberfläche durch Glykoproteine ausbilden. Die Bindung an die virusinfizierte bzw. entartete Zelle mittels der Rezeptoren löst dann die externe Lysierung, der Zelle durch Wirkstoffe des NK-Lymphozyten aus.

Die NK-Lymphozyten haben aber auch Rezeptoren für IgG- und IgM-Antikörper. Bindet sich nun ein NK-Lymphozyt an einen mit solchen Antikörpern besetzten Erreger, so löst dies wie beim Fall „virusinfizierte Zelle" bzw. „Tumorzelle" seine Lysierung aus.

1.4.2 Die spezifische Erregerabwehr

Die Besonderheiten des spezifischen Abwehrsystems sind die **spezifische Erkennung** körperfremder Strukturen (Antigenen) auf molekularer Ebene und die entsprechende spezifische Reaktion, z.B. Antikörperbildung. An dieser Reaktion sind ganz wesentlich zwei Lymphozytenarten beteiligt: die T-Lymphozyten und die B-Lymphozyten.
Bestandteile des spezifischen Abwehrsystems sind die folgenden humoralen und zellulären Faktoren.

Faktoren der spezifischen Erregerabwehr

Humorale (= lösliche) Faktoren
- Antikörper
- Komplementfaktoren des klassischen Aktivierungsweges
- Zytokine (Botenstoffe, die hauptsächlich die Immunantwort mitregulieren)

Zelluläre Faktoren
- **Antigenpräsentierende Zellen (AP-Zellen)**
  - Langerhans-Zellen der Haut
  - dendritische Zellen in Lymphknoten und Milz
  - Makrophagen
- **B-Lymphozyten**
  - unaktiviert und in aktivierter Form: Plasmazellen (antikörperbildende Zellen), B-Gedächtnis-Lymphozyten (BG-Zellen)
- **T-Lymphozyten**
  - T-Helfer-Lymphozyten (TH-Zellen)
  - T-Effektor-Lymphozyten (TE-Zellen), unaktiviert und in aktivierter Form: TE-Zellen, T-Killer-Lymphozyten (TK-Zellen), T-Gedächtnis-Lymphozyten (TG-Zellen)
  - T-Suppressor-Lymphozyten (TS-Zellen)

Humorale Faktoren

Antikörper

Die Antikörper werden von den Plasmazellen (aktivierte B-Lymphozyten), die hauptsächlich in den Lymphknoten zu finden sind, an die Umgebung abgegeben. Sie sind Eiweißmoleküle, die sich mit Rezeptoren **spezifisch** an ein Antigen binden und so für dessen weitere Unschädlichmachung sorgen. Ein Antikörpermolekül hat – stark vereinfacht gesehen – die Form eines plastischen Y oder ist aus solchen zusammengesetzt. Mit den beiden Y-Armen kann es sich an antigene Strukturen binden, z.B. an molekulare Strukturen einer Bakterienzellwand oder an ein Toxinmolekül. Mit seinem Y-Standbein dagegen heftet es sich z.B. an phagozytierende Zellen.

Die Antikörper werden auch als **Immunglobuline** (Ig) bezeichnet. Man unterscheidet dabei fünf Klassen, nämlich IgA, IgD, IgE, IgG und IgM (→ unten). Die **Plasmaproteine** insgesamt werden unterteilt in:
- **Albumine:** sie dienen v.a. der Aufrechterhaltung des kolloidosmotischen Druckes im Kapillarbereich.
- **Globuline** (kugelige Proteine = räumlich geknäuelte langgliedrige Ketten von Aminosäuren):
  - α-Globuline
  - β-Globuline
  - γ-Globuline (Immunglobuline)

γ-Globuline

- **IgA:** spielt eine wesentliche Rolle bei den Abwehrvorgängen an **Schleimhautoberflächen.** Wird mit der **Muttermilch** übertragen.
- **IgD:** seine Funktion ist noch wenig erforscht.
- **IgE:** findet sich vermehrt bei **Wurminfektionen.** Spielt eine wesentliche Rolle bei **allergischen Reaktionen.**
- **IgG:** häufigstes Immunglobulin. Als einziges **plazentagängig** (Schutz des Neugeborenen durch mütterliches IgG). Wird gegenüber IgM verzögert gebildet, seine Serumkonzentration klingt aber deutlich langsamer ab, Nachweis im Serum oft lebenslang möglich.
- **IgM:** wird bei Erstkontakt des Immunsystems mit einem Antigen immer zuerst gebildet (**Nachweis für frischen Infekt**). Die Serumkonzentration von IgM klingt rasch ab. Bei erneuter Konfrontation des Immunsystems mit dem Antigen spielt die IgM-Antwort keine wesentliche Rolle mehr.

Wirkweisen von Antikörpern

Die Bindung von Antikörpern mit Antigenen wirkt nicht direkt zerstörend auf das Antigen. Vielmehr wirkt sie teilweise „nur" dadurch, dass sie die Effizienz der unspezifischen Erregerabwehr fördert, z.B. bei der Phagozytose. Dies geschieht jedoch außerordentlich effektiv. Antikörper wirken über folgende Mechanismen:
- **Neutralisierung:** die durch Antikörper gebundenen Toxinmoleküle bzw. Viren können sich nicht mehr an Zellen anheften und

diese somit nicht mehr schädigen bzw. abtöten.
- **Immobilisierung:** Antikörper der Klasse IgG verbinden sich mit den antigenen Strukturen der Fortbewegungsorgane von begeißelten Bakterien oder bewimperten Protozoen. Dadurch verklumpen diese und können sich nicht mehr fortbewegen.
- Prozesse zur Einleitung einer **Lysierung von Mikroorganismen:**
  - Komplementaktivierung infolge Antigen-Antikörper-Bindung (klassischer Weg → 1.4.1)
  - Markierung des Antigens mit Antikörpern für Natural-Killer-Lymphozyten (extrazelluläre Abtötung von Erregern → oben)
- Prozesse zur **Förderung einer Phagozytose:**
  - Opsonierung: Markierung des Antigens für eine effektive Phagozytose
  - Agglutination und Präzipitation: Bildung größerer, phagozytierbarer Antigen-Antikörper-Komplexe durch eine Vernetzung von Antigenen mit Antikörpern.

Antikörper unterstützen die Phagozytose dadurch, dass die Antigen-Antikörper-Komplexe größer und damit leichter erkennbar und phagozytierbar sind. Wesentlich dabei ist das Verbinden zweier Antigene durch Antikörper; besonders geeignet sind hierzu IgM-Antikörper. Der Unterschied zwischen Agglutination und Präzipitation besteht in der Größe des Antigens: Bei der Präzipitation handelt es sich um lösliches Antigen (z.B. Toxinmoleküle), bei der Agglutination um partikulares Antigen (z.B. Bakterien). Die Antigen-Antikörper-Komplexe (Immunkomplexe), die sich infolge Agglutination oder Präzipitation im Gewebe oder an den Gefäßwänden niederschlagen, sind dann eine leichte Beute für Phagozyten.

Zytokine

Die Zytokine spielen neben den Antikörpern und den Komplementfaktoren des klassischen Aktivierungsweges eine wichtige Rolle bei der humoralen spezifischen Erregerabwehr. Sie wirken zumeist lokal als Botenstoffe zwischen den an der Immunantwort beteiligten Zellen. Gebildet werden die Zytokine hauptsächlich von Leukozyten, z.B. aber auch von dendritischen (antigenpräsentierenden) Zellen, Fibroblasten, Endothelzellen, Epithelzellen oder gar von virusinfizierten Zellen.
Einige Zytokine spielen auch bei der unspezifischen Erregerabwehr eine Rolle, z.B. die Interferone (→ 1.4.1), vornehmlich sind sie aber an der spezifischen Immunantwort beteiligt. Dies trifft besonders für die **Interleukine** (lat./griech.: interleukin = sich zwischen Leukozyten bewegend) zu.
Die Interleukine werden von Leukozyten gebildet, die **Lymphokine** dabei von Lymphozyten und die **Monokine** von Monozyten/Makrophagen.

Zelluläre Faktoren und ihre Abwehrmechnismen

Die zelluläre spezifische Abwehr dient:
- der **Abwehr extrazellulärer Erreger,** hierzu gehören die meisten Bakterien
- der **Abwehr intrazellulärer Erreger,** das sind jene, die in Zellen eindringen und sich dort auch vermehren, hierzu gehören:
  - Viren
  - Chlamydien und Rickettsien
  - Erreger granulomatöser Entzündungen (die Erreger von Tuberkulose, Lepra, Brucellose, Listeriose, Syphilis, Typhus, Pest und Tularämie)
  - Pilze
  - Protozoen

T-Zellen

Die T-Zellen kommen aus dem Thymus (T = Thymus). Sie haben sich aus Vorläuferzellen, welche aus dem Knochenmark stammen, zu abwehrfähigen (immunkompetenten Zellen) entwickelt. Sie sind mit Hilfe von Rezeptoren in der Lage, das Antigen zu binden und es damit als körperfremd zu erkennen.
Die T-Zellen lassen sich in vier Untergruppen mit verschiedenen Aufgaben einteilen:
- **T-Helfer-Zellen** werden auch als T4-Zellen bezeichnet, da sie ein besonderes Oberflächenmolekül, das sog. **CD4** tragen. Die Auf-

gabe der T-Helfer-Zellen besteht im Wesentlichen in der Abgabe von Zytokinen, die andere Abwehrzellen zur Vermehrung anregen und somit die spezifische Abwehrreaktion erst richtig in Gang bringen.

- **T-Suppressor-Zellen** haben die umgekehrte Aufgabe, nämlich das Abwehrgeschehen zu bremsen, um überschießende Abwehrreaktionen zu vermeiden. Sie spielen auch eine Rolle bei der Beendigung der Abwehrreaktion.
- **T-Killer-Zellen** (zytotoxische T-Zellen) sind in der Lage, z.B. virusinfizierte Zellen oder Tumorzellen direkt zu vernichten. Wie die T-Suppressor-Zellen besitzen auch die T-Killer-Zellen das Oberflächenmolekül **CD8,** weshalb diese beiden Zelltypen auch zusammenfassend T8-Zellen genannt werden.
- **T-Gedächtnis-Zellen** sorgen bei einer erneuten Infektion dafür, dass es sehr schnell zu Gegenmaßnahmen kommen kann und die Infektion meist gar nicht mehr symptomatisch wird.

Die B-Zellen

Die B-Zellen haben sich ebenfalls aus Vorläuferzellen im Knochenmark (B = bone marrow), vielleicht aber auch in den Lymphfollikeln des Darmtraktes, zu immunkompetenten Zellen entwickelt. Sie tragen ebenfalls Rezeptoren, binden aber nicht nur körperfremdes, sondern auch körpereigenes Material.

Die Domäne der B-Zellen ist, sobald sie zu Plasmazellen aktiviert sind, die Produktion von **Antikörpern.** Ein weiterer Typ von B-Zellen sind die **B-Gedächtnis-Zellen.** Wie auch die T-Gedächtnis-Zellen dienen sie der sehr viel schnelleren und effektiveren Abwehrreaktion bei einer erneuten Infektion mit demselben Erreger.

Antigenpräsentierende Zellen (AP-Zellen)

Ein weiterer zellulärer Bestandteil der spezifischen Abwehr sind die antigenpräsentierende Zellen (AP-Zellen). Nur durch die enge Zusammenarbeit der T-Lymphozyten mit den antigenpräsentierenden Zellen, die das Antigen vereinnahmen, es aufbereiten und den T-Lymphozyten darbieten, können die T-Lymphozyten das Fremdmaterial identifizieren und Zytokine ausschütten, die weitere T- und B-Zellen stimulieren. Zu den antigenpräsentierenden Zellen gehören:

- Monozyten (wie die Langerhans-Zellen der Haut)
- dendritische Zellen in Lymphknoten und Milz

Abwehr extrazellulärer Erreger (Antikörperbildung)

Der Begriff der Antikörperbildung suggeriert zunächst, dass ein Antigen die Bildung eines passenden Rezeptors überhaupt erst hervorruft. Dies ist jedoch nicht der Fall. Vielmehr sind die Rezeptoren auf den T- oder B-Lymphozyten bereits **vor jedem Kontakt** mit einem Antigen vorhanden. Man nimmt an, dass es ca. 10^7 verschiedene Arten von Rezeptoren gibt, d.h. das Immunsystem kann sich mit derselben Zahl von verschiedenen Antigenen in spezifischer Weise auseinandersetzen. Auf jedem T- bzw. B-Lymphozyt befindet sich **nur eine Art von Rezeptor.** Das Immunsystem hat ca. 10^{12} Lymphozyten (mit einem Gesamtgewicht von ca. 1 kg), d.h. für jedes Antigen gibt es zunächst nur 10^5 Lymphozyten, die passende Rezeptoren für dieses aufweisen. Nachdem es aber zu einer Antigen-Rezeptor-Bindung gekommen ist, erfolgt eine rasante Vermehrung der entsprechenden Lymphozyten, deren Vielzahl dann eine erfolgreiche Antigenbekämpfung gewährleistet.

In Abbildung 1-7 ist in vereinfachter Form der Ablauf der Ingangsetzung der Antikörperbildung skizziert.

Das Antigen wird zunächst von **antigenpräsentierenden Zellen** (AP-Zellen) vereinnahmt, in deren Zellinneren verarbeitet und anschließend an deren Oberfläche präsentiert. Erst wenn sich nun sog. **T-Helfer-Lymphozyten** (TH-Zellen) mit ihren Rezeptoren an die von den AP-Zellen präsentierten Antigene binden, sind diese auch als körperfremd erkannt. Durch den Kontakt AP-Zelle-TH-Zelle veranlasst, stimuliert die AP-Zelle mittels **Zytokinen** die TH-Zelle zu Wachstum und Vermehrung,

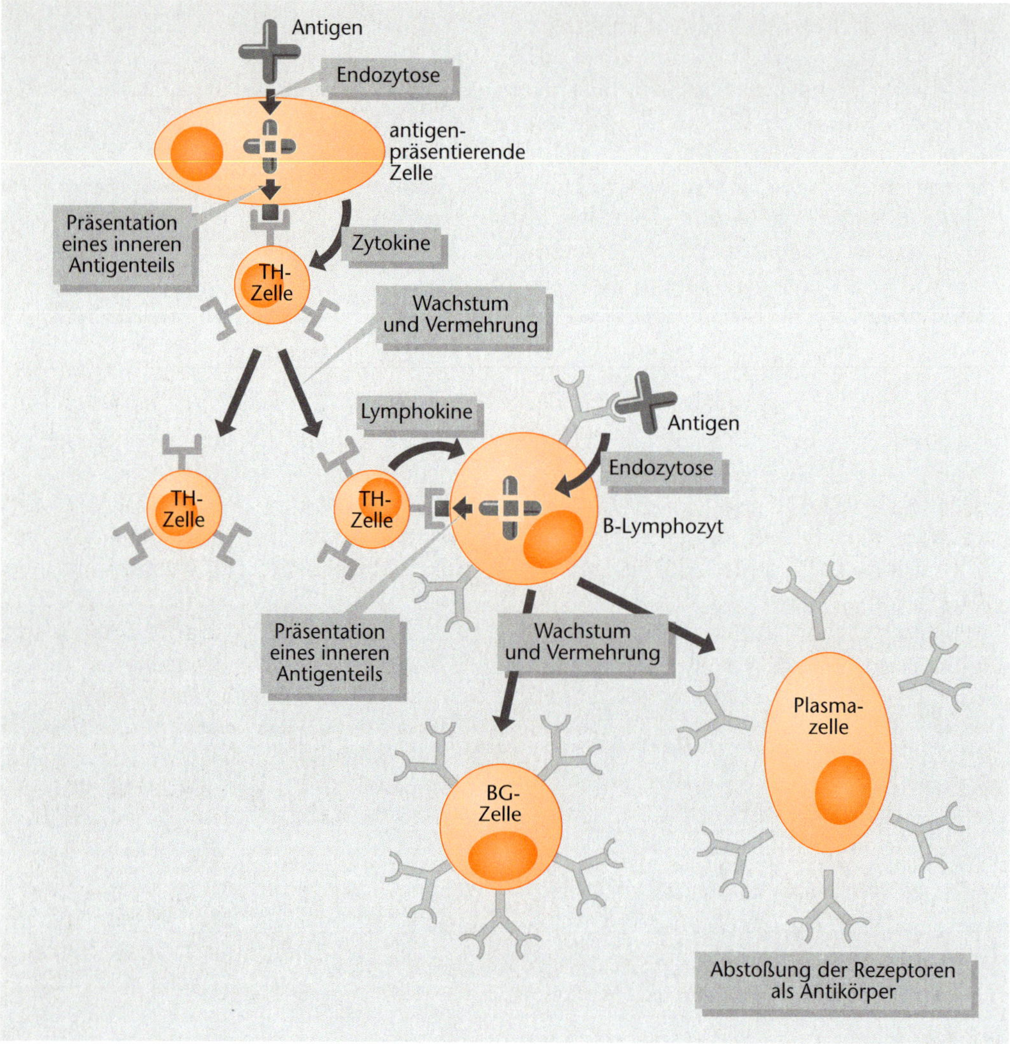

Abb. 1-7: Ingangsetzung der Antikörperbildung

so dass nach kurzer Zeit eine beachtliche Anzahl von TH-Zellen existiert, die alle dasselbe Antigen erkennen können.

Wenn nun ein **B-Lymphozyt** über seine Rezeptoren mit demselben ursprünglichen (noch unverarbeiteten) Antigen in Kontakt kommt (das der B-Lymphozyt aber nicht als solches, d.h. als körperfremd, „erkennen" kann), vereinnahmt er (als AP-Zelle) das Antigen und präsentiert es in verarbeiteter Form an seiner Oberfläche. Binden sich nun TH-Zellen an das von dem B-Lymphozyten präsentierte Antigen (es gibt ja inzwischen genügend viele TH-Zellen, die das Antigen erkennen können), ist dieses durch die Bindung als körperfremd erkannt. Die TH-Zelle stimuliert nun mittels **Lymphokinen** den B-Lymphozyten zu Wachstum → Vermehrung → Ausreifung zu **Plasmazellen** → Abstoßung der Rezeptoren als Antikörper, die dann durch ihre Bindung mit dem Antigen die Unschädlichmachung bzw. Beseitigung desselben veranlassen.

Ein Teil der B-Lymphozyten, die mit antigenerkennenden TH-Zellen Kontakt hatten, entwickelt sich aber nicht zu Plasmazellen, sondern zu sog. **B-Gedächtnis-Lymphozyten**

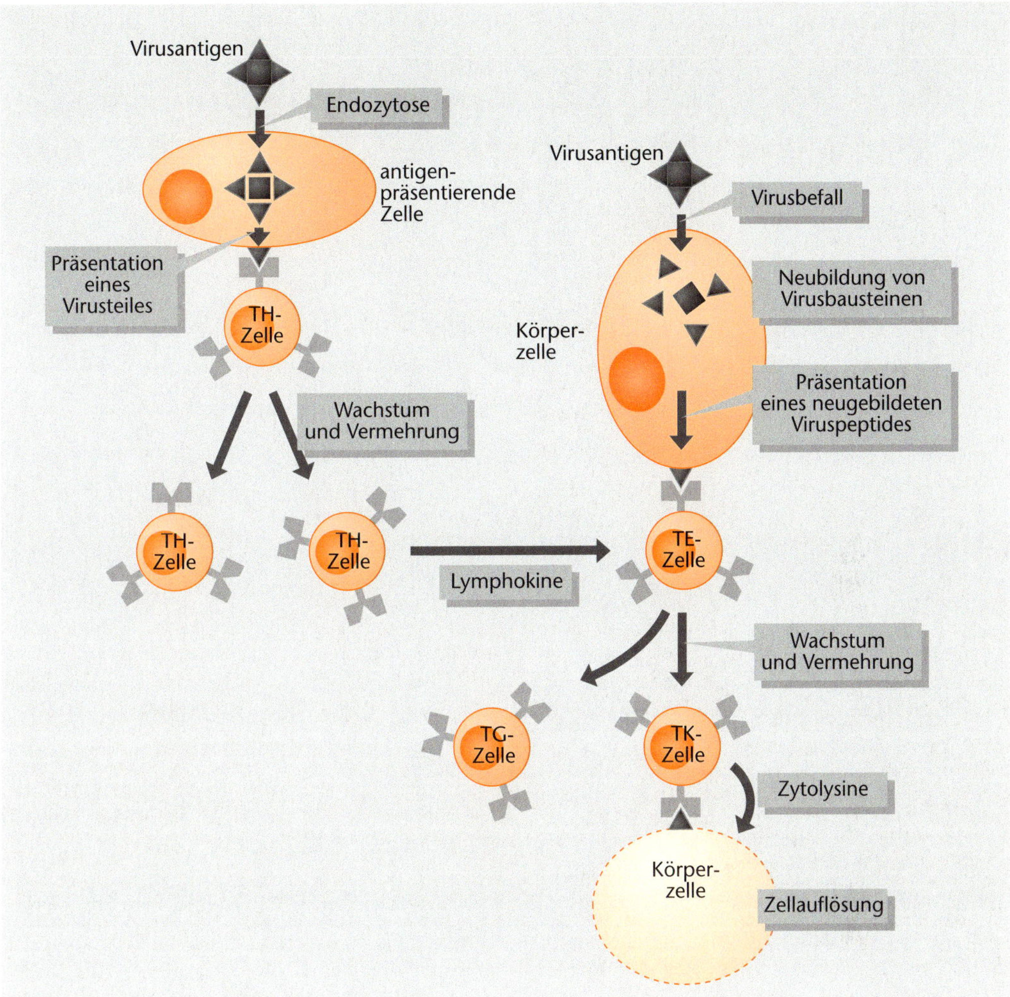

Abb. 1-8: Immunantwort bei Zellbefall durch Viren

(BG-Zellen). Sie sind langlebig und sorgen dafür, dass nach einem erneuten Kontakt mit demselben Antigen die Erregerabwehr wesentlich schneller erfolgt als beim Erstkontakt (zum Gesamtablauf → Abb. 1-7).

Abwehr intrazellulärer Erreger

Sie erfolgt im Wesentlichen ohne Bildung von Antikörpern, die ja auch nicht in Zellen eindringen können. Bei der Abwehr intrazellulärer Erreger sind neben den antigenpräsentierenden Zellen und T-Helfer-Lymphozyten die sog. T-Effektor-Lymphozyten (TE-Zellen) beteiligt. Diese werden im Verlauf des Abwehrprozesses zu T-Killer-Lymphozyten (TK-Zellen) bzw. zu T-Gedächtnis-Lymphozyten (TG-Zellen) aktiviert.

Immunantwort bei Zellbefall durch Viren

Wird eine Körperzelle von Viren befallen (→ Abb. 1-8), so gelangen nach einiger Zeit neu gebildete Virusbauteile (Peptide) an ihre Oberfläche. An diese von der befallenen Zelle präsentierten Virusbauteile (wobei hier die Präsentation anders erfolgt als bei den AP-Zellen und B-Lymphozyten) binden sich nun sog. **T-Effektor-Lymphozyten** (TE-Zellen); die Virusbestandteile sind damit als körperfremd

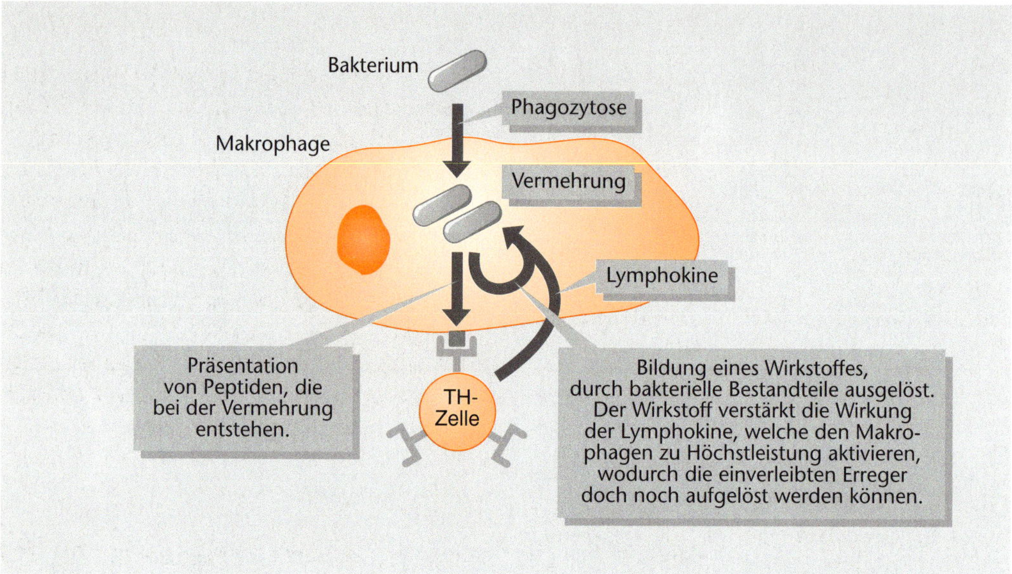

Abb. 1-9: Immunantwort bei sich intrazellulär vermehrenden Bakterien

erkannt. Der Kontakt der TE-Zellen mit dem Antigen reicht aber noch nicht aus, um die TE-Zellen wirksam werden zu lassen.

Das Virusantigen wird aber meist schon vor einem massiven Zellbefall von AP-Zellen abgefangen. Wie bei der Abwehr extrazellulärer Erreger erkennen TH-Zellen das von den AP-Zellen präsentierte Antigen und vermehren sich daraufhin beträchtlich. Die TH-Zellen geben nun Lymphokine ab, welche die mit dem Antigen in Kontakt getretenen TE-Zellen zu Wachstum und Vermehrung anregen. Die so entstandenen **T-Killer-Lymphozyten** (TK-Zellen) sind nun in der Lage, eine weitere Virusvermehrung zu verhindern: Sie heften sich mit ihren Rezeptoren an die virusinfizierten Zellen (aber nicht an AP-Zellen und B-Lymphozyten), die ja ebenfalls das Virusantigen, aber in anderer Weise, an ihrer Oberfläche anbieten) und geben daraufhin Zytolysine ab, welche die infizierten Körperzellen auflösen. Dabei kann eine TK-Zelle effizient in Serie eine Vielzahl virusinfizierter Zellen „killen".

So wie sich ein Teil der B-Lymphozyten nicht zu Plasmazellen, sondern zu BG-Zellen entwickelt, entwickelt sich auch ein Teil der durch Antigenkontakt und durch Lymphokine stimulierten TE-Zellen nicht zu TK-Zellen, sondern zu **T-Gedächtnis-Lymphozyten** (TG-Zellen). Diese sorgen nach einem erneuten Kontakt mit demselben Antigen dafür, dass die Erregerabwehr wesentlich schneller abläuft als beim Erstkontakt.

Immunantwort bei sich intrazellulär vermehrenden Bakterien

Einige Erreger, z.B. die Erreger von Tuberkulose, Syphilis, Typhus, Pest und Tularämie, werden zwar von Makrophagen phagozytiert, können aber von diesen allermeist nicht abgetötet und abgebaut werden; vielmehr können sich diese Erreger sogar in den Makrophagen vermehren.

Hier greift folgender Mechanismus (→ Abb. 1-9): Bei der Vermehrung der Erreger innerhalb des Makrophagen werden Peptide gebildet, die vom Makrophagen an seiner Oberfläche präsentiert werden. Diese Peptide werden von TH-Zellen mit Hilfe passender Rezeptoren als körperfremd erkannt. Die in dieser Weise aktivierten TH-Zellen geben nun Lymphokine ab, welche die erregerabtötenden Leistungen des Makrophagen massiv forcieren. Die Wirkung der Lymphokine wird dabei

wesentlich von einem Wirkstoff des Makrophagen unterstützt, dessen Bildung durch bakterielle Bestandteile ausgelöst wird. Der Makrophage ist nun zu Höchstleistung aktiviert und vermag nun doch noch die einverleibten Erreger aufzulösen.
Die Lymphokine locken überdies Monozyten/Makrophagen zum Ort des Geschehens und bewirken zusammen mit den T-Lymphozyten das typische Bild einer **granulomatösen Entzündung** (→ 1.5.3).

T-Suppressor-Lymphozyten

Als zellulärer Faktor bei der spezifischen Erregerabwehr spielen noch die T-Suppressor-Lymphozyten (TS-Zellen) eine Rolle. Sie sind wesentlich dafür verantwortlich, dass eine einmal in Gang gekommene Immunantwort auch wieder zum Stillstand kommt. Dabei wirken die TS-Zellen v.a. auf die TH-Zellen supprimierend (unterdrückend) ein, die ja bei der zellulären spezifischen Abwehr sowohl von extra- als auch von intrazellulären Erregern eine wesentliche (v.a. aktivierende) Funktion haben.

1.4.3 Natürliche und künstliche Immunität

Unter Immunität versteht man das **spezifische Geschütztsein** gegenüber Erregern mit Hilfe von Abwehrfaktoren, die infolge einer Infektion mit diesen Erregern gebildet worden sind. Man unterscheidet:

- **natürliche Immunität:**
  - vorgeburtlich (passiv) erworbene Immunität (nur antikörpervermittelt)
  - nachgeburtlich (aktiv) erworbene Immunität (antikörper- oder zellvermittelt)
- **künstliche Immunität:**
  - passive Immunität (nur antikörpervermittelt)
  - aktive Immunität (antikörper- oder zellvermittelt)

Vorgeburtlich erworbene Immunität

Zusätzlich zur angeborenen **Resistenz,** dem Schutz durch das System der **unspezifischen** Abwehreinrichtungen (→ 1.4.1), bekommt ein Neugeborenes eine Portion Antikörper von der Mutter mit auf die Welt. Diese unterstützen sein noch ungenügend entwickeltes Immunsystem. Das Ungeborene hat sie auf dem Blutwege über die Plazenta erhalten (nur IgG-Antikörper sind plazentagängig, → 1.4.2). Man spricht in diesem Zusammenhang von **übertragener Immunität** oder von **mütterlicher Leihimmunität.**

Stille Feiung

Findet die Bildung einer Immunität gegen einen Erreger bei einer symptomlosen (inapparenten) Infektion statt, so spricht man von stiller Feiung.

Künstliche Immunität

Die künstliche Immunität wird durch eine passive oder aktive Immunisierung, durch eine **Schutzimpfung,** erreicht.

Passive Immunisierung

Bei der passiven Immunisierung werden dem Organismus Antikörper gegen einen bestimmten Erreger verabreicht, die zuvor von einem anderen Organismus gegen diesen Erreger gebildet worden sind. Der Antikörperlieferant braucht dabei nicht unbedingt ein Mensch zu sein; so wird z.B. das Diphtherieserum (mit Antikörpern gegen das Diphtherietoxin) von Pferden gewonnen. Bei wiederholter Gabe eines tierischen Antiserums besteht allerdings das Risiko einer auftretenden Unverträglichkeitsreaktion (Serumkrankheit), sodass versucht wird, nach Möglichkeit menschliches Antiserum zu verabreichen. Passive Immunisierung wirkt sofort, aber nur vorübergehend.

Aktive Immunisierung

Bei der aktiven Immunisierung wird dem Organismus das Antigen in modifizierter Form verabreicht, sodass dieses für ihn i.d.R. (bis auf die selten auftretenden Impfschäden und abgesehen vom naturheilkundlichen Standpunkt) unschädlich ist, dabei aber die Bildung einer spezifischen, antikörper- oder zellvermittelten Immunität verursacht, die gegen das ursprüngliche Antigen wirksam ist. Verabreicht wird sog. Lebend-, Tot- oder Toxoidimpfstoff:

- **Lebendimpfstoff:** der Erreger wird meist in abgeschwächter, aber noch vermehrungsfähiger Form verabreicht, z.B. bei Impfung gegen Masern, Mumps, Röteln
- **Totimpfstoff:** verwendet wird der abgetötete Erreger, z.B. bei Impfung gegen Keuchhusten, Cholera, FSME, Poliomyelitis
- **Toxoidimpfstoff:** verabreicht wird ein durch Formalin behandeltes Toxin, z.B. bei Impfung gegen Diphtherie, Tetanus, Botulismus

Aktive Immunisierung braucht eine gewisse Zeit, bis sie wirksam wird, dafür bietet sie aber dauerhafteren Schutz.

Tab. 1-3: Impfkalender für Kinder und Jugendliche nach den Empfehlungen der Ständigen Impfkommission der (STIKO)

2. vollendeter Lebensmonat:	**DTaP, Hib, IPV, HB** – 1. Impfung Diphtherie, Tetanus, Pertussis – 1. Impfung Haemophilus influenza Typ B – 1. Impfung Poliomyelitis – 1. Impfung Hepatitis B
3. vollendeter Lebensmonat:	**DTaP** – 2. Impfung Diphtherie, Tetanus, Pertussis
4. vollendeter Lebensmonat:	**DTaP, Hib, IPV, HB** – 3. Impfung Diphtherie, Tetanus, Pertussis – 2. Impfung Haemophilus influenza Typ B – 2. Impfung Poliomyelitis – 2. Impfung Hepatitis B
11.–14. vollendeter Lebensmonat:	**DTaP, Hib, IPV, HB, MMR** – 4. Impfung Diphtherie, Tetanus, Pertussis – 3. Impfung Haemophilus influenza Typ B – 3. Impfung Poliomyelitis – 3. Impfung Hepatitis B – 1. Impfung Masern/Mumps/Röteln
15.–23. vollendeter Lebensmonat:	**MMR** – 2. Impfung Masern/Mumps/Röteln
4.–5. vollendetes Lebensjahr:	**DT** – Auffrischimpfung Diphtherie, Tetanus
9.–17. vollendetes Lebensjahr:	**DTaP, IPV, HB, MMR** – Auffrischimpfung Diphtherie, Tetanus, Pertussis – Auffrischimpfung Poliomyelitis – Komplettierung des Impfschutzes gegen Hepatitis B, für alle Jugendlichen, die bisher nicht geimpft wurden – Komplettierung des Impfschutzes gegen Masern/Mumps/Röteln, für alle Jugendlichen, die bisher nicht geimpft wurden bzw. bei denen die Immunisierung nicht vollständig durchgeführt wurde

Abkürzungen: Diphtherie (D), Tetanus (T), Pertussis (aP), Haemophilus influenza Typ B (HiB), Poliomyelitis (IPV), Masern/Mumps/Röteln (MMR)

Simultanimpfung

Bei manchen Erkrankungen, z.B. bei Tetanus, wird auch eine **Simultanimpfung** durchgeführt, d.h. man nimmt gleichzeitig eine aktive und passive Immunisierung vor; in anderen Fällen wäre eine Simultanimpfung aber ein ärztlicher Kunstfehler, z.B. bei FSME.

Impfkalender

Der folgende Impfkalender (→ Tab. 1-3) zeigt die Empfehlungen der Ständigen Impfkommission (STIKO → 3.4.3). Bei Reisen in Endemiegebiete sind zusätzlich folgende Impfempfehlungen zu berücksichtigen (→ Tab. 1-4).

Tab. 1-4: Impfungen bei Reisen in entsprechende Endemiegebiete

Impfung gegen	aktive/passive Immunisierung	Impfstoffart und Applikation	Schutzdauer	Anmerkungen
Cholera	aktiv	Totimpfstoff 2 × s.c./i.m. im Abstand von 1–2 Wochen	ab 6. Tag für ca. 6 Mo.	für „Standardtourismus" nicht angezeigt
Typhus	aktiv		Lebendimpfstoff 3 × an den Tagen 1, 3, 5 oral einzunehmen ab 3. Wo. für ca. 3 J.	bei Reisen in Endemiegebiete, abhängig von den hygienischen Verhältnissen während der Reise
Gelbfieber	aktiv	Lebendimpfstoff; einmalige Injektion durch offiziell autorisierte Institutionen	ab ca. 10. Tag für ca. 10 J.	Reisen nach Süd- und Mittelamerika sowie Afrika zwischen dem 17. Grad nördlicher und 17. Grad südlicher Breite
Hepatitis A	aktiv oder passiv	passiv: einmalige Immunglobulingabe aktiv: Totimpfstoff; 3 × in den Wochen 1, 4 und 52	passiv: sofort für ca. 3 Mon. aktiv: ca. 4–12 Mon. Nach Abschluss der Impfserie für ca. 5–10 Jahre	zur Haushaltsprophylaxe (erkranktes Haushaltsmitglied) oder bei Reisen in Endemiegebiete mit hoher Hepatitis-Frequenz
Meningokokken	aktiv	einmalige i.m.-Injektion eines Totimpfstoffes mit Antigenen der Gruppen A und C	ab ca. 7. Tag für ca. 3 J.	Reisen in den sog. Meningitisgürtel Afrikas südlich der Sahara oder nach Südamerika
FSME	aktiv	zweimalige Gabe des Totimpfstoffes im Abstand von 1–3 Mon., 3. Impfung nach ca. 1 J.	2 Wo. nach der 2. Teilimpfung für ca. 3 J.	Urlauber, die sich in Endemiegebieten viel im Wald bewegen, Waldarbeiter, etc.
Hepatitis B	aktiv*	gentechnisch produziertes HBsAg, i.m.-Gabe in den Mon. 1, 2, 6	Schutzwirkung zu ca. 90 % nach der 3. Impfung für eine Dauer von ca. 3–5 J.	Reisen in Endemiegebiete mit engen Kontakten zur einheimischen Bevölkerung; Indikationsimpfung für medizinisches Personal

* eine passive postexpositionelle Immunisierung ist möglich

1.5 Allgemeinreaktionen, Leitsymptome, Komplikationen

1.5.1 Entzündungsreaktion

Unter Entzündung versteht man die Reaktion des Gefäßbindegewebes (im Bereich der Arteriolen – Kapillaren – Venolen) auf einen schädigenden Reiz. Diese hat das Ziel, den ursächlichen Entzündungsreiz auszuschalten und entstandene Gewebeschäden zu beheben. Mögliche **Entzündungsursachen** sind:

- Krankheitserreger und -überträger (Stich, Biss)
- Toxine: mikrobielle (Bakterien, Pilze), bei Zellzerfall auftretende (z.B. bei Krebs), bei mangelnder Entgiftungsfunktion des Organismus (Leber, Niere) anfallende
- Allergene
- physikalische Einflüsse (Reibung, Druck, Verletzung, kristalline Ablagerung im Organismus, Wärme, Kühle, UV-Licht)
- anorganisch-chemische Einflüsse (Säuren, Basen, Schwermetalle)

Weitgehend unabhängig von der Art und Weise des schädigenden Einflusses erfolgt der Ablauf der Entzündungsreaktion. Dabei kommt es in erster Linie zu **lokalen Entzündungszeichen:**

- Rötung (Rubor)
- Erwärmung (Calor)
- Schwellung (Tumor)
- Schmerz (Dolor)
- Funktionseinschränkung (Functio laesa)

Der Gesamtorganismus reagiert je nach Intensität und Art der Entzündung mit Fieber, Stress, Leukozytose und Veränderungen in der Zusammensetzung der Plasmaproteine (Akute-Phase-Reaktion), die zu einer beschleunigten Blutkörperchensenkungsreaktion führen. **Allgemeine** (d.h. nicht lokale) **Entzündungszeichen,** die v.a. bei schwerem Verlauf von Infektionskrankheiten auftreten, sind:

- Fieber
- Tachykardie
- Leukozytose (mit Linksverschiebung)
- erhöhte Blutkörperchensenkungsgeschwindigkeit (BKS)
- vergrößerte lymphatische Organe
- Hauterscheinungen

Ablauf einer typischen akuten Entzündung

Am häufigsten kommen Entzündungen vor, die durch sich extrazellulär vermehrende Bakterien hervorgerufen werden und akut verlaufen.

Komplementsystem und Anaphylatoxine

Bei einer akuten Entzündung spielen das Komplementsystem (→ 1.4.1) und Antikörper (→ 1.4.1) eine wesentliche Rolle:

- Zunächst wird der **Komplementfaktor C1** an die Antikörper gebunden, die sich zuvor an die Bakterienzelle geheftet haben (Opsonierung des Antigens durch Antikörper). Diese Bindung führt im Verlauf einer Kettenreaktion zur Bildung weiterer Komplementfaktoren.
- Einer davon (C3b) dient (wie schon die Antikörper) als **Opsonin,** d.h. seine Moleküle heften sich an die Bakterienzelle an. Dadurch werden sie für Mikro- und Makrophagen wesentlich leichter „fressbar", da diese Rezeptoren für Opsonine haben (→ 1.4.1).
- Andere bilden einen **Komplex** (C5b + C6 + C7 + C8 + C9), löchern mit diesem die Bakterienzelle und lösen sie so auf.
- Und die sog. **Anaphylatoxine** (C3a, C4a, C5a) leiten **den eigentlichen Entzündungsprozess** ein, indem sie folgenden zellulären und hurmoralen Faktoren an den Ort der Infektion bringen:
  - Antikörper: sie haben die Aufgabe der Osponierung des Antigens und Bindung des Komplementfaktors C1, → oben)
  - Komplementfaktoren
  - Mikro- und Makrophagen, v.a. aus dem Blut

Entzündungsmediatoren

Neben den Anaphylatoxinen spielen noch viele andere Stoffe beim Ablauf einer Entzündung eine Rolle, die wie diese die Aufgabe haben, bestimmte Wirkungen zu vermitteln. Sie werden deshalb zusammenfassend als **Entzündungsmediatoren** (lat. mediator = Mittler) bezeichnet. Bei den Entzündungsmediatoren sind i.W. drei Wirkungsweisen zu unterscheiden (→ Abb. 1-10):

- aktivierende Wirkung auf Zellen, wobei diese hauptsächlich zur Freisetzung bzw. Bildung weiterer Entzündungsmediatoren führt
- gefäßbeeinflussende Wirkung
- anlockende (chemotaktische) Wirkung auf Mikro- und Makrophagen

Ablauf des Entzündungsprozesses

Start der Entzündungsreaktion

Zunächst werden beim Entzündungsablauf die Anaphylatoxine gebildet. Diese wirken

- v.a. aktivierend auf die sog. **Mastzellen**, die mit wirkstoffhaltigen Granula „gemästet" sind
- aber auch auf die **terminale Strombahn** (Arteriolen – Kapillaren – Venolen)
- sowie aktivierend auf Makrophagen, die noch anderweitig stimuliert werden (→ Abb. 1-10).

Die **Mastzellen** geben v.a. gefäßwirksame Stoffe wie Histamin, Serotonin, Prostaglandine und Leukotriene ab, aber auch Stoffe, die Mikrophagen (Neutrophile) anlocken. Die gefäßwirksamen Stoffe der Mastzellen und Makrophagen erweitern die Arteriolen, machen die Kapillaren und Venolen durchlässiger und beeinflussen deren Endothel so, dass die Mikrophagen bei Kontakt mit diesem „kleben" bleiben.

Diese Beeinflussung der terminalen Strombahn führt dann auch zu den **klassischen Entzündungszeichen,** d.h.:

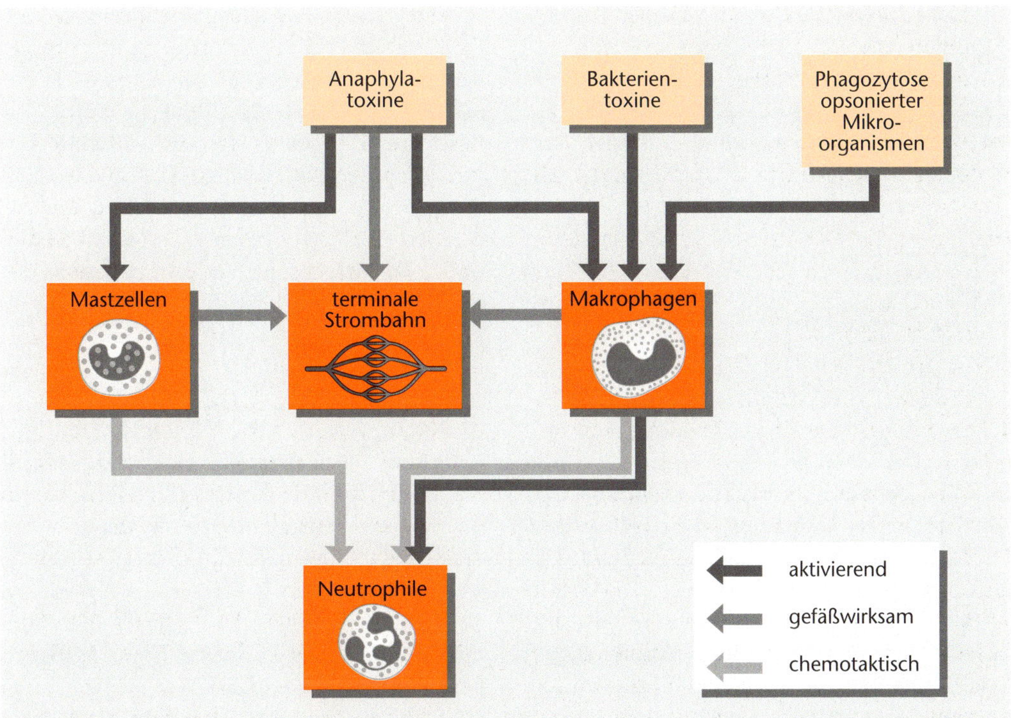

Abb. 1-10: Wirkung der verschiedenen Entzündungsmediatoren bei einer Entzündung

- **Rötung:** aufgrund der starken Gefäßerweiterung der kleinen und kleinsten Gefäße enthalten diese viel mehr rote Blutkörperchen als sonst, was durch die Haut sichtbar wird
- **Erwärmung:** durch gesteigerte Zufuhr „warmen" Blutes in die „kalte" Peripherie sowie durch lokale Stoffwechselsteigerung
- **Schwellung:** Blutserum gelangt auf Grund der erhöhten Durchlässigkeit ins umliegende Gewebe
- **Schmerz:** Entzündungsmediatoren und Flüssigkeitsdruck reizen die sensiblen Nervenendigungen
- **Funktionseinschränkung:** Bewegungseinschränkung durch Schwellung und Schmerz, Gewebeschädigung durch übermäßig freigesetzte Entzündungsmediatoren

Die **vermehrte Durchlässigkeit** von Kapillaren und Venolen wird durch die von Entzündungsmediatoren bewirkte Kontraktion der Endothelzellen erreicht, wodurch die Gefäße „löcheriger" werden. Der dadurch entstehende Abfluss von Blutplasma und evtl. sogar von Erythrozyten in das Gewebe wird als **Exsudation** (lat. exsudare = ausschwitzen) bezeichnet. Das ins Gewebe abgeflossene Blutplasma, das **Exsudat,** enthält nun insbesondere die zur Erregerbekämpfung nötigen Antikörper und Komplementfaktoren in ausreichendem Maß.

Phagozyteneinsatz

Zusätzlich müssen zur Erregerbekämpfung aber noch genügend viele **Mikro- und Makrophagen** an den Infektionsort gelangen, denn die in der näheren Umgebung des Infektionsortes bereits vorhandenen reichen nicht aus. Die meisten **Phagozyten** (Mikrophagen und Monozyten/Makrophagen) gelangen nun durch Übertritt aus den Blutgefäßen und anschließende „Anlockung" durch chemotaktische Entzündungsmediatoren an den Infektionsort.

Durch die Erweiterung der Gefäße der terminalen Strombahn ist der Blutfluss in diesen erheblich verlangsamt. Dadurch gelangen die Phagozyten von der Mitte des Blutstroms an dessen Rand und kommen damit auch mit dem Endothel in Kontakt. Durch gewisse **Entzündungsmediatoren** ist dieses für die Phagozyten in der Blutbahn „klebrig" gemacht, so dass in kurzer Zeit die ganze Gefäßinnenschicht mit ihnen bedeckt ist. Diese durchwandern jetzt aktiv die Gefäßwand (Diapedese → 1.4.1), was durch deren entzündlich gesteigerte Durchlässigkeit erheblich erleichtert ist, und gelangen nun – durch chemotaktische Entzündungsmediatoren „angelockt" – zum Infektionsort.

Frühphase

Die Auswanderung von Abwehrzellen aus der Blutbahn zum Infektionsort nennt man, von der Blutbahn ausgesehen, **Emigration,** vom Infektionsort aus gesehen, **Infiltration.** Die Emigration bzw. Infiltration erfolgt in zwei Phasen. In der **Frühphase** der akuten Entzündung werden v.a. die Neutrophilen mobilisiert. Im Knochenmark ist eine beträchtliche Menge von ihnen gespeichert. Werden sie vermehrt ins Blut abgegeben, so spricht man von **Leukozytose.** (Mit Leukozyten sind oftmals, wie auch hier, nur die Neutrophilen gemeint). Geht die Reserve an Neutrophilen zur Neige, werden sie vermehrt im Knochenmark neu gebildet und in noch unreifer Form in die Blutbahn abgegeben. Dieses Auftreten von noch unreifen Neutrophilen im Blut wird als **Linksverschiebung** bezeichnet. Dies, weil bei der Blutbilddifferenzierung die unreifen Neutrophilen in einer linken und die reifen in einer rechten Spalte der Auswertungstabelle eingetragen werden.

Spätphase

In der Spätphase der akuten Entzündung kommt es v.a. zu einer Infiltration von Makrophagen am Infektionsort; bei ihrer Phagozytosetätigkeit beseitigen sie u.a. die Reste der in der ersten „Angriffswelle" untergegangenen kurzlebigen Neutrophilen.

Neben den lokalen Entzündungszeichen können nun die oben schon erwähnten **allgemeinen Entzündungszeichen** (wie Fieber, Tachykardie und erhöhte BKS) auftreten. Entzündungsmediatoren, aber auch Zerfallsstoffe (z.B. von Bakterien und Phagozyten) im Entzündungsbereich wirken als Pyrogene, d.h. als fiebererzeugende Stoffe (→ 1.5.2). Das Fieber führt zu Beschleunigung der Stoffwechselvorgänge und damit zur Tachykardie. Die erhöhte BKS ergibt sich durch die Gefäßerweiterung und erhöhte Gefäßdurchlässigkeit in der terminalen Strombahn: Aufgrund der erhöhten Permeabilität erfolgt eine Konzentrierung der größeren Partikel in der Blutbahn, und durch den verlangsamten Blutfluss aufgrund der Gefäßerweiterung neigen diese, v.a. die Erythrozyten, zu vermehrter Zusammenballung.

Formen der chronischen Entzündung

Es gibt auch erregerbedingte Entzündungen, die i.W. chronisch verlaufen, da die Erreger erst in einem länger dauernden Prozess ausgeschaltet werden können. Nach der **Beschaffenheit des Infiltrats** unterscheidet man hier die granulomatöse und die lymphozytär-plasmazelluläre Entzündung.

Die granulomatöse Entzündung

Die granulomatöse Entzündung wird hervorgerufen durch bakterielle Erreger, die sich intrazellulär (v.a. in Makrophagen) vermehren. Zu diesen gehören die Erreger von Tuberkulose, Lepra, Brucellose, Listeriose, Syphilis, Typhus, Paratyphus, Pest, Tularämie, Legionärskrankheit und Q-Fieber.

Bei der granulomatösen Entzündung kommt es zu einem herdförmigen Infiltrat, hauptsächlich von Makrophagen und Monozyten, aber auch von Lymphozyten. Dieses Infiltrat „mauert die Erreger ein“ und bekämpft sie. Solche Infiltrate werden als **Granulome** (lat. granulum = Körnchen) bezeichnet, da sie sich als Körnchen oder Knötchen vom umgebenden gesunden Gewebe abheben. Je nach Krankheit spricht man von einem tuberkulösen oder syphilitischen Granulom bzw. von einem Tuberkulom (Tuberkel, lat. tuberculum = Höckerchen), Syphilom, Leprom, Listeriom oder Typhom. Innerhalb der Granulome kann es zu **Nekrosen** (Gewebszerfall) kommen. Dies geschieht i.W. auf Grund der „Aggressivität“ der Makrophagen, vermutlich durch Bildung des sog. Tumornekrosefaktors. In dieser Weise kommt es z.B. bei der Lungentuberkulose zur Verkäsung mit nachfolgender Kavernenbildung, beim Typhus zu Dünndarmperforationen, bei Lepra zu Haut- und Nervenschädigungen.

Außerdem entstehen bei der granulomatösen Entzündung häufig **bindegewebige Proliferationen,** d.h. ausgeprägte Bindegewebsvermehrungen (lat. proles = Nachkommen). Die Entzündung nimmt dann einen **chronisch proliferierenden Verlauf.**

Die lymphozytär-plasmazelluläre Entzündung

Die lymphozytär-plasmazelluläre Entzündung wird meist durch Viren hervorgerufen, z.B. durch Viren der Herpesfamilie und durch Adenoviren. Hier besteht das Infiltrat v.a. aus Lymphozyten und Plasmazellen.

Entzündungen unterschieden nach Exsudat und Lokalisation

Neben der Unterscheidung in akut und chronisch verlaufende Entzündungen ist noch die Unterscheidung von Entzündungen nach der **hauptsächlichen Komponente des Exsudats** gebräuchlich. Hierbei werden die Neutrophilen und Erythrozyten ebenfalls als Exsudatbestandteile betrachtet. Ein weiteres Kriterium der Unterscheidung ist eine **besondere Lokalisation.** Man unterscheidet hierbei folgende Entzündungsformen:

Seröse Entzündung

- **Charakteristika:** das Exsudat besteht vorwiegend aus Serum. Größere Eiweißmoleküle, wie z.B. Fibrinogen, fehlen hier.
- **Vorkommen** des Exudats: Brandblase, Quaddel nach Insektenstich
- **katarrhalische Entzündung:** wird das seröse Exsudat von einer Schleimhautoberfläche abgesetzt, womit meist auch eine vermehrte Schleimbildung einhergeht, so spricht man von einer katarrhalischen Entzündung (griech. katarrhein = herabfließen) oder einem Katarrh.

Fibrinöse Entzündung

- **Charakteristika:** Fibrinogen und andere größere Eiweißmoleküle treten aus der Blutbahn aus. Das Exsudat ist i.W. mit dem Blutplasma identisch. Das Fibrinogen gerinnt außerhalb der Blutbahn zu Fibrin und fixiert so die Krankheitserreger, die nun von den Phagozyten beseitigt werden können.
- **Vorkommen** des Exudats: diphtherische Membran, trockene Rippenfellentzündung

Hämorrhagische Entzündung

- **Charakteristika:** die Durchlässigkeit von Kapillaren und Venolen ist soweit gesteigert, dass auch Erythrozyten ins umliegende Gewebe abgepresst werden.
- **Vorkommen** des Exudats: bei schwer verlaufender Grippe, Tuberkulose, Milzbrand, Fleckfieber

Eitrige Entzündung

Bei der eitrigen Entzündung besteht das Exsudat v.a. aus Neutrophilen, zwischen denen kaum noch Flüssigkeit zu finden ist. Zerfallen die nur wenige Tage lebenden Neutrophilen, so entsteht Eiter, dessen gelbliche Farbe von den Fetteinschlüssen herrührt, die sie im Laufe ihres „Alterns" gebildet haben. Eiter braucht nicht unbedingt erregerhaltig zu sein. Eiter ohne Erreger findet man z.B. bei durch Chemikalien oder nekrotisierendes Gewebe hervorgerufenen eitrigen Entzündungen.

- **Abszess:** Eiteransammlung in einem durch Gewebszerfall (verursacht durch die eiweißzersetzenden Enzyme der Neutrophilen = „Einschmelzung") entstandenen Hohlraum
- **Empyem:** Eiteransammlung in einem natürlichen Hohlraum. So spricht man z.B. von einem Gallenblasenempyem, Pleuraempyem, Gelenkempyem oder Herzbeutelempyem.
- **Phlegmone:** diffuse, flächenhaft sich ausbreitende eitrige Entzündung, die v.a. im Unterhautgewebe auftritt. Meist wird eine Phlegmone durch Streptococcus pyogenes verursacht, wobei ein Enzym der Kokken (Hyaluronidase) die Zwischenzellsubstanz des Bindegewebes auflöst. Hierdurch kann in den Gewebsspalten eine ungehinderte Ausbreitung erfolgen (→ 1.3.2).

Gangränöse (putride) Entzündung

Bei der gangränösen (griech. granein = fressen) oder putriden (lat. putridus = faulig) Entzündung besiedeln Fäulnisbakterien wie z.B. die anaeroben Gasbrand-Erreger den Entzündungsort. Dort verursachen sie einen ausgeprägten Eiweißzerfall, bei dem dann ein faulig-jauchiger Geruch (z.B. durch Schwefelwasserstoff verursacht) auftritt.

1.5.2 Fieber

Fieber ist ein bei nahezu allen Infektionskrankheiten auftretendes Symptom. Eine der wenigen Ausnahmen ist die Cholera: Bei ihr tritt kein Fieber, evtl. sogar deutliche Untertemperatur auf. Fieber ist einerseits eine sinnvolle Verteidigungsmaßnahme des Körpers, denn die erhöhte Körpertemperatur stimuliert die Abwehrmechanismen, z.B. die Bildung von Interferon und verschiedene Leukozytenfunktionen, und vermag viele Viren zu inaktivieren. Andererseits belastet aber hohes Fieber den Organismus, insbesondere Herz und Kreislauf. Dies kann, vor allem bei Säuglingen, bis zum Kreislaufschock führen. In manchen Fällen sind deshalb fiebersenkende Maßnahmen notwendig wie Wadenwickel oder Medikamente, z.B. Aspirin, das die fiebererzeugende Prostaglandinbildung hemmt. Fieber über 42 °C ist zumeist tödlich.

Fieberentstehung

Bei Fieber besteht bekanntlich Übertemperatur, aber nicht jede Übertemperatur gilt als Fieber. Die Körpertemperatur des gesunden Menschen wird durch einen Regelkreis bei ca. 37 °C konstant gehalten. Bei Fieber wird nun diesem Regelkreis eine andere Sollgröße vorgegeben, z.B. 39 °C. Daraufhin versucht der Körper durch Drosselung von Wärmeabgabe (Verminderung der Hautdurchblutung) oder durch vermehrte Wärmebildung (rasches Muskelzittern = **Schüttelfrost**) die neu vorgegebene Temperatur zu erreichen. So lange der Patient Schüttelfrost hat, wird das Fieber noch steigen. Ein Schweißausbruch signalisiert einen Fieberabfall.

Die Sollwerteinstellung des Regelkreises, der zur Aufrechterhaltung einer gleichbleibenden Körpertemperatur dient, geschieht im **Hypothalamus.** Dort bewirkt die Bildung eines bestimmten Prostaglandins eine Erhöhung des Sollwertes. Diese Prostaglandinbildung wird hauptsächlich durch **IL-1** (Interleukin-1, → Zytokine 1.4.2) ausgelöst, das die Blut-Hirn-Schranke passieren kann.

IL-1 ist also der wesentliche körpereigene Stoff, der dem Hypothalamus das Signal zur Fieberbildung gibt. Es wird daher auch als **endogenes Pyrogen** (griech. pyr = Feuer) bezeichnet. IL-1 verursacht aber auch zentral Müdigkeit und Appetitlosigkeit; dieses bewirkt, dass der kranke Mensch sich schont und nicht zu viel Energie über Verdauungsprozesse verliert. Die Bildung von IL-1 erfolgt v.a. in den Monozyten/Makrophagen, aber auch in Neutrophilen, Lymphozyten und in Zellen des Binde- sowie Epithelgewebes.

Fieberursachen

Bei Infektionen wird Fieber durch Mikroorganismen und ihre Stoffwechselprodukte (Toxine) hervorgerufen, die als **exogene Pyrogene** (häufigste Fieberursache) wirken. Sie stimulieren die Phagozyten zur Bildung von IL-1.

Insbesondere subfebrile und mäßig febrile Temperaturen, also die häufigsten krankhaften Temperaturerhöhungen, treten nicht nur bei infektiösen, sondern häufig auch bei nicht infektiösen Erkrankungen auf, z.B. bei:

- **Gewebsuntergang:** z.B. Verletzungen, Verbrennungen, Infarkte, große Hämatome, Frakturen
- **Neoplasmen** (Krebs): v.a. Leukämien, maligne Lymphome
- **Autoimmunerkrankungen:** z.B. akutes rheumatisches Fieber, rheumatoide Arthritis, Lupus erythematodes
- **Krankheiten mit unbekannter Ursache** (evtl. Autoimmunerkrankungen): Sarkoidose, Colitis ulcerosa, Morbus Crohn, Hyperthyreose

Auch hier wird das Fieber durch Il-1-Bildung (von Phagozyten) veranlasst.

Charakteristische Fieberverläufe

Bei vielen Infektionskrankheiten ergeben sich, sofern sie nicht wirkungsvoll behandelt werden, charakteristische Fieberverläufe (→ Abb. 1-11).

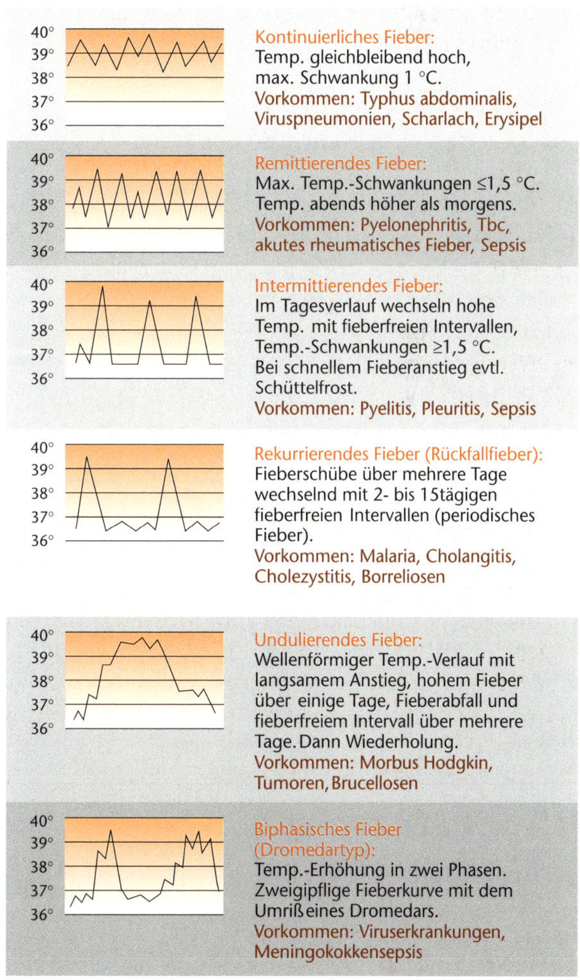

Abb. 1-11: Charakteristische Fieberverläufe

Kontinuierliches Fieber (Kontinuafieber, Kontinua)

- **Charakteristika:** hohes Fieber, mindestens einige Tage bei ungefähr gleichbleibender Höhe
- **Vorkommen:** z.B. bakterielle Pneumonie, Miliartuberkulose, Ornithose, Typhus, Fleckfieber, z. T. bei Virusinfektionen
- **Besonderheiten:**
  - **kritische Entfieberung:** rascher Fieberabfall meist mit Schweißausbruch, z.B. bei bakterieller Pneumonie (dort auch rascher Fieberanstieg)
  - **lytische Entfieberung:** allmählicher Fieberabfall, z.B. bei Typhus (dort auch allmählicher Fieberanstieg)

Remittierendes Fieber

- **Charakteristika:** meist mittelhoch, mit größeren Temperaturschwankungen (über ein Grad Celsius), das mit seinen Minimaltemperaturen aber über dem Normalbereich liegt
- **Vorkommen:** z.B. zu Beginn vieler Infektionskrankheiten, insbesondere bei Lokalinfektionskrankheiten, Pyelonephritis, Sepsis

Intermittierendes Fieber

- **Charakteristika:** mit hohen Spitzen im Wechsel mit Normal- oder sogar Untertemperaturen.
- **Vorkommen:** z.B. Sepsis, Malaria

Rekurrierendes Fieber (Wechselfieber, Rhythmusfieber)

- **Charakteristika:** ein- bis mehrtägige Fieberschübe im Wechsel mit ein- bis mehrtägigen fieberfreien Intervallen
- **Vorkommen:** z.B. Malaria tertiana und quartana, Rückfallfieber, Borreliosen

Undulierendes Fieber (wellenförmiges Fieber)

- **Charakteristika:** allmählich ansteigendes und abfallendes mehrtägiges (auch länger dauerndes) Fieber mit fieberfreien Intervallen
- **Vorkommen:** z.B. Brucellose

Zweigipfeliges Fieber (Biphasisches Fieber, Dromedarfieber)

- **Charakteristika:**
  Fieber – kurzes fieberfreies Intervall – Fieber in der zweiten Phase **meist höher als in der ersten Phase**
- **Vorkommen:** bei zyklischen Infektionskrankheiten mit 1. Gipfel im Generalisationsstadium und 2. Gipfel im Organstadium, d.h. meist bei Viruserkrankungen, wie z.B. Poliomyelitis, Masern, Gelbfieber, Pocken, aber auch Leptospirose (bakterieller Erreger)

1.5.3 Lymphknotenschwellungen

Ursachen von Lymphknotenschwellungen

Bei vielen Infektionskrankheiten treten **Lymphknotenschwellungen (Lymphome)**, entweder lokal oder generalisiert, auf. Aber längst nicht alle Lymphknotenschwellungen sind infektiös bedingt. Auch andere Ursachen einer Lymphknotenschwellung sollten bei einer Differentialdiagnose immer berücksichtigt werden.

Gutartige Lymphome

- **infektiös bedingt:**
  - lokal: z.B. Halslymphknotenschwellung bei Angina tonsillaris, Leistenlymphknotenschwellung bei Erysipel
  - generalisiert: z.B. bei Mononukleose, Röteln, HIV-Infektion
- **nicht infektiös bedingt, z.B. bei:**
  - Hyperplasie (Castleman-Syndrom)
  - Speicherkrankheiten (Morbus Gaucher, Morbus Niemann-Pick)
  - Medikamenten, z.B. beim Tuberkulosemittel Paraaminosalicylsäure
  - Systemerkrankungen wie Kollagenosen, Sarkoidose, chronische Polyarthritis

Bösartige Lymphome

- **primäre:** Lymphogranulomatose (M. Hodgkin), Non-Hodgkin-Lymphome, Leukämien
- **sekundäre:** Lymphknotenmetastasen

Palpationsbefunde

Bei der Tastuntersuchung (Palpation) der Lymphknoten sind v.a. zu beurteilen: Größe, Konsistenz, Schmerzhaftigkeit (v.a. bei Druck), Abgrenzbarkeit und Verschieblichkeit. Bei gutartigen Lymphomen, i.d.R. also bei infektiös bedingten Lymphknotenschwellungen, bleibt die Verschieblichkeit erhalten. Allerdings können chronisch entzündete Lymphknoten mit ihrer Umgebung fest verbacken sein, z.B. bei Tuberkulose und Lymphogranuloma inguinale. Ansonsten deuten schlechte Verschieblichkeit, aber auch harte Konsistenz und/oder Schmerzlosigkeit bei Druck eher auf ein malignes Lymphom hin.

Infektiös bedingte Lymphknotenschwellungen

Für eine entzündliche (und zumeist auch **infektiös bedingte) Lymphknotenschwellung** (Lymphadenitis), insbesondere wenn sie akut ist, sprechen:

- Überwärmung
- gerötete Haut über der Schwellung (tritt nur gelegentlich auf)
- **Lymphangi(i)tis** (begleitende Entzündung der zu- bzw. abführenden Lymphgefäße)

Es ist aber zu beachten, dass nicht jede Lymphadenitis infektiös bedingt sein muss.
Bei einigen Infektionskrankheiten, z.B. bei Tuberkulose, Syphilis und Tularämie, kann man einen sog. **Primärkomplex** finden; das ist eine Trias aus:

- Geschwürbildung am Infektionsort (**Primäraffekt**)
- Lymphangitis
- Lymphadenitis

Je nach Infektionskrankheit bleiben die Lymphknotenschwellungen i.d.R. lokal beschränkt oder treten generalisiert.

Lokal auftretende Lymphknotenschwellungen

- im **Halsbereich** (zervikal), Kieferwinkel bei: Streptokokkenangina (Scharlach), viraler Angina und Pharyngitis, Diphtherie, Nasennebenhöhleninfektion (Sinusitis), Infektion des Zahnmarks bzw. Zahnfaches („vereiterter“ Zahn), Lymphknotentuberkulose, Pest, Tularämie
- am **Hinterhaupt** (okzipital) bei: Röteln (gelegentlich auch generalisierte Lymphknotenschwellung), Infektion im Hinterkopfhaarbereich (Furunkel, Karbunkel)
- in der **Leistengegend** (inguinal) bei: genitalem Herpes, Syphilis im Primärstadium, Lymphogranuloma inguinale, bakterieller Infektion der Haut oder des Unterhautgewebes, Pest, Tularämie, Katzenkratzkrankheit
- in der **Achselhöhle** (axillär) bei: bakterieller Infektion der Haut, des Unterhautgewebes usw., Katzenkratzkrankheit, Pest, Tularämie

Generalisierte Lymphknotenschwellungen

Von generalisierter Lymphknotenschwellung spricht man beim Befall von mindestens zwei voneinander unabhängigen Lymphknotengruppen. Sie tritt auf bei

- Masern
- Mononucleosis infectiosa
- Brucellose
- Syphilis im Sekundär- und Tertiärstadium
- Aids
- Toxoplasmose
- Listeriose
- Zytomegalie
- Histoplasmose (Pilzerkrankung)
- Infektion durch Adenoviren

1.5.4 Dermatologische Symptome

Dermatologische Grundbegriffe

- **Erythem:** entzündliche Rötung der Haut ohne weitere Effloreszenzen (→ unten), die durch Vasodilatation und die damit verbundene stärkere Hautdurchblutung entsteht. Sie betrifft oft nur ein kleineres Hautareal.
- **Exanthem:** Sammelbegriff für entzündliche Veränderungen der Haut (z.B. bei Röteln, Ringelröteln, Masern, Scharlach), die aus einer Vielzahl von Einzelelementen (z.B.

Bläschen, Flecken, Quaddeln, Papeln) besteht, häufig typische Verteilungsmuster bilden und größere Körperpartien betreffen.

- **Enanthem:** entzündliche Veränderungen der Schleimhäute, z.B. bei Masern, Scharlach, Mononucleosis infectiosa
- **Ekzem:** Sammelbegriff für verschiedene, nicht ansteckende, entzündliche, meist juckende Hauterkrankungen (Juckflechte). Üblicherweise bilden sich papulovesikuläre (aus Papeln und Bläschen bestehende, → unten), nässende Effloreszenzen und Krusten im akuten Stadium und trockene, schuppige Haut sowie Rhagaden und Hornhaut im chronischen Stadium. Die Schleimhaut wird nicht befallen.

Tab. 1-5: Beispiele für Effloreszenzen bei Infektionskrankheiten

Hautveränderung	Infektionskrankheit (Beispiele)
Fleck	Erythem bei: Erythema nodosum (infolge A-Streptokokken-Infektion oder bei Tbc), Gonorrhoe, Borreliose (Erythema migrans), Ringelröteln (Erythema infectiosum), Virushepatitis (Plantarerythem) Petechien bei: Fleckfieber, Hanta-Fieber, Pocken, Trichinose Purpura bei: Hämolytisch-urämischem Syndrom, Röteln Ekchymosen bei: Fleckfieber, Pocken
Quaddel	allergische Quaddelbildung bei Scabies
Papel	Gonokokkensepsis, lepromatöse Lepra, Hautmilzbrand, Frühstadium Beulenpest, Candida albicans (selten), Pocken, Molluscum contagiosum, Lues I und II (Condylomata lata, Plaques muqueuses), kutano- und oculoglanduläre Tularämie, Röteln, Ulcus molle, Windpocken, Zoster
Knoten	Aids (Kaposi-Sarkom), lepromatöse Lepra, Lues III (Syphilom), Hauttuberkulose (Skrofuloderm)
Bläschen (Vesicula)	Gonokokkensepsis, Herpes simplex, Impetigo contagiosa, Lymphogranuloma inguinale, Frühstadium Beulenpest, Pocken, Scabies, Windpocken, Zoster
Blase	Impetigo contagiosa/bullosa, Säuglingslues (Pemphigus vulgaris),
Pustel	Gonokokkensepsis, Ekzema herpeticum, Keratokonjunktivitis herpetica, Impetigo contagiosa, Hautmilzbrand (Pustula maligna), Pestsepsis, Pocken, Impetigo contagiosa, kutano- und oculoglanduläre Tularämie, Ulcus molle, Windpocken, Zoster
Erosion	Herpes genitalis, Lymphogranuloma inguinale (Primäraffekt), Syphilis (Primäraffekt)
Exkoration	bei allen juckenden Hauterkrankungen möglich, z.B. bei Impetigo contagiosa, Windpocken, Zoster
Geschwür	Aids (Schleimhäute) lepromatöse Lepra, Lymphogranuloma inguinale (Endstadium), Syphilis (Primäraffekt) und Lues III (Syphilom), Hauttuberkulose (Lupus vulgaris), kutanoglanduläre Tularämie, Ulcus molle
Rhagade	Säuglings-Lues (Parrot-Furchen)
Narbe	Keratokonjunktivitis herpetica, Impetigo contagiosa, Pocken, Windpocken, Zoster (Zoster ophthalmicus)
Atrophie	Lyme-Borreliose (Acrodermatitis chronica atrophicans),
Kruste	Herpes simplex, Impetigo contagiosa, Pocken, Windpocken, Zoster
Schuppe (Squamae)	Masern, Scharlach

Effloreszenzen

Viele Infektionskrankheiten gehen mit Hautveränderungen (→ Tab. 1-5) einher. Zwar gibt es eine beträchtliche Zahl infektiös oder nicht infektiös bedingter Hauterkrankungen. Ihnen liegt aber eine recht begrenzte Anzahl an elementaren krankhaften Hautveränderungen zugrunde. Diese werden Effloreszenzen (Hautblüten) genannt (lat. efflorescere = emporblühen). Es werden primäre und sekundäre Effloreszenzen unterschieden. Eine primäre Effloreszenz wird als unmittelbar erste Folge einer Hauterkrankung sichtbar. Eine sekundäre Effloreszenz dagegen

- entwickelt sich aus einer schon bestehenden Effloreszenz, z.B. stellt der Boden einer aufgegangenen Blase eine Erosion dar
- ist das Produkt einer primären Effloreszenz, z.B. wird der Inhalt einer Blase zur Kruste, oder
- entsteht durch äußere Schädigung der Haut, beispielsweise kann Kratzen zur Exkoriation (Aufschürfung) bis in die Lederhaut führen.

Primäre Effloreszenzen

- **Fleck** (Macula, Makel): eine reine Farbveränderung der Haut, die an dieser Stelle in ihrer Beschaffenheit unverändert ist und weder über noch unter dem sonstigen Hautniveau liegt.
  Dunkle Flecken entstehen durch:
  - vermehrte (entzündungsbedingte) Durchblutung der Papillargefäße der Lederhaut:
  - Erythem (fleck- bis flächenhafte Rötung der Haut)
  - Erythrodermie (Rötung der gesamten Haut)
  - vermehrt angelegte Gefäße der Lederhaut (Feuermal)
  - Blutaustritte:
  - Petechien (einzelne punktförmige Blutaustritte)
  - Purpura (dicht gesäte, punktförmige bis kleinfleckige Blutaustritte über einer größeren Hautfläche)
  - Ekchymose (flächenhafter Blutaustritt)
  - vermehrte Melaninbildung (Sommersprossen)
  - Einlagerung von Farbstoffen in die Haut (Blutfarbstoffe, Gallenfarbstoffe, Karotin).
- **Helle Flecken** entstehen durch:
  - verminderte Durchblutung der Papillargefäße
  - vermindert angelegte Gefäßbildung
  - verminderte Melaninbildung.
- **Quaddel:** eine Quaddel (Urtica, Nessel) ist eine Erhebung, die durch ein lokales Ödem in der oberen Lederhaut hervorgerufen wird. Sie ist von der Umgebung zumeist scharf abgegrenzt, anfangs gleichmäßig rot und später in der Mitte oftmals durch Druck der Ödemflüssigkeit auf die Kapillaren abgeblasst.
- **Papel:** eine Papel (Papula, Knötchen) ist eine umschriebene stecknadelkopf- bis erbsengroße Verdickung der Haut. Sie entsteht entweder durch Zellvermehrung oder durch ein (entzündliches) Infiltrat in der Ober- oder Lederhaut. Je nach Lage in den Hautschichten unterscheidet man epidermale, dermale und gemischte Papeln.
- **Knoten:** ein Knoten (Nodus, Tumor) unterscheidet sich von einer Papel allein durch die Größe: Ein Knoten ist eine mehr als erbsengroße solide Erhebung der Haut (z.B. bei kutanen Lymphomen).
- **Bläschen:** ein Bläschen (Vesicula) ist ein stecknadelkopf- bis erbsengroßer mit Flüssigkeit gefüllter Hohlraum der eine Erhebung der Haut verursacht (z.B. bei Herpes simplex). Je nach Sitz der Flüssigkeitskammer unterscheidet man subkorneale (direkt unter der Hornschicht gelegene), intraepidermale und subepidermale Bläschen.
- **Blase:** eine Blase (Bulla) unterscheidet sich von einem Bläschen allein durch die Größe: Eine Blase ist mehr als erbsengroß.
- **Pustel:** eine Pustel (Pustula, Eiterbläschen) ist ein mit Eiter gefülltes Bläschen. (z.B. bei Acne vulgaris). Hat die entstehende Flüssigkeitskammer von vornherein einen eitrigen Inhalt (der durch zugrunde gehende Leukozyten entsteht → 1.5.1), spricht man von einer primären Pustel. Ist die Bläschenflüs-

sigkeit zunächst klar und wird erst später (infolge Leukozyteninfiltration) eitrig, spricht man von einer sekundären Pustel.

Sekundäre Effloreszenzen

- **Erosion (Erosio):** ein flächiger Substanzdefekt der Haut, der im Bereich der Oberhaut bleibt. Erosionen entstehen z.B. durch Kratzen oder sekundär beim Aufgehen einer Blase. Die Abheilung erfolgt ohne Narbenbildung.
- **Exkoriation** (Excoriatio, Abschürfung): ein flächiger Substanzdefekt der Haut, der die Lederhaut (Corium) erreicht. Exkoriationen entstehen z.B. bei Hautaufschürfungen und beim Kratzen infolge des quälenden Juckreizes. Typischerweise treten hierbei punktförmige Blutungen auf, die durch Verletzung der Papillenspitzen entstehen. Exkoriationen heilen i.d.R. ohne Narbenbildung ab.
- **Geschwür (Ulcus):** Substanzdefekt, der tief in die Lederhaut oder sogar in das Unterhautgewebe (z.B. Ulcurs cruris) reicht. Die Abheilung ist stets mit Narbenbildung verbunden.
- **Rhagade** (griech. rhagas = Hautriss, Schrunde): ein spaltförmiger Einriss in die Haut, der bis in das Unterhautgewebe reichen kann. Anale Rhagaden nennt man **Fissuren.** Rhagaden heilen bei glatt aneinandergelegten Wundrändern meist ohne Narbenbildung.
- **Narbe (Cicatrix):** der Ersatz eines tiefergreifenden Substanzverlustes der Haut durch kollagenes Bindegewebe. Dieser Ersatz besteht i.W. nur in einer bloßen Volumenauffüllung, der nur noch wenig Gefäße und keine Nerven, Haarwurzeln bzw. Drüsen mehr enthält. Meist schrumpft Narbengewebe, sodass sich eine Einsenkung unter das Hautniveau ergibt. Es können sich aber auch wulstig erhabene Narben (**Keloide**) bilden.
- **Atrophie(Atrophia):** Gewebsschwund. Bei einer Hautatrophie findet man eine Verschmälerung der Hautschichten sowie eine Verminderung der Hautdrüsen und Haare. Man unterscheidet, je nach Beschaffenheit, eine schlaffe und eine straffe Atrophie.
- **Kruste (Crusta, Borke):** entsteht durch Eintrocknen von Exsudat, Blut oder Eiter. Sie bedeckt meist eine Erosion, ein Geschwür oder eine andere Hautverletzung. Von **Schorf** spricht man, wenn die entsprechende Hautverletzung mit Gewebsuntergang (Nekrose) einhergeht.
- **Schuppen (Squamae):** entstehen durch Abschilfern der Hornschicht. Man unterscheidet u.a. kleie- oder mehlartige, kleinlamellige (etwa bis Konfettigröße) und großlamellige Abschuppungen. Eine Abschuppung der Haut ist z.B. typisch bei Masern (kleieförmig) und Scharlach (großlamellig).

1.5.5 Symptome des Verdauungstrakts

Übelkeit und Erbrechen

- **Infektionskrankheiten:** z.B. akute Gastroenteritis und Lebensmittelvergiftung (meist zusätzlich Diarrhö, evtl. zeitlich versetzt), Botulismus, Meningoenzephalitis, Virushepatitis, Influenza, Keuchhusten
- **Passagehindernis im oberen Verdauungstrakt:** z.B. durch Divertikel, Tumor, Entzündung, Achalasie
- **gastrointestinale Erkrankungen:**
  - erosive akute Gastritis: Medikamenten- und Alkoholanamnese meist positiv
  - Ulcus ventriculi und duodeni: Sofortschmerz nach Nahrungsaufnahme bzw. Nüchternschmerz, evtl. Teerstühle
  - Appendizitis: typische Schmerzsymptomatik
  - Peritonitis: Peritonitiszeichen
  - akute Pankreatitis: konstante gürtelförmige Oberbauchschmerzen
- **Herz-Kreislaufkrankheiten**
  - Herzinsuffizienz
  - Herzinfarkt: evtl. einziges Zeichen eines Hinterwandinfarktes
  - Hypertone Krise: hoher RR, evtl. Kopfschmerzen

- **neurologische Krankheiten:**
  - Tumor, Blutung, Hirnödem
  - Kopfschmerzen, evtl. neurologische Herdsymptome
  - Migräne: rezidivierende Beschwerden mit Kopfschmerzen
- **Glaukomanfall:** Augensymptome wie z.B. Nebel- und Farbensehen
- **M. Menière:** zusätzlich Drehschwindel, einseitige Ohrgeräusche, Schwerhörigkeit
- **Stoffwechselerkrankungen:** Coma diabeticum, Coma uraemicum, Coma hepaticum
- **hormonelle Ursachen:** z.B. Schwangerschaft, M. Addison
- **Medikamente:** z.B. Antibiotika, NSAR, Zytostatika, Glukokortikoide, Glykoside, Theophyllin
- **Intoxikation:** z.B. Alkohol, Pilze, Nikotin, Lösungsmittel, Blei

Leberschwellung

- **Infektionen:** z.B. Brucellose, Fleckfieber, Gelbfieber, Leptospirose, Listeriose, Malaria, Sepsis, Mononucleosis infectiosa, typhöse Ornithose, Rückfallfieber, miliare Tbc, Toxoplasmose, Salmonellose, Virushepatitis, Zosterhepatitis, Zytomegalie
- **Fettleber:** häufigste Ursache
- **Stauung:** Rechtsherzinsuffizienz, Trikuspidalinsuffizienz
- **Entzündung:** chronische Hepatitis, Alkoholabusus, Medikamente, Sarkoidose
- **Tumore:** Zystenleber, Leberabszess, Lebermetastasen, Gallenwegstumoren

Milzschwellung

- **mit Lymphknotenvergrößerung:**
  - Infektionen, z.B. infektiöse Mononukleose, Tuberkulose, Toxoplasmose, Leptospirose, HIV-Infektion
  - maligne Lymphome, akute Leukämien
  - Kollagenosen
  - Speicherkrankheiten wie Fettspeicher- oder Eisenspeicherkrankheiten, Milzvenenthrombose
  - Chronisch-myeloische Leukämie
  - Polyzythämia vera
  - Osteomyelosklerose
  - einige Non-Hodgkin-Lymphome
  - selten: Milzabszess, Milzzysten oder -metastasen
- **mit Ikterus:**
  - Leptospirose, Malaria, Rückfallfieber, Virushepatitis, Sepsis, Mononucleosis infectiosa, evtl. Fleckfieber
  - Stauung der Pfortader, z.B. bei Leberzirrhose oder Pfortaderthrombose
  - hämolytische Anämie

Ikterus

- **prähepatischer Ikterus:**
  - hämolytische Anämien, perniziöse Anämie
  - meldepflichtige Infektionskrankheiten wie Rückfallfieber, Gelbfieber, Leptospirose, Malaria und nicht meldepflichtige Infektionskrankheiten, z.B. Mononucleosis infectiosa
  - Sepsis
  - Medikamentennebenwirkung
- **intrahepatischer Ikterus (Parenchymikterus):**
  - Hepatitiden (z.B. Virushepatitis und „Fettleber-Hepatitis")
  - Leberzirrhose, Lebertumoren, Stauungsleber z.B. durch Rechtsherzinsuffizienz
  - Leberbeteiligung bei chronischen Allgemeinerkrankungen
  - Leberzellschädigung durch Medikamente (z.B. Zytostatika)
  - Icterus neonatorum *(Neugeborenenikterus):* meist harmlos
  - familiäre Hyperbilirubinämie (erhöhter Bilirubinspiegel im Blut), z.B. Gilbert-Meulengracht-Syndrom (Ursache ist eine Störung der Konjugation des Bilirubins, eine Behandlung ist nicht erforderlich.)
- **posthepatischer Ikterus (Verschlussikterus, obstruktiver Ikterus, cholestatischer Ikterus):**
  - Echinokokkose
  - Gallensteine, Gallengangstumoren und -entzündungen

- Bauchspeicheldrüsenerkrankungen (Entzündungen, Karzinome)
- Lebererkrankungen, die Druck auf die Gallenwege ausüben (z.B. Abszess)
- selten Dickdarmtumoren

Durchfall

- **akute Diarrhö**
  - **Infektionskrankheiten** wie z.B. Brucellose, Candida albicans, Cholera, VHF, infektiöse Gastroenteritis, bakteriell bedingte Lebensmittelvergiftung, HUS, Influenza, Legionärskrankheit, Leptospirose, Listeriose, Poliomyelitis, Trichinose, enterale Tularämie, Typhus/Paratyphus
  - Einnahme von Medikamenten mit abführender Wirkung (z.B. Laxanzien, Antibiotika, Herzglykoside)
  - psychische Einflüsse (z.B. Angst, Stress, Konflikte)
- **chronische Diarrhö**
  - Infektionskrankheit: Aids, Salmonellose
  - funktionelle Störung
  - Nahrungsmittelunverträglichkeit: z.B. Laktasemangel, Allergie gegen Zuckerzusatzstoffe
  - Malabsorption, Aids, Darmtuberkulose und das Gastrinom
  - hormonelle Erkrankungen, z.B. Diabetes mellitus oder Hyperthyreose
- **blutige Diarrhö**
  - schwere Magen-Darm- oder Allgemeininfektionen, z.B. mit Shigellen (Ruhr), Salmonellen (Typhus), Darmmilzbrand, VHF, Pest
  - Divertikulitis oder Morbus Crohn/Colitis ulcerosa
  - einengende Karzinome und Polypen
  - medikamenteninduziert (z.B. Antibiotika)

1.5.6 Neurologische Symptome

Meningismus

Eine Reihe unterschiedlichster Erkrankungen kann zum Meningismus führen. Typische Symptome einer Erkrankung der Meningen sind schmerzhafte Nackensteife, Lichtscheu, Kopfschmerzen, Fieber, Wesensveränderung, (schwallartiges) Erbrechen und Bewusstseinsstörungen.
Es gibt verschiedene Untersuchungen, die einen entsprechenden Verdacht erhärten, wie z.B. positives Brudzinski-Nackenzeichen, positives Lasègue-Zeichen, positives Kernig-Zeichen, Kniekussphänomen. Außerdem nimmt der Patient bestimmte Schonhaltungen zur Schmerzvermeidung ein (z.B. Dreifußphänomen, Opisthotonus). Einige dieser Zeichen bzw. Schonhaltungen können nicht nur bei Erkrankungen der Meningen auftreten, sondern auch bei anderen Krankheiten.

Bei jedem Patienten, der über Kopfschmerzen klagt, müssen Sie die Meningismuszeichen prüfen, ganz besonders, wenn er zudem noch Fieber hat.

Meningismuszeichen kommen typischerweise vor bei:

- **Infektionskrankheiten:** wie Meningitis/Enzephalitis, FSME, Fleckfieber, Leptospirose, Listeriose, Lyme-Borreliose, Ornithose, Pocken, Poliomyelitis, als Komplikation (Häufig infolge Sepsis) bei Miliartuberkulose, Neurobrucellose, Streptokokken-Infektionen wie Erysipel und Scharlach, Tularämie, Gastroenteritiden, Influenza, Masern, Mumps, Rückfallfieber, Toxoplasmose, Windpocken, Zoster, seltener auch bei Aids, Shigellenruhr, Syphilis, Tetanus, Tollwut, Trichinose, Typhus/Paratyphus
- **nichtinfektiöse Erkrankungen:** Sinusvenenthrombose, Subarachnoidalblutung, Hirnblutung, meningealem Syndrom, Hirndrucksteigerung (z.B. auch bei Tumor, Hirnödem), aber auch bei Bandscheibenvorfall und Ischiassyndrom

1.5.7 Hämorrhagische Diathese

Unter einer hämorrhagischen Diathese versteht man eine erhöhte Blutungsneigung, also vermehrtes Auftreten von Blutungen durch Störungen der Blutgerinnung.

- **Infektionskrankheiten mit hämorrhagischer Diathese:** Virusbedingtes hämorrhagisches Fieber (z.B. Ebola-, Marburg-, Hanta- oder Lassafieber), Fleckfieber (Stadium continuum), enterohämorrhagische Escherichia coli (EHEC)/hämorrhagisch-urämisches Syndrom (HUS), Gelbfieber, Leptospirose, Rückfallfieber, evtl. auch bei Influenza, Pocken (hämorrhagische Verlaufsform), als Komplikation bei Brucellose, toxische Diphtherie, Scharlach, Sepsis; meist liegen hier infektiös bedingte Gefäßwandschäden oder Verbrauchskoagulopathien vor
- **nichtinfektiöse Ursachen einer hämorrhagischen Diathese:** Mangel oder Funktionsstörungen der Gerinnungsfaktoren (Koagulopathien), Bluterkrankheit (Hämophilie A), Verbrauchskoagulopathie (Blutgerinnungsstörung als Folge einer Umsatzsteigerung von Thrombozyten und Gerinnungsfaktoren), Vitamin K-Mangel, schwere Lebererkrankungen (Störung der Synthese von Gerinnungsfaktoren), Defekt der Gefäßwände vor (Vasopathie), Thrombozytenmangel (Thrombopenie), Funktionsstörungen der Thrombozyten (Thrombopathien)

1.5.8 Sepsis

Von einer Sepsis spricht man, wenn von einem Herd aus schubweise oder kontinuierlich Erreger in die Lymph- oder Blutbahn gelangen (→ 1.2.1) Eine Sepsis führt i.d.R. zu einem schweren Krankheitsbild; auch bei optimaler Behandlung im Krankenhaus besteht eine hohe Sterblichkeit.

Krankheitsentstehung

Mit dem Blutstrom werden die Erreger vom Sepsisherd aus in alle Organe des Körpers transportiert, wo sie infektiöse Absiedelungen *(septische Metastasen)* setzen können. Häufig vermehren sich die Erreger auch im Blut selbst. Insgesamt überwiegen unter den Sepsiserregern gramnegative (→ 1.1.4) Keime (sog. gramnegative Sepsis).

Häufige **Sepsis-Herde** sind:

- infizierte Hohlorgane mit Abflussbehinderung, z.B. Nierenbeckenentzündung bei Harnstau durch eine vergrößerte Prostata
- Wundinfektionen
- Lungenentzündungen
- chronische Mandel-, Mittelohr- oder Nasennebenhöhlenentzündungen

Bei ungefähr der Hälfte der Patienten geht die Sepsis vom Urogenitaltrakt aus *(Urosepsis)*. Eine Sepsis wird durch eine allgemeine Abwehrschwäche des Patienten begünstigt.

Symptome und Komplikationen

Leitsymptom der Sepsis ist hohes, **intermittierendes** Fieber: Das Fieber steigt schnell an, fällt innerhalb von 24 Std. auf normale Werte ab und steigt erneut an. Bei Erwachsenen geht der rasche Fieberanstieg mit Schüttelfrost, bei Kleinkindern oft mit Krampfanfällen einher. Der Patient ist schwerkrank. Er mag nicht essen und verfällt zusehends. Häufig tritt eine Bewusstseinstrübung auf.

Nicht jede Sepsis verursacht Fieber! Fieber ist zwar Leitsymptom der Sepsis, doch schließen (fast) normale Körpertemperaturen eine Sepsis nicht aus; v.a. bei Säuglingen und Kleinkindern sowie alten oder abwehrgeschwächten Patienten können die typischen Symptome fehlen.

Auch eine **Pilzsepsis** beginnt meist schleichend. Die Körpertemperatur des Patienten ist nur leicht erhöht. Der Patient fühlt sich ohne erkennbare Ursache „schlecht".

Hauptkomplikationen einer Sepsis sind:

- **Gerinnungsstörungen,** v.a. eine Verbrauchskoagulopathie
- **Multiorganversagen,** besonders ein akutes Nierenversagen und eine Ateminsuffizienz
- **septische Absiedelungen** im Gehirn mit

vielen kleinen Bakterien- und Eiterherden (embolische Herdenzephalitis)

- **septischer Schock,** hervorgerufen durch Bakterientoxine. Anfangs ist die Haut des Patienten warm und gut durchblutet, der Blutdruck normal. Der Patient sieht gesünder aus, als er ist. Atmung und Herzschlag sind aber beschleunigt, und es besteht meist hohes Fieber. Im Spätstadium sinkt der Blutdruck ab, die Haut wird kalt, häufig treten Bewusstseinsstörungen, Hautblutungen sowie alle oben genannten Komplikationen hinzu.

Diagnostik

Die Diagnose der Sepsis wird in erster Linie durch die Symptomatik und die körperliche Untersuchung gestellt. Bei der Inspektion fällt eine grau-blasse, marmorierte Haut, oft mit Exanthemen oder kleinen, punktförmigen Hautblutungen (Petechien) auf. Der Puls ist schnell, der Blutdruck niedrig, die Atmung oft zu schnell und zu tief (Hyperventilation). Die Milz und die Leber können vergrößert palpiert werden. Zusätzlich bestehen oft Krankheitszeichen, die auf den Sepsisherd hinweisen, z.B. Rückenschmerzen bei einer Nierenbeckenentzündung.

Bei geringstem Verdacht auf eine Sepsis muss sofort die Einweisung in die Klinik veranlasst werden! In der Klinik schließt sich eine Diagnostik zur Ursachenklärung an, z.B. Blutkulturen zum Erregernachweis, Blut-, Urinuntersuchungen, Sonographie, Röntgenaufnahme des Thorax.

Schulmedizinische Therapie und Prognose

Die Schwere des Krankheitsbildes erfordert einen sofortigen intensiv-medizinischen Behandlungsbeginn. Sofort nach Abnahme der Blutkulturen wird die Antibiotikatherapie (→ 1.6.3) begonnen. Unter Umständen muss der Sepsisherd operativ saniert werden. Die Allgemeinbehandlung umfasst u.a. die Heparinisierung zur Vermeidung einer Verbrauchskoagulopathie, Infusionstherapie (z.B. Ausgleich von Flüssigkeitsverlusten) und Schockbehandlung.

Die Sterblichkeit bei einer Sepsis beträgt auch heute noch ca. 50 %. Sie ist abhängig von der Lokalisation des Ausgangsherds, dem Erreger und etwaigen Grunderkrankungen des Patienten. Besonders hoch ist die Letalität bei der **Nosokomialsepsis** (griech. *nosokomeion* = Krankenhaus), d.h. der im Krankenhaus erworbenen Sepsis geschwächter Patienten.

1.6 Diagnostik und Therapie

1.6.1 Anamnese und Untersuchung

Bei der Anamnese der aktuellen Beschwerden ist je nach Krankheitserscheinung eine klare Fragestellung nach folgenden Symptomen unerlässlich:

- Wie begann die Erkrankung? Gab es **Prodromi** (Krankheitsfrühsymptome) wie Abgeschlagenheit, Kopf- und Gliederschmerzen, Gewichtsverlust, nächtliche Schweißausbrüche, Appetitlosigkeit. Dies ist aussagekräftig, weil manche Krankheiten plötzlich beginnen, andere hingegen lange Prodromi haben.
- **Fieber:** Verlauf und Höhe des Fiebers, Schüttelfrost
- **Atemtrakt:** Schnupfen, Halsschmerzen, Husten, Sputum, Thoraxschmerzen
- **Herz und Kreislauf:** Ohnmachten, Schwindel, Herzschmerzen, Herzstolpern
- **Verdauungstrakt:** Erbrechen, Durchfall, abdominelle Krämpfe, Tenesmen, Obstipation
- **Urogenitaltrakt:** Miktionsbeschwerden, Schmerzen, Veränderungen von Aussehen und Geruch des Urins, Ausschläge im Genitalbereich
- **Hautausschläge,** Schleimhautbefall, Bindehautbefall

Erkundigen Sie sich besonders nach schon früher durchgemachten Infektionskrankheiten. Oft kommt es bei Zweiterkrankungen, z.B. bei

Scharlach, zu einem Krankheitsbild ohne Exanthem. Außerdem müssen folgernde Expositionsfaktoren (→ Tab. 1-6) abgeklärt werden:

- Auslandsreisen, z.B. in Malarariaendemiegebiete, hygienische Verhältnisse am Urlaubsort
- Gemeinschaftsunterkunft oder Gemeinschaftsverpflegung
- Kontakt zu anderen Patienten mit bereits diagnostizierten Infektionskrankheiten
- Kontakt mit einer Person, die ähnliche Symptome aufweist (z.B. Arbeitsplatz, Schule, Reisegefährten, Auslandstouristen)
- sexuelle Kontakte, besonders ohne Schutzmaßnahmen
- Tierkontakte, z.B. Haustier, Beruf, oder Kontakt mit Tierprodukten
- Bisse oder Insektenstiche
- Genuss verdächtiger Nahrungsmittel, z.B. Tiefkühlprodukte, pasteurisierte Milch
- OP und andere körperliche Eingriffe, z.B. Tätowierungen, Piercing, Erhalt von Blutprodukten
- berufliche Risiken, z.B. eine Hepatitis-B-Infektion bei medizinischem Personal, Borreliose bei Gärtnern und Waldarbeitern

Weiterhin gehören auch die Impfungen zur Anamnese der Infektionskrankheiten, da Krankheiten, gegen die geimpft wurde, in der Regel nicht mehr oder in veränderter Form ablaufen.

Tab. 1-6: Eine Auswahl von Expositionsfaktoren, die in der Diagnostik von Infektionskrankheiten zu berücksichtigen ist

Expositionsgefahr	Übertragene Erreger	Erkrankung	Beispiele anamnestischer Besonderheiten
Aufenthalt im Wald	FSME-Virus	FSME	nur in Endemiegebieten durch Zeckenbiss
	Bacillus anthracis	Milzbrand	Vorkommen in lagerndem Holz, Staubinhalation beim Holzsägen und -verladen
	Borrelia burgdorferi	Lyme-Borreliose	durch Zeckenbiss
Patientenversorgung	Hepatitis B-Virus	Hepatitis B	bei Haut- und Schleimhautverletzungen
	Mycobacterium tuberculosis	Tuberkulose	Aerosolinhalation
	HIV	Aids	Stichverletzung
Tierzucht, Tierkontakte	Coxiella burneti	Q-Fieber	Kontakt mit Schafen
	Rabies	Tollwut	Kontakt mit infizierten Wildtieren
	Chlamydia psittaci	Ornithose	Vogelzucht: Papageien, Tauben
	Toxoplasma gondii	Toxoplasmose	Kontakt mit Katzen
	Brucella abortus	M. Bang	Schafe, Ziegen
Tropenaufenthalte	Malaria spezies	Malaria	Stich der Anophelesmücke
	Dengue-Virus	Dengue-Fieber	Stich eines Moskitos
Prostitution, Promiskuität	HIV	Aids	ungeschützte Sexualkontakte
	Hepatitis B-Virus	Hepatitis B	bei Haut- und Schleimhautverletzungen
Tiefbau, Erdarbeiten	Histoplasma capsulatum	Pneumonie	Inhalation erregerhaltiger Aerosole
	Leptospira interogans	Leptospirose	Aufenthalt in Feuchtgebieten, wassergefüllten Kanälen

Denken Sie daran, gebärfähige Frauen nach dem Zeitpunkt der letzten Periode und nach Anzeichen einer Schwangerschaft zu fragen, da sich hinter einem „fieberhaften Infekt“ auch ein septischer Abort verbergen kann.

Körperliche Untersuchung

Bei der **Ganzkörperuntersuchung** achten Sie besonders auf:

- Messung der aktuellen Körpertemperatur
- Haut- und Schleimhautbefunde wie Exantheme, Enantheme oder Effloreszenzen, Ikterus, Subikterus (Gelbfärbung der Skleren), Wunden, Rötungen, Abszesse
- Meningismuszeichen, Hirndruckzeichen
- Lymphknotenschwellungen
- Milz- und Lebervergrößerung
- Lungen- und Herzgeräusche
- evtl. Klopfschmerzhaftigkeit der Nasennebenhöhlen

1.6.2 Labordiagnostik

Die Labordiagnostik bei Verdacht auf eine Infektionskrankheit zielt in zwei Richtungen:

Untersuchung der Antwort des Wirtsorganismus

Diese erfolgt z.B. durch sog. „Entzündungsmarker“. Da diese lediglich die entzündliche Gewebereaktion widerspiegeln, sind sie nicht spezifisch für eine Infektion oder gar für einen bestimmten Erreger. Weitere Hinweise auf das Vorliegen einer Infektion kann die histologische oder zytologische Untersuchung der Gewebereaktion liefern.

Identifizierung des Erregers

Die Identifizierung des Erregers erfolgt

- **direkt** durch Kultur, Gensonde, Mikroskopie oder
- **indirekt** durch serologischen Antigen- oder Antikörpernachweis.

Die Erregeridentifkation ist nicht nur Grundlage der spezifischen Diagnostik, sondern auch der gezielten (schulmedizinischen) Therapie sowie der Planung von Präventivmaßnahmen.

Untersuchung der Wirtsantwort

Besonders wichtige **Untersuchungen der Wirtsantwort** bei Verdacht auf eine Infektionskrankheit sind

- die Bestimmung der „Entzündungsmarker“ wie BKS und Akute-Phase-Proteine
- die Anfertigung eines Differentialblutbildes
- Untersuchung der chemischen Zusammensetzung von Körperflüssigkeiten
- histopathologische, zytologische und immunologische Verfahren.

BKS und Akute-Phase-Proteine

Die Beschleunigung der **BKS** (Blutkörperchensenkungsgeschwindigkeit) beruht auf der Vermehrung hochmolekularer Proteine im akuten Infekt, wie z.B. Immunglobuline, Immunkomplexe, α_2-Makroglobulin und Fibrinogen. Sie ist ein relativ träger Verlaufsparameter, der auch z.B. bei bösartigen Tumoren, Nierenerkrankungen oder Systemerkrankungen (z.B. rheumatische Erkrankungen) erhöht ist. Auch bei Erkrankungen der Erythrozyten (z.B. Anämien) oder bei nichtinfektiösen Plasmaveränderungen (z.B. Plasmozytom) ist sie beschleunigt. Die BKS steigt ca. eine Woche nach Infektionsbeginn deutlich an und normalisiert sich erst vier Wochen nach Beendigung der Erkrankung.

Akute-Phase-Proteine sind empfindlichere Parameter für die Diagnostik und Verlaufsbeurteilung von Infektionskrankheiten. Mit dieser Bezeichnung werden sehr unterschiedliche Serumkomponenten zusammengefasst, die bei der physiologischen Veränderung nach Gewebeverletzung und -entzündung ansteigen. So bindet sich das **CRP** (*C-reaktives Protein*) als Opsonin (→ 1.4.1) an Bakterienhüllen und kann die klassische Komplementkaskade aktivieren. Für **akute** Entzündungen ist das CRP hochsensitiv: Es steigt besonders schnell an, im Gegensatz zur „langsamen“ BKS. Der CRP-Spiegel im Blut kann innerhalb von 6–8 Std. von $< 0{,}5$ mg/dl (Normwert) auf über 100 mg/dl steigen. Der CRP-Wert normalisiert sich bereits wenige Tage nach abgelaufener Erkrankung. Dies macht das CRP zu einem wertvollen Parameter in der Frühdiagnose und zur Verlaufskontrolle entzündlicher Erkrankungen. In begrenztem Umfang lässt die Höhe des Serumspiegels Rückschlüsse auf die Erreger zu: Bakterielle Infektionen weisen meist sehr hohe Werte auf, virale Infektionen meist niedrigere Werte. Ein normaler CRP-Wert schließt eine systemische Infektion praktisch aus. Somit bildet die CRP-Untersuchung eine wertvolle Diagnostikhilfe. Allerdings ist sie wesentlich teurer als die BKS-Bestimmung. Andere Akute-Phase-Proteine sind z.B. Komplementfaktoren (wie C 3), Proteaseinhibitoren, Ferritin, Fibrinogen und andere. Die Produktion der Akute-Phase-Proteine findet v.a. in der Leber statt und wird durch Zytokine beeinflusst.

Typische Blutbildveränderungen bei Infektionen

Viele Infektionen gehen mit Veränderungen des (Differential-)Blutbildes einher:

- **Leukozytose:** bei bakteriellen Infektionen steigt die Leukozytenzahl in der Regel auf 15 000–25 000 Leukozyten/µl Blut an, dabei überwiegen die Granulozyten. Sehr häufig kommt es zu einer Linksverschiebung (→ 1.5.1). Eine Leukozytose mit überwiegender Lymphozytose spricht für Keuchhusten oder Zytomegalie.
- **Lymphozytose:** oft mit normaler Leukozytenzahl, kommt bei viralen Infektionen vor
- **Monozytose:** Syphilis, Brucellose, Tbc, Mononukleose, Anfangsstadium vieler Infektionskrankheiten
- **Eosinophilie:** parasitäre Erkrankungen, z.B. Wurmbefall, allergische Komponente von Infektionskrankheiten (Trichinose)
- **Leukopenie:** Viele Viruserkrankungen zeigen im Akutstadium eher ein Absinken der weißen Blutkörperchen.
- **Neutropenie:** virale Infektionen, Typhus, Brucellose, Sepsis
- **Atypische Lymphozyten:** Mononukelose

Untersuchung der chemischen Zusammensetzung von Körperflüssigkeiten

Entzündungen verändern nicht nur den Zellgehalt von Körperflüssigkeiten, sondern auch ihre chemische Zusammensetzung, z.B. den Eiweiß- oder Glucosegehalt. Deshalb kann jede am Infektionsort gewonnene Körperflüssigkeit auf solche Entzündungsparameter untersucht werden, z.B.

- der **Urin** auf Leukozyten, Erythrozyten, Proteingehalt, Zellaggregate etc.
- der **Liquor** auf Proteingehalt, Glucosegehalt, Leukozyten, Erythrozyten etc.
- der **Stuhl** auf Leukozyten

In ähnlicher Weise können z.B. Vaginalsekret, Sputum, Pleura- oder Peritonealflüssigkeit oder Perikardergussflüssigkeit untersucht werden.

Lactoferrin und **Leukozyten-Elastase** sind Stoffwechselprodukte der Granulozyten, die bei schwersten bakteriellen Infektionskrankheiten im Blut und anderen Körperflüssigkeiten erhöht sind.

Histopathologische, zytologische und immunologische Verfahren

Die **histopathologische Untersuchung** kann die Diagnostik entscheidend erleichtern, weil bei dem gewonnenen Gewebematerial spezifische Formen der Entzündungsreaktion nachgewiesen werden können, z.B.

- **Granulome** bei mykobakteriellen und Pilzerkrankungen
- **Granulozyteninfiltrate** bei akuten bakteriellen Infektionen
- **Lymphozyteninfiltrate** bei chronischen, nicht bakteriellen Entzündungen
- **Eosinophile Infiltrate** bei Wurmerkrankungen
- Spezifische histopathologische Erscheinungsbilder z.B. bei Syphilis (Endarteriitis)

Selten geben **zytologische Untersuchungen** diagnostische Hinweise auf den Erreger, z.B. durch einen vom Grund eines geöffneten Hautbläschens erhaltenen Abstrich bei Herpes simplex mit typischem Zellphänomen.

Durch intradermale **Hauttests** kann die Immunantwort des Wirtsorganismus analysiert werden. Diese elegante Methode der Erregerdiagnostik wird v.a. bei Verdacht auf Tbc (Tuberkulintest) oder Aspergillose angewendet.

Erregernachweis

Heilpraktiker dürfen nach dem § 44 IfSG nicht mit Krankheitserregern arbeiten. Da sie somit keine Krankheitserreger anzüchten, vermehren oder deren Koloniezahl bestimmen dürfen, können sie keinen Erregernachweis selbst durchführen.

Erreger und ihre Toxine können direkt und indirekt nachgewiesen werden. Die Wahl des Nachweisverfahrens hängt vom Erreger ab: Je schwerer ein Erreger isolierbar ist, desto wichtiger sind die indirekten, serologischen Nachweisverfahren.

Mikroskopische Untersuchung

Im Prinzip ist die mikroskopische Untersuchung aller Körperflüssigkeiten möglich (z.B. Blut, Urin, Nasen-, Rachenabstrich, Liquor). Sie kann ggf. eine schnelle Art der Diagnostik bei Patienten mit unklaren Beschwerden sein, z.B. bei Malaria.

Die mikroskopische Beurteilung eines ungefärbten oder gefärbten Präparates vor oder nach Anzüchten einer Kultur ist oft diagnostisch entscheidend. Dabei dient die (licht-)mikroskopische Beurteilung des ungefärbten Frisch- oder **Nativpräparates** (lat. nativus – natürlich, unverändert) direkt nach der Probeentnahme v.a. zur ersten Orientierung über die ursächlichen Krankheitserreger. Bakterien, Pilze, Protozoen und (kleinere) Parasiten sind im Gegensatz zu Viren sichtbar. Sehr oft führt die Untersuchung des Nativpräparates jedoch nicht zum Erfolg, weil die Keimmenge zu gering ist. Deshalb werden Bakterien und Pilze vor der mikroskopischen Untersuchung zunächst in sog. **Kulturmedien** vermehrt.

Nachweis von Bakterien

Bakterien können meist direkt, z.B. mikroskopisch im Abstrich oder durch eine Blut-, Liquor- oder Stuhlkultur nachgewiesen werden. Um eine **Bakterienkultur** anzuzüchten, wird das Sekret des Patienten auf ein geeignetes Nährmedium aufgetragen und in einem Brutschrank bebrütet. Unter diesen optimalen Bedingungen vermehren sich die Keime rasch und bilden auf festen Nährmedien makroskopisch sichtbare **Kolonien.** Die genaue Differenzierung der Bakterien erfolgt durch Betrachtung der Kolonien mit bloßem Auge, durch Geruchsprüfung und durch lichtmikroskopische Beurteilung (nach vorheriger Färbung). Außerdem zeigen manche Bakterien nach Zusatz bestimmter Substanzen unterschiedliche Stoffwechseleigenschaften, die z.B. durch geeignete Farbindikatoren sichtbar gemacht werden können. Beispiele hierfür sind die Gram-Färbung, die Giemsa-Färbung oder die Ziel-Neelsen-Färbung. Bei Verdacht auf eine Sepsis (→ 1.5.8) wird eine **Blutkultur** angelegt. Mit ihrer Hilfe sollen infektiöse Erreger im Blut des Patienten nachgewiesen werden. Der kulturelle Nachweis hat den Vorteil, dass gleichzeitig die antibiotische Sensitivität (Resistenzprüfung, → unten) und somit die weitere Therapie bestimmt werden kann.

Nachweis von Pilzen

Wenn möglich, wird auf Grund des langsamen Pilzwachstums möglichst der Abstrich mikroskopisch beurteilt oder auch eine serologische Untersuchung durchgeführt. Ist dies nicht möglich, ist die Anzüchtung in einer Kultur Mittel der Wahl zur Diagnosesicherung. Allerdings sind die Bebrütungszeiten mit 1–4 Wochen sehr lang. Der Erreger wird durch Beurteilung des sichtbaren Wachstumsverhaltens in der Kultur, Färbung mit anschließender Mikroskopie sowie (falls erforderlich) immunologische Merkmale eindeutig identifiziert.

Nachweis von Viren

Viren wachsen nicht auf unbelebten Nährböden, sondern sind zu ihrer Vermehrung auf Wirtszellen angewiesen (→ 1.1.3). Zur Anzüchtung von Viren benötigt man deshalb aufwändige Gewebekulturen oder Hühnerembryonen. Aus diesem Grunde werden Viren nur selten direkt, also durch Anzüchten nachgewiesen. Vielmehr zieht man zum Virusnachweis in der Regel einen **indirekten Erregernachweis** durch serologische Methoden heran, also den Nachweis spezifischer Virusantikörper und -antigene. Zunehmende Bedeutung in der Virusdiagnostik hat der (direkte) Nachweis durch das gentechnische Verfahren **Polymerase-Kettenreaktion** (**PCR** = engl. polymerase chain reaction) erlangt. Dabei werden durch „Gensonden" mittels einer DNS-Sequenzanalyse die Erreger-DNA nachgewiesen und klassifiziert.

Indirekte (serologische) Blutuntersuchungen

Die immunologische Auseinandersetzung des Organismus mit den infektiösen Erregern führt zur Bildung spezifischer Antikörper (→ 1.4.2). Nach einem raschen Anstieg des Antikörperspiegels im Blut während und kurz nach der akuten Erkrankungsphase sinkt die Antikörperkonzentration in der Folgezeit wieder ab, falls kein erneuter Kontakt mit dem gleichen Erreger stattfindet. Diese spezifischen Antikörper lassen sich labordiagnostisch mit Hilfe von Fällungs-, Flockungs- oder Farbmarkierungsreaktionen nachweisen, und zwar sowohl qualitativ (Frage: Infektion ja/nein?) als auch quantitativ (Frage: Wie hoch ist der Antikörpertiter = Antikörperkonzentration?).

Das Vorhandensein von Antikörpern ohne weitere Spezifizierung beweist nur, daß irgendwann eine Infektion mit dem Erreger stattgefunden hat. Den Beweis für eine akute Infektion liefert in der Regel der Nachweis spezifischer IgM (→ 1.4.2), die **Serokonversion** (erstmaliges Auftreten bei vorheriger Seronegativität) oder ein Anstieg des Antikörpertiters. Als **Titer** wird die Antikörpermenge bezogen auf die größtmögliche Verdünnung des Untersuchungsmaterials bezeichnet, bei der gerade noch eine deutlich positive Reaktion erzielt wird.

Typische serologische Blutuntersuchungen sind z.B.

- **Agglutinationsreaktion:** ein Serum kann sowohl auf Antikörper als auch auf Antigene geprüft werden. Soll das Serum auf bestimmte Antikörper untersucht werden, gibt man im Labor das entsprechende Antigen hinzu, was zu Bildung von Antigen-Antikörper-Komplexen führt, die als Agglutine (Klumpen) sichtbar werden. Umgekehrt kann man durch Zugabe von Antikörpern eine sichtbare Verklumpung im Patientenserum erhalten, wenn bestimmte Antigene vorliegen.
- **Komplementbindungsreaktion** (**KBR**)**:** dieser Test weist komplementbindende Antikörper der Gruppe IgG und IgM nach. Zuerst wird im Probenmaterial des Patientenserums das patienteneigene Komplementsystem zerstört. Danach werden das Antigen sowie Meerschweinchenserum, Schafserythrozyten und Kaninchen-Antikörper („immunologischer Zoo") in verschiedenen Schritten hinzugefügt. Ist der gesuchte Antikörper nicht im Patientenserum, führt dies im letzten Schritt zur Hämolyse der Erythrozyten. Ist der Test positiv, kommt es zur Hämolyse, und der Patient verfügt über den gesuchten Antikörper. (Beispiel: Wassermann-Reaktion bei Syphilis).
- **Immunfluoreszenz, Radioimmunoassay (RIA) oder ELISA:** diese Tests dienen dem Nachweis von Antigenen oder Antikörpern im Serum eines Patienten, die in so geringer Konzentration vorkommen, dass sie mit anderen Methoden nicht mehr messbar sind. Man arbeitet hierbei mit enzymatisch (ELISA) oder radioaktiv (RIA) markierten Antikörpern. Die Intensität der Enzymaktivität oder Strahlung zeigt die Menge des Antigens an. Die Antigen-Antikörper-Reaktion wird folglich indirekt durch eine Fluoreszenz, radioaktive Strahlung oder Enzymaktivität sichtbar gemacht.
- **Immunpräzipation:** sie dient dem Nachweis von serumgelösten Erregerantigenen. Hinzugefügte Testantikörper bilden zusammen mit den Erregerantigenen unlösliche Antigen-Antikörper-Komplexe, die einen sicht-

baren Niederschlag bilden (sog. Immunpräzipitate).

Tierversuche

Tierversuche werden nur noch selten in der Diagnostik von Infektionskrankheiten eingesetzt. Den Versuchstieren wird dabei infektionsverdächtiges Material injiziert. Dann wird untersucht, ob und woran sie erkranken.

Resistenzprüfung

Als **Resistenz** (→ 1.4) wird in diesem Zusammenhang die Unempfindlichkeit des Mikroorganismus gegen Antibiotikakonzentrationen bezeichnet, wie sie im lebenden Organismus erreicht werden können. Nach der Anzucht und Isolierung in bestimmten Nährmedien wird die Resistenz gegen gängige Antibiotika untersucht. Dadurch entsteht ein **Antibiogramm:** Auf den Agar, der mit einem Bakterienstamm beimpft ist, werden mit verschiedenen Antibiotika getränkte Blättchen gelegt. Die Bakterien wachsen nun auf dem Nährboden. Um die Antibiotikablättchen herum wird ihr Wachstum unterschiedlich stark gehemmt, was durch verschieden große „weiße Ringe" sichtbar wird. Man geht davon aus, dass das Antibiotikum mit dem größten Hemmhof nicht nur im Versuch, sondern auch beim Menschen die beste Wirkung zeigt. Derartige Untersuchungen werden immer wichtiger, um den unkontrollierten Einsatz von Breitbandantibiotika einzudämmen, der zu gefährlichen Erregerresistenzen führen kann.

Bildgebende Verfahren

Auch technisch-apparative Verfahren können zur Suche eines Infektionsherdes eingesetzt werden. In sehr seltenen Fällen können sie sogar über den Erreger Aufschluss geben. Meist werden die **Röntgenuntersuchung** des Thorax (DD Pneumonie, Pleuritis, Lungenabszess) und die **Sonographie** des Abdomens oder anderer Körperstellen eingesetzt. Die **Computer-Tomographie** wird meist nur bei speziellen Fragestellungen herangezogen, z.B. bei Bronchiektasen und Abszessen.

1.6.3 Schulmedizinische Therapie

Die Infektiologie verfügt über viele verschiedene Arten hochwirksamer Medikamente. Diese richten sich kausal gegen den Krankheitsauslöser (Mikroorganismen) oder symptomatisch gegen die Begleiterscheinungen einer Infektionskrankheit.
Die beste Therapie von Infektionskrankheiten ist jedoch die Prävention (Vorbeugung) durch sozioökonomische oder epidemiologische Maßnahmen.

Prävention

Die Prävention von Infektionskrankheiten umfasst Expositions- und Dispositionsprophylaxe.
Zur **Expositionsprophylaxe** zählen Maßnahmen, die einen Kontakt gesunder Individuen mit Erregern verhindern. Dies sind vor allem hygienische Maßnahmen (z.B. Händewaschen vor dem Essen), sanitäre Maßnahmen (z.B. Abwasserentsorgung), Desinfektion und Sterilisation (potentiell) kontaminierter Gegenstände, Bekämpfung tierischer Infektionsquellen (Desinfestation), Therapie infizierter Personen sowie Isolierung menschlicher Infektionsquellen (Quarantäne).
Durch Maßnahmen der **Dispositionsprophylaxe** soll die Empfänglichkeit gesunder Individuen verringert werden, für die ein Kontakt mit Krankheitserregern unvermeidbar oder höchstwahrscheinlich ist. Hierzu gehören die Impfung (→ 1.4.3) sowie in besonderen Fällen die Chemoprophylaxe. Auch eine vitaminreiche Ernährung und ein „gesunder" Lebensstil sind als Dispositionsprophylaxe nicht zu unterschätzen, ebenso wie das Stillen mit Muttermilch.

Chemotherapeutika

Eine Chemoprophylaxe ist die vorbeugende Einnahme von Antibiotika oder Chemotherapeutika. Sie ist in besonderen Ausnahmefällen indiziert, z.B. bei
- Reisen in Malariaendemiegebiete
- engem Kontakt zu Tuberkulosepatienten

- immungeschwächten Patienten unter Ansteckungsverdacht
- nach Herzklappenersatz oder Organtransplantationen.

Antiinfektiva

Antiinfektiva sind Arzneimittel, die therapeutisch gegen die Erreger von Infektionskrankheiten eingesetzt werden. Es gibt vier große Gruppen von Antiinfektiva:

- Antibiotika = Therapie bakterieller Erkrankungen
- Virustatika = Therapie viraler Erkrankung
- Antimykotika = Therapie von Pilzerkrankungen
- Anthelminthika = Therapie von Wurmerkrankungen

Die Therapie bei Protozoenkrankheiten und bei Befall mit Gliederfüßlern ist sehr unterschiedlich und lässt sich nicht in Gruppen darstellen.

Antibiotika

Antibiotika sind gegen Bakterien wirksame Antiinfektiva, die das Wachstum von Bakterien hemmen (Bakteriostase) oder diese abtöten (Bakterizidie). Diese antimikrobiellen Medikamente (→ Tab. 1-7) sind entweder natürliche Produkte anderer Mikroben (z.B. Penizillin), chemisch hergestellte Verbindungen (z.B. Sulfonamide) oder halbsynthetisch hergestellte Modifikationen natürlicher Substanzen (z.B. Nafcillin). Antibiotika nutzen die Unterschiede der Stoffwechseleigenschaften zwischen menschlicher Zelle und Bakterienzelle aus. So hemmt z.B. das **Penizillin** den Zellwandaufbau wachsender Bakterien, also einer Struktur, die in der menschlichen Zelle nicht vorhanden ist.

Tab. 1-7: Häufig verordnete Antibiotika und antimikrobiell wirksame Chemotherapeutika

Fünf Hauptgruppen der Antibiotika	Die wichtigsten antimikrobiell wirksamen Chemotherapeutika
- Penizilline - Cephalosporine - Aminoglykoside - Gyrasehemmer	- Chloramphenicol - Clindamycin - Cotrimoxazol - Erythromycin - Metronidazol

Grundsätze der Antibiotikatherapie

- Im Idealfall wird das Präparat nach Erregeridentifizierung im Antibiogramm (→ unten) ausgewählt.
- In schweren Fällen kann jedoch mit der Behandlung nicht so lange gewartet werden. Dann wird die Therapie kalkuliert, d.h. nach dem vermuteten Erreger, begonnen und nach Vorliegen des Antibiogramms evtl. umgestellt.
- Eine einmal begonnene Antibiotikatherapie muss in vorgeschriebener Dosierung und ausreichend lange durchgeführt werden. Ein vorzeitiger Therapieabbruch führt eher zur Ausbreitung von Resistenzen und einem Wiederaufflackern (Rezidiv) der Infektion.

Nebenwirkungen

Antibiotika wirken nicht nur – wie es wünschenswert wäre – auf die pathogenen (krankheitsverursachenden) Bakterien, sondern auch auf die physiologische Bakterienflora in Darm, Haut, Schleimhaut und (weiblichem) Genitale, wodurch es z.B. zu Übelkeit, Erbrechen und Durchfall kommen kann. Weitere Nebenwirkungen sind Allergien (z.B. in Form von Exanthemen), Blutbildveränderungen und Gerinnungsstörungen (selten, z.B. durch eine Knochenmarkschädigung durch Chloramphenicol) oder lokal Venenreizungen.

Antibiotika und antimikrobiell wirksame Chemotherapeutika sind verschreibungspflichtig!

Problem: Resistenzen gegen Antibiotika

Kann ein Antibiotikum einen bestimmten Erreger nicht schädigen, spricht man von einer **Resistenz** des Erregers gegenüber der Substanz. Die Resistenz kann eine natürliche, von

Anfang an vorhandene Eigenschaft sein, oder z.B. durch Mutationen im Bakteriengenom oder durch Übertragung von Plasmiden erworben werden. Weil Antibiotika früher sehr häufig schon bei relativ harmlosen Infektionen, zur Vorbeugung, unsinnigerweise bei Virusinfekten oder in der Antibiotikamast bei der Viehhaltung eingesetzt wurden und dieser Trend anhält, entwickeln immer mehr Bakterienstämme Resistenzen gegen zahlreiche gebräuchliche Antibiotika. Dadurch können Patienten immer öfter nicht erfolgreich behandelt werden. Viel wäre gewonnen, wenn das speziell gegen eine bestimmte Bakterienart gerichtete Antibiotikum – wenn irgend möglich – durch sog. **Antibiogramme** ermittelt werden würde. Dies könnte den Einsatz der Breitband-Antibiotika, die nach dem Gießkannenprinzip gleichzeitig mehrere Bakterienarten bekämpfen, deutlich senken.

Virustatika

Viren haben – wie erwähnt – keinen eigenen Stoffwechsel. Während Antibiotika gezielt den Bakterienstoffwechsel angreifen und die menschliche Zelle weitgehend verschonen, ist eine solche Therapie bei Virusinfektionen nicht möglich, da Viren sich ja menschlicher Enzyme und Stoffwechselreaktionen bedienen. Jede Behandlung virusinfizierter Zellen erfasst deshalb auch den Stoffwechsel gesunder Körperzellen. Lediglich einige wenige virusspezifische Enzyme können durch die derzeit verfügbaren **Virustatika** (→ Tab. 1-8) gezielt blockiert werden und dies auch nur bei bestimmten Virusarten (z.B. Herpes-Viren). Deshalb ist bei den meisten Virusinfektionen nur eine symptomatische Behandlung der Krankheitserscheinungen möglich und sinnvoll. Die Nebenwirkungen der durchweg verschreibungspflichtigen Virustatika sind zum Teil erheblich.

Virustatika sind verschreibungspflichtig!

Antimykotika

Antimykotika sind Medikamente gegen Pilzinfektionen. Die Behandlung lokaler Pilzinfektionen ist mit modernen Antimykotika (→ Tab. 1-9) meist unproblematisch (z.B. Nystatin, etwa in Moronal®).
Die Präparate werden auf Haut oder Schleimhaut aufgetragen und haben, da sie nicht resorbiert werden, praktisch keine Nebenwirkungen. Werden Antimykotika aber oral oder i. v. gegeben, sind schwere Nebenwirkungen,

Tab. 1-8: Überblick der wichtigsten Virustatika zur systemischen Gabe

Substanz (verschreibungspflichtig!)	Spektrum/Indikation	Nebenwirkungen/Bemerkungen
Aciclovir	HSV 1 und 2, EBV, VZV, evtl. CMV	Gut verträglich. Anstieg von Kreatinin und Leberenzymen, Exanthem
Amantadin	Influenza A, Herpes zoster	Mundtrockenheit, Kopfschmerz, Übelkeit, Blutdruckabfall, ZNS-Störungen (z.B. Unruhe)
Azidothymidin (AZT, Zidovudin)	HIV	Knochenmarkschädigung, Magen-Darm-Symptome, Kopfschmerz, Exantheme, Fieber
DDC (Zalcitabin)	HIV bei Resistenz/ Unverträglichkeit gegen AZT	Polyneuropathie, Geschwüre (z.B. Mund), selten Pankreatitis (Bauchspeicheldrüsenentzündung)
Ganciclovir	CMV bei Immunsuppression (z.B. bei Aids, nach Transplantation)	Leukopenie, Fieber, Ödeme, Exanthem, Magen-Darm-Symptome, ZNS-, Leber- und Nierenfunktionsstörungen, Venenreizung

Abkürzungen: CMV - Zytomegalie-Virus, EBV - Epstein Barr Virus, HSV - Herpes simplex Virus (Typ 1 und Typ 2), VZV = Varizella-Zoster-Virus

Tab. 1-9: Häufig verordnete Antimykotika

Substanz	Handelsname, Rp = verschreibungspflichtiges Medikament	Wichtigste Indikationen	Anwendung	Nebenwirkungen***, Bemerkungen
Amphotericin B	Rp Amphotericin B®, Rp Ampho-Moronal®	Schwere Inf. mit Candida, Aspergillus, Kryptokokken	lokal, syst.*	Fieber, Knochenmarkdepression, (generalisierte) Schmerzen, Nierenfunktionsstörung, Hypokaliämie
Clotrimazol	Canesten®	Dermatomykosen	lokal	Hautreaktionen
Fluconazol	Rp Diflucan®, Rp Fungata®	Hefepilzinf., z.B. Candida, Kryptokokken	syst.	Exanthem, Kopfschmerzen
Griseofulvin	Rp Likuden®	Schwerer Fadenpilzbefall z.B. der Nägel	syst.	ZNS-Störungen (Kopfschmerzen, Schwindel, Unruhe)
Ketoconazol	Rp Nizoral® Tbl., Nizoral® Creme	Schwere Haut-, Organ- und Systemmykosen	lokal, syst.	Hauterscheinungen, Kopfschmerzen, Haarausfall
Nystatin	Moronal®	v.a. Candida-Inf	lokal**	Allergie

* =Systemische Anwendung (oral oder i.v.).

** =Amphotericin B und Nystatin werden nicht aus dem Magen-Darm-Trakt resorbiert. Daher entspricht die orale Gabe einer Lokalbehandlung der Schleimhäute des Magen-Darm-Trakts.

*** =Alle oral gegebenen Medikamente haben als Nebenwirkung gastrointestinale Symptome (Übelkeit, Erbrechen, Durchfall) und Leberfunktionsstörungen

v.a. Leberschäden, nicht selten. Auch müssen systemische Antimykotika im Vergleich zu Antibiotika viel länger – oft viele Wochen oder Monate – verabreicht werden, was die Rate von Nebenwirkungen weiter ansteigen lässt.

Anthelminthika

Anthelminthika (Wurmmittel, → Tab. 1-10) werden bei Wurmerkrankungen gegeben, um die Parasiten im Körper des Menschen abzutöten. Während die kurzzeitige Anwendung meist gut vertragen wird, gibt es bei Langzeitbehandlung oder einer hochdosierten Therapie häufiger Komplikationen. Dabei sind die Nebenwirkungen nicht unbedingt Folge des Medikamentes selbst, sondern zum Teil auch Folge des Absterbens der Parasiten. Bei allen Substanzen ist mit gastrointestinalen Symptomen wie Bauchschmerzen, Übelkeit und Durchfall zu rechnen.

Fast alle Anthelminthika sind verschreibungspflichtig.

Tab. 1-10: Häufig verordnete Anthelminthika

Substanz (Rp = verschreibungspflichtig)	Indikation (Bsp.)	Nebenwirkungen/ Bemerkungen
Mebendazol Rp	Spulwurm, Madenwurm, Hundebandwurm, Trichinen	Blutbildveränderungen, Allergie, Fieber, Leberfunktionsstörungen, Haarausfall
Niclosamid	Schweine- und Rinderbandwurm	Keine systemischen Nebenwirkungen, da nicht resorbiert
Praziquante Rp	Schweine- und Rinderbandwurm, Schistosomen	Kopfschmerzen, Schläfrigkeit, Benommenheit, Exanthem
Pyrantel Rp	Spulwurm, Madenwurm	Kopfschmerzen, Müdigkeit, Schwindel, Schlaflosigkeit

2 Infektionskrankheiten: von Aids bis Zytomegalie

Aids

Definition
- Namen: Aids= Acquired Immune Deficiency Syndrom = Erworbenes Immundefekt-Syndrom (1981 erstmals beschrieben)
- durch „Ausschaltung" des Immunsystems (das Virus befällt v.a. dafür zuständige Lymphozyten) kommt es zu sekundären bzw. endogenen Infektionen, die unbehandelt (3. Welt) tödlich sind.
- **sexuell übertragbare Krankheit**

Gesetz
- Erreger-Nennung in IfSG § 7
- **Behandlungsverbot** (IfSG § 24)

Vorkommen weltweit

Erreger **HIV** = Human Immunodeficiency Virus = Humanes Immundefekt-Virus
- HIV-1 mit zahlreichen Subtypen, überwiegend in Europa, USA und Afrika
- HIV-2 mit zahlreichen Subtypen, Endemiegebiet in Westafrika

Erregerreservoir Mensch

Ansteckung
- **infektiöses Material:**
  - *Samenflüssigkeit, Scheidensekret*
  - *Blut,* Blutprodukte
  - selten infektiös: Muttermilch, i.d.R. nicht infektiös: Speichel, Tränenflüssigkeit, Urin, Liquor, Aszites, Gelenkerguss
- **Übertragung:**
  - v.a. durch *Geschlechtsverkehr* (anal, vaginal, orogenital), dabei Eindringen des Erregers in kleinste Schleimhautverletzungen
  - durch *Blut:* gemeinsame Kanüle bei Drogenabhängigen, Transfusion von Blut(produkten)
  - Mutter → Kind: vorgeburtlich (pränatal, intrauterin), während der Geburt (perinatal), selten durch Stillen (postnatal)

Erkrankungsrisiko v.a. für **Risikogruppen:**
- homosexuelle Männer
- Prostituierte beiderlei Geschlechts
- Bi- und Heterosexuelle mit „häufig wechselndem Geschlechtsverkehr" und deren Partner
- Drogenabhängige („Fixernadel")

Inkubationszeit Verschieden definiert, als Zeit von der Infektion bis zum Auftreten von:

- Symptomen einer akuten HIV-Krankheit: **wenige Tage bis Wochen**
- Antikörpern (**HIV-positiv**): **1 bis 3 Monate,** selten > 6 Monate
- Aids-definierenden Krankheiten: **Monate bis Jahre,** öfters auch >10 Jahre

Krankheitsentstehung

- **Befall von:**
  - T-Helfer-Lymphozyten (CD4-Lymphozyten)
  - Monozyten/Makrophagen u.a. antigenverarbeitenden Zellen
  - Nervenzellen
  - Gliazellen
- **direkte Schädigung** des
  - **Immunsystems**, mit der Folge von: opportunistischen Infektionen und bösartigen Tumoren
  - **ZNS**, mit der Folge von: Enzephalitis, Myelitis, peripheren Neuritiden

Die Antikörperbildung führt zu **keiner nennenswerten Elimination** der im Wesentlichen sich intrazellulär aufhaltenden Viren!

Krankheitsverlauf

Verlaufsübersicht

akute HIV-Krankheit	klinische Kategorie A
Latenzphase	
Auftreten HIV-assozierter Krankheiten	klinische Kategorie B
Auftreten Aids-definierender Krankheiten	klinische Kategorie C

(meist überlappt sich zeitlich das Auftreten der assoziierten und der definierenden Krankheiten)

Aids im engeren Sinne liegt **definitionsgemäß** vor, wenn zum Bestehen einer HIV-Infektion sog. Aids-definierende Krankheiten (→ unten bzw. Tab. 2-1) hinzukommen. Aids im freieren (umgangssprachlichen) Sinne = jede symptomatische HIV-Infektion.

Verlauf/Symptomatik

Akute HIV-Krankheit (Kat. A)

- wenige Tage bis Wochen nach Infektion (öfters auch nicht auftretend)
- am häufigsten **unspezifische** (grippale) Symptome: Kopfschmerzen, Abgeschlagenheit, Fieber, Glieder-, Muskelschmerzen, gastrointestinale Symptome
- bei 20% der Infizierten **mononukleoseartige** Symptome: Fieber, Angina, Lymphknotenschwellungen, Milzschwellung
- gelegentlich, aber besonders **verdächtig:** masernähnliches Exanthem (besonders am Rumpf), Geschwüre in der Mundhöhle, Speiseröhre, an Anus und Penis
  - selten (flüchtige) Meningoenzephalitis
- HIV-Antikörpertest meist noch negativ

Latenzphase

- Dauer: Monate bis Jahre, öfters auch > 10 Jahre
- HIV-Antikörpertest positiv, signifikanter Abfall der T-Helfer-Lymphozyten, Thrombozytopenie (mit reaktiver Megakaryopoese), degenerative Lymphknotenveränderungen, darüber hinaus **keine Symptome**

Tab. 2-1: CDC-Klassifikation der HIV-Infektion, 1993 (Centers for Disease Control and Prevention)

Klinische Kategorie A	– asymptomatische Infektion – persistierende Lymphadenopathie (≥ 2 nicht-inguinale Knoten, ≥ 1 cm, ≥ 3 Monate) – symptomatische Primärinfektion
Klinische Kategorie B	Krankheitssymptome und Erkrankungen, die häufig mit der **HIV-Infektion assoziiert** sind bzw. auf einer Störung des zellulären Immunsystems basieren: – Candidasis vaginal (≥ 1 Monat, therapieresistent) oder oropharyngeal – zervikale Dysplasie PAP IVa und Karzinome in situ – Fieber ≥ 38,5 °C, Diarrhö ≥ 4 Wochen, ungewollter Gewichtsverlust von 5–10 % des Ausgangsgewichts – orale Haarleukoplakie – Herpes zoster (mit Befall mehrerer Dermatome oder Rezidive) – idiopathische thrombozytopenische Purpura (ITP) – periphere Neuropathie – Listeriose – Entzündungen des kleinen Beckens, insbesondere Tuben- oder Ovarialabszesse
Klinische Kategorie C	Krankheiten, die bei bekannter HIV-Infektion die **Diagnose Aids definieren:** – Pneumocystis-carinii-Pneumonie – Toxoplasmose – Soor-Ösophagitis – Candida-Bronchitis, Candidia-Pneumonie, Candida Tracheitis – chronische Herpes-simplex-Ulzerationen, bzw. Herpes-Bronchitis, -Pneumonie, -Ösophagitis – CMV-Retinitis – CMV-Infektion (nicht von Leber/Milz) – Salmonellen Septikämie (rezidivierend) – extrapulmonale Kryptokokkose – rezidivierende Pneumonien (innerhalb eines Jahres) – Kryptokokken-Infektion: extrapulmonal – Kryptosporiden-Infektion: Diarrhö ≥ 1 Monat – Isospoara belli Infektion: Diarrhö ≥ 1 Monat – disseminierte oder extrapulmonale Histoplasmose – Kaposi-Sarkom – maligne Lymphome – invasives Zervixkarzinom (PAP V) – HIV-Enzephalopathie – progressive multifokale Leukoenzephalopathie – Wasting-Syndrom
Laborkategorie	1 ≥ 500/µl CD4-Lymphozyten 2 200–499/µl CD4-Lymphozyten 3 <200/µl CD4-Lymphozyten
Stadieneinteilung	I A1, A2, A3 (asymptomatisch) II B1, B2, B3 (symptomatisch) III C1, C2, C3 (Aids)

- HIV-assoziierte (verdachtserregende) Krankheiten (Kategorie B, → Tab. 2-1):
- **Haut- und Schleimhautveränderungen:**
  - bei den meisten Infizierten die ersten Symptome nach der Latenzphase
  - sie sind v.a. verdächtig bei ungewöhnlicher Lokalisation, in ungewöhnlichem Alter und in ungewöhnlichem Ausmaß
  - typisch sind: Herpes zoster, Candidosen (oropharyngeal, vulvogaginal), orale Haarleukoplakie (weißliche nicht abstreifbare Beläge am Zungenrand, EBV-Infektion), Dysplasien der Gebärmutterhalsschleimhaut (Papillomavirus-Infektion)
- **unspezifische Symptome** wie Nachtschweiß, Fieber und Durchfall, wenn sie über einen Monat andauern, und Gewichtsverlust
- periphere (symmetrische) Polyneuropathien
- Listeriose (Meningoenzephalitis)

- Aids-definierende Krankheiten (Kat. C, → Tab. 2-1)
- **opportunistische Infektionen (in 80 % d.F. auftretend):**
  - Protozoen-Erkrankungen:
    - **Pneumocystis-carinii-Pneumonie:** häufigste opportunistische Infektion, häufig Erstsymptom (Atemnot, trockener Husten, Fieber); hat zusammen mit dem Kaposi-Sarkom (→ unten) zu dem „gemeinsamen Nenner" HIV-Infektion (zu Aids als neuem Krankheitsbild) geführt.
    - **ZNS-Toxoplasmose:** zweithäufigste opportunistische Infektion (Kryptosporidiose, chronisch intestinale; Isospora belli-Infektion, chronisch intestinale)
  - Pilz-Erkrankungen:
    - **Candidose:** von Mund-Rachen-Raum, Speiseröhre, Bronchien und Lungen
    - Kryptokokkose, extrapulmonale (z.B. ZNS-Befall)
    - Histoplasmose, disseminierte oder extrapulmonale
  - Virus-Erkrankungen:
    - HSV: geschwüriger Befall von Haut und Schleimhäuten, Befall von Speiseröhre, Bronchien und Lunge
    - ZMV: Netzhautbefall, Befall von sonstigen Organen, außer von Leber und Milz (z.B. von Lunge, ZNS, Verdauungstrakt)
    - Histoplasmose, disseminierte oder extrapulmonale
  - bakterielle Erkrankungen:
    - Salmonellensepsis
    - Tuberkulose (Reaktivierung)
    - Befall mit atypischen Mykobakterien, disseminiert oder extrapulmonal
- rezidivierende Pneumonien (innerhalb eines Jahres)
- HIV-assoziierte **bösartige Tumore**:
  - **Kaposi-Sarkom** (sprich „Kaposchi"): häufigstes Malignom (in 30 % d.F.), v.a. bei Homosexuellen. Symptomatik (in abnehmender Häufigkeit):
    - **Hautbefall:** Flecken, Plaques und Knoten von *blaulich-rotlich-braunlicher Färbung.* Häufig schon zu Beginn Befall verschiedener Regio-

nen, rasch weitere Ausbreitung. Kein invasives/zerstörendes Wachstum.
    - Schleimhautbefall: Mund-Rachen-Raum, Gastrointestinaltrakt (Blutungsgefahr)
    - *Lymphknotenbefall:* häufig mit Lymphstau (Elephantiasis)
    - Befall innerer Organe: v.a. von Lunge, Leber, Niere, nur dann lebensbedrohlich
  - **maligne Lymphome:**
    - Non-Hodgkin-Lymphom (Lymphknotenschwellungen, Fieber, Nachtschweiß, Gewichtsverlust)
    - primäres ZNS-Lymphom
  - **Zervixkarzinom**
- **Wasting-Syndrom** (to waste = verfallen): definitionsgemäß bei Gewichtsverlust > 10 %, chronischem Durchfall oder anhaltender Schwäche mit Fieber, bei Ausschluss anderer „konsumierender“ Krankheiten (z.B. Karzinom, Tuberkulose, spezifischen Enteritiden)
- **HIV-Enzephalopathie (mit Myelo- und Neuropathien):**
  - bei 40 % aller Erkrankten
  - Enzephalopathie mit **Hirnatrophie:**
    - Konzentrations- und Gedächtnisstörungen
    - psychische Veränderungen
    - Demenzerscheinungen
    - motorische Verlangsamung
  - Myelopathie und Degeneration der Rückenmarksbahnen: Schwäche, Parästhesie der Beine u.a.
  - periphere Neuropathien
  - Ursache der neurologischen Symptome:
    - primärer ZNS-Befall durch HIV
    - sekundärer/endogener ZNS-Befall infolge Immunsuppression durch: **Toxoplasma gondii**, Cryptococcus neoformans (Pilz), Herpes-Viren (ZMV, EBV, HSV) u.a. Erreger
    - zerebrale Lymphome
- progressive multifokale Leukenzephalopathie: durch das JC-Virus (gehört zu den Papovaviren) verursachte zerstreut herdförmige Demyelinisierung (vgl. Multiple Sklerose) im Hirn, die innerhalb eines Jahres zum Tode führt.

Differentialdiagnose Vielfältig, u.a.:
- Mononucleosis infectiosa
- Lymphome anderer Ursache
- Immunschwächen anderer Ursache

Diagnostik
- ca. drei Wochen bis 3 Monate nach Ansteckung (diagnostische Lücke!) im Blut Antikörper nachweisbar (Serokonversion)
- ELISA-Test als Suchtest; bei positivem Ergebnis muss ein
- Bestätigungstest (Immunoblot oder Westernblot) angeschlossen werden
- Bestimmung der T-Helferzellen und der T-Suppressorzellen zum Einschätzen der Abwehrlage und als Verlaufsparameter

- evtl. weitere Untersuchungen wie Blut-, Urinuntersuchung, Thorax-Röntgen, Pilzkultur, CT oder MRT des Gehirns

Schulmedizinische Therapie Medikamente zur Verzögerung des Krankheitsverlaufs werden als Kombinationstherapie (meist AZT mit Nevirapin und Protease-Inhibitor) eingesetzt. Diese HAART („highly active antiretrovial therapy") genannte Therapie bewirkt eine Verlängerung der Überlebenszeit.

Prognose Eine Heilung ist bislang nicht möglich. Zwar können Jahre bis zum Ausbruch der Krankheit vergehen, doch verläuft die Erkrankung bisher bei genügend langer Beobachtungszeit stets tödlich. Unbehandelt (z.B. in Entwicklungsländern) versterben ⅔ der Infizierten innerhalb von 15 Jahren nach Infektion, v.a. infolge opportunistischer Infektionen.

Immunität und Prophylaxe
- bislang keine Impfung möglich
- Vorbeugung nur durch Meiden infektiöser Sekrete, z.B. durch „safer sex" oder sorgfältige Einhaltung des Infektionsschutzes bei Blutentnahmen u.a. medizinischen Eingriffen

Botulismus

Definition
- Namen: Botulismus. (lat. botulus = Wurst), „Wurstvergiftung"
- durch Aufnahme von Erregertoxin (Lebensmittelvergiftung) oder durch Toxinbildung im Körper nach Sporenaufnahme (Säuglingsbotulismus) kommt es zu (häufig schweren) gastrointestinalen und neurologischen Symptomen

Gesetz
- **Meldepflicht** bei **Verdacht, Erkrankung** und **Tod** (IfSG §§ 6, 8)
- Erreger-Nennung in IfSG § 7
- **Behandlungsverbot** (IfSG § 24)

Vorkommen weltweit, selten in Deutschland (→ Tab. 4-2)

Erreger
- **Clostridium botulinum**, grampositives Bakterium
- Bildet bei Sauerstoff*anwesenheit* (schlechten Wachtumsbedingungen für den Erreger) *Sporen* und keimt bei Sauerstoff*abwesenheit* wieder zum Bakterium aus.

Erregerreservoir im Darm von Tieren (v.a. Pflanzenfressern) und Mensch

Ansteckung
- **infektiöses Material:**
  - Darminhalt, Kot und dadurch *kontaminierte Stoffe:* Erdreich, Staub, Wasser, Wursthüllen aus Naturdarm usw.
  - Der Erreger ist in Sporenform ubiquitär (überall vorhanden), z.B. auch in Honig (Säuglingsbotulismus).

Es kommt:
- entweder zur Aufnahme von *Erregertoxin* bei Nahrungsaufnahme (Lebensmittelvergiftung) und Inhalation (selten)

- oder zur *Erregeraufnahme* (mit nachfolgender Toxinbildung) bei Säuglingsbotulismus und Wundbotulismus (selten).

- Die **Lebensmittelvergiftung** erfolgt v.a. bei Genuss luftabgeschlossener eiweißreicher Lebensmittel, bei deren Konservierung unzureichende Sporenabtötung (Erhitzung) erfolgte (→ „Krankheitsentstehung"). Problematisch sind weniger industrielle Produkte, z.B. Dosen (Vorsicht bei Aufblähung!) und versiegelte Kunststoffpackungen, sondern eher selbst eingemachte Lebensmittel, z.B. Hausmacherleberwurst. In Betracht kommende Lebensmittel sind:
  - v.a. Fleisch, Schinken, Wurst, Fisch, auch als Räucherware (Kontaminierung v.a. beim Schlachten/Ausnehmen durch Darminhalt)
  - aber auch eiweißreiche pflanzliche Kost, z.B. Bohnen, Pilze (Kontaminierung durch Erdreich)

Inkubationszeit wenige Stunden bis wenige Tage, abhängig von der aufgenommenen Toxinmenge

Krankheitsentstehung Verantwortlich für die Krankheitserscheinungen ist das vom Erreger gebildete **Neurotoxin.** Es entsteht durch Auskeimung der Erregersporen und nachfolgender Vermehrung bei Luftabschluss. Es hemmt die Freisetzung von Acetylcholin (u.a.) an den Endplatten von motorischen und sekretorischen Nerven, wodurch es zur Blockierung der Reizübertragung an Muskeln und Drüsen kommt.

Krankheitsverlauf

Verlaufsformen

- **Botulismus durch Lebensmittelvergiftung** (Toxinaufnahme)
- **Säuglingsbotulismus** (Aufnahme von Sporen mit der Nahrung, Auskeimung, Vermehrung und Toxinbildung im Darm)
- Botulismus durch Inhalation (selten; Toxinaufnahme)
- Wundbotulismus (selten; Eindringen von Sporen in Wunden, dort Auskeimung, Vermehrung und Toxinbildung)

Verlauf/Symptomatik

Botulismus durch Lebensmittelvergiftung

- **Magen-Darm-Symptome** (nur in ⅓ d.F.): Übelkeit, Erbrechen, Verstopfung, Blähungen, auch Durchfall
- **Kopfschmerzen, Schwindel**
- **Lähmungserscheinungen**
  - beginnen am Kopf und breiten sich nach unten aus; dabei gilt: je tiefer, umso seltener auftretend
  - an *Augenmuskeln* (regelmäßig und sehr früh auftretend):
    - innere Augenmuskeln: Pupillenweitung und -starre, ungleich weite Pupillen, *verschwommenes Sehen*, Lichtscheu, Flimmern
    - äußere Augenmuskeln: *Doppeltsehen*, Schielen
  - an *Zungen-, Schlund- und Kehlkopfmuskulatur:* Schluckbeschwerden, Sprechstörungen, Atemstörungen

  - an Rumpf- und Extremitätenmuskulatur (seltener): allgemeine Muskelschwäche, später Paresen, in schweren Fällen vollständige schlaffe Lähmung
  - an Zwerchfellmuskulatur (selten): Atemlähmung
  - an Blase und Mastdarm (selten): Harnverhalten, Stuhlverhalten
- **Trockenheit von Schleimhäuten** (durch Sekretionshemmung, → „Krankheitsentstehung"), symptomatisch v.a.:
  - im Mund-Rachen-Raum: *trockener Mund* (Durstgefühl), *rauer Hals*
  - am Auge: Augenbrennen
- unbeeinflusst/unbeeinträchtigt bleiben: Temperatur (also kein Fieber), Bewusstsein, Sensibilität
- Rekonvaleszenz: bei leichten Formen nach zwei Wochen langsame Rückbildung der Symptome; Genesung beansprucht Wochen bis Monate

Säuglingsbotulismus, typische Symptome
- Verstopfung
- Verweigerung der Nahrungsaufnahme
- Ruhelosigkeit
- als erste Lähmungserscheiungen: Schluckstörungen, Ptosis der Augenlider, Verlust der Kopfkontrolle

Komplikationen Lähmung der Atemmuskulatur, Aspirationspneumonie, Herzrhythmusstörungen, Herzversagen

Differentialdiagnose
- Infektionskrankheiten: Poliomyelitis, Tetanus, Tollwut, Enzephalitis
- Multiple Sklerose, Myasthenia gravis, Enzephalitiden und Vergiftungen nichtinfektiöser Ursache

Diagnostik Toxinnachweis im Erbrochenen, in Blut, Stuhl oder im verdächtigen Nahrungsmittel

Schulmedizinische Therapie
- im frühen Stadium Magenspülung und abführende Maßnahmen
- antitoxisches Serum (nicht bei Säuglingsbotulismus)
- intensivmedizinische Therapie mit Langzeitbeatmung

Prognose
- Tod: früher in 7 % d.F. und nach wenigen Tagen
- einige Todesfälle schon nach bloßem Probieren mit nachfolgendem Ausspucken und Mundausspülen; 1 milliardstel Gramm des Toxins kann bereits tödlich sein
- Todesursachen sind meist Lähmung der Atemmuskulatur und Herzversagen.

Immunität und Prophylaxe
- keine nachgewiesene Immunität
- **passive Impfung** möglich: Antitoxinserum vom Pferd
- Vorbeugung durch Einhaltung der vorgeschriebenen Koch- und Einwirkzeiten bei der Herstellung von Lebensmitteln, da Sporen auch mehrstündiges Kochen überleben können

Brucellose

Definition
- Namen: Brucellose. Einzelnamen → „Vorkommen". Benannt nach dem australischen Bakteriologen Bruce.
- Zooanthroponose. Bevorzugter Befall des Monozyten-Makrophagen-Systems (Lymphknoten, Milz, Leber, Knochenmark), meist relativ symptomarme Erkrankung, charakteristisch: undulierendes Fieber.

Gesetz
- Erreger-Nennung in IfSG § 7
- **Behandlungsverbot** (IfSG § 24)

Vorkommen
- Mitteleuropa: selten (→ Tab. 4-2):
  - am häufigsten: *Morbus Bang* (Brucella abortus, Infektion bei Tieraborten)
  - gelegentlich: *Maltafieber* (Brucella melitensis, Einschleppung aus dem Mittelmeerraum)
  - sehr selten: *Schweinebrucellose* (Brucella suis)
- andere Länder:
  - Morbus Bang: weltweit, besonders in Rinderzuchtgebieten der gemäßigten bis tropischen Zonen
  - Maltafieber: Mittelmeerraum, Afrika, Südamerika
  - Schweinebrucellose: Nordamerika

Erreger drei **Brucella-Arten** (gramnegative Bakterien) sind von Bedeutung für den Menschen:
- Brucella abortus: Rind
- Brucella melitensis: Ziege, Schaf
- Brucella suis: Schwein

Erregerreservoir v. a. Rind, Ziege, Schaf, Schwein, aber auch: Pferd, Hund, Katze u.a.

Ansteckung
- **infektiöses Material:**
  - Plazenta, Fruchtwasser
  - Urin, Kot
  - Fleisch
  - nichtpasteurisierte Milch und Milchprodukte, z.B. Ziegen- und Schafskäse aus Ländern des Mittelmeerraumes
- **Eintrittspforten:**
  - kleinste Hautverletzungen
  - Augenbindehaut
  - Speiseweg
  - Atemweg (Stallstaub)
- keine Ansteckung Mensch → Mensch

Erkrankungsrisiko
- nur 10–20 % der Infizierten erkranken
- **Berufskrankheit:** Landwirte, Schäfer, Metzger, Tierärzte, Molkereipersonal

Inkubationszeit ein bis wenige (drei) Wochen, bei Maltafieber auch bis zu wenigen Monaten

Krankheitsentstehung Die Brucellen überleben und vermehren sich in den Phagozyten. Vorzugsweise **Absiedelung** in den phagozytoseaktiven **Organen des Monozyten-Makrophagen-Systems:** Lymphknoten, Milz, Leber, Knochenmark. In den befallenen Organen kommt es zu einer (häufig chronischen) granulomatösen Entzündung.

Krankheitsverlauf

Verlaufsübersicht

- charakteristischer wellenförmiger (undulierender) Fieberverlauf
- meist relativ gutes Allgemeinbefinden
- Organe des Monozyten-Makrophagen-Systems sind bevorzugt befallen: Lymphknoten, Milz, Leber, Knochenmark
- evtl. typhusähnliches Krankheitsbild
- fast alle Organe können betroffen sein, d.h. viele Komplikationen bzw. Abweichungen vom „normalen“ Krankheitsbild sind möglich

Verlauf/Symptomatik

- **Beginn:**
  - bei Kontaktinfektion oft nur flüchtige *Lymphknotenschwellung,* die häufig unbeachtet bleibt
  - nur allmählicher Fieberanstieg
  - häufige *(grippale) Symptome:* Abgeschlagenheit, Kopfschmerzen, Gliederschmerzen
- **Fieberverlauf:**
  - *wellenförmig* (undulierend oder remittierend); die Fieberwellen dauern zwei bis drei Wochen und sind jeweils durch eine mehrtägige Fieberpause unterbrochen
  - Fiebergipfel bei ca. 40 °C
  - das Fieber kann sich wochen-, monate-, sogar jahrelang hinziehen
  - mit der Zeit werden die Fieberwellen kürzer und niedriger
- **Allgemeinbefinden:** trotz der hohen Temperaturen meist *relativ gut*
- evtl. Schwellung von Lymphknoten, Milz und Leber
- evtl. typhusähnliche Symptome:
  - Leber-, Milzschwellung
  - Exanthem, Roseolen
  - Bronchitis
  - Appetitlosigkeit, Verstopfung, Durchfall
  - relative Bradykardie
  - Leukopenie
  - BKS nur mäßig erhöht

Komplikationen

- Nervensystem: *Neurobrucellose* (Meningitis, Enzephalitis, Myelitis, Neuritis)
- Lunge und Atemwege: Bronchitis, Bronchopneumonie, Pleuritis
- Verdauungstrakt: *Hepatitis,* Cholezystitis, Cholangitis, Pankreatitis
- Bewegungsapparat: Arthritis, Myositis: *„rheumatische“ Beschwerden, Osteomyelitis, Spondylitis* (Wirbelkörperentzündung)
- Herz-Kreislauf: *Endokarditis,* Myokarditis, Thrombophlebitis

- Urogenitaltrakt: Nephritis, Hodenentzündung, Nebenhodenentzündung
- Blutungsneigung durch Beteiligung von Knochenmark (Thrombozytopenie) und Leber
- *Chronifizierung* mit Granulombildung in den befallenen Organen

Differentialdiagnose
- Infektionskrankheiten: Typhus, Paratyphus, Miliartuberkulose (bei akut verlaufender Brucellose), Tularämie, Borreliose, Virushepatitis, Influenza
- Lymphome

Diagnostik
- Blut- und Urinuntersuchung, Biopsien von Knochenmark und Lymphknoten, evtl. Liquoruntersuchung
- KBR und ELISA
- Leukopenie mit Linksverschiebung, Anämie, Thrombozytopenie

Schulmedizinische Therapie Antibiotika

Prognose je nach Erreger und Verlauf sehr unterschiedlich

Immunität und Prophylaxe
- Jahre bis Jahrzehnte
- Expositionsprophylaxe, Pasteurisierung der Milch
- Impfung von Rindern

Cholera

Definition
- Namen: Cholera, Gallenbrechdurchfall. (griech. chole = Galle)
- Lokalinfektion des Dünndarms mit schwerem Durchfall

Gesetz
- **Meldepflicht** bei **Verdacht**, **Erkrankung** und **Tod** (IfSG §§ 6, 8)
- Erreger-Nennung in IfSG § 7
- Vorschriften für Gemeinschaftseinrichtungen (IfSG § 34)
- **Behandlungsverbot** (IfSG § 24)
- Tätigkeits- und Beschäftigungsverbote (§ 42 IfSG)

Vorkommen
- endemisch auf dem indischen Subkontinent (Gangesdelta) und in Südostasien (Indonesien)
- epidemisch in Afrika, Mittel- und Südamerika, Süd- und Südosteuropa:
  – Italien, Spanien, Portugal (70er-Jahre des 20. Jh.)
  – Südrussland, Rumänien (1994)
- sehr selten in Deutschland (→ Tab. 4-2)

Erreger **Vibrio cholerae** (comma): Serotyp O1 und O139, gramnegatives Bakterium. Häufig werden die Cholera-Erreger auch unvollständig spezifiziert als Biotyp (Biovar) cholerae und eltor; beide sind mit Serotyp O1 erfasst.

Erregerreservoir Mensch

Ansteckung
- **infektiöses Material:** *Stuhl*, Erbrochenes
- **Übertragung:** *fäkal-oral*, Schmierinfektion

Erkrankungsrisiko
- nur 10 % der Infizierten erkranken; die anderen 90 % sind als Ausscheider eine bedeutende Infektionsquelle.
- besonders erhöht für Menschen mit Blutgruppe 0

Inkubationszeit wenige Stunden bis wenige (max. 5) Tage

Krankheitsentstehung **Lokalinfektionskrankheit:** Bildung von **Enterotoxin** im oberen Dünndarm → stark vermehrte Ausscheidung von Wasser und Elektrolyten aus den Epithelzellen der Dünndarmschleimhaut

Krankheitsverlauf

Verlaufsformen

In 90 % d.F. mittelschwerer Brechdurchfall, in 10 % d. F. dramatisches Krankheitsbild

Verlauf/Symptomatik bei schwerer Erkrankung

- keine Prodromalerscheinungen
- **Stühle:**
  - zunehmend dünner werdend
  - schließlich *reiswasserartig* (durch kleine Schleimflocken im wässrigen Stuhl)
  - *keine* Blutbeimengung (DD zu Shigellenruhr)
  - *keine* Leibschmerzen oder Tenesmen (DD zu Shigellenruhr)
- **Erbrechen,** evtl. mit Galle- und Blutbeimengung
- Fieber fehlt bzw. **Temperaturabfall** (evtl. dramatische Untertemperatur)
- **Exsikkose** (Austrocknung)
  - Flüssigkeitsverlust (ggf. bis zu 20 Liter/Tag),
  - Durstgefühl, Oligurie, Anurie
  - Blutdruckabfall, Tachykardie
  - **Haut- und Schleimhautsymptome:**
    - heisere und leise Stimme (*Cholerastimme*, Vox cholerae), häufig Erstsymptom
    - schlaffe, trockene Haut
    - eingefallene Wangen und Augen (Choleragesicht)
    - „Waschfrauenhände“
- Symptome durch **Elektrolytmangel:**
  - Krämpfe, v.a. in Waden, Zehen und Fingern
  - Herzrhythmusstörungen
- Krankheitsdauer auch in schweren Fällen selten länger als 5 Tage
- nach überwundener Krankheit evtl. **Dauerausscheidung** von Erregern

Komplikationen
- durch hohen **Flüssigkeitsverlust:**
  - Hornhautaustrocknung
  - *hypovolämischer Schock, Nierenversagen*
- Mischinfektion mit Salmonellen oder Shigellen

Differentialdiagnose
- Enteritis durch Enterotoxin-bildende Escherichia coli
- Salmonellose
- Shigellenruhr (häufig blutiger Stuhl, Tenesmen)

Diagnostik Symptomatik; direkter Erregernachweis aus Stuhl oder Erbrochenem

Schulmedizinische Therapie oraler und/oder parenteraler Flüssigkeitsersatz; evtl. Antibiotika, Wärmezufuhr, Kreislaufstabilisierung

Prognose
- **Letalität:** unbehandelt 20–60 %
- „trockene“ Cholera (Cholera sicca oder Cholera siderans/fulminans): rascher Tod vor Auftreten von Durchfällen, bei rechtzeitiger Therapie geringe Sterblichkeit

Immunität und Prophylaxe
- nur kurzandauernde Immunität
- wichtig sind allgemeine Hygienemaßnahmen (Trinkwasser, Lebensmittel, Abwasserbeseitigung)
- **aktive Impfung** möglich, jedoch relativ geringer Schutz von nur ca. 50 % der Geimpften für ca. ½ Jahr; Impfung verhindert kein Ausscheidertum

Diphtherie

Definition
- Namen: Diphtherie, Halsbräune. (griech. diphthera = Tierhaut, Membran, → „Krankheitsverlauf“)
- Lokalinfektion des Mund-Nasen-Rachen-Raumes (Erstickungsgefahr) mit Toxinfernwirkung

Gesetz
- **Meldepflicht** bei **Verdacht, Erkrankung** und **Tod** (IfSG §§ 6, 8)
- Erreger-Nennung in IfSG § 7
- **Behandlungsverbot** (IfSG § 24)
- Vorschriften für Gemeinschaftseinrichtungen (IfSG § 34)

Vorkommen weltweit, bevorzugt in gemäßigtem Klima Russlands epidemisches Auftreten seit 1993, sehr selten in Deutschland (→ Tab. 4-2)

Erreger **Corynebacterium diphtheriae,** grampositives Bakterium

Erregerreservoir Mensch

Ansteckung
- **infektiöses Material:**
  - *Rachensekret*, Nasensekret
  - selten Augenbindehaut-, Hautwundensekret
- **Eintrittspforten:**
  - *Schleimhäute des Mund-Nasen-Rachen-Raumes*
  - selten: Bindehaut des Auges und Haut(wunden)

- **Übertragung:**
  - *Tröpfcheninfektion*
  - Schmierinfektion
  - selten über kontaminierte Lebensmittel

Erkrankungsrisiko
- nur 10–20 % der Infizierten erkranken
- erhöht in kalter Jahreszeit
- besonders für *Kleinkinder*
- Säuglinge immuner Mütter besitzen eine übertragene Immunität

Inkubationszeit wenige (2–5) Tage

Krankheitsentstehung
- Diphtherie ist eine **Lokalinfektionskrankheit mit Toxinfernwirkung;** d.h. der Erreger selbst breitet sich höchstens lokal aus (meist die Atemwege absteigend), dagegen gelangt sein Toxin in die Blutbahn.
- Besonders empfindlich gegenüber dem Diphtherietoxin sind Niere, Myokard, Endothelzellen der Kapillaren und motorische Kopfnerven.

Krankheitsverlauf

Verlaufsformen (→ Abb. 2.1)

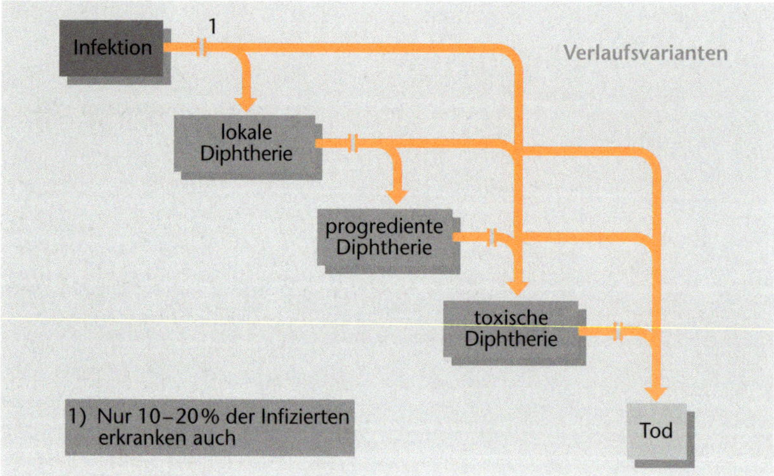

Abb. 2-1: Verlaufsvarianten bei Diphtherie

- **lokale Diphtherie:**
  - Rachendiphtherie (Tonsillardiphtherie): > 50 % d.F. der lokalen Diphtherie
  - Nasendiphtherie: v.a. bei Kleinkindern
  - Kehlkopfdiphtherie: Erstickungsgefahr

  seltene Lokalisationen:
  - Augenbindehaut: Entzündung, starke Lidschwellung
  - Hautwunden: Nabel, Ulcus cruris, häufiger in den Tropen
- **progrediente (fortschreitende) Diphtherie**
- **toxische (maligne) Diphtherie**

Verlauf/Symptomatik

Lokale Diphtherie

- **Rachendiphtherie (Tonsillardiphtherie):**
  – Tonsillitis (**Angina diphtherica**), Pharyngitis mit *typischem Belag.* Fibrinöses Entzündungsexsudat bildet zusammen mit abgestorbenen Schleimhautzellen (Toxinwirkung) eine sog. *Pseudomembran:*
    • zunächst auf Mandeln, später auf Rachen- bzw. Nasenraum übergreifend
    • *grau-weißlich-gelbliche Farbe*
    • *fad-süßlicher Geruch*
    • *festsitzend, nicht abwischbar*
    • blutet leicht (z.B. beim Abstreifversuch), dadurch schmutzig-braune Verfärbung *(„Halsbräune")*
  – Kieferwinkellymphknoten deutlich, schmerzhaft geschwollen
  – *mäßiges Fieber*
  – nach 4 bis 5 Tagen Höhepunkt der Erkrankung, dann entweder beginnende Heilung (Abstoßung der Pseudomembran, Entfieberung) oder Übergang in die progrediente oder die toxische Diphtherie
- **Nasendiphtherie:**
  – v.a. bei Kleinkindern und Säuglingen
  – blutig-eitriger Schnupfen
  – meist gutartiger Verlauf, nur selten Übergang in progrediente oder toxische Diphtherie
- **Kehlkopfdiphtherie:**
  – **primär:** heute selten, v.a. bei Kleinkindern, ohne Veränderungen im Nasen- bzw. Rachenraum
  – **sekundär:** im Verlauf einer progredienten Diphtherie
    • dabei Heiserkeit, bellender Husten (Croup- oder *Krupphusten*; to croup = heiser sprechen)
    • *Erstickungsgefahr* (inspiratorischer Stridor, Zyanose) durch entzündliche Schwellung, Exsudat und Belag

Progrediente (fortschreitende) Diphtherie

- Übergreifen von Nasen- auf Rachenraum bzw.
- von Rachenraum auf tiefere Atemwege: Kehlkopf, Luftröhre, Bronchien, Bronchiolen (deszendierender = absteigender Croup) mit **Erstickungsgefahr**

Toxische (maligne) Diphtherie

- **primäre Form:** Erscheinungen einer Lokalinfektion wenig vorhanden oder fehlen überhaupt, z.B. keine Beläge in Mund-Rachen-Raum

– **sekundäre Form:** entsteht aus lokalisierter oder progredienter Diphtherie
– **Symptome** (toxinbedingt):
  – hohes Fieber
  – *Kreislaufversagen*
  – *Myokarditis* („Frühmyokarditis", → „Komplikationen"), evtl. mit *Herzversagen*

- *Nierenversagen*
- häufig (unstillbares) Erbrechen
- Blutungen der Haut und Schleimhäute
- *Cäsarenhals* (Schweinehals), massive teigige Schwellung des Halses durch Ödembildung im Lymphknotenbereich, häufig
- *Lähmung* motorischer Nerven (Polyneuritis diphtherica): Gaumensegel-, Schlund-, Kehlkopf-, Atemmuskulatur, äußere und innere Augenmuskeln, Hals-, Rücken- und Extremitätenmuskulatur
- Bewusstsein bleibt erhalten

- hohe Letalität

Komplikationen

- bei **progredienter Diphtherie:** Bronchopneumonie (deszendierender Croup)
- insbesondere bei **sekundärer toxischer Diphtherie** treten die toxinbedingten Schäden oft verzögert, als *Spätschäden,* auf:
  - *Spätmyokarditis* (4 bis 8 Wochen nach Krankheitsbeginn), evtl. mit *Herzversagen* während der „Rekonvaleszenz"
  - Nephropathie
  - Lähmung motorischer Nerven
- Simultanerkrankung mit Masern, Scharlach, Keuchhusten

Differentialdiagnose

- Rachendiphtherie: Mononucleosis infectiosa (abwischbare Beläge), Angina (Tonsillitis) durch Streptokokken, Plaut-Vincent-Angina, Tonsillitis bei sexuell übertragbaren Krankheiten (Gonorrhoe, Herpes simplex, syphilitischer Primäraffekt)
- Nasendiphtherie: Fremdkörper, Sinusitis, Nasenrotz, Coryza syphilitica
- toxische Diphtherie: Mumps (bei Cäsarenhals), Lymphknotentuberkulose, bei Lähmungen Poliomyelitis

Diagnostik klinische Diagnosestellung, Kulturen von Abstrichen, (Erregernachweis dauert zu lange) Nachweis des Diphtherietoxins, Leukozytose und Lymphopenie

Schulmedizinische Therapie unverzügliche Gabe eines Diphtherie-Antitoxins, zusätzliche Antibiotikagabe

Prognose

- bei rechtzeitigem Behandlungsbeginn meist gut, trotz schwerer Erkrankung
- Langzeitüberwachung (4–8 Wochen) wegen Gefahr der Spätmyokarditis

Immunität und Prophylaxe

- antitoxische Immunität, kann nach Jahren abnehmen (Zweiterkranku möglich).
- **aktive Impfung** mit Toxoidimpfstoff: z.B. im Rahmen der Kombinationsimpfung Diphtherie-Tetanus oder Diphtherie-Pertussis-Tetanus, Schutzdauer: ca. 10 Jahre
- **passive Impfung:** Antitoxinserum vom Pferd

Ebola-Fieber

Definition
- Namen: Ebola-Fieber, Ebola-hämorrhagisches Fieber (EBO-HF), Maridi-Fieber. (Ebola = Fluss im Kongo, Maridi = Stadt im Südsudan; an beiden Orten kam es gleichzeitig zu den ersten Epidemien)
- Gilt als Virusbedingtes hämorrhagisches Fieber (→ dort), d.h. zählt zu den Viruserkrankungen, bei denen es bei schwerem Verlauf zu hohem Fieber und Blutungen kommt. Zooanthroponose.

Gesetz
- **Meldepflicht** bei **Verdacht, Erkrankung** und **Tod** (IfSG §§ 6, 8)
- Erreger-Nennung in IfSG § 7
- **Behandlungsverbot** (IfSG § 24)
- Quarantäne bei Verdacht und Erkrankung (IfSG § 30)
- Vorschriften für Gemeinschaftseinrichtungen (IfSG § 34)

Vorkommen Zentralafrika; sehr selten, evtl. auch bisher kein Fall in Deutschland (→ Tab. 4-2)

Erreger **Ebola-Virus**

Erregerreservoir unbekannt (vielleicht Schimpansen)

Ansteckung soweit bisher bekannt
- **infektiöses Material:** Blut
- **Übertragung:**
  - Kontaktinfektion (Haut, Schleimhäute)
  - Blutinjektion (gleiche Kanüle bei verschiedenen Patienten)

Erkrankungsrisiko bisher nur wenige Epidemien (Daten von 2003):
- in Zentralafrika: 1976, 1977/78, 1983, 1995
- in Europa: 1977 (Laborinfektion in Großbritannien)

Inkubationszeit zwei Tage bis 3 Wochen

Krankheitsverlauf

Verlaufsformen

- Nach neuen Erkenntnissen sind asymptomatische bis milde Verlaufsformen häufiger als bisher angenommen möglich.
- Ebola- und Marburg-Fieber (→ dort) sind in Verlauf/Symptomatik nicht zu unterscheiden.

Verlauf/Symptomatik bei schwerem Verlauf

Prodromalphase (grippale Symptomatik)
- Dauer: wenige Tage bis 1 Woche
- meist plötzlicher Beginn mit **hohem Fieber**, Kopf-, Gliederschmerzen, Übelkeit, Erbrechen, Bauchschmerzen, Durchfall
- Konjunktivitis, Pharyngitis
- gelegentlich makulo-papulöses Exanthem (bei heller Haut)

Organphase
- Dauer: wenige Tage – 1 Woche
- Hypotonie, Bradykardie
- **Blutungen** (Hämorrhagie) der Haut, Schleimhäute (Nasenbluten), von Magen (Bluterbrechen), Darm (Blutstuhl), Niere (Hämaturie), Uterus (blutiger Ausfluss)
- enzephalopathische Symptome (Benommenheit bis Koma, Krämpfe)
- gelegentlich: Hodenentzündung
- evtl. hypovolämischer Schock oder Nierenversagen (Anurie)

Differentialdiagnose andere virusbedingte hämorrhagische Fieber und deren DD (→ VHF)

Diagnostik Erregernachweis im Elektronenmikroskop, im Immunfluoreszenztest oder durch molekularbiologische Methoden in Speziallabors mit größter Sicherheitsstufe

Schulmedizinische Therapie symptomatisch (Volumensubstitution), evtl. frühzeitiger Einsatz von Rekonvaleszentenserum

Prognose Letalität: 50–80 %, langandauernde Rekonvaleszenz

Immunität und Prophylaxe
- bisher keine Schutzimpfung
- Expositionsprophylaxe durch Quarantäne

Echinokokkose

Definition
- Echinokokkus sp.: die Abkürzung „sp." für „species" ist Sammelbezeichnung für alle Erregerarten
- zystische Echinokokkose: Hundebandwurmbefall
- alveoläre Echinokokkose: Fuchsbandwurmbefall
- meist Befall der Leber, selten der Lunge, noch seltener anderer Organe (ZNS); sehr hohe Letalität bei alveolärer Echinokokkose

Gesetz
- Erreger-Nennung in IfSG § 7
- **Behandlungsverbot** (IfSG § 24)

Vorkommen
- zystische Echinokokkose: weltweit, in Europa v.a. in Mittelmeerländern (Griechenland, dalmatinische Küste)
- alveoläre Echinokokkose: nördliche Hemisphäre, in Europa v.a. am Nordalpenrand (Süddeutschland, Nordschweiz, Westösterreich, Ostfrankreich)
- selten in Deutschland (→ Tab. 4-2)

Erreger
- zystische Echinokokkose: **Hundebandwurm** (Echinococcus granulosus/cysticus)
- alveoläre Echinokokkose: **Fuchsbandwurm** (Echinococcus multilocularis/alveolaris)

Erregerreservoir **Endwirte** sind in Europa beim:

- Hundebandwurm: *Hund,* selten Fuchs, Katze, Marderhund, Wolf, andere Fleischfresser
- Fuchsbandwurm: *Fuchs,* selten Hund, Katze, andere Fleischfresser

Ansteckung

- enger Kontakt mit dem Endwirt, v.a. Hunde in bzw. aus südlichen Ländern, erlegte Füchse
- durch kontaminierte Lebensmittel: Gemüse, Obst, Waldfrüchte (z.B. Heidelbeeren, Preiselbeeren, Pilze), Wasser
- orale Aufnahme von kontaminiertem Staub

Inkubationszeit meist 5–20 Jahre

Krankheitsentstehung Durch die orale Aufnahme der Bandwurmeier wird der Mensch **Fehlzwischenwirt**; die normalen Zwischenwirte sind Pflanzenfresser, selten auch Nager. Im Dünndarm schlüpfen die Larven, welche die Dünndarmwand durchdringen und sich über den Blutstrom v.a. in **Leber** und **Lunge** ansiedeln. Dort entwickelt sich in Blasen eine zweite Larvenart (die Finnen; → 1.1.7). Bei der zystischen Echinokokkose entwickelt sich meist nur eine große Blase (Zyste, bis zu 20 cm im Durchmesser), bei der alveolären Echinokokkose dagegen eine Vielzahl von kleinen Bläschen (Alveolen, max. 2 cm im Durchmesser), die tumorartig, infiltrativ in das umgebende Gewebe wachsen. Dieses raumgreifende bzw. zerstörerische Blasenwachstum ist für die Krankheitssymptome verantwortlich.

Krankheitsverlauf

Verlaufsformen

- **zystische Echinokokkose:** in > 90 % d.F. ist nur ein Organ befallen, davon in ca. 60 % d.F. die Leber, in ca. 30 % die Lunge; seltener betroffen sind: Peritoneum, Milz, Niere, Muskulatur, Knochen, Gehirn (in dieser Reihenfolge)
- **alveoläre Echinokokkose:** in > 95 % d.F. ist die Leber, in ca. 20 % die Lunge befallen

Verlauf/Symptomatik

Symptomatik bei Leberbefall (Leber-Echinokokkose)

- Appetitlosigkeit, unspezifische Oberbauchbeschwerden, Druckgefühl, Abgeschlagenheit
- tastbare Leberveränderungen
- eingeschränkte Zwerchfellbeweglichkeit
- Kompression des Magenausganges (Schmerzen) und von Gallengängen (Ikterus, Koliken)
- Pfortaderhochdruck, Ösophagusvarizen.
- Symptomatik bei alveolärer Echinokokkose: Leberzirrhose, aber auch akutes Leberversagen infolge Infiltration

Symptomatik bei Lungenbefall (Lungen-Echinokokkose)

- meist keine Symptome
- evtl. Brustschmerzen, Husten, selten mit blutigem Auswurf

- **Sekundärer Befall anderer Organe durch**
  - Zystenruptur (zystische Echinokokkose)
  - infiltratives Bläschenwachstum (alveoläre Echinokokkose)
  - zumeist chronisch-schleichender Verlauf über Jahre bis Jahrzehnte

Komplikationen
- zystische Echinokokkose: anaphylaktischer Schock bei Zystenruptur, ZNS-Befall mit entsprechenden neurologischen Symptomen
- alveoläre Echinokokkose: Leberzirrhose, Zystenruptur, Abszessbildung

Differentialdiagnose
- Lebererkrankungen
- Lungenerkrankungen
- ZNS-Erkrankungen

Diagnostik Sonographie, CT, Antikörpernachweis

Schulmedizinische Therapie operative Entfernung (wenn möglich), Anthelminthikum Mebendazol

Prognose nur bei vollständiger Entfernung aller Zysten gute Prognose. Letalität:
- zystische Echinokokkose: < 5 %; Zysten meist operabel
- alveoläre Echinokokkose: > 95 %; Zysten meist inoperabel

Immunität und Prophylaxe
- Immunität wird kaum entwickelt
- wichtigste Prophylaxe: regelmäßige Entwurmung von Haustieren, Waldfrüchte nicht ungewaschen essen

Erysipel

Definition
- Namen: Erysipel, Wundrose. (griech. erysipelas = Wundrose)
- flächenhafte entzündliche Lokalinfektion der Haut und des Unterhautgewebes

Gesetz
- fällt als Streptococcus pyogenes-Infektion unter das IfSG
- **Behandlungsverbot** (IfSG § 24)
- Vorschriften für Gemeinschaftseinrichtungen (IfSG § 34)

Erreger
- **β-hämolysierende Streptokokken**, v.a. *A-Streptokokken*, grampositive Bakterien
- selten Staphylococcus aureus (menschenpathogene Stämme)

Erregerreservoir bei A-Streptokokken: Mensch

Ansteckung
- **infektiöses Material:**
  - Rachensekret (v.a. A-Streptokokken)
  - Nasensekret (v.a. Staphylococcus aureus)

- **Eintrittspforten:** *Haut- und Schleimhautschadstellen*, z.B.:
  - Rhagaden (z.B. am Mundwinkel)
  - Geschwüre (häufig Ulcus cruris)
  - durch Pilzbefall vorgeschädigte Stellen, v.a. Zwischenzehen- und Zwischenfingerbereich
- **Übertragung:** Tröpfcheninfektion oder (selten) Schmierinfektion

Erkrankungsrisiko Ausschlag wenig ansteckend, besonders gefährdet sind Diabetiker

Inkubationszeit wenige Stunden bis mehrere Tage

Krankheitsentstehung Es kommt zur Erregerausbreitung in den intrakutanen Lymphspalten (→ 1.3.1, Ausbreitung im Gewebe) mit entzündlichen Reaktionen. Die Erkrankung bleibt **i.d.R lokal beschränkt**.

Krankheitsverlauf

Verlauf/Symptomatik bei typischer Erkrankung

- **Beginn** mit Schüttelfrost, rasch *ansteigendem* und *hohem Fieber*, Kopfschmerzen, Erbrechen
- **Lokale (entzündliche) Symptome:**
  - bevorzugt betroffen sind *Gesicht* und *Unterschenkel* (begünstigend sind Krampfadern und Geschwüre)
  - **Hautreaktionen:**
    - schmerzhafte Schwellung und Überwärmung
    - *Rötung:* meist intensiv und *scharf umgrenzt*
    - Ausbreitung: häufig zungenförmige Ausläufer (wie bei der Blüte einer Rose = *Wundrose)*; bei Gesichtsbefall sind die Symptome meist zunächst einseitig, nach ein bis zwei Tagen dann symmetrisch.
  - auch Befall von **Schleim- und Halbschleimhäuten** möglich: Mund-Rachen-Raum, Kehlkopf, Augenbindehaut, Scheide, Penis
  - Schwellung der regionalen Lymphknoten

Komplikationen

- **Rezidive** (z.B. durch unzureichende Antibiotikabehandlung), dabei evtl. Lumenverlegung (Obliteration) der Lymphgefäße mit *Lymphstau* (Elephantiasis)

Seltener sind:

- **Komplikationen eitriger Art** (durch lokale oder septische Ausbreitung):
  - Phlegmone (Entzündung im Unterhautgewebe)
  - Meningitis
  - Bronchitis/Pneumonie
  - Myokarditis, Endokarditis
- **Komplikationen immunologischer Art** (infolge A-Streptokokken-Infektion):
  - Erythema nodosum
  - postinfektiöse (akute) Glomerulonephritis
- Thrombosen: Thrombophlebitis der Beine, Hirnvenenthrombose beim Gesichtserysipel
- bei Befall der Kehlkopfschleimhaut: Glottisödem mit Erstickungsgefahr

Differentialdiagnose
- bei zunächst einseitigem Befall: Zoster ophthalmicus
- Erysipeloid (Schweinerotlauf)
- Hautentzündungen durch andere Erreger
- allergische Hautreaktionen (z.B. Arzneimittelexanthem)
- bei Unterschenkelbefall: Thrombophlebitis

Diagnostik
- klinisches Bild
- Erhöhung von Leukozyten, CRP und BKS sowie später Antistreptolysin-Titer
- evtl. Erregernachweis im Abstrich

Schulmedizinische Therapie Penizillingabe, Bettruhe, Hochlagerung der Extremität oder (bei Gesichtserysipel) Flüssigkost und Sprechverbot, feucht-kühle Umschläge mit desinfizierenden Substanzen

Prognose
- bei ausreichender Behandlung gut
- Gefahr von Rezidiven

Immunität und Prophylaxe
- keine
- Behandlung begünstigender Grunderkrankungen (z.B. Diabetes mellitus, Fußpilz)

Exanthema subitum

Definition
- Namen: Exanthema subitum, Dreitagefieber (exanthematisches), Roseola infantilis/infantum. (lat. subitus = plötzlich. Roseola = kleinfleckige Hautröte)
- meist harmlose „Kinderkrankeit“ mit Fieber und Hautausschlag

Gesetz keine Berücksichtigung im IfSG

Vorkommen weltweit

Erreger **Humanes-Herpes-Virus 6** = HHV-6 (→ Tab. 1-1)

Erregerreservoir Mensch

Ansteckung
- **infektiöses Material:** *Speichel,* Rachensekret, Nasensekret (vermutlich)
- **Übertragung:** Tröpfcheninfektion, Schmierinfektion

Erkrankungsrisiko wenig ansteckend; es erkranken fast nur **Säuglinge** und **Kleinkinder**

Inkubationszeit mehrere Tage bis 2,5 Wochen

Krankheitsverlauf **Verlaufsübersicht**
- Generalisation: Fieber
- Organmanifestation: Exanthem

Verlauf/Symptomatik

Generalisation

- **Fieber** rasch ansteigend bis 39–40 °C, intermittierend oder als Kontinua, über drei bis vier Tage („Dreitagefieber“)
- rasche bis plötzliche (kritische) Entfieberung
- evtl. fieberbedingte: zerebrale **Krämpfe** und vorübergehende **Paresen**

Organmanifestation

- **Exanthem** (Auftreten bei Entfieberung):
  - rötelnähnliches Aussehen: hellrot, kleinfleckig, evtl. leicht papulös, evtl. konfluierend (zusammenfließend)
  - Lokalisation: an Stamm und Nacken am dichtesten, auch an Extremitäten, selten im Gesicht
  - Dauer: 1 bis 2 Tage, manchmal nur Stunden
- **katarrhalische Erscheinungen** (häufig geringer Natur): Tonsillitis, Pharyngitis, Tracheitis
- **Lymphknotenschwellungen:** nuchal, zervikal, retroaurikulär; evtl. schon vor Auftreten des Exanthems

Komplikationen Meningoenzephalitis (Krämpfe, Lähmungen)

Differentialdiagnose Röteln, Masern, Scharlach, andere exanthematische Virusinfektionen (z.B. durch Coxsackie- und Echo-Viren mit einem ebenfalls rötelnähnlichen Exanthem), Arzneimittelexanthem, allergisches Exanthem

Diagnostik

- charakteristisch: Auftreten des Exanthems nach Fieberabfall
- Leukopenie mit relativer Lymphozytose, Antikörpernachweis

Schulmedizinische Therapie Antipyretika bei hohem Fieber, Antikonvulsiva bei Krämpfen

Prognose sehr gut

Immunität und Prophylaxe

- hinterlässt eine Immunität
- keine Impfung und keine Prophylaxe

Fleckfieber

Definition

- Namen: (klassisches/epidemisches) Fleckfieber, Läusefleckfieber, Flecktyphus, Typhus exanthematicus, Petechialtyphus, Flohbisskrankheit (→ „Krankheitsverlauf“)
- Übertragung durch Läuse (und Flöhe), charakteristisch sind Fieber, Haut- und ZNS-Befall, häufig schwerwiegender Verlauf

Gesetz

- Erreger-Nennung in IfSG § 7
- **Behandlungsverbot** (IfSG § 24)

Vorkommen
- früher v.a. in Russland, Ost- und Südosteuropa
- heute Herde in Afrika, Asien, Mittel- und Südamerika; sehr selten in Deutschland (→ Tab. 4-2).

Erreger **Rickettsia prowazekii,** gramnegatives Bakterium (Rickettsienart)

Erregerreservoir Mensch

Ansteckung
- Mensch → Kleiderlaus → Mensch:
  - perkutan: keine Infektion durch Stich der Laus, sondern durch Einkratzen von **Läusekot** oder „Saft" zerquetschter Läuse in den (juckenden) Stichkanal oder in sonstige Hautdefekte (wie beim Läuserückfallfieber).
  - seltener aerogen: Einatmen von zerstäubtem **Läusekot** (Rickettsien überleben monatelang in eingetrocknetem Läusekot)
- selten auch: Mensch → Floh → Mensch

Erkrankungsrisiko Das Erkrankungsrisiko ist unter schlechten hygienischen Bedingungen erhöht (d.h. bei guten Verhältnissen für Läuse und Flöhe), z.B. in Kriegs-, Notstands- und Überbevölkerungsgebieten.

Inkubationszeit 1,5 bis 2 Wochen

Krankheitsentstehung Befall von Endothelzellen kleiner und kleinster Blutgefäße, v.a. in Haut, Gehirn, Myokard und Nieren

Krankheitsverlauf

Verlaufsübersicht bei klassischer Erkrankung

- Stadium incrementi: Fieberanstieg über wenige Tage
- Stadium continuum: Kontinuafieber über ca. zwei Wochen
- Stadium decrementi: Entfieberung von wenigen Tage
- Rekonvaleszenzphase: Wochen bis Monate

Verlauf/Symptomatik

Stadium incrementi

- plötzlicher Beginn mit hohem Fieber, Schüttelfrost
- heftige Kopf- und Gliederschmerzen
- Gesicht gerötet und gedunsen (Fleckfiebergesicht)
- Entzündung der oberen Atemwege mit trockenem Husten und Heiserkeit in ⅔ d.F.
- Milz-, Leberschwellung in 50 % d.F.

Stadium continuum

- **Exanthem:** roseolenartig an Rumpf, Armen und Beinen (Hals und Gesicht bleiben frei); bei schwerem Verlauf auch an Handtellern und Fußsohlen, mit *hämorrhagischem Charakter* als Petechien (flohbissartige, rote Flecken „Flohbisskrankheit") oder Ekchymosen (flächenhafte Hautblutungen)
- *enzephalitische/meningitische Erscheinungen*

Stadium decrementi

Fieberrückgang und Abschwächung der übrigen Symptomatik

Rekonvaleszenzphase
Gefährdung durch Kreislauflabilität und Sekundärinfektionen

Komplikationen
- arterielle und venöse Thrombosen (thrombotischer Verschluss, Embolie)
- Kreislaufversagen, Nierenversagen, Koma, Tod durch Kreislaufversagen
- Hepatitis mit Ikterus
- Pneumonie (primär, sekundär)
- Sekundärinfektionen
- Rezidiv = **Brill-Zinsser-Krankheit** (leichte Fleckfiebererkrankung) nach Jahren bis Jahrzehnten möglich

Differentialdiagnose
- andere Rickettsiosen, z.B. Q-Fieber
- Grippe, Bronchitis (Husten im Stadium incrementi)
- Typhus, Parathyphus (im Stadium incrementi)
- Meningoenzephalitis durch Meningokokken (wegen Exanthem mit hämorrhagischem Charakter)
- Rückfallfieber (Leber-, Milzschwellung, Hautblutungen, meningitische Erscheinungen)
- Malaria tropica
- Leptospirose

Diagnostik Erregernachweis aus Blut im Tierversuch, serologische Blutuntersuchungen

Schulmedizinische Therapie Antibiotika

Prognose Letalität bei unbehandelten Fällen: 10–40 %

Immunität und Prophylaxe
- langanhaltende Immunität, aber: Rezidiv nach Jahren bis Jahrzehnten möglich (→ „Komplikationen")
- **aktive Immunisierung** möglich, jedoch nur deutliche Abschwächung der Symptomatik und Verringerung der Sterblichkeit; Schutzdauer < 5 Jahre

FSME

Definition
- Namen: FSME = Früh(jahr)-Sommer-Meningo-Enzephalitis
- virusbedingte Meningitis/Enzephalitis (i.d.R. durch Zeckenbiss übertragen)

Gesetz
- Erreger-Nennung in IfSG § 7
- **Behandlungsverbot** (IfSG § 24)

Vorkommen
- in Europa: v.a. am Nordalpenrand; kein Vorkommen in Großbritannien, Dänemark, Beneluxländer, iberische Halbinsel
- in Deutschland v.a. im Schwarzwald und südlich der Donau

Erreger **FSME-Virus** (ein Arbovirus, → Tab. 1-1)

Erregerreservoir v.a. Kleinsäuger wie Nager, Maulwurf, Igel und andere, aber auch Großsäuger, z.B. Wild, Schaf, Ziege, Rind

Ansteckung
- i.d.R. Erregerreservoir → **Zecke** (Ixodes ricinus → 1.1.8) → Mensch, d.h. durch Zeckenbiss
- nichtpasteurisierte Milch von Rind, Ziege oder Schaf

Erkrankungsrisiko In den Endemiegebieten ist unter Umständen jede 50. Zecke Virusträger. Bevorzugtes Biotop der Zecken: Regionen mit hoher Luftfeuchtigkeit, Laub- und Mischwälder mit strauchreichem Unterwuchs, Waldränder, Flusstäler. Die Zecken halten sich in bodennaher Vegetation auf und fallen nicht von Bäumen. Keine virushaltigen Zecken in Höhen > 1.000 m.
- erhöhtes Infektionsrisiko in der Zeit **Frühsommer** bis **Frühherbst**
- ca. 30 % der durch infizierte Zecken gebissenen Personen erkranken
- in Deutschland 150–300 gemeldete Erkrankungen pro Jahr

Inkubationszeit 1 bis 2 Wochen

Krankheitsentstehung Das Virus vermehrt sich vermutlich in den regionalen Lymphknoten der Bissstelle und gelangt hämatogen (Generalisationsstadium) oder auf neuronalem Weg ins ZNS (Organstadium).

Krankheitsverlauf

Verlaufsübersicht bei durchgehender Erkrankung
- Prodromalphase: 1. Fiebergipfel, Generalisationsstadium
- Latenzphase: fieberfreies Intervall
- Organstadium: 2. Fiebergipfel
- Rekonvaleszenzphase

Verlauf/Symptomatik

Prodromalphase
- **„Sommergrippe"** von wenigen Tagen
- Kopf-, Glieder-, Kreuzschmerzen
- leichtes Fieber bis 38 °C
- evtl. katarrhalische und gastrointestinale Symptome
- **Ausklingen** der Erkrankung in ca. 90 % d.F.

Latenzphase
Fieberfreies, symptomarmes Intervall von einigen Tagen (kann auch fehlen)

Organstadium (ZNS-Befall)
- Temperaturanstieg bis 40 °C
- in ca. 60 % d.F. **Meningitis**, meist bei Kindern:
  - heftige Kopfschmerzen
  - Übelkeit, Erbrechen
  - *Nackensteifigkeit* (u.a. Meningitis-Zeichen)
  - Dauer: wenige Tage bis eine Woche
  - bleibt meist folgenlos

- in ca. 40% d.F. (auch) Enzephalitis/Myelitis/Radikulitis, häufiger bei Erwachsenen:
  - ggf. Meningitis-Zeichen
  - Sensibilitäts- und Reflexstörungen
  - Unruhe, Zuckungen im Gesicht und an den Extremitäten
  - Sprachstörungen, psychotische Phasen, Somnolenz, Bewusstlosigkeit
  - Paresen: v.a. Gesichtslähmung (N. facialis), Augenlähmung/Doppeltsehen (N. oculomotorius), Blasenlähmung
  - nach Abfiebern evtl. schlaffe Lähmung, v.a. im Schulter-Arm-Bereich
  - Dauer: 1–2 Wochen

Differentialdiagnose Grippe, Lyme-Borreliose, Poliomyelitis (bei Lähmungserscheinungen), andere (v.a. virale) Meningoenzephalitiden

Diagnostik Liquor- und Blutuntersuchung

Schulmedizinische Therapie symptomatisch

Prognose in ca. 5% d.F. mit Enzephalitis bleiben Restzustände, Letalität: ca. 1%

Immunität und Prophylaxe
- lebenslange Immunität
- Prophylaxe vor Zeckenbissen in gefährlichen Gebieten, Entfernung der Zecke mit Zange, Desinfektion und Reinigung der Bissstelle
- **aktive Impfung** mit fast 100%igem Schutz, Auffrischung nach 3–5 Jahren
- Impfung auch passiv und simultan (nicht nach Zeckenbiss!) möglich

Gastroenteritis, infektiöse/Lebensmittelvergiftung, mikrobielle

Definition Mikrobiell verursachte akute Magen-Darm-Erkrankungen werden nach dem IfSG § 6 unterschieden in:
- akute infektiöse **Gastroenteritiden**
- mikrobiell bedingte Lebensmittelvergiftungen

Als Gastroenteritiden werden hier Cholera, Shigellenruhr, Paratyphus und Typhus sowie das enteropathische hämolytisch-urämische Syndrom (HUS; Folgeerkrankung einer EHEC-Infektion) nicht berücksichtigt, da diese eigenständig dargestellt sind.

Gesetz
- **Meldepflicht** bei **Verdacht** und **Erkrankung** (Lebensmittelbranche, Gruppenerkrankung; IfSG §§ 6, 8)
- Erreger-Nennung in IfSG § 7
- Behandlungsverbot (IfSG § 24)
- Vorschriften für Gemeinschaftseinrichtungen (IfSG § 34)
- Tätigkeits- und Beschäftigungsverbote (IfSG § 42)

Vorkommen

- weltweit
- über 80 % aller gemeldeten Infektionen/Jahr (> 200.000) sind Gastroenteritiden, am häufigsten: Infektionen mit Salmonellen (> 70.000), Campylobacter (> 50.000), Rotaviren (ca. 50.000) und Norwalk-ähnlichen Viren (10–50.000)

Erreger

- **Bakterien,** aufgeführt sind die häufigsten (alle gramnegativ):
  - meist *Salmonella sp.* (v.a. S. enteritidis, auch häufig S. typhimurium)
  - *Campylobacter sp.* (v.a. C. jejuni, auch häufig C. coli)
  - *Yersinia enterocolitica* (darmpathogene Stämme), Y. pseudotuberculosis
  - verschiedene Escherichia coli-Stämme, wie
    - *enterohämorrhagische Escherichia coli (EHEC)*
    - enteropathogene Escherischia coli (EPEC, „Reisediarrhö")
    - enterotoxische Escherichia coli (ETEC)
- **Bakterielle Lebensmittelvergiftung** (Toxinaufnahme mit der Nahrung) durch (alle grampositiv):
  - meist Staphylococcus aureus
  - Clostridium perfringens (Subtypen von Typ A)
  - Clostridium botulinum (→ „Botulismus")
  - Bacillus cereus
- **Viren:**
  - *Rotaviren,* bei *Säuglingen* und *Kleinkindern* die häufigste Ursache von akuter Gastroenteritis, in > 70 % d.F.
  - *Norwalk-ähnliche Viren,* bei *Säuglingen* und *Kleinkindern* die zweithäufigste Ursache von akuter Gastroenteritis, bei älteren Kindern und Erwachsenen in 30–50 % d.F. Ursache nichtbakterieller Gastroenteritis
  - Adenoviren
  - Enteroviren (v.a. Echoviren, „Sommerdiarrhö")
  - Parvoviren
  - Reoviren
- **Protozoen:**
  - *Cryptosporidium parvum* (Cryptosporidiose)
  - *Giardia lamblia* (Giardiasis)
  - Entamoeba histolytica (Amöbenruhr)
- **infektiöse, aber nicht akute Gastroenteritis:**
  - Pilze: Candida-Arten, Aspergillus-Arten
  - Würmer: Spulwurm, Peitschenwurm

Ansteckung

- **Tier → Mensch** (v.a. Bakterien):
  - *Verzehr von Tierprodukten:* Fleisch (Hackfleisch), Milch, Milchprodukte, Fisch, Geflügel, Eier, Eiprodukte usw.
  - *fäkal-oral* (→ 1.2.2), z.B. durch Wasserkontamination, Gülledüngung (Salat, Gemüse)
- **Mensch → Mensch** (Bakterien, Viren):
  - **infektiöses Material:** Stuhl, Erbrochenes
  - **Übertragung:**
    - *fäkal-oral,* durch Infizierte und *Ausscheider*
    - bei Erbrochenem Schmierinfektion, Tröpfcheninfektion

- **Ansteckungszeitraum:**
  - Salmonellen: meist 4–5 Wochen (selten Dauerausscheidung, → „Komplikationen“)
  - Rotaviren: meist 1 Woche
  - Norwalk-ähnliche Viren: meist 1 Woche

Erkrankungsrisiko

- Infektion bleibt häufig inapparent, betroffen sind v.a. **Kleinkinder**
- oft Gruppenerkrankung
- Häufigkeitsgipfel im Sommer

Inkubationszeit

wenige Stunden bis wenige Tage:

- Staph. aureus-Intoxikation: nur wenige Stunden
- Salmonellen: ½ Tag bis wenige Tage
- Viren: 1–3 Tage

Krankheitsentstehung

bei bakterieller Gastroenteritis bzw. Lebensmittelvergiftung i.W. folgende Ursachen:

- invasives (zerstörerisches) Eindringen des Erregers (z.B. von *Salmonellen*) in die Dünn- oder auch Dickdarmepithelzellen
- Entero- bzw. Endotoxinbildung (→ 1.3.2) der aufgenommenen Erreger
- Toxinaufnahme mit der Nahrung

Krankheitsverlauf

Verlauf/Symptomatik bei typischer Erkrankung

- krampfartige **Bauchschmerzen** (Darmkoliken)
- **Durchfälle:** zunächst breiig, später zunehmend wässriger
- **Übelkeit, Erbrechen**
- Kopfschmerzen, Glieder-, Kreuz- und Muskelschmerzen
- v.a. bei invasiven Erregern (Salmonellen): **erhöhte Temperatur** bzw. **Fieber** von 38–40 °C
- gelegentlich Pseudoappendizitis durch mesenteriale Lymphadenitis (Salmonellen, Yersinien)
- gelegentlich Erkrankung der oberen Atemwege (Adenoviren, Enteroviren, Yersinien)

Komplikationen

- durch hohen **Flüssigkeitsverlust:** v.a. bei Neugeborenen, Säuglingen, Kleinkindern, resistenzgeschwächten und alten Patienten: *Exsikkose* (Austrocknung), Nierenversagen, hypovolämischer *Schock* (Kreislaufversagen).
- bei **Salmonelleninfektion** auch:
  - Gallenblasenentzündung
  - Dauerbesiedelung von Gallenblase oder Dünndarm → Dauerausscheidertum
  - Sepsis (v.a. Salmonellen, bei Immunschwäche, z.B. bei Aids), häufig dabei: Arthritis (der unteren Extremitäten), Osteomyelitis, Endokarditis, Pleuritis, Pneumonie, Meningitis
- bei EHEC-Infektionen: HUS (→ dort)
- bei Enteroviren auch Meningitis/Enzephalitis

Differentialdiagnose
- Shigellenruhr (besonders bei invasiven Erregern)
- Cholera (keine Leibschmerzen und Tenesmen)
- Typhus, Paratyphus
- nichtinfektiöse Durchfallerkrankungen (Morbus Crohn, Colitis ulcerosa)

Diagnostik
- Anamnese (Gruppenerkrankung?), Symptomatik
- Erregernachweis in Stuhl, Erbrochenem, Nahrungsmittelresten, Leukozytose

Schulmedizinische Therapie
- je nach Erregerart
- meist nur symptomatisch (Schonkost, Flüssigkeits- und Elektrolytzufuhr, Bauchwickel), evtl. Antibiotikatherapie

Prognose Rekonvaleszenz meist nach wenigen Tagen. Dauerausscheidertum möglich (Salmonellose).

Immunität und Prophylaxe
- meist keine Immunitätsbildung (da Lokalinfektion) oder nur schwach bis mäßig ausgeprägt (erregerabhängig)
- Einhaltung der Hygieneregeln bei Reisen in warme Länder, Meidung potentiell infektiöser Speisen
- keine Impfung

Gelbfieber

Definition
- Namen: Gelbfieber, „Schwarzes Erbrechen“
- Tropenkrankheit: Übertragung durch Mücken, ggf. schwere Schäden an Leber, Niere und Herz

Gesetz
- Erreger-Nennung in IfSG § 7
- **Behandlungsverbot** (IfSG § 24)

Vorkommen Tropische Zonen in: Afrika, Süd- und Mittelamerika. Sehr selten in Deutschland (→ Tab. 4-2).

Erreger **Gelbfieber-Virus** (ein Arbovirus, → Tab. 1-1)

Erregerreservoir Mensch, Affenarten

Ansteckung
- sylvatisches Gelbfieber (Busch- oder Dschungelbfieber): Affen → Mücke → Mensch
- urbanes Gelbfieber (Stadtgelbfieber): Mensch → Mücke → Mensch

Inkubationszeit wenige (3–6) Tage

Krankheitsentstehung Das Virus vermehrt sich in den Organen des Monozyten-Makrophagen-Systems (Lymphknoten, Milz, Leber, Knochenmark) und verursacht nach der Ausbreitung über den Blutweg (Generalisationsstadium) schwere Schäden v.a. an **Leber, Niere** und **Herzmuskel** (Organstadium).

Krankheitsverlauf

Verlaufsübersicht bei durchgehender Erkrankung

- Prodromalphase: 1. Fiebergipfel, Generalisationsstadium
- Latenzphase: fieberfreies Intervall
- Organstadium: 2. Fiebergipfel
- Rekonvaleszenzphase

Verlauf/Symptomatik

Prodromalphase (Generalisationsstadium)

- Dauer: wenige Tage
- Schüttelfrost, **rasch hohes Fieber**
- Kopf-, Glieder-, Kreuzschmerzen
- Übelkeit, Erbrechen
- Konjunktivitis
- Rötung von Gesicht, Hals und Brust
- **Ausklingen** der Erkrankung *bei leichtem Verlauf,* d.h. in 80–90 % d.F.

Latenzphase

Fieberfreies, symptomarmes Intervall von ein bis zwei Tagen

Organstadium:

- Dauer: ca. 2 Wochen
- erneutes, aber weniger hohes Fieber
- **Hepatitis:** Leberschwellung, Ikterus (Gelbsucht = „*Gelbfieber*"), Anstieg von Leberenzymen (GOT, GPT) im Blut
- **Nephritis:** Proteinurie, Hämaturie, Oligurie/Anurie
- **Blutungen** (durch toxische Gefäßwandschädigung) in die Haut und der Schleimhäute: Mund-Nasen-Rachenraum, Zahnfleisch, Magen (kaffeesatzartiges Erbrechen = „*schwarzes Erbrechen*"), Darm (blutige Stühle), Harnwege (Hämaturie), Gebärmutter (blutiger Ausfluss)
- gelegentlich enzephalopathische Symptome: Sprechschwierigkeiten, Nystagmus, Tremor, Bewegungsstörungen, Krämpfe
- unter Umständen **Tod** in der 2. Krankheitswoche durch *Herz-Kreislauf-Versagen* (toxischer Herzmuskelschaden), *Leberversagen* (Coma hepaticum), *Nierenversagen* (Coma uraemicum)

Rekonvaleszenzphase

- Entfieberung gegen Ende der 2. Krankheitswoche
- Rückbildung der Organschäden

Differentialdiagnose

- in leichteren Fällen: Grippe, Malaria tertiana und quartana
- in schweren Fällen: Malaria tropica, (fulminante) Virushepatitis, virusbedingtes hämorrhagisches Fieber, Leptospirose (Morbus Weil), akutes Leber- bzw. Nierenversagen anderer Ursache

Diagnostik

- Anamnese (Auslandsaufenthalt), klinische Befunde
- serologische Blutuntersuchung, evtl. Leberbiopsie

Schulmedizinische Therapie

symptomatische Behandlung, evtl. Bluttransfusionen und intensivmedizinische Betreuung

Prognose Letalität > 20 %

Immunität und Prophylaxe
- lebenslange Immunität
- **aktive Impfung** möglich: Schutzdauer: ≥ 10 Jahre

Gonorrhoe

Definition
- Name: Gonorrhoe (griech. gonorrhoia = Samenfluss)
- **sexuell übertragbare Krankheit**, wurde früher als eine der vier „klassischen Geschlechtskrankheiten" (Syphilis, Gonorrhoe, Ulcus molle, Lymphogranuloma inguinalis) bezeichnet

Gesetz
- im IfSG nur implizit als sexuell übertragbare Krankheit erfasst (IfSG § 24)
- **Behandlungsverbot** (IfSG § 24)

Vorkommen weltweit, in Deutschland die häufigste klassische Geschlechtskrankheit (→ Tab. 4-2)

Erreger **Neisseria gonorrhoeae**, gramnegatives Bakterium

Erregerreservoir Mensch

Ansteckung
- **infektiöses Material:** Absonderungen infizierter Eintrittspforten
- **Eintrittspforten:**
  - *Harnröhre* (Geschlechtsverkehr)
  - *Gebärmutterhals* (Geschlechtsverkehr)

  selten:
  - Anus, Rektum (Schmierinfektionen bei der Frau, Analverkehr)
  - Mund-Rachen-Raum (Schmierinfektion, Oralverkehr)
  - Augenbindehaut (Kontaktinfektion bei Geburt, Schmierinfektion bei Erwachsenen)

Erkrankungsrisiko
- höchste Erkrankungsrate bei 18- bis 25-Jährigen
- seit den 60er-Jahren des 20. Jh. weltweit enormer Anstieg

Inkubationszeit wenige Tage

Krankheitsverlauf

Verlaufsformen

- genitale Gonorrhoe beim Mann und bei der Frau
- anorektale Gonorrhoe (Proktitis)
- oropharyngeale Gonorrhoe (Pharyngitis)
- gonorrhoische Konjunktivitis (Gonoblenorrhoe, vorwiegend der Neugeborenen, im 19. Jh. häufigste Ursache für Erblindung, daher auch heute noch Credé-Prophylaxe: Eintropfen von wässriger Penicillinlösung, früher von 1%iger Silbernitratlösung in die Bindehautsäcke unmittelbar nach Geburt)
- Gonokokkensepsis (durch besondere Gonokokkenstämme, → „Komplikationen")

Verlauf/Symptomatik

Genitale Gonorrhoe beim Mann

- bei ca. 20 % symptomloser Verlauf, ansonsten:
- **Entzündung** der vorderen **Harnröhre** begleitet von Jucken, Schmerzen beim Wasserlassen, Brennen, Rötung und Schwellung der Harnröhrenmündung
- **Ausfluss:** zunächst *schleimig*, später *eitrig* (gelblichgrün, v.a. morgens als Bonjour-Tropfen)
- die Entzündung kann aufsteigen und chronisch werden mit Befall von Prostata, Bläschendrüsen, Samenleiter, Nebenhoden, *Gefahr der Sterilität* bei beidseitigem Befall der Samenleiter und Nebenhoden (durch Strikturen und Verklebungen)

Genitale Gonorrhoe bei der Frau

- bei ca. 40 % symptomloser Verlauf, ansonsten:
- im Vergleich zum Mann eher milder, symptomarmer Verlauf
- **Entzündung** von: **Gebärmutterhals** (am häufigsten), Harnröhre (häufig), Bartholin-Drüsen (selten)
- **Scheide:** bei der erwachsenen Frau meist nicht entzündet (im Vaginalabstrich keine Gonokokken nachweisbar), gelegentlich aber bei Mädchen vor der Pubertät, da das präpubertäre Vaginalepithel anders aufgebaut ist
- **Ausfluss:** zunächst *schleimig*, später *eitrig*
- die Entzündung kann aufsteigen und chronisch werden mit Befall von Endometrium (Gebärmutterschleimhaut), Eileiter, Ovarien, Peritoneum und peritonealer Leberkapsel, **Gefahr der Sterilität** bei beidseitigem Befall der Eileiter und Ovarien (durch Strikturen und Verklebungen)

Komplikationen

- Sterilität
- Komplikationen bei der Frau:
  - Peritonitis, Perihepatitis
  - Eileiterschwangerschaft (da die Eileiterstriktur zwar aufwärts für Spermien passierbar ist, nicht jedoch abwärts für den nach der Befruchtung entstandenen mehrzelligen Keim)
- **hämatogene Streuung (Gonokokkensepsis):**
  - selten, in 1–3 % d.F.
  - verursacht i.d.R. durch serumresistente Stämme des Gonorrhoe-Erregers; diese können durch Komplementfaktoren (→ 1.4.1) nicht abgetötet werden
  - **Fieber** (intermittierend), bis 39 °C
  - **Arthritis:**
    - Polyarthritis der kleinen Gelenke (Frühphase)
    - Monarthritis (Spätphase bzw. *alleiniges Symptom*): Kniegelenk (häufig, 90 % der *eitrigen* Kniegelenksentzündungen sind durch Gonokokken verursacht), Sprunggelenk, Brustbein-Schlüsselbein-Gelenk
  - **Hauterscheinungen:** Erythem (Hautrötung), Papeln, Bläschen, hämorrhagische Pusteln
  - ZNS: Meningitis
  - Augen: Iritis, Chorioretinitis
  - Herz: Endokarditis, Myokarditis
  - Nieren: Glomerulonephritis

- **Mischinfektion** mit anderen Erregern sexuell übertragbarer Krankheiten, häufig mit:
  – Chlamydia trachomatis (Serotyp D–K)
  – Mykoplasmen (Ureaplasma urealyticum, Mycoplasma hominis)

Differentialdiagnose
- **Urethritis:**
  – bakterielle Infekte durch: Escherichia coli, Enterokokken, Staphylokokken, Chlamydia trachomatis (Serotyp D–K, häufig), Mykoplasmen (häufig)
  – Protozoeninfekte durch: Trichomonas vaginalis
  – Pilzinfekte durch: Candida albicans
- **Gonokokkensepsis** (mit Fieber, Arthritis, Hauterscheinungen) z.B.:
  – Chlamydia trachomatis-Infekte (Urethritis, Arthritis)
  – sekundäre Syphilis
  – Brucellose

Diagnostik Erregernachweis im Ausstrichpräparat, Bakterienkultur

Schulmedizinische Therapie
- Antibiotikatherapie
- gleichzeitige Partnerbehandlung zur Vermeidung wechselseitiger Ansteckung

Prognose bei rechtzeitiger Behandlung gut

Immunität und Prophylaxe
- **Immunität** wird nicht entwickelt
- zur Vorbeugung „safer sex" und frühzeitige Erkennung infizierter Sexualpartner
- keine Impfung möglich

Hämolytisch-urämisches Syndrom, enteropathisches

Definition
- Namen: enteropathisches hämolytisch-urämisches Syndrom (HUS), enteropathisches hämorrhagisch-urämisches Syndrom
- Das enteropathische HUS ist eine toxinbedingte Folgeerkrankung (postinfektiöse Komplikation) einer Infektion mit enterohämorrhagischen Escherichia coli (EHEC, → Gastroenteritis, infektiöse/Lebensmittelvergiftung, bakterielle), die besonders bei Säuglingen und Kleinkindern zu schweren Nierenschäden führen kann.

Gesetz
- **Meldepflicht** bei **Verdacht, Erkrankung** und **Tod** (IfSG §§ 6, 8)
- Erreger-Nennung in IfSG § 7
- **Behandlungsverbot** (IfSG § 24)
- Vorschriften für Gemeinschaftseinrichtungen (IfSG § 34)

Vorkommen weltweit, selten in Deutschland (→ Tab. 4-2)

Erreger enterohämorrhagische Escherichia coli-Stämme (EHEC, 1977 entdeckt)

Erregerreservoir **Rind,** Ziege, Schaf u.a. Wiederkäuer; Mensch

Ansteckung

- **Tier → Mensch:**
  - *Verzehr von Tierprodukten:* Fleisch (Hackfleisch), Wurst, Rohmilch, Rohmilchprodukte usw.
  - *fäkal-oral*, z.B. durch Wasserkontamination, Gülledüngung (Salat, Gemüse)
- **Mensch → Mensch (häufig):**
  - **infektiöses Material:** Stuhl, Erbrochenes
  - **Übertragung:** *fäkal-oral*, bei Erbrochenem Schmierinfektion, evtl. auch Tröpfcheninfektion
- **Erregerausscheidung:** 5–10 Tage, selten Wochen bis Monate

Erkrankungsrisiko

- erhöht v.a. bei Säuglingen und Kleinkindern und bei alten Menschen
- bei Erwachsenen häufig asymptomatsicher Infektion

Inkubationszeit ein bis wenige (1–3) Tage

Krankheitsentstehung Die Erregertoxine (Shiga-Toxine, Endotoxine, Hämolysin) wirken v.a. auf Darmepithel-, Endothelzellen und Erythrozyten ein, unter Umständen auch auf Pankreasgewebe, Herzgewebe und ZNS. Durch **Lyse der Erythrozyten** kommt es zur Anämie, durch Affektion der Endothelzellen zu Thrombenbildung mit reaktiver Thrombozytopenie. Die Affektion der Endothelzellen in den Nierenglomeruli führt häufig zu irreversiblen (dialysepflichtigen) Nierenschäden.

Krankheitsverlauf

Verlaufsübersicht

- gewöhnliche Enteritis (v.a. Colitis)
- in ca. 20 % d.F. Fortsetzung als hämorrhagische Colitis (HC)
- in 5–10 % d.F. Entwicklung eines hämolytisch-urämischen Syndroms (HUS)
- selten auch:
  - thrombotisch-thrombozytopenische Purpura (TTP)
  - Pankreatitis
  - Myokardschäden
  - neurologische Symptome

Verlauf/Symptomatik

Gewöhnliche Enteritis (v.a. Colitis)

- **Darmkoliken** (Bauchkrämpfe)
- **Durchfälle**, zunehmend wässrig werdend
- Übelkeit, **Erbrechen**
- erhöhte Temperatur/mäßiges Fieber
- meist Ausklingen der Erkrankung nach 7–10 Tagen

Hämorrhagische Colitis (HC)

- Vorkommen: 20 % d.F.
- blutig-wässrige Durchfälle (Differentialdiagnose: Ruhr)

Hämolytisch-urämisches Syndroms (HUS)

- Vorkommen: 5–10 % d.F.

- Anämie
- Nierenfunktionsstörung: Oligurie/Anurie, Urämie, Hypertonie, in 10–30 % d. F. irreversible Schäden mit Dialysepflicht

Seltener Verlauf

- Thrombotisch-thrombozytopenische Purpura (TTP, Moschcowitz-Syndrom) mit Anämie und Hautblutungen
- Pankreatitis (Diabetes mellitus)
- Myokardschäden
- neurologische Symptome (Krämpfe, auch bleibende Schäden)

Differentialdiagnose

- in der Vorphase Enteritis/Colitis:
- Shigellenruhr
- Cholera (keine Leibschmerzen und Tenesmen)
- Typhus, Paratyphus
- nichtinfektiöse Durchfallerkrankungen (Morbus Crohn, Colitis ulcerosa)

Diagnostik

- klinische Symptome, Erregernachweis aus Stuhl, Antikörpernachweis
- bei HUS-Patienten LPS-Antikörper im Serum

Schulmedizinische Therapie

- keine Antibiotika, keine Motilitätshemmer!
- nur symptomatische Therapie (Flüssigkeits- und Elektrolytersatz)

Prognose → Verlauf (HUS). Letalität: 2–10 %

Immunität und Prophylaxe

- i.d.R. keine Immunitätsbildung (da Lokalinfektion) oder nur schwach bis mäßig ausgeprägt
- zur Vorbeugung kein Genuss von rohem Rindfleisch oder roher Milch, Hygienemaßnahmen, Isolierung von Ausscheidern
- keine Impfung

Hanta-Fieber

Definition

- Namen: Hanta-Fieber, Hämorrhagisches Fieber mit renalem Syndrom (HFRS), Einzelnamen → „Verlaufsformen". (Hanta = Fluss in Korea; Ort des erstmaligen Auftretens Anfang der 50er-Jahre des 20. Jh.)
- gilt als virusbedingtes hämorrhagisches Fieber (→ dort), d.h. zählt zu den Viruserkrankungen, bei denen es bei schwerem Verlauf zu hohem Fieber und Blutungen kommt. Zooanthroponose.

Gesetz

- **Meldepflicht** bei **Verdacht, Erkrankung** und **Tod** (IfSG §§ 6, 8)
- Erreger-Nennung in IfSG § 7
- **Behandlungsverbot** (IfSG § 24)
- Quarantäne bei Verdacht und Erkrankung (IfSG § 30)
- Vorschriften für Gemeinschaftseinrichtungen (IfSG § 34)

Vorkommen, Erreger **Hanta-Virus** (Gattung) mit den Typen:

- Hantaan: Korea, China, Südosteuropa

- Seoul: weltweit
- Puumala: *Deutschland*, Skandinavien, Südosteuropa
- Sin Nombre: USA

Erregerreservoir Mäuse- und Rattenarten

Ansteckung
- **infektiöses Material:** Kot, Urin, Speichel
- **Übertragung:**
  - orale Aufnahme (Schmierinfektion, über kontaminierte Lebensmittel)
  - Inhalation (Staub, Aerosol)
  - Biss
- keine Ansteckung Mensch → Mensch

Erkrankungsrisiko erhöht an Orten mit vermehrtem Auftreten von Mäusen und Ratten

Inkubationszeit wenige Tage bis wenige (2,5– 4) Wochen

Krankheitsverlauf

Verlaufsformen

Infektion mit Typ
- Hantaan: am häufigsten schwer verlaufend (Koreanisches hämorrhagisches Fieber)
- Seoul: weniger häufig schwer verlaufend
- Puumula: selten schwer verlaufend (*Nephropathia epidemica* in Europa), bleibt vermutlich in ca. 90 % d.F. symptomlos
- Sin Nombre: vorwiegend mit pulmonaler Symptomatik, renale Symptomatik deutlich schwächer als bei den anderen Typen

Verlauf/Symptomatik bei schwerem Verlauf

Prodromalphase
- Dauer: wenige Tage bis 1 Woche
- plötzlicher Beginn mit Schüttelfrost und hohem **Fieber**
- **Kreuzschmerzen**, Kopf-, Muskel-, Gliederschmerzen
- Übelkeit, Erbrechen, Bauchschmerzen
- Konjunktivitis (mit Einblutungen)
- Petechien (Rumpf, Achselhöhlen, Gesicht, Gaumen)

Organphase
- Dauer: wenige Tage bis 1,5 Wochen
- **stark hypotonische Phase** mit: Tachykardie, Schocksymptomen, Bewusstseinsstörungen
- dann **oligurische Phase:**
  - interstitielle Nephritis mit Hypertonie, starke Proteinurie
  - **Blutungen:**
    - gastrointestinal (Bluterbrechen, Blutstuhl)
    - renal (blutiger Urin)
    - auch zerebral (Hirndruck)
  - Pneumonie, Lungenödem, Pleuraerguss (v.a. bei Typ Sin Nombre)

Differentialdiagnose virusbedingte hämorrhagische Fieber und deren DD (→ VHF)

Diagnostik
- Anamnese, klinisches Bild
- serologische Diagnostik, Erregernachweis (PCR) in Speziallabors mit größter Sicherheitsstufe

Schulmedizinische Therapie symptomatische Therapie (Flüssigkeits- und Elektrolytersatz), evtl. Dialyse

Prognose
- Letalität:
  - gesamt: 1–5 %
  - Koreanisches HF: bis 15 %
  - Nephropathia epidemica: < 1 %
- lange Rekonvaleszenzphase, selten mit bleibender Niereninsuffizienz

Immunität und Prophylaxe
- bisher keine Schutzimpfung
- Isolierung der Erkrankten
- lebenslange Immunität

Herpes simplex

Definition
- Namen: Herpes (simplex). (griech. herpeton = kriechendes Tier; Bedeutung hier: kriechender Hautausschlag)
- meist harmloser Befall von Haut und Schleimhäuten, häufig Rezidive
- **Herpes genitalis** (symptomatischer genitaler Infekt mit dem Herpes simplex-Virus) zählt zu den **sexuell übertragbaren Krankheiten**

Gesetz **Behandlungsverbot** bei:
- Herpes genitalis (IfSG § 24)
- Gingivostomatitis herpetica (Zahnheilkundegesetz §§ 1, 3)

Vorkommen weltweit

Erreger **Herpes simplex-Virus** = HSV
- Typ 1 = oraler Typ = HSV-1 = HHV-1
- Typ 2 = genitaler Typ = HSV-2 = HHV-2 (→ Tab. 1-1)

Erregerreservoir Mensch

Ansteckung
- **infektiöses Material:**
  - *Speichel* (bei Befall der Mundhöhle)
  - Sekret von Herpesbläschen
  - Kot, Urin
- **Eintrittspforten:** kleinste Haut-, Schleimhaut- und Halbschleimhautdefekte
- **Übertragung:**
  - *Tröpfcheninfektion*
  - *direkte Kontaktinfektion*, z.B. beim Küssen, beim Geschlechtsverkehr, bei der Geburt
  - Schmierinfektion

Inkubationszeit wenige Tage bis 1,5 Wochen

Krankheitsentstehung **Typ 1** verursacht überwiegend Herpes im Mund-Gesichtsbereich, **Typ 2** verursacht überwiegend Herpes im Genitalbereich.

Herpes entsteht zumeist durch **endogene Reinfektion:** bei zumeist symptomloser Primärinfektion im Kleinkindalter dringen HS-Viren in hautassoziierte Nervenganglien ein. Das Abwehrsystem kann diese nicht eliminieren, sondern nur „in Schach halten", so dass es bei Beeinträchtigung der Abwehrfunktionen zu einer Reaktivierung der in den Nervenganglien „ruhenden" Viren (endogene Reinfektion) kommen kann (→ „Krankheitsentstehung" bei Zoster).

Die **auslösenden Faktoren** für eine endogene Reinfektion sind vielfältig:

- Immunschwäche (z.B. bei Aids)
- Immunsuppression (z.B. durch Glukokortikoide und Zytostatika)
- bösartige Tumore
- Nervenreizungen (Zahnbehandlung)
- hormonelle Veränderungen (Periode: Herpes menstrualis; Schwangerschaft)
- Sonnenbestrahlung (Herpes solaris)
- Röntgenbestrahlung
- Stress, psychische Belastungen
- Fieber (Herpes febrilis)
- Infektionen: Begleitherpes findet sich
  - **häufig** bei: bakterieller Meningitis, Pneumonie, Malaria, Rückfallfieber, Infektion mit A-Streptokokken (Angina, Pyodermien), Pyelonephritis
  - **gelegentlich** bei: Influenza, Paratyphus, Fleckfieber, Morbus Weil, Ornithose, Shigellenruhr, Q-Fieber, Trichinose.
  - **nie** bei: tuberkulöser Meningitis, Typhus, Poliomyelitis, Diphtherie

Bei wiederholtem Auftreten von Herpes simplex spricht man von einem Herpes-simplex-**Rezidiv.** Häufig erscheinen die Rezidive immer an der **gleichen Stelle.**

Krankheitsverlauf

Verlaufsformen

- **Herpes** an der **Haut,** an **Schleim-** und **Halbschleimhäuten,** typische Formen:
  - Herpes labialis und facialis: Befall von Lippen und Gesicht
  - Gingivostomatitis herpetica: Befall von Zahnfleisch und Mundschleimhaut
  - Ekzema herpeticum: Befall ekzematös vorgeschädigter Haut
  - Keratokonjunktivitis herpetica: Befall von Horn- und Bindehaut des Auges
  - Herpes genitalis: Befall der Geschlechtsorgane
  - Herpes traumatica: Befall von Haut-, Schleimhaut- und Halbschleimhautwunden
- **Herpes-Sepsis** bei Neugeborenen
- Meningitis/Enzephalitis herpetica

Verlauf/Symptomatik

Herpes labialis und facialis

- häufigste Herpes-simplex-Form, tritt häufig an derselben Stelle rezidivierend auf
- **Exanthem:**
  - Lokalisation: an den *Lippen,* sonst v.a. an den *Wangen*
  - Aussehen: nach leichter *Rötung* schießen gruppiert stehende stecknadelkopf- bis reiskorngroße *Bläschen* auf, die später eintrüben und häufig konfluieren. Nach wenigen Tagen *Eintrocknung* der Bläschen und Krustenbildung, später Abstoßung der *Krusten* ohne Narbenbildung.
  - sensitive Erscheinungen (v.a. zu Beginn): *Spannungsgefühl* der Haut, brennender *Juckreiz,* gelegentlich auch *Schmerz*
- gelegentlich Schwellung der regionalen Lymphknoten
- häufig mit **Fieber** (Herpes febrilis)

Gingivostomatitis herpetica

- meist bei Kleinkindern im Verlauf einer Primärinfektion
- **Enanthem:** Aufschießen von Bläschen an Gaumen, Zahnfleisch und übriger Mundschleimhaut, nach wenigen Tagen Umwandlung in gelbliche Flecken *(Aphthen)* auf geröteter, geschwollener Schleimhaut, zum Teil sehr *schmerzhaft,* Dauer: ca. 10 Tage
- Mundgeruch, Speichelfluss
- Schwellung der regionalen Lymphknoten
- Fieber

Ekzema herpeticum

- meist im Verlauf einer Primärinfektion von Säuglingen mit Milchschorf (= atopische Dermatitits = Neurodermitis)
- **Exanthem:** „Aufpfropfung" auf ekzematös vorgeschädigter Haut, vorwiegend im Gesicht und am Hals, im Verlauf von 2 bis 3 Wochen kommt es schubweise zu Ausschlägen von Bläschen, die sich später zu Pusteln umwandeln
- meist hohes Fieber

Keratokonjunktivitis herpetica

- meist im Verlauf einer Primärinfektion
- Lidödem
- Bläschen auf dem Rand des Augenlides
- Bläschen im Hornhautepithel → Pusteln → Ulcera mit Narbenbildung → Hornhauttrübung
- häufige **Erblindungsursache**

Herpes genitalis

- Befall von Vulva, Scheide, Gebärmutterhals, Damm, Analbereich, Harnröhre, Penis, dabei ödematöse Entzündung, Bläschen, Erosionen
- Schwellung der regionalen Lymphknoten
- Fieber

Herpes traumatica

Infizierung von Haut-, Schleimhaut- und Halbschleimhautwunden durch Selbstinfektion (z.B. Mund → Finger) oder Fremdinfektion

Herpes-Sepsis infolge Immunschwäche

- bei Neugeborenen:
  - Infizierung durch mütterlichen Herpes genitalis bei der Geburt
  - Befall von Haut, Schleimhäuten, Augenbindehaut, indirekt v.a. von Leber und ZNS
  - Symptome: Hautblutungen, Leber-, Milzschwellung, Ikterus, Fieber, Krampfanfälle
  - oft tödlicher Ausgang
- bei medikamentöser Immunsuppression (z.B. Glukokortikoide, Zytostatika)
- bei Aids

Differentialdiagnose

- **Stomatitis:**
  - *Herpangina* = Angina herpetica (Coxsackie-Viren)
  - Zoster (bei Befall des Nervus maxillaris)
  - Soor (wegen Aphthen)
- **Herpes genitalis:**
  - syphilitischer Primäraffekt
  - Ulcus molle
- **Keratokonjunktivitis:** Infektion durch Adenoviren (Keratokonjunktivitis epidemica)
- **Herpes-Sepsis bei Neugeborenen:**
  - Zytomegalie
  - Toxoplasmose
  - Listeriose
  - Virushepatitis

Diagnostik

- Erregernachweis in Bläschen, Virusisolierung
- HSV-Antikörpernachweis hat wegen der hohen Durchseuchung nur bei Primärinfektion Aussagekraft

Schulmedizinische Therapie

- lokales Virustatikum (Aciclovir-Salbe)
- bei schwerer Erkrankung systemische Virustatika. Therapie einer evtl. Immunschwäche

Prognose

- gut, außer → Komplikationen
- lebenslange Rezidive möglich

Immunität und Prophylaxe

- keine Immunität, Virus persistiert
- Vorsicht vor Kontakt mit Infizierten, besonders Schwangere und Immungeschwächte
- keine Impfung

Humane spongiforme Enzephalopathien

Definition

- Namen: Humane spongiforme Enzephalopathie, Einzelnamen → unten. (lat. spongiform = schwammartig. Enzephalopathie = nichtentzündliche Hirnerkrankung)
- Bei den spongiformen Enzephalopathien kommt es im Gehirn zu massivem Zelluntergang, der das Hirngewebe schwammartig (spongiform) löchrig erscheinen lässt. Die Krankheit verläuft immer tödlich.
- Als übertragbar (IfSG § 2) auf den Menschen gelten die nicht erblichen Formen der **Creutzfeldt-Jakob-Krankheit** (CJK) und die **neue Variante der CJK** ([n]vCJK).
- Als übertragbar (s. IfSG § 2) gilt:
  - Mensch → Mensch: die **Creutzfeldt-Jakob-Krankheit** (CJK), außer deren erbliche Formen (durch bestimmte Mutationen auf dem Prion-Gen des 20. Chromosoms bedingt)
  - Tier (Rind) → Mensch: die **neue Variante der CJK** ([n]vCJK)

Gesetz Außer bei erblichen Formen:

- **Meldepflicht** bei **Verdacht, Erkrankung** und **Tod** (IfSG §§ 6, 8)
- **Behandlungsverbot** (IfSG § 24)

Vorkommen weltweit, selten in Deutschland (→ Tab. 4-2)

Erreger **Prionen** (→ 1.1.2)

Erregerreservoir

- Mensch
- **Rind:** BSE (bovine spongiforme Enzephalopathie = Rinderwahnsinn) als Ursache für die nvCJK gilt als gesichert
- evtl. auch andere Tierarten (infiziert durch Rindermehlverfütterung), besonders Schaf und Ziege

Beim Schaf tritt Scrapie auf, eine seit 1732 bekannte Krankheit, die in der Symptomatik nicht von BSE zu unterscheiden ist. Da eruiert wurde, dass den ersten Rindern mit BSE (in Großbritannien) Schafsmehl verfüttert wurde, ist vermutlich Scrapie die Ursache für BSE.

Ansteckung

- **Mensch → Mensch:**
  - bei Dura mater-Transplantation
  - durch kontaminierte Gehirnoperationsinstrumente (der Erreger übersteht die meisten üblichen Entkeimungsmaßnahmen)
  - durch aus infizierten Hypophysen gewonnenem Wachstumshormonextrakt (seit 1985 wird nur noch gentechnisch hergestelltes Wachstumshormon verwendet)
  - bei Hornhaut-Transplantation
- **Rind → Mensch:** durch *Verzehr v.a. von Fleisch* (erregerhaltig oder beim Schlachten mit infiziertem Hirn- und Rückenmarksgewebe kontaminiert), von Innereien (Leber, Niere) und evtl. von Tierprodukten (z.B. Gelatine)

Erkrankungsrisiko

- bei Übertragung Mensch → Mensch: äußerst gering, in der Regel Erkrankung zwischen **40. und 65. Lebensjahr**
- bei Übertragung Rind → Mensch: zur Zeit noch nicht abschätzbar, vermutlich aber sehr gering; bisher erkrankten v.a. **junge Menschen** (nvCJK)

Inkubationszeit

- bei Übertragung Mensch → Mensch:
  - bei direkter Infektion des Gehirns: ca. 2 Jahre
  - bei Einnahme von kontaminiertem Wachstumshormon: Jahre bis über 2 Jahrzehnte.
- bei Übertragung Rind → Mensch: vermutlich **Monate bis Jahre**

Krankheitsentstehung

Krankheitsbestimmend ist alleine der Befall des **Gehirns.** Dort kommt es zu nichtentzündlichen **spongiformen** degenerativen **Veränderungen** der grauen und weißen Substanz, auch zu Wucherungen der Gliazellen.

Krankheitsverlauf

Verlaufsübersicht

- **Frühstadium:** nervöse/psychische Symptome
- **mittleres Stadium:**
  - Desorientiertheit
  - spezifische Funktionstörungen des Großhirns
  - Demenz
  - spezifische Funktionsstörungen des Kleinhirns
  - Symptome zentraler Lähmung
  - Myoklonien
  - Sehstörungen
- **Spätstadium:** Tod in jedem Falle

Verlauf/Symptomatik

Frühstadium mit nervösen/psychischen Symptomen

- Kopfschmerz, Schwindel
- Schlaflosigkeit
- Gedächtnis- und Konzentrationsschwäche
- Reizbarkeit, Angstzustände, Depression

Mittleres Stadium

- Desorientiertheit, Wahnvorstellungen
- spezifische **Funktionsstörungen der Großhirnrinde:**
  - Aphasie (Sprachstörungen)
  - Schreib- und Leseschwierigkeiten
  - Agnosie (fehlende Verarbeitung der Sinneswahrnehmung, z.B. was gesehen wird, wird nicht erkannt)
  - Apraxie (Unfähigkeit, zweckdienliche Bewegungen auszuführen, z.B. eine Jacke zuzuknöpfen)
- **Demenz**
- spezifische **Funktionsstörungen des Kleinhirns** (in 50% d.F.):
  - Ataxie (Störung von Bewegungsabläufen, z.B. Gangstörungen)
  - Gleichgewichtsstörungen, Schwindel
  - verringerter Muskeltonus

- Symptome der Charcot-Trias:
  - Nystagmus (Augapfelzittern)
  - Intentionstremor
  - skandierende Sprache (abgehackte Sprechweise, Betonung einzelner Silben)
- **Symptome zentraler Lähmung:**
  - gesteigerter Muskeltonus
  - Pyramidenbahnzeichen
- **Myoklonien** (Zuckungen einzelner Muskeln; Auftreten bei Klein- oder Großhirnschäden)
- **Sehstörungen:** unscharfes Sehen, Gesichtsfeldausfälle, Zerr- und Doppelbilder

Endstadium

- Dezerebrationsstarre („Enthirnungs"starre)
- Kachexie
- Koma
- **Tod** (bei CJK 6–12 Monate nach Auftreten erster Symptome, bei nvCJK länger)

Differentialdiagnose Alzheimer-Erkrankung, Parkinson-Syndrom, senile Demenz, Multiple Sklerose (Funktionsstörungen des Kleinhirns), Hirntumor

Diagnostik

- EEG und Liquor
- sichere Diagnostik erst nach Tod des Patienten durch Obduktion

Schulmedizinische Therapie

- Linderung der Symptome
- derzeit keine kausale Behandlung oder Heilungmöglich

Prognose Die Erkrankung verlief nach Ausbruch bislang immer tödlich.

Immunität und Prophylaxe

- keine Immunität
- Vorbeugung durch Kontrolluntersuchung von Rind- und Schaffleisch, keine Verfütterung von Tiermehl an Säugetiere, Einhaltung strenger Hygienevorschriften im Umgang mit potentiell infektiösem Material
- keine Impfung

Impetigo contagiosa

Definition

- Namen: Impetigo contagiosa/vulgaris, (ansteckende) Borkenflechte, Grindflechte, Grindblasen. (lat. impetigo = Räude, Schorf, chronischer Ausschlag; contagiosus = ansteckend; vulgaris = gewöhnlich)
- Infektion der Haut durch Strepto- oder Staphylokokken (→ „Streptococcus pyogenes-Infektionen")

Gesetz

- **Behandlungsverbot** (IfSG § 24)
- Vorschriften für Gemeinschaftseinrichtungen (IfSG § 34)

Vorkommen weltweit

Erreger **Bakterien** (grampositiv):
- β-hämolysierende Streptokokken, v.a. **A-Streptokokken**
- seltener Staphylococcus aureus (menschenpathogene Stämme)
- gelegentlich auch Mischinfektion von beiden

Erregerreservoir Mensch

Ansteckung
- **infektiöses Material:**
  - Rachensekret (v.a. A-Streptokokken)
  - Nasensekret (v.a. Staph. aureus)
  - Hautherde
- **Eintrittspforten:**
  - kleinste *Hautverletzungen*
  - Kratzwunden bei juckenden Hauterkrankungen, z.B. bei Neurodermitis, Windpocken, Krätze
- **Übertragung:** Tröpfcheninfektion, Schmierinfektion

Erkrankungsrisiko Der Hautausschlag ist sehr ansteckend. Betroffen sind v.a. **Kinder** (kleinere Epidemien in Kindergärten und Schulen).

Inkubationszeit ein bis wenige Tage

Krankheitsverlauf
- **Exanthem:**
  - **Entwicklung:**
    - rote Flecken → Bläschen/Blasen (kleinblasig bei Strepto-, großblasig bei Staphylokokkeninfektion) → Pusteln → *Krusten (honiggelb, goldgelb)*
    - *Juckreiz*
  - **Lokalisation** v.a.:
    - *Gesicht* (v.a. im Mund- und Nasenbereich)
    - behaarte Kopfhaut
    - Hals
    - Hände, Arme
- evtl. Schwellung der regionalen Lymphknoten

Komplikationen Insgesamt selten.
- **Narbenbildung** bei tiefem Aufkratzen infolge intensiven Juckreizes
- bei **Streptokokken-Infektion:**
  - postinfektiöse Glomerulonephritis (immunologische Nacherkrankung)
  - Angina (mit Exanthem: Scharlach)
- Bei **Staph. aureus-Infektion** (fast nur bei Neugeborenen):
  - Impetigo bullosa (Bildung großer Blasen)
  - Lyell-Syndrom (Syndrom der „verbrühten" Haut: großflächige Ablösung der Epidermis)

Differentialdiagnose Ekzeme, infizierte Insektenstiche, Mykosen, Syphilis II

Diagnostik
- Inspektion
- Erregernachweis aus der serösen Bläschenflüssigkeit, Antikörpernachweis

Schulmedizinische Therapie
- strikte Hygiene
- desinfizierende und antibiotische Salben, selten systemische Antibiotikagabe

Prognose gut

Immunität und Prophylaxe
- keine Immunität
- Kontakt mit Erkrankten meiden
- keine Impfung

Influenza

Definition
- Namen: Influenza, Virusgrippe. (lat. influere=hineinfließen, sich einschleichen)
- akute Infektion der Atemwege (meist epidemisch, unter Umständen sogar pandemisch auftretend), Gefährdung v.a. durch Komplikationen (vorwiegend bakterielle Pneumonie)

Gesetz
- Erreger-Nennung in IfSG § 7
- **Behandlungsverbot** (IfSG § 24)

Vorkommen weltweit

Erreger **Influenzavirus** (Myxovirus influenzae):
- Typ A: Bildung neuer Subtypen (durch Neuarragement von Genen schon bestehender Subtypen, dadurch Veränderung der Oberflächenantigene)
- Typ B: keine Subtypen (aber durch Punktmutationen ebenfalls Veränderung der Oberflächenantigene)
- Typ C: selten

Erregerreservoir
- **Mensch**
- auch Tiere: Vögel (Vogelgrippe 1997 in Hongkong), Schwein, Pferd, Robbe u.a.

Ansteckung
- **Eintrittspforten:**
  Schleimhäute der Atemwege, v.a. *Bronchialschleimhaut*
- Mensch → Mensch: v.a. durch *Tröpfcheninfektion*
  Tier → Mensch: selten
- **Ansteckungszeitraum:** beginnt während der Inkubationszeit, endet wenige Tage bis eine Woche nach Auftreten der ersten Symptome

Erkrankungsrisiko
- vorzugsweise in der kalten Jahreszeit
- **besonders anfällig,** auch für Komplikationen Säuglinge, Kleinkinder, Abwehrgeschwächte, Patienten mit Lungen- oder Herzerkrankungen usw.

- **Pandemien** in Abständen von 10 bis 20 Jahren (durch Auftreten neuer Subtypen von Typ A)
- **Epidemien** in Abständen von 2 bis 3 Jahren (Nachwellen einer durch einen neuen Subtyp ausgelösten Pandemie)

Inkubationszeit ein bis wenige (3) Tage

Krankheitsverlauf

Verlaufsformen

- 80 % als banale Erkältungskrankheit
- ausgeprägter Verlauf nur bei 20 % der Infizierten

Verlauf/Symptomatik

Influenza als banale Erkältungskrankheit

- Kopfschmerzen, Gliederschmerzen
- Fieber
- Husten, Schnupfen

Influenza mit ausgeprägtem Verlauf

- **Fieber:** rascher und hoher Anstieg (Schüttelfrost), besonders bei Säuglingen und Kleinkindern
- **Kopf-, Glieder-, Kreuzschmerzen**
- **Entzündungserscheinungen der Atemwege:**
  - Rhinitis = Schnupfen
  - *Pharyngitis*
  - *Laryngitis:* Husten, Heiserkeit, Pseudokrupp (subglottische Einengung des Atemweges)
  - *Tracheitis:* Husten, retrosternaler Schmerz
  - *Bronchitis:* Husten, gelegentlich hämorrhagischer Auswurf
- **Herzkomplikationen, Kreislaufbeeinträchtigungen**
- **gastrointestinale Symptome** (*„Darmgrippe“*), v.a. bei Kleinkindern: Übelkeit, Erbrechen, Durchfall
- Fieberabfall nach wenigen Tagen, evtl. kritische Entfieberung
- Rekonvaleszenz: oft langandauernd, häufig mit langanhaltender Kreislaufschwäche (aufgrund von Herzkomplikationen)

Komplikationen

- **primäre Komplikationen (Influenzavirus):**
  - Pneumonie (20 % der Pneumonien bei Influenza)
  - Herzkomplikationen: Myokarditis, Perikarditis, Herzrhythmusstörungen
  - Myositis
  - Meningitis/Enzephalitis
  - intrauterine Fruchtschäden (selten)
- **sekundäre Komplikationen (bakterielle Sekundärinfektion):**
  - *Pneumonien* (80 % der Pneumonien bei Influenza): häufigste Todesursache bei Influenza; häufige Keime:
    - *Haemophilus influenzae* (wurde längere Zeit für den Erreger der Influenza gehalten)
    - Streptococcus pneumoniae

    - Staphylococcus aureus
    - Klebsiella pneumoniae
  - Epiglottitis (v.a. *H. influenzae* bei Kleinkindern)
  - Sinusitis, Mittelohrentzündung, Mastoiditis (*H. influenzae* und andere)
  - Meningitis (v.a. *H. influenzae* bei Kleinkindern)

Differentialdiagnose

- **grippeähnliche Viruserkrankungen durch:**
  - Parainfluenzavirus
  - *RS-Viren* (bei Kleinkindern häufigste Ursache schwerer Erkrankungen der unteren Luftwege)
  - Rhinoviren
  - Coronaviren
  - Enteroviren (Echoviren, Coxsackieviren)
  - Adenoviren
  - Reoviren
- Mykoplasmen-Pneumonie
- Ornithose (grippaler Verlauf)
- Q-Fieber
- Tuberkulose
- Typhus (im Anfangsstadium)

Diagnostik

- CRP und BKS erhöht
- Leukozyten normal oder Leukopenie (Leukozytose = Hinweis auf bakterielle Sekundärinfektionen), Influenza-Schnelltest, Antigen- oder Antikörpernachweis, evtl. direkter Erregernachweis im Rachenabstrich

Schulmedizinische Therapie

- meist symptomatische Behandlung, evtl. Virustatika
- bei bakteriellen Sekundärinfektionen Antibiotika

Prognose unterschiedlich, mitunter lange Rekonvaleszenz

Immunität und Prophylaxe

- Immunität nur gegenüber dem für den Infekt verantwortlichen Typ bzw. Subtyp
- **aktive Impfung** möglich; Schutzdauer ca. 1 Jahr. In 50 % d.F. voller Schutz, in den übrigen Fällen Abmilderung der Symptomatik; unwirksam gegenüber genetisch veränderten Erregern mit neuen antigenen Eigenschaften (→ „Erreger“).

Keratokonjunktivitis epidemica

Definition

- Keratokonjunktivitis epidemica/nummularis. (lat. nummularis = münzenförmig, rund)
- Entzündung von Binde- und Hornhaut des Auges, verursacht durch Adenoviren

Gesetz

- Erreger-Nennung in IfSG § 7
- **Behandlungsverbot** (IfSG § 24)

Vorkommen weltweit, selten in Deutschland (→ Tab. 4-2)

Erreger verschiedene Typen von Adenoviren (aus der Gattung Mastadenovirus, → Tab. 1-1)

Erregerreservoir Mensch

Ansteckung
- **Eintrittspforten:** Binde- und Hornhaut des Auges
- **Übertragung:**
  - Tröpfcheninfektion
  - Schmierinfektion, z.B. durch augenärztliche Instrumente, Tropfpipetten, Augenreiben mit Handtuch, Schwimmbadwasser (**Schwimmbadkonjunktivitis**)
- **Ansteckungszeitraum:** beginnt mit den ersten Symptomen, endet nach ca. 10 Tagen

Erkrankungsrisiko hoch, v.a. für Kinder und Jugendliche

Inkubationszeit ca. 1 Woche (5–12 Tage)

Krankheitsverlauf
- **Symptomatik am Auge:**
  - häufig zunächst einseitig und mit nachfolgender Infektion des anderen Auges
  - Fremdkörpergefühl, Juckreiz, Tränenfluss, Lichtscheu
  - ringförmige Rötung und Schwellung der Augenbindehaut (besonders im medialen Augenwinkel), evtl. auch subkonjunktivale Blutungen
  - ödematöse Lidschwellung
  - in ca. 50 % Keratitis: die Infektion wird in den „Spalt“ Cornealepithel-Cornea fortgeleitet, es kommt zu Infiltraten (Hornhauttrübung) mit Sehstörungen
  - die Entzündung von Binde- und Hornhaut ist schmerzhaft (im Gegensatz zur Keratokonjunktivitis herpetica)
  - nach ca. 2 Wochen Abklingen der Konjunktivitis, die Sehstörungen sind längerandauernd, klingen aber zumeist vollständig ab (vollständiger Abbau der Infiltrate)
- **Lymphknoten:** Schwellung der präaurikularen (vor der Ohrmuschel befindlichen) Lymphknoten
- häufig zugleich Erkrankung der oberen **Atemwege**

Komplikationen
- Entzündung von Iris und Ziliarkörper
- bleibende Hornhauttrübung

Differentialdiagnose
- follikuläre Konjunktivis (durch Adenoviren)
- Keratokonjunktivitis herpetica
- Trachom (Konjunctivitis granulosa)

Diagnostik Konjunktivalabstrich

Schulmedizinische Therapie symptomatisch

Prognose gut

Immunität und Prophylaxe
- keine Immunität
- engen Kontakt mit Infizierten vermeiden
- keine Impfung

Keuchhusten

Definition
- Namen: Keuchhusten, Pertussis, Tussis convulsiva. (lat. pertussis, tussis = Husten; convulsiva = krampfartig)
- „Kinderkrankheit". Infektion der Atemwege, Gefährdung v.a. durch Komplikationen

Gesetz
- Vorschriften für Gemeinschaftseinrichtungen (IfSG § 34)
- **Behandlungsverbot** (IfSG § 24)

§ 7 § 6

Vorkommen weltweit

Erreger **Bakterien** (gramnegativ):
- **Bordetella pertussis**
- Bordetella parapertussis (Krankheitsverlauf meist milder)
- Bordetella bronchiseptica.

Die Bakterien bilden ein hustenauslösendes Endotoxin.

Erregerreservoir
- **Mensch**
- Schaf (Bordetella parapertussis)

Ansteckung
- **Eintrittspforten:** Tracheal- und Bronchialschleimhaut
- **Übertragung:** *Tröpfcheninfektion*
- **Ansteckungszeitraum:** beginnt Ende der Inkubationszeit, endet ca. 3 Wochen nach Auftreten der ersten Symptome

Erkrankungsrisiko
- hoch (Kontagionsindex 80 %), besonders für **Säuglinge** und **Kleinkinder**
- Mädchen erkranken häufiger und auch schwerer als Jungen
- zunehmend betroffen mehr Jugendliche und Erwachsene als Kinder
- Letalität betrifft v.a. Säuglinge

Inkubationszeit 1 bis 2 Wochen

Krankheitsverlauf

Verlaufsformen/Verlaufsübersicht

- **klassischer Verlauf:**
  - Stadium catarrhale: wenige Tage bis 2 Wochen
  - Stadium convulsivum: mehrere Wochen
  - Stadium decrementi: mehrere bis viele Wochen

- **besonders bei Erwachsenen oft nur:**
  - katarrhalische Symptome
  - anhaltender, uncharakteristischer Husten (ohne Hustenanfälle)

Verlauf/Symptomatik bei klassischer Erkrankung

Stadium catarrhale

- **trockener, hartnäckiger** (therapieresistenter) **Husten,** vorwiegend nachts
- **Entzündung des Nasen-Rachen-Raumes** mit Schnupfen und Halskratzen
- subfebrile Temperaturen

Stadium convulsivum

- Steigerung zu **stakkatoartigen Hustenanfällen** (meist ca. 20, evtl. bis zu 50 pro Tag, nachts häufiger)
- anschließend (in ca. 50%) laut hörbares **keuchendes Einatmen** („Iii", inspiratorischer Stridor) durch **verkrampfte Stimmritzen**
  - evtl. Krampf der Bronchialmuskulatur → Luftmangel → zyanotische Verfärbung
- nach Hustenanfall Schleimentleerung, häufig mit Erbrechen
- bei Säuglingen anstelle von „Husten und Keuchen" häufig **Niesanfälle** und lebensbedrohliche **Atemstillstände** (dabei auch Hirnschädigung möglich)

Stadium decrementi

- Hustenanfälle an Zahl und Intensität abnehmend
- Resthusten mit keuchendem Einatmen kann für Monate fortbestehen.

Komplikationen

- **durch die Hustenstöße:**
  - *Bronchiektasen, Lungenemphysem*
  - Blutungen durch venöse Stauungen:
    - in die Augenbindehaut und Augenlederhaut
    - petechiale Hautblutungen.
  - Nabelbruch, Leistenbruch, Analprolaps
- **Pneumonie:**
  - gelegentlich primär, meist durch Sekundärinfektion (v.a. Haemophilus influenzae und Streptococcus pneumoniae)
  - infolge Keuchhusteninfekt bei uns die *häufigste Todesursache* im Säuglingsalter
- **Otitis media** als Sekundärinfektion
- **Enzephalopathie** (durch Hypoxie, toxische Gefäßwandschäden und andere Faktoren):
  - Krämpfe, Bewusstlosigkeit, Lähmungen,
  - *evtl. tödlich*
- **Aktivierung** latenter Infekte (z.B. Tuberkulose)

Differentialdiagnose

- Virusinfektionen der Atemwege (Laryngitis, Pharyngitis, Bronchitis) durch z.B. RS-Viren, Adenoviren, Parainfluenza-Virus
- Hiluslymphknotentuberkulose (Hustenreiz durch Druck der Lymphome auf die Hauptbronchien)
- Bronchitis im Rahmen einer Mukoviszidose
- Pseudokrupp

Diagnostik klinisches Bild, serologischer Nachweis oft schwierig

Schulmedizinische Therapie Antibiotika, um weitere Ausbreitung der Erreger zu unterbinden

Prognose je nach Lebensalter

Immunität und Prophylaxe

- Immunität: antitoxisch, erregerabhängig, langandauernd und im Laufe von Jahrzehnten abnehmend
- **aktive Impfung** (Totimpfstoff) ist möglich, z.B. im Rahmen der Kombinationsimpfung Diphtherie/Pertussis/Tetanus. Schutzdauer: lebenslang

Lassa-Fieber

Definition

- Namen: Lassa-Fieber, Lassa-hämorrhagisches Fieber (LAS-HF). Lassa = Stadt in Nigeria, wo 1969 das Lassa-Fieber erstmals auftrat
- gilt als virusbedingtes hämorrhagisches Fieber (→ dort), d.h. zählt zu den Viruserkrankungen, bei denen es bei schwerem Verlauf zu **hohem Fieber** und **Blutungen** kommt. Zooanthroponose.

Gesetz

- **Meldepflicht** bei **Verdacht, Erkrankung** und **Tod** (IfSG §§ 6, 8)
- Erreger-Nennung in IfSG § 7
- **Behandlungsverbot** (IfSG § 24)
- Quarantäne bei Verdacht und Erkrankung (IfSG § 30)
- Vorschriften für Gemeinschaftseinrichtungen (IfSG § 34)

Vorkommen

- Westafrika
- sehr selten, evtl. auch bisher kein Fall in Deutschland (→ Tab. 4-2)

Erreger Lassa-Virus

Erregerreservoir v.a. Vielzitzenratte (weit verbreitet in West-, Ost- und Südafrika) und verwandte Arten

Ansteckung Soweit bisher bekannt:

- **Tier → Mensch:**
  - **infektiöses Material:** Urin, Blut
  - **Übertragung:** Kontaktinfektion (orale Aufnahme), Inhalation (Staub, Aerosol)
- **Mensch → Mensch:**
  - **infektiöses Material:** Urin, Speichel, Erbrochenes, Blut
  - **Übertragung:**
    - Kontaktinfektion (orale Aufnahme)
    - Inhalation (Staub, Aerosol)
    - Blutinjektion (gleiche Kanüle bei verschiedenen Patienten)

Erkrankungsrisiko

- bisher nur vereinzelt kleine Epidemien in Westafrika
- Risiko erhöht in der Trockenzeit (Januar–April)

Inkubationszeit wenige (6) Tage bis 21 Tage

Krankheitsverlauf

Verlaufsformen

- leichter Verlauf: in vermutlich 90% nur subklinischer oder (mehr oder weniger ausgeprägter) grippal-fieberhafter Verlauf
- schwerer Verlauf: nur in wenigen Infektionsfällen Verlauf mit Hämorrhagie und sonstiger schwerer Symptomatik

Verlauf/Symptomatik bei schwerem Verlauf

Prodromalphase (grippale Symptomatik)

- Dauer: ca. 1 Woche, meist schleichender Beginn
- **Fieber,** Kopf-, Gliederschmerzen
- Übelkeit, Erbrechen
- Konjunktivitis
- Pharyngitis (ulzerierend), Husten, retrosternale Schmerzen
- gelegentlich makulo-papulöses Exanthem (bei heller Haut)

Organphase

- Dauer: wenige Tage – 1 Woche
- Ödeme (Gesicht, Hals, Nacken, Kehlkopf)
- Ergüsse (Pleura, Perikard)
- Perikarditis
- Hypotonie, Bradykardie
- **Blutungen** (Hämorrhagie)
  - der Schleimhäute von Nase, Gaumen, Rachen
  - von Magen (Bluterbrechen), Darm (Blutstuhl), Niere (Hämaturie), Uterus (blutiger Ausfluss)
- enzephalopathische Symptome (Benommenheit bis Koma, Krämpfe)
- gelegentlich: Hörminderung (evtl. bleibend), Uveitis, Hodenentzündung, Haarausfall
- evtl. hypovolämischer Schock, Nierenversagen (Anurie)

Langandauernde Rekonvaleszenzphase

Differentialdiagnose andere virusbedingte hämorrhagische Fieber und deren DD (→ VHF)

Diagnostik Gewebekultur, PCR, Serologie in Speziallabors mit größter Sicherheitsstufe

Schulmedizinische Therapie

- symtomatische Therapie
- Rekonvaleszentenserum, Virustatika

Prognose Letalität: 15–30%

Immunität und Prophylaxe

- bisher keine Schutzimpfung
- Expositionsprophylaxe

Legionärskrankheit

Definition
- Namen: Legionärskrankheit, Legionellose, Legionellen-Pneumonie, Veteranenkrankheit. Der Erreger wurde 1976 aufgrund einer Epidemie bei einem Treffen von Kriegsveteranen (Legionären) in den USA identifiziert.
- bakterielle atypische Lungenerkrankung

Gesetz
- Erreger-Nennung in IfSG § 7
- **Behandlungsverbot** (IfSG § 24)

Vorkommen weltweit

Erreger Legionella sp., in 90% d.F. **Legionella pneumophila** (mit verschiedenen Serotypen)

Erregerreservoir **Süßwasser,** feuchtes Erdreich; dort Vermehrung der Legionellen in *Amöben* und anderen Protozoen

Ansteckung
- Übertragung meist durch **Inhalation** von kontaminierten feinsten Wassertröpfchen (Aerosol), wie sie z.B. beim Duschen, Wasserleitungsaufdrehen oder Luftbefeuchtung in einer Klimaanlage entstehen; selten durch Staubinhalation
- keine Ansteckung Mensch → Mensch
- häufig in Krankenhäusern (> 10% aller nosokamialen Pneumonien)

Erkrankungsrisiko
- nur 10% der Infizierten erkranken
- v.a. in Sommermonaten; Legionellen leben vorwiegend in gut temperiertem Wasser
- v.a. für Menschen mit reduzierter Flimmerepithelfunktion der Atemwege (Raucher, chronisch Lungenkranke, Alkoholkranke) und sonstiger Abwehrschwäche
- Männer erkranken 2–3mal häufiger als Frauen
- in Deutschland ca. 8.000 Erkrankungen/Jahr

Inkubationszeit
- wenige (2) Tage bis 2 Wochen bei der eigentlichen Legionärskrankheit
- ein bis wenige Tage beim Pontiac-Fieber (→ unten)

Krankheitsverlauf

Verlaufsformen
- leichter Verlauf: Pontiac-Fieber
- schwerer Verlauf: eigentliche Legionärskrankheit

Verlauf/Symptomatik

Pontiac-Fieber („grippaler" Verlauf)
- Halskratzen, Husten, Schnupfen, Lichtscheu
- Fieber, Glieder- Kopf-, Brustschmerzen
- keine **symptomatische** Lungenbeteiligung
- gelegentlich leichte Verwirrtheit
- nach wenigen Tagen abklingend (trotz zuvor häufig schweren Krankheitsgefühls)

Legionärskrankheit
- „grippaler" Beginn mit Glieder-, Kopf-, Brustschmerzen
- rascher Fieberanstieg auf ca. 40 °C, evtl. mit Schüttelfrost
- (schwere) **Pneumonie** mit unproduktivem Husten, evtl. mit Blutbeimengung, pleuritischen Schmerzen, Dyspnoe und Tachypnoe
- häufig: Verwirrtheit, Desorientiertheit, Lethargie
- gelegentlich Durchfälle
- evtl. septische Ausbreitung, dabei häufig Befall von Herz, Leber, Pankreas und Darm
- Rekonvaleszenzdauer von mehreren Wochen

Komplikationen allmähliches Herzkreislauf-, Nierenversagen

Differentialdiagnose andere atypische Pneumonien

Diagnostik
- Anamnese
- Antigennachweis (RIA, ELISA), Erregernachweis, Antikörpernachweis

Schulmedizinische Therapie Antibiotika

Prognose Letalität bei unbehandelten Fällen und Risikopatienten bis zu 80%, sonst ca. 15%

Immunität und Prophylaxe
- keine Immunität
- Wartung von Warmwasseranlagen
- keine Impfung

Lepra

Definition
- Namen: Lepra, Morbus Hansen. (griech. „Aussatz")
- Krankheit in den Tropen und Subtropen. Charakteristisch ist der Befall der Haut und peripherer Nerven und die in Folge auftretenden Verstümmelungen

Gesetz
- Erreger-Nennung in IfSG § 7
- **Behandlungsverbot** (IfSG § 24)

Vorkommen
- früher weltweit, in allen Klimazonen, so z.B. noch im 19. Jh. in Norwegen
- heute **endemisch** in tropischen und subtropischen Gebieten von Asien (v.a. *Südostasien* 70% d.F., indischer Subkontinent, Afrika, Mittel- und Südamerika, den pazifischen Inseln und **sporadisch** im südlichen Mittelmeerraum (Türkei, Naher Osten, Nordafrika)
- sehr selten in Deutschland (→ Tab. 4-2)

Erreger **Mycobacterium leprae,** grampositives Bakterium

Erregerreservoir
- **Mensch**
- Gürteltier, Affenarten (ohne Bedeutung hinsichtlich Übertragung auf den Menschen)
- **Umwelt:** Erde, Wasser, Pflanzen; ca. die Hälfte aller sporadisch auftretenden Leprafälle entsteht durch Übertragung Umwelt → Mensch

Ansteckung
- **infektiöses Material:**
  - Nasensekret
  - Gewebesaft lepröser Hautveränderungen
- **Eintrittspforten:**
  - Schleimhaut von Mund-Nasen-Rachen-Raum
  - kleinste Hautschadstellen (Hautrisse)
- **Übertragung:** Tröpfcheninfektion, Kontakt- und Schmierinfektion

Erkrankungsrisiko
- Lepra ist möglicherweise sehr infektiös, v.a. die lepromatöse Lepra; es erkranken allerdings < 5 % der Infizierten
- Kinder sind empfänglicher als Erwachsene

Inkubationszeit
- meist **einige Jahre**
- aber auch nur wenige Wochen (bei Neugeborenen), einige Monate, einige Jahrzehnte

Krankheitsentstehung
- Der Lepraerreger vermehrt sich innerhalb von Makrophagen: die Ursache für **granulomatöse Entzündungen** (→ 1.5.1)
- **Bevorzugt befallen** werden außerdem:
  - *Schwann-Zellen der peripheren Nerven (das ZNS bleibt verschont)*
  - *Hautzellen*
  - *Muskelzellen*
- Das Wachstum des Lepraerregers ist sehr langsam; Verdoppelungszeit: 3–6 Wochen. Dies erklärt auch die lange Inkubationszeit und den langdauernden Verlauf der Erkrankung.

Krankheitsverlauf

Verlaufsübersicht bei durchgehender Erkrankung (→ Abb. 2-2)
- indeterminierte Lepra
- Tuberkuloide Lepra = Haut-Nerven-Lepra
- lepromatöse Lepra = generalisierte Lepra
- dimorphe Lepra = Borderline-Lepra

Verlauf/Symptomatik

Indeterminierte Lepra
- **Hauterscheinungen:** *rötliche* (kaum erhabene) Flecken oder *hypopigmentierte* Flecken
- evtl. **Sensibilitätsstörungen** in den Fleckbezirken
- Reaktionslage der Körperabwehr noch unklar (indeterminiert):
  - bei sehr guter Abwehrlage keine weiteren Symptome (auch Spontanheilung)
  - bei guter Abwehrlage Entwicklung einer tuberkuloiden Lepra
  - bei schlechter Abwehrlage Entwicklung einer lepromatösen Lepra
  - bei mittlerer Abwehrlage Entwicklung einer dimorphen Lepra

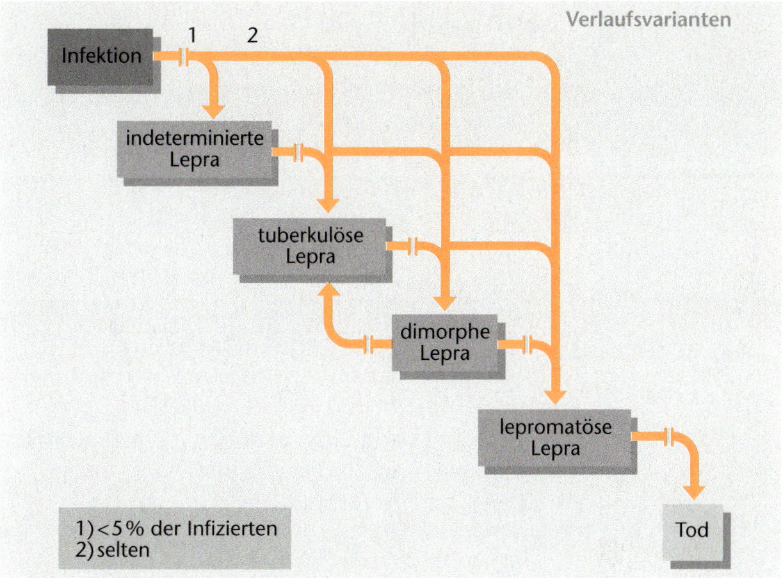

Abb. 2-2: Verlaufsvarianten bei Lepra

Tuberkuloide Lepra (Haut-Nerven-Lepra)

- Bildung *tuberkuloider Granulome* (→ 1.5.1) in der Lederhaut
- **Hauterscheinungen:** *Flecken*
  - leicht *erhaben,* evtl. nur am Rand
  - *hypopigmentiert* bei dunkler Haut, *rötlich* bei heller Haut
  - *scharf begrenzt* (anders bei lepromatöser Lepra)
  - *asymmetrisch* verteilt (anders bei lepromatöser Lepra)
- in den **Fleckbezirken** kommt es zu:
  - *Sensibilitätsstörungen:* betroffen sind zunächst der Temperatursinn, später der Tastsinn und schließlich die Schmerzwahrnehmung
  - fehlender Schweißsekretion
  - Haarverlust
- **Nervenbefall:**
  - frühzeitig im Vergleich zur lepromatösen Lepra
  - *asymmetrisch* (anders bei lepromatöser Lepra)
  - tastbare und sichtbare *Verdickungen von Nervensträngen*
  - *sensorische* und *motorische Störungen*
- **Störungen der Gewebsernährung** (infolge der Zerstörung von Nervenfasern), die zumeist an Fingern und Zehen beginnen, führen zu:
  - *Muskelatrophie*
  - *Knochenabbau*
  - *Ulzerationen*
- **Verstümmelungen** infolge:
  - unbemerkter Verletzungen (aufgrund der Sensibilitätsstörungen, mit nachfolgender Wundinfizierung)
  - Störung der Gewebsernährung

Lepromatöse Lepra (generalisierte Lepra)

- Befall von Haut, Schleimhäuten und Nerven, von inneren und sonstigen Organen

- **Hauterscheinungen:**
  - *unscharf begrenzte rötliche Flecken* → weich-ödematöse Papeln → knollige Knoten = *Lepraknoten* = Leprome (geschwulstartig wachsendes granulomatöses Gewebe)
  - häufig *symmetrisch verteilt*
  - oft *im Gesicht beginnend,* später auf den ganzen Körper verteilt, vorzugsweise an kühleren Körperpartien
  - *Löwengesicht* (Facies leontina): lepraknotige „Verunstaltungen" von: Nase („Kleeblattnase" bei Befall der Nasenflügel), Lippen, Wangen, Stirn, Augenbrauenbereich (auch Verlust der Augenbrauen), Ohrläppchen; Sattelnase durch Knorpelzerstörung
- Befall der **Schleimhäute,** mit Geschwürbildung von: Nase (chronischer Schnupfen, Nasenbluten), Rachen, Kehlkopf
- häufig **Entzündungen am Auge:** an Bindehaut, Hornhaut, Lederhaut, Iris, Ziliarkörper; Erblindungsgefahr
- wie bei der tuberkuloiden Lepra:
  - **Nervenbefall;** spät im Vergleich zur tuberkuloiden Lepra, häufig *symmetrisch* auftretend
  - Störungen der Gewebsernährung
  - „Verstümmelungen"
- auch Befall **innerer** und sonstiger **Organe** ist möglich:
  - Monozyten-Makrophagen-System (Lymphknoten, Leber, Milz, Knochenmark)
  - Knochen (Hände, Füße, Schädel)
  - Darm, Nieren, Hoden, Nebenhoden

Dimorphe Lepra (Borderline-Lepra)

- **Verlauf:** in der Symptomatik *zwischen tuberkuloider und lepromatöser* Lepra
- **Hauterscheinungen:** charakteristisch sind ringförmige (zentral abgeheilte) bräunliche leicht erhabene Flecke
- Entwicklung in Richtung einer rein lepromatösen bzw. tuberkuloiden Lepra ist möglich (letztes seltener)

Differentialdiagnose

- Hautinfiltrationen bei Lymphomen
- Lupus erythematodes
- Syphilis III
- Leishmaniose
- Kaposi-Sarkom
- Hautpilzerkrankungen
- Neurofibromatosis
- neurologische Erkrankungen

Diagnostik

- klinisches Bild
- Erregernachweis (Ziehl-Neelsen-Färbung), histologische Untersuchung

Schulmedizinische Therapie

Antibiotika

Prognose Ausheilung ist heute möglich

Immunität und Prophylaxe
- keine Immunität
- aktive Impfung noch nicht möglich (wirksamer Impfstoff noch nicht verfügbar); wichtiger ist die Chemoprophylaxe

Leptospirose

Definition
- Namen: Leptospirose. (griech. leptos = zart, dünn; speira = Windung; die Erreger sind dünn und gewunden). Einzelnamen → „Erreger"
- Zooanthroponose. Bei schwerer (klassischer) Erkrankung kommt es zu: Hepatitis, Nephritis, Meningitis/Enzephalitis, Blutungsneigung (je nach Erreger dominiert Hepatitis bzw. Meningitis/Enzephalitis).

Gesetz
- Erreger-Nennung in IfSG § 7
- **Behandlungsverbot** (IfSG § 24)

Vorkommen weltweit, selten in Deutschland (→ Tab. 4-2)

Erreger **Leptospira interrogans,** gramnegatives Bakterium; die wichtigsten Serotypen sind:
- Leptospira icterohaemorraghiae; **Ratte** → Mensch: **Morbus Weil**
- Leptospira canicola; **Hund** → Mensch: **Canicolafieber** (Stuttgarter Hundeseuche)
- Leptospira grippotyphosa; **Maus** → Mensch: **Feldfieber**

Erregerreservoir **Ratte, Hund, Maus,** Schwein, Rind u.a.; selten auch der Mensch

Ansteckung
- **infektiöses Material:**
  - *Urin* und *Kot* infizierter Tiere, selten des Menschen
  - entsprechend verseuchte Gewässer
- **Eintrittspforten:**
  - kleinste Hautverletzungen
  - Schleimhäute: Mund-Nasen-Rachenraum, Augenbindehaut; keine gastrointestinale Infektion (Leptospiren werden durch Magensäure abgetötet)

Erkrankungsrisiko
- v.a. (**Berufskrankheit**) für: Tierhalter, Kanalarbeiter, Reisbauern usw.
- erhöht für Freizeitler an verseuchten Gewässern

Inkubationszeit 1 bis 2 Wochen

Krankheitsverlauf **Verlaufsformen/Verlaufsübersicht**

Die meisten Erkrankungsfälle (ca. 90 %) verlaufen unspezifisch fieberhaft. Nur **selten schwerer,** klassischer **Verlauf** (meist als Morbus Weil):

- **Generalisationsstadium:**
  - Dauer: wenige Tage bis eine Woche
  - hohes Fieber
  - Muskel-, Gelenk-, Kopfschmerzen
- **fieberfreies Intervall,** Dauer: wenige Tage
- **Organstadium:**
  - Dauer: 1 bis 2–3 Wochen
  - erneut Fieber, aber weniger hoch
  - Befall von: Leber, Niere, ZNS
  - Blutungsneigung

Verlauf/Symptomatik bei klassischer Erkrankung

Generalisationsstadium

- **plötzlicher** (brutaler) **Beginn mit hohem Fieber** und Schüttelfrost
- gastrointestinale Symptome: Übelkeit, Erbrechen, Verstopfung, weniger häufig Durchfall
- **Muskelschmerzen,** v.a. in den Waden
- **Gelenkschmerzen**
- **Kopfschmerzen,** Neuralgien, Nackensteifigkeit
- Exanthem (flüchtig): scharlach-, masern-, urtikariaähnlich
- Kreislaufsymptome: Hypotonie, relative Bradykardie

Fieberfreies Intervall

von wenigen Tagen

Organstadium

- erneut Fieber, aber weniger hoch
- Schwellung von Lymphknoten, Leber und Milz
- **Hepatitis,** Ikterus
- **Nephritis** (Ausscheidung von infektiösem Harn)
- **Meningitis/Enzephalitis**
- **Blutungsneigung,** u.a. Nasenbluten, petechiale Hautblutungen, Darmblutungen
- eher gelegentlich:
  - Entzündungen am Auge: an Bindehaut, Lederhaut, Iris, Ziliarkörper
  - Endokarditis, Myokarditis
  - Bronchitis, Pneumonie

Besonderheiten

- **Morbus Weil:** schwerer Verlauf, immer mit Hepatitis !
- **Canicolafieber:** mittelschwerer Verlauf, *Meningitis/Enzephalitis* steht im Vordergrund, Hepatitis nicht charakteristisch
- **Feldfieber:** gutartiger Verlauf, Meningitis/Enzephalitis steht im Vordergrund, fast immer ohne Hepatitis

Komplikationen besonders bei Morbus Weil

- Leberversagen (Coma hepaticum)
- Nierenversagen

- Entzündung von Iris und Ziliarkörper als Spätkomplikation nach ca. ½ Jahr

Differentialdiagnose je nach Krankheitsphase: Grippe (Generalisationsstadium), Malaria, Typhus, Virushepatitis, virusbedingtes hämorrhagisches Fieber (v.a. Hanta-Fieber, renales Syndrom), virale oder bakterielle Meningitis/Enzephalitis

Diagnostik Anamnese. Erregernachweis, Serologie

Schulmedizinische Therapie Antibiotika

Prognose
- Rekonvaleszenz: bei schwerem Verlauf 2–3 Monate
- Letalität: bei unbehandelten Fällen 20–30 %

Immunität und Prophylaxe
- dauerhafte Immunität
- Expositionsprophylaxe
- aktive Impfung nur für Tiere

Listeriose

Namen
- Listeriose (nach dem britischen Bakteriologen Lister)
- bei intakter Immunantwort meist harmlsoe Erkrankung, schwerwiegende Schädigung bei angeborener Listeriose

Gesetz
- Erreger-Nennung in § 7 IfSG
- **Behandlungsverbot** (IfSG § 24)

Vorkommen weltweit

Erreger **Listeria monocytogenes**, grampositives Bakterium

Erregerreservoir
- Rind, Pferd, Schaf, Schwein, Nagetiere, Hund, Huhn
- Mensch

Ansteckung
- **Tier → Mensch:**
  - **infektiöses Material:**
    - Kot, *durch Kot kontaminierte Stoffe* wie Erdreich, Staub, Wasser
    - meist *Nahrungsmittel, v.a. Rohprodukte:* rohe Milch, Käse aus Rohmilch; rohes und ungenügend erhitztes Fleisch;Wurst, Salat, Gemüse (durch Düngung)
  - **Eintrittspforten:** Speiseweg, Atemwege (Staubinhalation), Augenbindehaut, kleinste Hautverletzungen
- **Mensch → Mensch:**
  - *vorgeburtlich* (pränatale Infektion)
  - während der Geburt (perinatale Infektion)
  - evtl. durch Geschlechtsverkehr

Erkrankungsrisiko

- erhöht für Metzger, Landwirte, Veterinäre,Verarbeitende in der Lebensmittelherstellung
- Eine Infektion bleibt *meist symptomlos.* Voraussetzung für eine manifeste Erkrankung ist meist eine herabgesetzte Abwehrfähigkeit, wie z.B. bei **Schwangerschaft,** Glukokortikoidtherapie, Aids.

Inkubationszeit vermutlich wenige (1–7) Tage bis mehrere Wochen

Krankheitsentstehung Der Listerioseerreger kann sich innerhalb von Makrophagen vermehren. Dies führt zu granulomatösen Entzündungen (→ 1.5.1).

Krankheitsverlauf

Verlaufsformen

- auf den Bereich der Eintrittspforte beschränkte Erkrankungen
- Organbefall im Rahmen einer sich ausbreitenden Infektion, je nach Abwehrlage:
  - isolierter Organbefall
  - multipler Organbefall (Sepsis)

Verlauf/Symptomatik im einzelnen

Auf den Bereich der Eintrittspforte beschränkte Erkrankungen

- **oculoglanduläre** Infektion (selten): Konjunktivitis, Keratitis, Uveitis, regionale Lymphknotenschwellung
- **cutanoglanduläre** Infektion (selten): papulopustulöse Hauterkrankung, regionale Lymphknotenschwellung
- **tonsilloglanduläre** Infektion: Angina, regionale Lymphknotenschwellung
- Infektion der **Atemwege:** *grippale Symptome,* evtl. mit *Bronchitis* oder *Pneumonie*

Organbefall im Rahmen einer lymphogen/hämatogen sich ausbreitenden Infektion

- **bevorzugt befallene Organe:** *Plazenta, Hirnhäute*
- **isolierter Organbefall:**
  - *Meningoenzephalitis* (häufigste Erkrankungsform)
  - Befall von Organen des **Monzyten-Makrophagen-Systems** (Lymphknoten, Leber, Milz); im Zusammenhang mit einer tonsilloglandulären Infektion dann oft *mononukleoseartiges Erscheinungsbild*
    - Angina, Lymphknotenschwellung am Hals, Leber- und Milzschwellung, Exanthem, Fieber
  - *Schwangerenlisteriose (am häufigsten):*
    - Infektion der Plazenta
    - falls überhaupt symptomatisch, oft nur unspezifische Symptome wie Kopfschmerzen, Fieber, Rückenschmerzen, Durchfall
- bei multiplem Organbefalls (*Sepsis,* meist bei **Neugeborenen-Listeriose**) sind häufig betroffen: Hirnhäute, Hirn, Leber, Milz, Lunge, Magen-Darm-Trakt, daneben andere Organe wie z.B. die Haut (roseolenartige Hautgranulome)

Differentialdiagnose grippaler Infekt, infektiöse Mononukleose, Meningitis/Enzephalitis anderer Ursache

Diagnostik Erregernachweis (Kultur, PCR), serologische Blutuntersuchung

Schulmedizinische Therapie Antibiotika

Prognose
- häufig latenter Verlauf, aber bei Abwehrgeschwächten schwere Verläufe
- 30 % der Listerien-Meningitiden verlaufen letal

Immunität und Prophylaxe
- keine Immunität, Reinfektionen sind häufig
- wichtig sind Hygienemaßnahmen bei der Lebensmittelverarbeitung (Hitze tötet den Erreger), gefährdete Personen sollten keine Rohmilchprodukte essen
- keine Impfung

Listeriose, angeborene

Ansteckung
- vermutlich v.a. bei **erstmaliger Infektion der Mutter** während der Schwangerschaft (wenn die Mutter noch keine Immunität entwickelt hat
- meist im *2. und 3. Trimenon,* nach Abschluss der Plazentaentwicklung

Krankheitsverlauf

Verlaufsformen

- Fruchttod
- Neugeborenen-Listeriose
- nachgeburtlich auftretende Infektionsfolgen

Verlauf/Symptomatik

Fruchttod

in 30 % d.F., v.a. bei früher intrauteriner Infektion

Neugeborenen-Listeriose

- **Frühgeburt** in 50 %
- Untergewicht ist oft das zunächst einzige erkennbare Symptom
- Bei relativ **früher intrauteriner Infektion** läuft das Generalisationsstadium intrauterin ab; das Kind kommt mit Organstadium zur Welt; Symptome: Meningitis/Enzephalitis, Hydrozephalus (Enzephalitisfolge).
- Bei **später intrauteriner Infektion** kommt das Kind im Generalisationsstadium zur Welt; dabei *multipler Organbefall* (septische Granulomatose, Granulomatosis infantiseptica). Symptome: Meningitis/Enzephalitis, Leberschwellung, Ikterus (oft lang anhaltend), Milzschwellung, Pneumonie, Verdauungsstörungen, roseolenartiger Hautbefall, Befall der Rachenschleimhaut und Tonsillen.

Nachgeburtlich auftretende Infektionsfolgen

- Entstehung durch **vorgeburtliche Infektion:**
  - *vorgeburtliche Organschäden* machen sich erst nachgeburtlich bemerkbar (v.a. Hirnschäden)
  - *symptomatische Organinfektion,* ohne definitive Schädigung
  - *asymptomatische Organinfektion* ohne Erkrankung oder Schädigung.
- Entstehung durch Infektion **während der Geburt:** 1–2 Wochen nach Geburt kommt es zu Symptomen wie bei später intrauteriner Infektion oder häufig auch zu einer isolierten Meningitis/Enzephalitis.
- Ein Teil der Kinder mit nachgeburtlich auftretenden Symptomen kommt also *„gesund"* zur Welt.
- **Symptome/Schäden:**
  - Auftreten nach Wochen, Monaten, evtl. Jahren
  - infolge *Hirn(haut)befall:* Hydrozephalus, neurologische und psychische Symptome: Krampfneigung (epileptische Anfälle), spastische Lähmungen, Entwicklungsmängel
  - Spätschäden sind auch an anderen Organen möglich

Lyme-Borreliose

Definition
- Namen: Lyme Borreliose, Lyme-Krankheit. Die Erreger wurden erst von 1981 an in Lyme und Umgebung (USA) in den 70er-Jahren des 20. Jh. als **Borrelien** identifiziert.
- Erkrankung mit v.a. kutanen, neurologischen und arthritischen Symptomen

Gesetz keine Berücksichtigung im IfSG

Vorkommen weltweit, v.a. in gemäßigten und waldreichen Zonen (Zeckenbiotopen)

Erreger **Borrelien-Arten** (schraubenförmige Bakterien)
- in Nordamerika: Borrelia burgdorferi
- in Europa: B. burgdorferi, B. afzelii, B. garinii

Alle drei Erreger werden im weiteren Sinne als B. burgdorferi bezeichnet.

Erregerreservoir noch ungenügend geklärt, zumindest:
- Großsäuger wie Wild, Haustiere, Nutztiere
- Kleinsäuger wie Nager, Maulwurf, Igel
- Vögel

Ansteckung i.d.R. Erregerreservoir → *Schildzecken* (in Europa nur Ixodes ricinus → Mensch, d.h. durch Zeckenbiss; selten Übertragung durch blutsaugende Mücken oder Fliegen

Erkrankungsrisiko
- in Endemiegebieten ist ggf. jede dritte bis zweite Zecke Borrelienträger, nach Biss durch infizierte Zecke beträgt die Infektionsrate ca. 10 %, die Erkrankungsrate ca. 4 %

- Bevorzugtes Biotop der Zecken: Regionen mit hoher Luftfeuchtigkeit, Laub- und Mischwälder mit strauchreichem Unterwuchs, Waldränder, Flusstäler. Die Zecken halten sich in bodennaher Vegetation auf und fallen nicht von Bäumen. Über ca. 800 m Höhe keine virushaltigen Zecken mehr.
- Erhöhtes Infektionsrisiko besteht in der Zeit **Frühsommer** bis **Frühherbst.**
- Erst ca. 12 Stunden nach dem Biss überträgt die Zecke den Erreger.
- In Deutschland schätzungsweise 60 000 Erkrankungen pro Jahr, am häufigsten erkranken Kinder.

Inkubationszeit wenige Tage bis Wochen

Krankheitsentstehung Es kommt zunächst zur lokalen Ausbreitung des Erregers im Hautgewebe. Später weitere Ausbreitung über den Blutweg, v.a. mit Befall von Haut, Gelenken, Gehirn und Herz.

Krankheitsverlauf

Verlaufsübersicht bei durchgehender Erkrankung

- Stadium I (Frühstadium)
- Stadium II (Spätstadium)
- Stadium III (chronisches Stadium)

Die Stadien brauchen nicht alle in Erscheinung treten und können auch überlappen.

Verlauf/Symptomatik

Stadium I:

- in ca. 50 % d.F. **Erythema migrans** (Wanderröte): meist schon nach wenigen Tagen Rötung um die Bissstelle mit zentrifugaler Ausbreitung (bis zu 30 cm von der Bissstelle), die von der Mitte her abzublassen beginnt (häufig fällt dadurch nur ein roter Ring auf)
- Zeichen einer **Generalisierung** (hämatogene Aussaat):
  - Kopf-, Glieder-, Muskelschmerzen
  - Fieber
  - evtl. Nackensteifigkeit
  - multiple Erytheme
- selten: Lymphadenosis cutis benigna:
  - Bildung von Knötchen mit rötlich-bläulicher Verfärbung
  - häufigste Lokalisation: Ohr, Gesicht, Brustwarzen, Scrotum
  - häufig mit lokaler Lymphknotenschwellung
  - kann Monate bis Jahre bestehen

Stadium II

- Beginn: Wochen bis Monate nach Infektion
- **neurologische** Manifestationen: (subakute) *Polyradikuloneuritis, Meningitis,* auch Myelitis und Enzephalitis; häufig dabei:
  - in wechselnden Körperregionen auftretende Schmerzen (v.a. nachts)
  - Neuralgien (Fazialis-, Trigeminusneuralgie)

- sensible bzw. motorische Störungen, Lähmungen
- Hirnnervenausfälle (mit z.B. *Gesichtslähmung*, Augenmuskellähmung)
- bei Kindern häufig meningitischer Verlauf

- **rheumatoide** Symptome:
  - arthritische Beschwerden *(Lyme-Arthritis)* an einem oder wenigen Gelenken (v.a. Knie-, Sprung-, Hüftgelenk)
  - Muskelschmerzen, Myositis
- nicht selten auch: Peri- und Myokarditis (Herzrhythmusstörungen)
- gelegentlich: Entzündungen am Auge (Keratitis, Uveitis, Chorioretinitis)

Stadium III

- Beginn: Jahre bis Jahrzehnte nach Infektion
- chronisch-degenerative **Arthritis** (Autoimmnunprozesse)
- chronische **Neuro-Borreliose:**
  - rezidivierende periphere Neuropathien
  - schleichend fortschreitende Enzephalopathie, u.a. mit Psychosen, Verhaltensstörungen und Wesensveränderungen
- **Acrodermatitis chronica atrophicans:**
  - entzündliche, streifige bis flächige Hautveränderungen im Bereich von Gelenken oder an den Streckseiten von Gliedmaßen
  - anfangs ödematös verdickt mit rötlich-bläulicher Verfärbung, später „Pergamenthaut"-Bildung (atrophiebedingt)

Differentialdiagnose

- Infektionskrankheiten: FSME, Poliomyelitis (bei Lähmungserscheinungen), andere (v.a. virale) Meningoenzephalitiden
- Arthritis anderer Genese, Polyneuropathie, multiple Sklerose (bei Neuro-Borreliose in Stadium III)

Diagnostik

- Anamnese, klinisches Bild
- Erregernachweis (PCR), Serologie: Antikörper-Nachweis gelingt nur zu ca. 60 %

Schulmedizinische Therapie

Antibiotika

Prognose

bei rechtzeitiger Behandlung gut

Immunität und Prophylaxe

- Immunität nur bedingt, Reinfektion möglich
- Schutz vor Zeckenbissen
- rechtzeitiges Absuchen des Körpers nach Waldaufenthalt ist wichtig, da Zecke erst 12 Stunden nach Biss den Erreger überträgt
- kein Impfschutz in Deutschland

Lymphogranuloma inguinale

Definition

- Namen: Lymphogranuloma inguinale, Lymphogranulomatosis inguinalis, Lymphogranuloma venereum, Lymphopathia venerea, venerische Lymphknotenentzündung, Tropischer Bubo, Durand-Nicolas-Favre-Krankheit. (lat. inguinalis = zur Leistengegend gehörig; venereus = geschlechtlich; griech. bubon = Leiste, Schamgegend; Bubonen = Leistenlymphknoten)
- **sexuell übertragbare Krankheit,** wurde früher als Geschlechtskrankheit (Syphilis, Gonorrhoe, Ulcus molle, Lymphogranuloma inguinale) bezeichnet

Gesetz

- im IfSG nur implizit als sexuell übertragbare Krankheit erfasst
- **Behandlungsverbot** (IfSG § 24)

Vorkommen v.a. in den Tropen, sehr selten in Deutschland (→ Tab. 4-2)

Erreger **Chlamydia trachomatis,** Serotyp L_1–L_3 , gramnegatives Bakterium

Erregerreservoir Mensch

Ansteckung i.d.R. durch **Geschlechtsverkehr**

Erkrankungsrisiko Männer erkranken viel häufiger als Frauen

Inkubationszeit wenige Tage bis wenige (3) Wochen

Krankheitsverlauf

Verlaufsübersicht

- Primäraffekt
- Befall der regionalen Lymphknoten
- Späterscheinungen

Verlauf/Symptomatik

Primäraffekt (PA)

- nur in 50 % d.F. auftretend
- **Lokalisation** (Infektionsort):
  - Penis bzw. Vulva, Scheide, Portio
  - Analbereich, Rektum
  - selten anderswo, z.B. aber auch an Fingern möglich.
- **Entwicklung:** oft unscheinbare, *herpesartige Bläschen* → entsprechende Erosionen → *Ulzera,* wird bei Frauen (Scheide, Portio) häufig gar nicht bemerkt, ist *schmerzlos,* heilt in ca. 2 Wochen ab

Befall der regionalen Lymphknoten

- bei außen gelegenem PA (Penis, Vulva, Analring) **Leistenlymphknoten** (Bubonen)

- bei innen gelegenem PA (Scheide, Cervix, Rektum)
  - *anorektale Lymphknoten* (Abfluss über die inneren Beckenlymphknoten)
  - *innere Beckenlymphknoten*
- **schmerzhaftes Anschwellen** der befallenen Lymphknoten (meist der Bubonen), bei schon abgeheiltem oder noch bestehendem PA
- **Fieber**
- **granulomatöse Entzündung** der Lymphknoten (Lymphogranuloma inguinale)
  - die miteinander oder mit der darüberliegenden Haut verbacken, einschmelzen und nach außen aufbrechen bzw. fisteln können
  - häufig chronisch werdender Prozess, Ausheilung ggf. erst nach Monaten oder später

Späterscheinungen (genitoanorektales Syndrom)

- fast nur Frauen betroffen
- **Elephantiasis:** Anschwellen der Vulva (bzw. von Penis und Skrotum) durch Lymphstau
- entzündliche, eitrige, geschwürige, wuchernde, schrumpfend-stenosierende Prozesse im genitoanorektalen Bereich (Proktitis, Rektumstriktur, anale Hautwucherungen, Fisteln u.Ä.)

Komplikationen

- **aufsteigende Infektion** mit Entzündung (und evtl. nachfolgender *Sterilität*) von: Harnröhre, Gebärmutter, Eileiter, Ovarien, Prostata, Samenleiter, Nebenhoden
- Polyarthritis
- Konjunktivitis
- Erythema nodosum
- Mischinfektion mit Erregern anderer sexuell übertragbarer Krankheiten

Differentialdiagnose

- sexuell übertragbare Erkrankungen: Syphilis, Ulcus molle, Herpes genitalis
- andere Infektionskrankheiten: Pest, Tularämie
- maligne Lymphome (z.B. Lymphogranulomatosis maligna = Morbus Hodgkin)

Diagnostik Erregernachweis aus Geschwürsinhalt oder Lymphknotenpunktat, Antikörpernachweis

Schulmedizinische Therapie Antibiotika

Prognose bei rechtzeitiger Behandlung gut

Immunität und Prophylaxe

- keine Immunität
- safer Sex
- keine Impfung

Malaria

Definition
- Namen: Malaria, Wechselfieber. (ital. mala aria = schlechte Luft)
- Krankheit der Tropen und Subtropen. Fieberschübe mit Schüttelfrost sind v.a. für die seltenere, „gutartige" Malaria tertiana und quartana verlaufstypisch, dagegen verläuft die Malaria tropica häufig schwer (tödlich).

Gesetz
- Erreger-Nennung in IfSG § 7
- **Behandlungsverbot** (IfSG § 24)

Vorkommen **„Malaria-Gürtel"** zwischen dem 40. nördlichen und 30. südlichen Breitengrad:
- Afrika (80 % aller Malariafälle)
- naher und mittlerer Osten, Indien, China, Südostasien
- Mittelamerika, nördliches Südamerika
- Mücke lebt in warmen, sumpfig-feuchten Gebieten (in „schlechter" Luft)
- Malaria tropica: ⅔ d.F. in Deutschland

Erreger **Protozoen** (Plasmodium-Arten):
- Pl. vivax: Malaria tertiana
- Pl. ovale: Malaria tertiana (selten)
- Pl. malariae: Malaria quartana (selten)
- Pl. falciparum: Malaria tropica

Erregerreservoir Mensch.

Ansteckung
- Mensch → weibliche **Anophelesmücke** → Mensch
- selten durch Bluttransfusion, diaplazentare Übertragung

Erkrankungsrisiko
- erhöht für Schwangere (die Erreger befallen bevorzugt die Plazenta)
- ca. jeder tausendste Urlauber in Malariagebieten wird infiziert

Inkubationszeit eine bis mehrere Wochen; bei Chemoprophylaxe evtl. wesentlich verlängert

Krankheitsentstehung
- **Entwicklungszyklus** der Parasiten im Menschen: (1) Mückenstich → (2) Parasiten gelangen in Blutbahn → (3) Eindringen des Parasiten in Leberzelle, dortiges Heranwachsen → (4) Vielteilung des Parasiten und Zerfall der Leberzelle → (5) Die neuen Parasiten gelangen in die Blutbahn → (6) Eindringen des Parasiten in Erythrozyt, dortiges Heranwachsen → (7) Vielteilung des Parasiten und Zerfall des Erythrozyten → (5)
- **Lyse der Erythrozyten** verursacht **Fieberschübe.** Befallsrate der Erythrozyten:
  - bei Malaria tertiana: ca. 2 %
  - bei Malaria quartana: < 1 %
  - bei Malaria tropica: 20 % und mehr

- Die befallenen Erythrozyten sind weniger verformbar und neigen zum Haftenbleiben an den Endothelzellen der kleinen und kleinsten Gefäße, v.a. in **Gehirn, Nieren** und **Lunge,** aber auch in Herz, Darm und Leber. Die Folge bei hoher Befallsrate (Malaria tropica): Anämie, Verstopfung der Gefäße, Stase des Blutflusses, erhöhte Gefäßpermeabilität, Gewebeanoxie, **Schocksymptomatik.**

Krankheitsverlauf

Verlaufsübersicht

- Prodromalstadium
- Fieberanfälle
- evtl. Rezidive

Verlauf/Symptomatik

Prodromalstadium (grippales Bild)

- Kopfschmerzen, Gliederschmerzen, Abgeschlagenheit
- evtl. Husten
- evtl. Übelkeit, Erbrechen, Durchfall
- häufige **Fehldiagnose:** grippaler Infekt, Magen-Darm-Infekt (v.a. wenn nicht mehr an den Aufenthalt im Malariagebiet gedacht wird)

Fieberanfall

- weniger typisch für Malaria tropica
- heftiger Schüttelfrost
- Temperaturanstieg auf 40–41 °C in wenigen Stunden
- Schweißausbruch
- Abfallen des Anfalls (Fiebers) nach wenigen Stunden

Fieberverlauf auf Dauer betrachtet (rekurrierendes Fieber → 1.5.2)

- **klassische Malaria tertiana:**
  - Fieberrhythmus (nach gewisser Anlaufzeit): *1. Tag.* Fieber – 2. Tag: fieberfrei – *3. Tag:* Fieber
  - Zahl der Fieberanfälle: ≥ 12
- **klassische Malaria quartana:**
  - Fieberrhythmus (nach gewisser Anlaufzeit): *1. Tag:* Fieber – 2. und 3. Tag: fieberfrei – *4. Tag:* Fieber
  - Zahl der Fieberanfälle: ≥ 20
- **Misch-** und **Superinfektion** können bei Malaria tertiana bzw. quartana zu täglichen Fieberanfällen führen
- **Malaria tropica:** Fieberanfälle erfolgen unregelmäßig, häufig verläuft das Fieber auch remittierend oder als Kontinua

Weitere Symptomatik

- **Milzschwellung** (sehr häufig)
- **Leberschwellung** (weniger häufig)
- hämolytische **Anämie** mit Ikterus (evtl. mit Juckreiz durch die Gallensäuren im Serum)
- **Malaria tertiana und quartana:** i.d.R. gutartiger Verlauf, selten vorkommend

- **Malaria tropica:** häufig *maligner Verlauf* (v.a. durch die Mikrozirkulationsstörungen, → „Krankheitsentstehung")
  Verlaufsformen:
  – *zerebral:* gesteigerte Reflexe, Krämpfe, Paresen, Bewusstseinstrübung, komatöse Zustände, Versagen des Atem- bzw. Kreislaufzentrums
  – *renal:* Nephritis (durch Ablagerung von Immunkomplexen), Nierenversagen
  – *pulmonal:* Lungenödem (Husten), blutiger Auswurf, Schocklunge
  – *kardial:* Rhythmusstörungen, Myokarditis, Herzinsuffizienz
  – *intestinal:* Durchfälle, blutiger Stuhl, akutes Abdomen (Darmlähmung)
  – *hepatisch:* ausgeprägter Ikterus, starke Erhöhung der Transaminasen im Serum, Hepatitis
  – *algid:* Kreislaufschock, häufig dabei kein Fieber (lat. algidus = kalt)

Rezidive

- durch Parasiten, die in den befallenen Leberzellen *(Hypnozyten)* zunächst „schlafen"
- bei Malaria tertiana am häufigsten
- verlieren sich i.d.R. im Verlauf einiger Jahre, bei Malaria quartana jedoch noch nach Jahrzehnten möglich

Komplikationen

- Nephritis (durch Ablagerung von Immunkomplexen), nephrotisches Syndrom (Ödembildung, Aszites)
- Milzruptur
- bei Malaria tropica: **maligne Verlaufsformen** (→ oben)
- **Schwarzwasserfieber** (bei Therapie mit Chinin, das bei Resistenz gegen übliche Chemoprophylaxe eingesetzt wird): massive Hämolyse (→ Hämoglobinurie, dunkelroter bis schwarzbrauner Urin), häufig Nierenversagen, Urämie

Differentialdiagnose

- Grippe, Hepatitis mit Ikterus, Rückfallfieber, Leptospirosen
- bei Malaria tropica: Typhus, Meningoenzephalitis

Diagnostik

- Anamnese
- mikroskopischer Erregernachweis, Malaria-Schnelltests nicht völlig zuverlässig
- Blut: Anämie, Leukopenie, Leukozytose

Schulmedizinische Therapie

Chemotherapeutika, v.a. Chinin, Chloroquin, Doxycyclin, oft in Kombination

Prognose

- Malaria tertiana und quartana: meist gutartiger Verlauf, selten Komplikationen
- Malaria tropica: Letalität in unbehandelten Fällen > 20 %, Tod v.a. durch zerebrale Beteiligung, Nierenversagen, Ateminsuffizienz

Immunität und Prophylaxe

- Immunität nur gegen bestimmte Erregerstadien
- Trockenlegung von Sümpfen, Moskitonetze, Insektenschutzmittel, Tragen schützender Kleidung, medikamentöse Malariaprophylaxe (z.B. Chloroquin, Fansidar)
- Impfstoff für eine aktive Immunisierung ist in Erprobung

Marburg-Fieber

Definition
- Namen: Marburg-Fieber, Marburg-hämorrhagisches Fieber (MAR-HF), Marburg-Virus-Krankheit. (In Marburg 1967 erstmaliges Auftreten infolge Übertragung von importierten Affen.)
- gilt als virusbedingtes hämorrhagisches Fieber (→ dort), d.h. zählt zu den Viruserkrankungen, bei denen es bei schwerem Verlauf zu **hohem Fieber** und **Blutungen** kommt. Zooanthroponose.

Gesetz
- **Meldepflicht** bei **Verdacht**, **Erkrankung** und **Tod** (IfSG §§ 6, 8)
- Erreger-Nennung in IfSG § 7
- **Behandlungsverbot** (IfSG § 24)
- Quarantäne bei Verdacht und Erkrankung (IfSG § 30)
- Vorschriften für Gemeinschaftseinrichtungen (IfSG § 34)

Vorkommen Zentral-, Ost- und Südafrika, sehr selten in Deutschland (→ Tab. 4-2)

Erreger Marburg-Virus

Erregerreservoir Grüne Meerkatzen (und evtl. andere Affenarten)

Ansteckung soweit bisher bekannt:
- **Tier → Mensch:**
  - infektiöses Material: Blut, sonstige Körperflüssigkeiten
  - Übertragung: Kontaktinfektion (Haut, Schleimhäute)
- **Mensch → Mensch:**
  - infektiöses Material: Rachensekret, Urin, Sperma, Blut
  - Übertragung: Kontaktinfektion (Haut, Schleimhäute), Geschlechtsverkehr

Erkrankungsrisiko bisher nur wenige Erkrankungsfälle (Daten von 2002):
- in Europa: 1967 (Laborinfektionen in Marburg, Franfkfurt/a.M. und Belgrad durch importierte Affen aus Zentralafrika) mit insgesamt 31 Erkrankungen und 7 Toten
- in Ost- bzw. Südafrika: 1975, 1980, 1987 mit insgesamt vier Erkrankungen

Inkubationszeit wenige (3) Tage bis 1,5 Wochen

Krankheitsverlauf

Verlaufsformen
- Nach neuen Erkenntnissen sind asymptomatische bis milde Verlaufsformen häufiger als bisher angenommen möglich.
- Marburg- und Ebola-Fieber (→ dort) sind in Verlauf/Symptomatik nicht zu unterscheiden.

Verlauf/Symptomatik bei schwerem Verlauf

Prodromalphase (grippale Symptomatik)
- Dauer: wenige Tage bis 1 Woche

- meist plötzlicher Beginn mit **hohem Fieber,** Kopf-, Gliederschmerzen, Übelkeit, Erbrechen, Bauchschmerzen, Durchfall
- Konjunktivitis, Pharyngitis
- gelegentlich makulo-papulöses Exanthem (bei heller Haut)

Organphase
- Dauer: wenige Tage bis 1 Woche
- Hypotonie, Bradykardie
- **Blutungen** (Hämorrhagie) der Haut, der Schleimhäute (Nasenbluten), von Magen (Bluterbrechen), Darm (Blutstuhl), Niere (Hämaturie), Uterus (blutiger Ausfluss)
- enzephalopathische Symptome (Benommenheit bis Koma, Krämpfe)
- gelegentlich: Hodenentzündung
- evtl. hypovolämischer Schock oder Nierenversagen (Anurie)

Differentialdiagnose andere virusbedingte hämorrhagische Fieber und deren DD (→ VHF)

Diagnostik Erregernachweis im Elektronenmikroskop, im Immunfluoreszenztest oder durch molekularbiologische Methoden in Speziallabors mit größter Sicherheitsstufe.

Schulmedizinische Therapie
- symptomatisch (Volumensubstitution)
- evtl. frühzeitiger Einsatz von Rekonvaleszentenserum

Prognose langandauernde Rekonvaleszenz; 20–25 %

Immunität und Prophylaxe
- bisher keine Schutzimpfung
- Expositionsprophylaxe durch Quarantäne

Masern

Definition
- Namen: Masern, Morbilli. (lat. morbilli = kleine Krankheiten)
- „Kinderkrankheit“ mit meist biphasischem Verlauf und Hautausschlag

Gesetz
- **Meldepflicht** bei **Verdacht**, **Krankheit** und **Tod** (IfSG §§ 6, 8)
- Erreger-Nennung in IfSG § 7
- **Behandlungsverbot** (IfSG § 24)
- Vorschriften für Gemeinschaftseinrichtungen (IfSG § 34)

Vorkommen
- weltweit, von Bedeutung, v.a. in Entwicklungsländern (Afrika)
- häufige Erkrankung in Deutschland (→ Tab. 4-2)

Erreger Masern-Virus

Erregerreservoir Mensch

Ansteckung
- **infektiöses Material:** *Rachensekret,* Nasensekret, Speichel, Augenbindehautsekret, Urin
- **Eintrittspforten:** Schleimhäute der oberen Atemwege, Augenbindehaut
- **Übertragung:** *Tröpfcheninfektion,* auch Schmierinfektion
- **Ansteckungszeitraum** beginnt Mitte der Inkubationszeit, endet einige Tage nach Exanthemausbruch

Erkrankungsrisiko
- fast jeder, der dem Masern-Virus ausgesetzt ist, erkrankt (Kontagionsindex > 95%).
- erhöht in kalter Jahreszeit
- betroffen sind v.a. **Kinder zwischen 5 und 10 Jahren**
- Säuglinge erkranken i.d.R. nicht (übertragene Immunität).
- in Entwicklungsländern Haupttodesursache bei Kleinkindern

Inkubationszeit 1,5 Wochen

Krankheitsverlauf

Verlaufsübersicht

- Prodromalstadium (Generalisationsstadium): wenige Tage Fieber, katarrhalische Entzündung der Atemwege (Husten, Schnupfen, Heiserkeit), Konjunktivitis, Enanthem, Koplik-Flecken
- fieberfreies Intervall: 1 bis 2 Tage
- Organstadium (Exanthemstadium), ca. 1 Woche: Exanthem, Lymphknotenschwellung, Milzschwellung
- Rekonvaleszenzphase: Rückgang der Symptome, Abschuppung der Haut

Verlauf/Symptomatik

Prodromalstadium (Generalisationsstadium)

- plötzlicher Beginn mit Fieberanstieg auf 38–39°C
- katarrhalische **Entzündung der Atemwege:** Rhinitis, Pharyngitis, Tonsillitis (Angina), Laryngitis (Heiserkeit), Tracheobronchitis (trockener, bellender Husten)
- Symptome am **Auge:** *Konjunktivitis* (Lichtscheu), Injektion der Bindehaut (sichtbare Füllung der Bindehautgefäße)
- **Symptome im Mundraum:** *Enanthem,* v.a. am Gaumen; *Koplik-Flecken* (kleine, weiße, kalkspritzerartige Flecken an der Wangenschleimhaut, nicht abwischbar, in 70–90% d.F., bestehen nur wenige Tage)
- Fieber sinkt ab

Fieberfreies Intervall

Dauer: 1 bis 2 Tage

Organstadium (Exanthemstadium)

- **Fieber**anstieg auf ca. 40 °C (höher als in Prodromalphase)
- **Exanthem:**
  - **Beginn:** *hinter den Ohren,* am Hals, im Gesicht, Gesicht und Mundpartie ebenfalls befallen (DD Scharlach), dann Ausbreitung auf Rumpf und Extremitaten, am 3. Tag an Händen und Füßen

- **Aussehen:** zunächst kleine, scharfbegrenzte rote Flecken, die später zu größeren *bräunlichroten, leicht erhabenen Flecken* konfluieren
- juckt nicht oder nur gering

- **Lymphknotenschwellung:** v.a. im Kieferwinkel und am Hals, evtl. auch generalisiert
- Milzschwellung

Rekonvaleszenz
- nach 3 bis 5 Tagen gehen Fieber (evtl. kritisch), katarrhalische Erscheinungen und Exanthem (in der Reihenfolge seiner Entwicklung) zurück
- danach kleieförmige **Abschuppung** der **Haut,** Abschwellen der Lymphknoten, nach 7–10 Tagen kein Exanthem mehr

Komplikationen
- **primäre Komplikationen:** *Meningitis/Enzephalitis* (Häufigkeit 1:1000), Pseudokrupp (Masernkrupp), Pneumonie, toxisches Kreislaufversagen
- **sekundäre Komplikationen:** Sekundärinfektion mit Eitererregern: *Bronchitis, Pneumonie,* Mittelohrentzündung, Angina, Scharlach
- gelegentlich auch Simultan- bzw. Nacherkrankung an Keuchhusten, *Diphtherie, Tuberkulose* (hier ist der Befall von T-Lymphozyten durch das Masern-Virus bedeutsam)
- sehr selten, aber stets tödlich: subakute, sklerosierende Panenzephalitis (SSPE)

Differentialdiagnose
- Kinderkrankheiten: Röteln, Scharlach, Mononucleosis infectiosa
- Infektionen mit Adeno-, Reo- und Enteroviren (Coxsackieviren, Echoviren)
- sekundäre Syphilis (Fieber, Lymphknotenschwellungen, makulopapulöser Hautausschlag)
- Leptospirose (zweigipfeliger Fieberverlauf, gelegentlich auch mit Exanthem)
- Meningokokken-Meningitis (Enzephalitis, Exanthem)
- Erythema (exsudativum) multiforme
- Arzneimittelexantheme

Diagnostik
- klinsches Bild
- Erregernachweis, Serologie

Schulmedizinische Therapie
symptomatisch, Antibiotika bei bakterieller Komplikation

Prognose
- gut
- in Industrieländern Komplikationen bei ca. 15% der Erkrankungen

Immunität und Prophylaxe
- lebenslange Immunität
- **aktive Impfung** möglich z.B. im Rahmen der Kombinationsimpfung Masern/Mumps oder Masern/Mumps/Röteln; Lebendimpfstoff, Schutzdauer: ca. 10 Jahre

- **passive Impfung** möglich, wirksam innerhalb von drei Tagen nach Masernexposition
- Expositionsprophylaxe, Isolierung der Kinder

Meningitis/Enzephalitis

Definition

- Entzündung der Hirnhäute bzw. des Hirngewebes; meist bedingt die eine Entzündung die andere, deswegen der Begriff Meningoenzephalitis
- Unterteilung in:
  – bakterielle Meningitis/Enzephalitis
  – Virus-Meningoenzephalitis
  – übrige (infektiöse) Formen

Gesetz

- **Meldepflicht** bei **Meningokokken-Meningitis** oder **-Sepsis** bei **Verdacht, Erkrankung** und **Tod** (IfSG § 6)
- Erreger-Nennung IfSG: **Meningokokken** (§ 6) = **Neisseria meningitidis** (§ 7) und **Haemophilus influenzae** (§ 34)
- **Behandlungsverbot** (IfSG § 24)
- Vorschriften für Gemeinschaftseinrichtungen bei Meningitis durch Meningokokken oder Haemophilus influenzae Typ b (IfSG § 34)

Vorkommen

- weltweit
- Meningokokken-Meningitis/Enzephalitis v.a. im **„Meningokokken-Gürtel"** Afrikas und Südamerikas

Erreger

- **Bakterien**
- Erreger einer **eitrigen Meningitis/Enzephalitis:**
  – **Neisseria meningitidis** = Meningokokken, v.a. die Serotypen A, B (in Deutschland vorherrschend), C und Y, gramnegativ
  – **Haemophilus influenzae** (weltweit der wichtigste Erreger der bakteriellen Meningitis/Enzephalitis (gramnegativ)
  – Pneumokokken (grampositiv)
  – Escherichia coli (gramnegativ)
  – Streptococcus agalactiae (grampositiv)
  – Listeria monocytogenes (grampositiv)
  – Staphylococcus aureus (grampositiv)
  – Streptococcus pyogenes (grampositiv)
- Erreger einer **nichteitrigen Meningitis/Enzephalitis:**
  – Mycobacterium tuberculosis
  – Leptospiren
  – Brucellen
  – Treponema pallidum (Syphilis)
  – Erreger der **Lyme-Borreliose** (→ dort)
  – Francisella tularensis (→ Tularämie)
- **nichtklassische Bakterien:**
  – Chlamydien: Chlamydia psittaci (→ Ornithose)
  – Rickettsien: Rickettsia prowazekii (→ Fleckfieber), Coxiella burnetii (→ Q-Fieber)

Viren

- Enteroviren (Polio-, Coxsackie-, Echoviren; **häufig**)
- Viren der Herpes-Familie: Herpes-simplex-Virus, Varicella-Zoster-Virus, Zytomegalie-Virus, Epstein-Barr-Virus (Mononucleosis infectiosa)
- Influenzaviren
- Masern-Virus
- Röteln-Virus
- Mumps-Virus
- Arboviren (z.B. FSME, Gelbfieber, B-Enzephalitis)
- Adenoviren (selten)
- Tollwut-Virus

Pilze

- Cryptococcus neoformans (bei Aids)
- Candida albicans (bei Sepsis)

Protozoen

- Trypanosoma brucei (Schlafkrankheit)
- Toxoplasma gondii (bei Aids)
- Naegleria fowleri (im Wasser lebende Amöbe; Infektion z.B. im Schwimmbad möglich)

Würmer

- Trichinella spiralis

Erregerreservoir

- **ausschließlich Mensch, z.B.:**
  - *Meningokokken, Haemophilus influenzae,* Staphylococcus aureus, Mycobacterium tuberculosis, Treponema pallidum
  - Rickettsia prowazekii
  - Viren der Herpesfamilie, Masern-Virus, Röteln-Virus, Mumps-Virus, Enteroviren, Adenoviren
- Mensch und Tier, z.B.:
  - Pneumokokken, Streptococcus agalactiae, Listeria monocytogenes, Leptospiren
  - Influenza-Virus
- **ausschließlich Tiere, z.B.:**
  - Borrelien (Lyme-Borreliose, Rückfallfieber), Brucellen, Francisella tularensis, Chlamydia psittaci
  - Tollwut-Virus

Ansteckung

- **Mensch → Mensch:**
  - Eintrittspforte: v.a. Mund-Nasen-Rachen-Schleimhaut
  - Übertragung: v.a. durch *Tröpfcheninfektion*
- **Tier → Mensch:**
  - aerogen, z.B. Staubinhalation von Listeriose- bzw. Q-Fieber-Erregern
  - oral, z.B. bei Listeriose-Erregern
  - perkutan, z.B. bei Leptospiren
  - durch Vektoren (Zecken, Mücken, Fliegen), v.a. bei Arboviren

- **endogene Infektion:** eine Besiedelung (Kolonisation) der Mund-Nasen-Rachen-Schleimhaut mit Meningitis-/Enzephalitis-Erregern – v.a. durch *Meningokokken, Haemophilus influenzae* und Pneumokokken – wird erst bei „günstiger Gelegenheit“ pathogen, häufig bei *Neugeborenen* und Abwehrgeschwächten.

Erkrankungsrisiko

- v.a. für Säuglinge und Kleinkinder
- bei Meningokokken-Menigitis erhöht in der Zeit Winter – Frühjahr, in den letzten Jahren ca. 750 gemeldete Meningokokken-Meningitis-Erkrankungen/Jahr

Inkubationszeit meist **wenige Tage**

Krankheitsentstehung

- meist **hämatogene Infektion** der Hirnhäute/des Hirns vom ursprünglichen Infektionsort aus
- Meningitis/Enzephalitis als **Metastase** eines Sepsisherdes (z.B. Endokarditis, Lungenabszess, Knochenmarkentzündung)
- auch durch **lokale Fortleitung** einer Mittelohrentzündung, Mastoiditis, Sinusitis; häufige Erreger einer fortgeleiteten Meningitis: Staphylococcus aureus, Streptococcus pyogenes
- Bei einigen viral verursachten Enzephalitiden – z.B. als Komplikation bei Mumps, Masern, Röteln, Windpocken, Mononukleose – ist die Entzündung gelegentlich nicht Ausdruck einer direkten Auseinandersetzung mit dem Erreger, sondern eines virusinduzierten **Autoimmungeschehens.** Man spricht dann von *para-* bzw. *post-infektiöser Enzephalitis* (die Enzephalitis spielt sich „neben“ bzw. „nach“ der gewöhnlichen Symptomatik des Virusinfektes ab).

Krankheitsverlauf

Verlaufsformen

- akute bakterielle (meist eitrige) Meningitis/Enzephalitis
- chronische bakterielle (meist nichteitrige) Meningitis/Enzephalitis
- Virusmeningitis/Virusenzephalitis

Verlauf/Symptomatik

Akute bakterielle (meist eitrige) Meningitis/Enzephalitis

- bei Infektion der Mund-Nasen-Rachen-Schleimhaut evtl. **Nasenrachenkatarrh** als Prodromalstadium
- Schüttelfrost, hohes Fieber
- eigentliche **Meningitis/Enzephalitis-Symptome:**
  - *Übelkeit, Erbrechen*
  - *Kopfschmerzen*
  - *Überempfindlichkeit* auf optische, akustische und taktile Reize
  - psychische Veränderungen, Benommenheit, *Bewusstseinstrübung*
  - *Nackensteifigkeit*
  - *Opisthotonus* (Kopf nach hinten gestreckt, Hohlkreuzlage) *Meningismuszeichen*: Brudzinski-, Lasègue-, Kernig-Zeichen
  - Krämpfe

  - gestörte Hirnnervenfunktion (Hirnnerven II, III, IV, VII, VIII): *Doppeltsehen*, Schielen (Augenmuskelparese), Fazialisparese, Hörbeeinträchtigungen
  - Lähmungen der Extremitäten, der Blase
- bei **Meningokokken-Infekt** im Rahmen der Generalisation häufig:
  - Exanthem (makulopapulös, roseolenartig)
  - Blutungen der Haut (petechial oder großfleckig), Schleimhäute, Augenbindehäute
- Symptomatik bei **Säuglingen und Kleinkindern** (oft weniger ausgeprägt):
  - Fieber, Erbrechen, Reizbarkeit/Schläfrigkeit
  - Aufschreien („enzephalitischer Schrei"), Krämpfe
  - evtl. vorstehende oder harte Fontanellen
- häufig Auftreten von **Herpes simplex** (in Nervenganglien „schlummernde" HS-Viren werden „geweckt")

Chronische bakterielle (meist nichteitrige) Meningitis

z.B. tuberkulöse Meningitis mit schleichender Entwicklung über Wochen bis Monate

Virusmeningitis/Virusenzephalitis

- Verlauf ist **symptomärmer, milder** und **gutartiger** im Vergleich zur akuten bakteriellen Meningitis
- Beginn (Generalisationsstadium) oft „grippal"
- häufig zweiphasiger Fieberverlauf (Generalisationsstadium, fieberfreies Intervall, Organstadium)

Komplikationen

- **bei eitriger Meningitis/Enzephalitis:**
  - sub- oder epidurales Empyem
  - Hirnabszess
  - *Hydrozephalus* bei Säuglingen
- **Schock:**
  - septischer: v.a. durch *gramnegative Keime,* z.B. Escherichia coli, *Haemophilus influenzae, Meningokokken* (Waterhouse-Friderichsen-Syndrom)
  - neurogener (vasomotorischer): i.d.R. nur bei bakterieller Meningitis/Enzephalitis, Weitstellung der Gefäße durch Versagen von Kreislaufzentren im Gehirn
- **Mitbefall weiterer Organe** (auch bei typischen Meningitis/Enzephalitis-Erregern), z.B. bei:
  - *Meningokokken:* Haut- und Schleimhautsymptome (→ „Krankheitsverlauf"), Mittelohrentzündung, Sinusitis, Pneumonie, Arthritis, Karditis, Konjunktivitis, Uveitis
  - Coxsackieviren: Exanthem, Erkrankung der Atemwege, Karditis
  - Erreger der Lyme-Borreliose: Hautsymptome, Karditis, Arthritis

Differentialdiagnose Meningitis/Enzephalitis nichtinfektiöser Ursache

Diagnostik

- Meningismuszeichen
- je nach Erreger Liquoruntersuchung, Erregernachweis, Kultur, Antigennachweis, PCR

Schulmedizinische Therapie
- intensivmedizinische Betreuung
- je nach Erreger Antibiotika, Virustatika

Prognose je nach Erreger

Immunität und Prophylaxe
- humorale Immunität; Rezidive bei allen Meningitiden selten
- je nach Erreger. Impfung möglich gegen:
  – Meningokokken: **aktiv** (Schutzdauer > 4 Jahre)
  – Haemophilus influenzae: **aktiv**
  – Pneumokokken: **aktiv**
  – FSME: **aktiv** (Schutzdauer 3 Jahre), **passiv**
  – B-Enzephalitis: aktiv: Schutzdauer: 1 bis 4 Jahre

Milzbrand

Definition
- Namen: Milzbrand, Anthrax. (Bei milzbrandbefallenen Tieren findet man eine hämorrhagisch-schwärzlich verfärbte = schwarzbrandige Milz. griech. anthrax = Kohle.)
- Zooanthroponose. Meist kommt es zum Haut-, selten zum Lungen-, sehr selten zum Darmmilzbrand.

Gesetz
- **Meldepflicht** bei **Verdacht, Erkrankung** und **Tod** (IfSG §§ 6, 8)
- Erreger-Nennung in IfSG § 7
- **Behandlungsverbot** (IfSG § 24)

Vorkommen
- sehr selten in Deutschland (→ Tab. 4-2), verbreiteter im Mittelmeerraum, in Afrika, Asien, Südamerika
- biologischer Kampfstoff

Erreger
- **Bacillus anthracis,** grampositives Bakterium, bildet **Sporen** bei schlechten Wachstumsbedingungen, z.B. bei Sauerstoff**mangel**
- die Sporen können jahrelang (sogar Jahrzehnte) überdauern

Erregerreservoir v.a. **Pflanzenfresser** wie Rind, Pferd, Schaf, Ziege usw., aber auch Fleischfresser, das Schwein u.a. Tiere

Ansteckung
- **infektiöses Material:**
  – sporenhaltig: Darminhalt, Kot
  – durch Kot *kontaminierte (sporenhaltige) Stoffe:* Erdreich, *Staub, Tierhautprodukte* wie Wolle, Haare, Borsten, Felle, Pelze, Blut und Bluthaltiges (z.B. Fleisch, Knochen)
- **Erregeraufnahme:** v.a. über *Hautverletzungen*, durch Inhalation (Staub), Nahrungsaufnahme (Verzehr von ungenügend erhitztem Fleisch)
- keine Ansteckung Mensch → Mensch

Erkrankungsrisiko v.a. (**Berufskrankheit**) für: Tierhalter, Veterinäre, Scherer, Gerber, Beschäftigte in Woll-, Leder-, Bürsten-, Pinselfabriken

Inkubationszeit

- bei Hautinfektion: wenige Tage
- bei Inhalation: wenige Stunden bis wenige (7) Tage
- bei Nahrungsaufnahme: wenige (7) Tage

Krankheitsentstehung

In der Regel erfolgt eine Aufnahme von Sporen (anders evtl. bei Nahrungsaufnahme). Die ausgekeimten Bazillen sind durch das **Milzbrandtoxin** pathogen.

Krankheitsverlauf

Verlaufsformen

- **Hautmilzbrand: 95% d.F.**
- Lungenmilzbrand: selten (außer bei Kampfstoffen)
- Darmmilzbrand: sehr selten
- **septische Ausweitung der lokalen Infektion**

Verlauf/Symptomatik

Hautmilzbrand

- besonders häufig befallen: Hände, Unterarme, Gesicht, Hals
- Entwicklung der **Effloreszenz:** juckende schmerzlose rote Papel → Pustel mit serösem, blutigem Inhalt (Pustula maligna, *Milzbrandkarbunkel*) und stark ödematösem Randsaum *(Milzbrandödem)* → nach wenigen Tagen nekrotischer Zerfall des Zentrums, Entstehung von *schwarzem Schorf* durch Austrocknung des Pustelinhalts
- bei gutartigem Verlauf: Erkrankung bleibt lokal und fast ohne Fieber
- bei Ausbreitung: Lymphangitis und -adenitis, in 50% d.F. **Sepsis**

Lungenmilzbrand

- meist plötzlicher Beginn mit Schüttelfrost und hohem Fieber
- Kopf-, Glieder-, Brustschmerzen
- schwere Entzündung der Bronchien und Lungen: Atemnot, Zyanose, blutiger Auswurf
- meist Übergang in Sepsis mit Tod oft innerhalb von 24 Stunden

Darmmilzbrand

- Übelkeit, (blutiges) Erbrechen
- starke Bauchschmerzen, (blutiger) Durchfall
- Perforationsgefahr: Peritonitis (akutes Abdomen), Sepsis

Septische Ausweitung der lokalen Infektion

- Fieber, Schüttelfrost
- Hautblutungen
- Milz-, Leberschwellung
- Durchfall
- Meningitis
- Kreislaufversagen (Schock durch Toxinämie)
- Tod v.a. durch Atemlähmung (Toxinämie)

Differentialdiagnose

- bei Hautmilzbrand: Furunkulose
- bei Lungenmilzbrand: Pest, Tularämie, Pneumonien, Bronchitiden
- bei Darmmilzbrand: schwer verlaufende bakterielle Darminfektion

Diagnostik
- Anamnese, Inspektion
- Erregernachweis, Antigennachweis, PCR, Antikörpernachweis

Schulmedizinische Therapie Antibiotika

Prognose **ohne Behandlung** Letalität bei Hautmilzbrand ca. 15%, bei Darmmilzbrand bis zu 50%, bei Lungenmilzbrand zwischen 50–100% und bei Sepsis bis zu 50%

Immunität und Prophylaxe
- meist dauerhafte Immunität, Reinfektion möglich
- Isolierung der Kranken, Expositionsprophylaxe
- in Deutschland kein zugelassener Impfstoff, bei Gefährdeten Chemoprophylaxe möglich

Mononucleosis infectiosa

Definition
- Namen: Mononucleosis infectiosa, (infektiöse) Mononukleose, Monozytenangina, Pfeiffer-Drüsenfieber, Studentenfieber, kissing disease
- meist harmlose Erkrankung mit Befall lymphatischen Gewebes und Enanthem/Exanthem

Gesetz keine Berücksichtigung im IfSG

Vorkommen weltweit

Erreger Epstein-Barr-Virus = EBV = HHV-5 (zu HHV → Tab. 1-1)

Erregerreservoir Mensch

Ansteckung
- **infektiöses Material:** Speichel
- **Übertragung:** Tröpfcheninfektion, Küssen („kissing disease", „Studentenfieber")

Erkrankungsrisiko
- in ca. 50% d.F. erkranken Infizierte im Alter zwischen 15 und 30 Jahren
- Säuglinge erkranken sehr selten (übertragene Immunität)

Inkubationszeit
- Jugendliche: 1 bis 3 Wochen
- Erwachsene: 4 bis 8 Wochen

Krankheitsentstehung Es kommt zur Infizierung von B-Lymphozyten, die von vermehrt gebildeten T-Killer-Lymphozyten mit monozytenähnlichem Aussehen (**mononukleäre** Lymphozyten = Virozyten) erkannt und „gekillt" werden.

Krankheitsverlauf **Verlaufsübersicht**
- Prodromalphase

- Hauptphase: Trias aus Fieber, Schwellung lymphatischen Gewebes (Tonsillen, Lymphknoten, Milz), vermehrtes Auftreten mononukleärer Lymphozyten
- Rekonvaleszenzphase

Verlauf/Symptomatik

Prodromalphase

- Abgeschlagenheit
- Frösteln
- Kopfschmerzen

Hauptphase

- **Fieber:** häufiger bei Kindern, meist 38–39 °C
- **Schwellung** (Hyperplasie und Hypertrophie) **von lymphatischem Gewebe:**
  - *Tonsillitis* (Entzündung der Gaumenmandeln, Angina), häufiger bei (jungen) Erwachsenen; wenn grauweißlicher *Belag* auf den Tonsillen zu finden ist, so ist dieser – im Gegensatz zu einem diphtherischen Belag – leicht abwischbar und greift nicht auf die Umgebung über
  - *Lymphknotenschwellung:* häufiger bei Kindern, regional (zervikal, retroaurikulär, nuchal) oder auch generalisiert (v.a. axillär, inguinal)
  - *Milzschwellung* in > 50 % d.F.
- Leberschwellung, gelegentlich, selten mit Ikterus
- **Enanthem:** häufig (bei Angina, evtl. mit petechialen Blutungen)
- **Exanthem:** gelegentlich (röteln-, masernähnlich, urtikariell), häufiger unter Antibiotikagabe
- **Blutbild**: *Leukozytose* durch vermehrtes Auftreten von (partiell entdifferenzierten) B-Lymphozyten und *mononukleären* Lymphozyten (→ „Krankheitsentstehung")

Rekonvaleszenz

Ausheilung meist innerhalb 4 bis 5 Wochen

Komplikationen

- **primäre Komplikationen:** verzögerter, evtl. monatelanger Verlauf; selten sind Komplikationen wie Milzruptur, Anämie (aplastisch, hämolytisch), Thrombozytopenie, Granulozytopenie, Meningitis/Enzephalitis, Polyneuritis, Myokarditis, Perikarditis, Pneumonie, Glomerulonephritis
- **sekundäre Komplikationen** (bakterielle Sekundärinfektion): v.a. durch A-Streptokokken-Infektion (Angina, Sinusitis, Laryngitis, Bronchitis, Pneumonie)

Differentialdiagnose

- **Infektionskrankheiten:** Diphtherie, Streptokokkenangina, Plaut-Vincent-Angina (bei geschwüriger Monozytenangina), Zytomegalie, Toxoplasmose, Listeriose, Röteln, HIV-„Mononukleose" (Aids)
- **Leukozytenerkrankungen:** Agranulozytose (bei geschwüriger Monozytenangina), Leukämien, maligne Lymphknotenkrankheiten (z.B. Morbus Hodgkin)

Diagnostik
- klinisches Bild
- Blutlabor: Leukozytose mit 40–90 % mononukleärer Lymphozyten, serologischer Antikörpernachweis (Paul-Bunnell-Reaktion)

Schulmedizinische Therapie symptomatisch

Prognose bei immunkompetenten Patienten gut, bei Immunschwäche schwere Verläufe

Immunität und Prophylaxe
- Rezidivneigung
- Expositionsprophylaxe
- keine Impfung

Mumps

Definition
- Namen: Mumps, Parotitis epidemica, Ziegenpeter. (to mump = greinen, schmollen; lat. (glandula) parotis = Ohrspeicheldrüse)
- „Kinderkrankheit“. Charakteristisch ist das starke Anschwellen der Ohrspeicheldrüse; gelegentlich auch Befall anderer, vorzugsweiser drüsiger Organe

Gesetz
- **Behandlungsverbot** (IfSG § 24)
- Vorschriften für Gemeinschaftseinrichtungen (IfSG § 34)

Vorkommen weltweit

Erreger **Mumps-Virus** (Paramyxovirus parotitis)

Erregerreservoir Mensch

Ansteckung
- **infektiöses Material:** *Speichel* (der befallenen Speicheldrüsen), Nasensekret, selten: Stuhl, Urin
- **Eintrittspforten:** Schleimhäute des Mund-Nasen-Rachen-Raumes
- **Übertragung:** *Tröpfcheninfektion*, Schmierinfektion
- **Ansteckungszeitraum:** beginnt 5 Tage vor und endet 10 Tage nach den ersten Symptomen

Erkrankungsrisiko
- ca. 50 % der Infizierten erkranken
- betroffen sind v.a. **Kinder** und **Jugendliche**
- Säuglinge erkranken sehr selten (übertragene Immunität)
- Jungen erkranken ca. zweimal häufiger als Mädchen
- erhöht im Winter und Frühjahr
- Je älter der Patient, umso eher auch Entzündungen weiterer Organe

Inkubationszeit 2 bis 3 Wochen

Krankheitsentstehung Das Virus gelangt auf dem Blutweg (nicht direkt vom Infektionsort Mund-Nasen-Rachen) zu den Speicheldrüsen (bzw. zu den anderen Organen).

Krankheitsverlauf

Verlaufsübersicht

- Prodromalstadium
- Organstadium: meist nur Parotitis, aber auch Entzündung anderer, vorzugsweise drüsiger Organe
- Rekonvaleszenzphase

Verlaufsübersicht/Symptomatik

Prodromalstadium

allgemeines Krankheitsgefühl, Kopf-, Hals-, Nacken-, Ohren-, Gliederschmerzen, subfebrile Temperaturen

Organstadium

- **Fieber** bis 39–40 °C
- **Parotitis:** Anschwellen der Ohrspeicheldrüsen meist zunächst nur einseitig, „hamsterbacken"artiges Aussehen, Abheben der Ohrläppchen
  - Einmündung des Ductus parotidis in der Wangenschleimhaut oft gerötet und geschwollen
  - in 25 % d.F. aber keine Parotitis
  - häufig Mitbefall der Unterkiefer-, Unterzungenspeicheldrüse
- Mundschleimhautentzündung (häufig)
- **regionale Lymphknotenschwellung,** meist überdeckt durch Parotisschwellung, aber *tastbar*
- meist auch Milzschwellung
- evtl. auch Entzündung anderer Organe (→ „Komplikationen"), z.B.
  - häufiger von Hoden, Nebenhoden, Hirnhäuten, Hirn, Pankreas
  - selten von Tränendrüsen, Schilddrüse, Brustdrüsen, Ovarien und weiterer Organe

Rekonvaleszenzphase

bei unkompliziertem Verlauf nach 1–2 Wochen Rückgang der Parotisschwellung bei gleichzeitigem Fieberabfall

Komplikationen

- **Entzündung von Hoden und Nebenhoden:** bei 20 % der männlichen Erkrankten > 15 Jahre, meist einseitig, bei beidseitigem Befall Gefahr der Sterilität
- **Meningitis/Enzephalitis** (häufig auch ohne Parotitis)
- Pankreatitis (selten mit Entwicklung eines Diabetes mellitus)
- Thyreoditis

Differentialdiagnose eitrige Parotitis, Parotistumor, Speichelstein

Diagnostik

- klinisches Bild
- Serologie: KBR, ELISA, Virusnachweis möglich

Schulmedizinische Therapie
- symptomatisch: warme Ölverbände/feuchtkalte Umschläge, breiige Kost
- bei gefährdeten Patienten oder kompliziertem Verlauf Hyperimmunglobulin

Prognose gut

Immunität und Prophylaxe
- Immunität lebenslang
- **aktive Impfung** möglich, z.B. im Rahmen der Kombinationsimpfung Masern/Mumps oder Masern/Mumps/Röteln; Lebendimpfstoff, Schutzdauer: lebenslang
- **passive Impfung** möglich

Ornithose

Definition
- Namen: Ornithose, Psittakose, Papageienkrankheit. (griech. ornis = Vogel; psittakos = Papagei)
- Zooanthroponose (v.a. durch Vögel übertragen), Verlauf meist grippal oder als Pneumonie

Gesetz
- Erreger-Nennung in IfSG § 7
- **Behandlungsverbot** (IfSG § 24)

Vorkommen weltweit, selten in Deutschland (→ Tab. 4-2)

Erreger **Chlamydia psittaci,** gramnegativ Bakterium (Chlamydienart)

Erregerreservoir
- v.a. **Vögel:** Papageienvögel, Sittiche, Tauben, Enten, Hühner, Truthühner, Gänse
- auch Säugetiere: Maus, Katze, Hund, Rind, Ziege, Schaf

Ansteckung
- **Tier → Mensch:**
  – infektiöses Material: Sekrete, Kot, Urin
  – Übertragung: *Tröpfcheninfektion,* Staubinhalation (eingetrockneter Vogelkot), Kontaktinfektion, selten Vogelbiss
- **Mensch → Mensch:** sehr selten (Krankenhaus)

Erkrankungsrisiko
- erhöht beim Umgang mit Ziervögeln, für Arbeiter auf Geflügelfarmen, Taubenzüchter
- Infektion bleibt öfter inapparent

Inkubationszeit 1 bis 2 (bis 4) Wochen

Krankheitsverlauf

Verlaufsformen
- grippale Ornithose bzw. Prodromalphase
- pulmonale Ornithose
- typhöse Ornithose
- meningitische/enzephalitische Ornithose

Verlauf/Symptomatik

Grippale Ornithose bzw. Prodromalphase
- **Entzündung der Atemwege,** *aber keine Lungenbeteiligung*
- **Kopf-, Gliederschmerzen**
- mäßiger Temperaturanstieg
- bei rein grippaler Ornithose nach einigen Tagen Abklingen der Symptomatik, ansonsten Übergang in pulmonale, typhöse oder meningitische/enzephalitische Ornithose

Pulmonale Ornithose
- plötzlicher Beginn mit (Schüttelfrost und) **hohem Fieber**
- Kopf-, Gliederschmerzen
- interstitielle **Pneumonie,** dabei trockener *Husten* mit *wenig Auswurf*
- relative Bradykardie
- Fieber bleibt ca. 2 Wochen hoch *(Kontinua)*

Typhöse Ornithose
- Fieber: allmählicher bis rascher Anstieg, dann Kontinua
- Bronchitis bzw. Pneumonie
- Benommenheit
- relative Bradykardie
- Übelkeit, abdominelle Beschwerden, Verstopfung
- gelegentlich roseolenartiges Exanthem
- Milz-, Leberschwellung
- Blutbild (wie bei Typhus): Leukopenie, v.a. Eosinopenie, Linksverschiebung

Meningitische/enzephalitische Ornithose
- Fieber
- Kopf-, Gliederschmerzen
- Symptome einer Meningitis/Enzephalitis

Komplikationen
- bakterielle Sekundärinfektion der Lunge
- toxische Schädigung des Herz-Kreislauf-Systems: Endo-, Myo-, Perikarditis (häufig), Gefäßwandschädigung, evtl. Herz-Kreislauf-Versagen
- Thrombophlebitis, Embolie

Differentialdiagnose
- grippale Ornithose: grippaler Infekt, Influenza
- pulmonale Ornithose: Pneumonie durch Chlamydia pneumoniae, Virus-Pneumonie, Mykoplasmen-Pneumonie, Q-Fieber, Miliartuberkulose, pulmonale Sarkoidose
- typhöse Ornithose: Typhus, Paratyphus, Brucellose
- meningitisch/enzephalitische Ornithose: Meningitis/Enzephalitis anderer Ursache

Diagnostik
- Anamnese, klinisches Bild
- Erregernachweis (Kultur, PCR), Antikörpernachweis, Leukopenie mit Linksverschiebung

Schulmedizinische Therapie Antibiotika, Atemtherapie

Prognose
- alle Schweregrade möglich (subklinischer Verlauf bis tödliche Erkrankung)
- Letalität bei unbehandelten schweren Fällen bis zu 30 %

Immunität und Prophylaxe
- Immunität wird nur teilweise ausgebildet, hält jedoch meist lebenslang
- Sanierung von Infektionsquellen, Expositionsprophylaxe
- keine Impfung

Pest

Definition
- Namen: Pest, „Schwarzer Tod". (lat. pestis = Seuche, Verderben)
- Übertragung durch Ratten- bzw. Menschenfloh (außer bei der Lungenpest). Am häufigsten ist die Beulenpest, selten sind Haut- und Lungenpest.

Gesetz
- **Meldepflicht** bei **Verdacht, Erkrankung** und **Tod** (IfSG §§ 6, 8)
- Erreger-Nennung in IfSG § 7
- **Behandlungsverbot** (IfSG § 24)
- Quarantäne bei Verdacht und Erkrankung an Lungenpest (IfSG § 30)
- Vorschriften für Gemeinschaftseinrichtungen (IfSG § 34)

Vorkommen Pestgebiete in:
- Asien: Indien, Vietnam, China, ehemalige südliche Sowjetunion
- Afrika: südlich des Äquators
- Amerika: westliche USA, Mittelamerika, nördliches Südamerika, Brasilien
- sehr selten in Deutschland (kein Fall seit 1998, → Tab. 4-2)

Erreger Yersinia pestis, gramnegatives Bakterium

Erregerreservoir v.a. **Nagetiere**

Ansteckung
- **Tier → Mensch:**
  - v.a. wildlebende Nagetierarten → Floh → Wanderratte, Hausratte → *Rattenfloh* → Mensch
  - selten Kontaktinfektion (Eindringen in Hautverletzungen)
- **Mensch → Mensch:**
  - Mensch → *Menschenfloh* → Mensch
  - *Tröpfcheninfektion* (Lungenpest, höchst ansteckend)

Inkubationszeit
- bei Flohstich und Kontaktinfektion: wenige Tage
- bei Tröpfcheninfektion: wenige Stunden bis wenige (7) Tage

Krankheitsverlauf

Verlaufsformen

- **Beulenpest:** weitaus *am häufigsten* (80–95 %)
- Hautpest: selten, auch bei Sepsis

- Pestpharyngitis: selten
- Lungenpest: selten, auch bei Sepsis
- Pestsepsis: häufig, selten primär
- Erkrankungsschwere: neben den schweren Verläufen sind alle Übergänge bis zur symptomlosen Infektion möglich; so spricht man z.B. von
  - **Pestis minor** = kleiner Pest bzw.
  - **abortiver** (abbrechender) **Pest**

Verlauf/Symptomatik

Beulenpest (Bubonenpest)

- **plötzlicher Beginn** mit Schüttelfrost, *Fieber bis 40 °C*, Kopf-, Glieder-, Muskelschmerzen, Übelkeit, Erbrechen, Durchfall, Schwindel (Kreislaufschwäche)
- Einstichstelle bleibt meist unauffällig, nur in 10 % d.F. Entwicklung: Papel → Bläschen oder gar → Pestkarbunkel (→ „Hautpest")
- **Lymphknotenbefall:**
  - schmerzhafte, beträchtliche Anschwellung der Lymphknoten (bis Hühnereigröße)
  - i.d.R. in der *Leiste* (da Flohstiche meist an den Beinen), auch axillär, bei Kindern gehäuft zervikal
- häufig bläulichrotes Durchschimmern der Lymphknoten (bedingt durch hämorraghischen Charakter der Entzündung), später Einschmelzen (eitrig-nekrotischer Zerfall) der Lymphknoten
- häufig Übergang in Sepsis (in 25–50 %)

Hautpest (Lokalinfektion)

- **Pestkarbunkel** an der Einstichstelle = furunkelartige nekrotisierende Entzündung
- häufig Übergang in Sepsis

Pestpharyngitis (Lokalinfektion)

- Fieber, Kopfschmerzen
- trockener Hals, Husten
- Befall der zervikalen Lymphknoten
- häufig Übergang in Sepsis

Lungenpest

- **äußerst rascher** und **heftiger Verlauf,** Beginn wie bei Beulenpest
- Bronchitis, Pneumonie (Husten, blutiges Sputum, Brustschmerzen, Tachypnoe, Dyspnoe)
- Lungenödem, Kreislaufversagen
- auch Übergang in Sepsis
- **höchste Letalität** bei un- bzw. nicht rechtzeitig behandelten Patienten

Pestsepsis

- primär in 10–15 % d.F., meist sekundär
- **multipler Organbefall:** Lunge, Milz, Leber, Nieren, Herzmuskel, Hirnhäute, Hirn, Haut, Schleimhäute

- dabei schwerste Symptomatik:
  - Symptome der Lungenpest
  - Hautbefall: ausgedehnte Ausbreitung von Pusteln und Einblutungen, gangränose Hautnekrosen *(schwarzer Tod)*
  - blutige Durchfälle
  - zerebrale Symptome (Lethargie, Verwirrtheit, Delirium)
  - Schocksymptome, Herz-Kreislauf-Versagen
- **höchste Letalität** (Multiorganversagen)

Differentialdiagnose
- Beulenpest: häufige Fehldiagnose anfangs grippaler Infekt (mit Magen-Darm-Verstimmung), Tularämie
- Lungenpest: häufige Fehldiagnose anfangs grippaler Infekt (mit Magen-Darm-Verstimmung), Bronchitis, Pneumonie anderer Ursache
- Hautpest: primär: Milzbrand, durch Sepsis: Pocken , hämorraghische Verlaufsform

Diagnostik Erregernachweis

Schulmedizinische Therapie Antibiotika

Prognose je nach Verlauf und Behandlungsbeginn gut, bis hin zu Letalität 100 %

Immunität und Prophylaxe
- langandauernde Immunität, aber nicht absolut
- Ratten- und Flohbekämpfung, für Gefährdete Chemoprophylaxe
- **aktive Impfung** möglich, nur deutliche Abschwächung der Symptomatik bei Beulenpest, kein Schutz bei Lungenpest; Schutzdauer: nur ca. ½ Jahr

Pocken

Definition
- Namen: Pocken, Variola (vera/ major), (schwarze) Blattern
- höchst infektiöse und allermeist tödliche Erkrankung mit dem charakteristischen Pockenausschlag

Gesetz keine Berücksichtigung im IfSG

Vorkommen
- Pocken gelten seit 1980 als **ausgerottet**
- jedoch Relevanz als biologischer Kampfstoff

Erreger **Variola-vera-Virus**

Erregerreservoir Mensch

Ansteckung
- **infektiöses Material:** Rachensekret, Speichel, Pustelinhalt, auch getrocknet als Schorf
- **Eintrittspforte:** Schleimhäute der oberen Atemwege

- **Übertragung** durch: *Tröpfcheninfektion,* Inhalation von kontaminiertem Staub
- **Ansteckungszeitraum:** vom Beginn des Rachenkatarrhs bis zum Abheilen der verschorften Pusteln

Erkrankungsrisiko jeder Infizierte erkrankt

Inkubationszeit 1–2 (bis 3) Wochen

Krankheitsverlauf

Verlaufsübersicht

- Generalisationsstadium = Prodromalstadium
- fieberfreies Intervall
- Organstadium (Eruptionsstadium)
- Rekonvaleszenzphase

Verlauf/Symptomatik

Prodromalstadium

- akuter Beginn mit **hohem Fieber** und Schüttelfrost
- Kopf-, Glieder-, Rückenschmerzen
- Rhinitis, **Pharyngitis, Tonsillitis** (Angina variolosa), Enanthem
- häufig **initiales Exanthem:** mit Beginn im Gesicht und an den Armen, klein(st)e leicht erhabene rote Flecken (scharlach-, rötelnähnlich), kann bei schwerem Verlauf hämorrhagisch werden (Petechien, Ekchymosen)
- nach wenigen Tagen: Absinken der Temperatur, Besserung des Befindens

Fieberfreies Intervall

1 bis 2 Tage

Organstadium (Eruptionsstadium)

- Dauer: ca. 10 Tage
- erneuter Fieberanstieg, aber weniger hoch als im Prodromalstadium
- **Exanthem** (Eruption des Ausschlags):
  - Ausbreitung: *beginnt im Gesicht*, dann übergreifend auf Rumpf und Extremitäten, auch Handteller und Fußsohlen betroffen (DD Windpocken)
  - *zentrifugale Befallsdichte:* d.h. je ferner vom Rumpf, umso dichter der Ausschlag (umgekehrt bei Windpocken)
  - Entwicklung der einzelnen Effloreszenz: *Fleck* → *Papel* → *Bläschen* → *Pustel* (erbsengroß, mehrkammerig, mit zentraler Eindellung) → *Kruste* (quälender *Juckreiz,* Abfall der infektiösen Kruste nach 2–3 Wochen) → *Narbe* (v.a. im Gesicht, kleine Hautdellen)
  - alle Effloreszenzen befinden sich jeweils in der gleichen Entwicklungsphase (DD Windpocken)
- **hämorrhagische Verlaufsform** (schwarze Blattern)
  - bei Knochenmarksbefall massive Blutgerinnungsstörungen durch Zerstörung der Megakaryozyten (Vorläufer der Thrombozyten), dadurch schwerste *Hauteinblutungen* und hohe Letalität
- **Meningitis/Enzephalitis:** höchste Letalität

- weiterer Organbefall: Bronchitis, Pneumonie, Nephritis, Hepatitis, Myokarditis, Hodenentzündung

Rekonvaleszenzphase
1 bis 2 Monate

Differentialdiagnose Windpocken, Masern (im frühen Exanthemstadium)

Diagnostik klinisches Bild, Virusnachweis, Serologie

Schulmedizinische Therapie symptomatisch

Prognose lange Rekonvaleszenz, unbehandelt Letalität: ca. 30 %

Immunität und Prophylaxe
- lebenslange Immunität
- strenge Quarantäne
- aktive und passive Schutzimpfung möglich (bis 1983 bestand Impfpflicht)

Poliomyelitis

Definition
- Namen: Poliomyelitis, P. epidemica, (spinale) Kinderlähmung, Heine-Medin-Krankheit. (griech. polios = grau, myelos = Mark; lat. spinalis = zur Wirbelsäule, zum Rückenmark gehörig)
- virusbedingte Erkrankung, die bei (seltener) „großer Erkrankung" häufig zu Lähmungen führt

Gesetz
- **Meldepflicht** bei **Verdacht, Erkrankung** und **Tod** (IfSG §§ 6, 8)
- Erreger-Nennung in IfSG § 7
- **Behandlungsverbot** (IfSG § 24)
- Vorschriften für Gemeinschaftseinrichtungen (IfSG § 34)

Vorkommen weltweit, v.a. in Entwicklungsländern, sehr selten in D (→ Tab. 4-2)

Erreger
- **Poliovirus:**
  - Typ 1: in 85 %
  - Typ 2: in 12 %
  - Typ 3: in 3 %.
- selten auch andere Enteroviren (→ Tab. 1-1)

Erregerreservoir Mensch

Ansteckung
- **infektiöses Material:** v.a. *Stuhl,* Rachensekret, Nasensekret, Speichel
- **Eintrittspforten:** Speiseweg, Nasen-Rachenraum (Atemweg)
- **Übertragung:** v.a. *fäkal-oral,* Tröpfcheninfektion

Erkrankungsrisiko
- seit 1993 in Deutschland kein Krankheitsfall gemeldet
- nur 10 % der Infizierten erkranken
- mit dem Alter der Kinder/Jugendlichen wächst das Risiko, dass eine Infektion symptomatisch wird
- Häufigkeitsgipfel im Sommer und Herbst

Inkubationszeit 1 bis 2 Wochen

Krankheitsentstehung Das Virus ist primär enterotrop (d.h. Zielorgan ist meist die Dünndarmschleimhaut; die Polioviren gehören zur Gattung der Enteroviren). Es erreicht nur selten über das Blut das ZNS (im Lähmungsfall: Rückenmark, Hirnstamm oder Großhirnrinde), möglicherweise aber auch (wie bei Tollwut) über Nervenbahnen.

Krankheitsverlauf **Verlaufsübersicht bei durchgehender Erkrankung** (→ Abb. 2-3)

- Prodromalstadium (Generalisationsstadium, 1. Fiebergipfel)
- Latenzphase (fieberfreies Intervall)
- meningitisches = präparalytisches Stadium (Organstadium bis 2. Fiebergipfel)
- Lähmungsstadium = paralytisches Stadium (Organstadium nach 2. Fiebergipfel)
- Reparationsphase

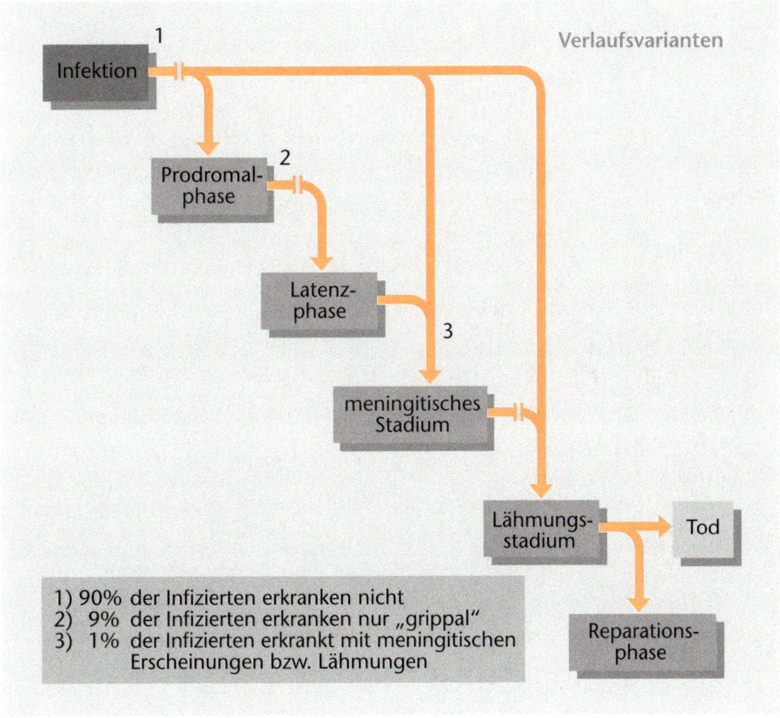

Abb. 2-3: Verlaufsvarianten bei Poliomyelitis

Verlauf/Symptomatik

Prodromalstadium („grippales" Stadium)

- **Fieber,** Mattigkeit, Kopf-, Gliederschmerzen
- katarrhalische Symptome des Rachens: Husten, Halsschmerzen, Enanthem

- mitunter eher gastrointestinale Symptome: Übelkeit, Erbrechen, Bauchschmerzen, Durchfall
- in ca. **90%** Ausklingen der Erkrankung („kleine Erkrankung")

Latenzphase von 1 bis 2 Tage

danach Entwicklung der „großen Erkrankung"

Meningitisches (präparalytisches) Stadium

- erneuter Fieberanstieg, meist höher als im Prodromalstadium
- meningitische/enzephalitische Zeichen: Kopfschmerzen, Nackensteifigkeit, Erbrechen, starke Berührungsempfindlichkeit, gesteigerte Reflexe
- häufig dann Ausklingen der Erkrankung

Lähmungsstadium (paralytisches Stadium)

- Beginn mit dem 2. Fiebergipfel
- **spinale Verlaufsform** (Befall des Rückenmarks) in *80–90% d.F.*
  - meist zunächst Adynamie und Schmerzen in den später gelähmten Muskeln
  - dann (mehr oder weniger ausgeprägte) *schlaffe Lähmung* (asymmetrisch verteilt) der *Beine* (in 80% d.F.), der Arme, des Rumpfes
  - tritt die Lähmung ohne Vorsymptome auf, geschieht dies häufig über Nacht (sog. *Frühmorgenlähmung)*
- **bulbopontine** Verlaufsform (Befall des Hirnstammes = Sitz von Atem- und Kreislaufzentrum): Lähmung der Atemmuskulatur, Kreislaufstörungen, Hirnnervenausfälle
- **enzephalitische** Verlaufsform (Befall v.a. der motorischen Großhirnrinde): am seltensten, spastisch-halbseitige Extremitätenlähmungen

Reparationsphase

- Lähmungen beginnen sich ca. 2 Wochen nach Auftreten zurückzubilden
- kann sich 1–2 Jahre hinziehen
- evtl. vollständige Ausheilung

Komplikationen häufig, 5 bis 40 Jahre nach Erkrankung, sog. **Postpolio-Symptome:**

- Muskelschwäche, Muskelschmerzen, Gelenkschmerzen
- Lymphödeme
- Stimmbandatrophie, Stimmbandlähmung

Differentialdiagnose

- bei Lähmungserscheinungen: FSME, Lyme-Borreliose
- sonst v.a. Meningitis/Enzephalitis anderer viraler Ursache (v.a. Enteroviren), Influenza

Diagnostik Virusnachweis, Serologie, Liquoruntersuchung

Schulmedizinische Therapie symptomatisch, später Physiotherapie

Prognose

- in ca. 90% d.F. gut
- bei „großer Erkrankung" lange Rekonvaleszenz
- Letalität: bei meningitischer u. spinaler Verlaufsform < 5%, sonst ≤ 10%

Immunität und Prophylaxe
- erregerspezifische, langanhaltende (10 Jahre) Immunität
- **aktive Impfung** möglich, seit 1998 nicht mehr mit Lebendimpfstoff, sondern mit abgetöteten Erregern, Schutzdauer: ca. 10 Jahre

Puerperalsepsis

Definition
- Namen: Puerperalsepsis, Puerperalfieber, Kindbettfieber, Wochenbettfieber. (lat. puerpera = Kreißende, Wöchnerin)
- durch Geburtswunden (meist bei Fehlgeburt) bedingte bakterielle Erkrankung, die bei Sepsis und ohne Antibiotikabehandlung (Entwicklungsländer) lebensbedrohlich ist

Gesetz
- **Behandlungsverbot** (IfSG § 24)
- im IfSG nur implizit, als Streptococcus pyogenes-Infektion erfasst: Vorschriften für Gemeinschaftseinrichtungen (IfSG § 34, Streptococcus pyogenes-Infektion)

Vorkommen
- weltweit
- in Deutschland keine Sterbefälle seit 1999 (→ Tab. 4-2)

Erreger
Bakterien:
- in ⅔ d.F. β-hämolysierende Streptokokken (grampositiv), v.a. **A-Streptokokken**
- in ⅓ d.F. andere Wundinfektionserreger:
  - Staph. aureus (menschenpathogene Stämme, grampos.)
  - Escherichia coli (gramneg.)
  - Gonokokken
  - anaerobe Erreger (z.B. Gasbranderreger)

Erregerreservoir
Mensch, bei Escherichia coli und anaeroben Erregern auch Tiere

Ansteckung
- Fremdinfektion (exogene Infektion, *Wundinfektion*): durch Hände und Instrumente bei Fehlgeburt, Abtreibung, Geburtshilfe
- Selbstinfektion (endogene Infektion) durch aufsteigende Scheidenflora, hämatogen durch entfernte Streuherde (Sepsis)

Inkubationszeit
je nach Erreger unterschiedlich, meist (höchstens) wenige Tage

Krankheitsentstehung
entsteht heute meist nach **Fehlgeburt,** selten nach normaler Entbindung, durch Eindringen von Erregern in eine Geburtswunde (Plazentahaftstelle, Scheide, Damm)

Krankheitsverlauf
Verlaufsformen
- lokale Erkrankung
- septische Ausbreitung

Verlauf/Symptomatik

Lokale Erkrankung

- Krankheitsprozess bleibt (zunächst) **lokal begrenzt** an der Wundstelle im Uterus, in der Scheide, am Damm bzw. in der *Umgebung* (nach lokaler kontinuierlicher oder lymphogener Ausbreitung)
- **Warnzeichen:** mangelnde Gebärmutterrückbildung, übelriechender Wochenfluss
- v.a. problematisch wird die **Entzündung von Gebärmutter** mit **Endometrium** (Plazentahaftstelle), Myo-, Para-, Perimetrium und weiteres Peritoneum (Sepsisgefahr) sowie Eileitern und Ovarien

Septische Ausbreitung

- Schüttelfrost
- Fieber, hoch oder remittierend/intermittierend
- Schocksymptome (Tachypnoe, Tachykardie usw.)

Komplikationen

- **Septischer Schock**
- bei Infektion durch A-Streptokokken:
  - Wochenbettscharlach
  - postinfektiöse (akute) Glomerulonephritis (immunologische Nacherkrankung)

Diagnostik Erregernachweis

Schulmedizinische Therapie

- Intensivüberwachung, Antibiotika, Schocktherapie
- ggf. Entfernung der Gebärmutter

Prognose je nach Erreger und Behandlung auch heute noch eine lebensbedrohliche Erkrankung

Immunität und Prophylaxe

- keine Immunität
- Hygienemaßnahmen bei Geburt und Wochenbettpflege beachten
- keine Impfung

Q-Fieber

Definition

- Namen: Q-Fieber, Balkangrippe, Siebentagefieber. (Q = query = fraglich, unklar; bzw. Q = Queensland. Das Q-Fieber trat erstmals im australischen Bundesstaat Queensland auf und war zunächst von unklarer Herkunft.)
- Zooanthroponose, meist grippal, sonst zusätzliche atypische Pneumonie

Gesetz

- Erreger-Nennung in IfSG § 7
- **Behandlungsverbot** (IfSG § 24)

Vorkommen

- weltweit, in Europa v.a. in Großbritannien und Südosteuropa
- in Deutschland vereinzelt Endemiegebiete (Schafzuchtregionen)

Erreger **Coxiella burnetii,** gramnegative Bakterien (Rickettsienart)

Erregerreservoir
- in Deutschland v.a. Schaf, Ziege, Rind
- aber auch: Schwein, Hund, Katze, Nager u.a.

Ansteckung
- **Tier → Mensch:**
  - **infektiöses Material:** Kot, Urin, Milch, kontaminierter Staub, besonders rickettsienhaltig sind Genitalsekrete und die Plazenta
  - **Übertragung:**
    - meist durch *Einatmen von kontaminiertem Staub* (Coxiella burnetii ist sehr umweltresistent)
    - Trinken roher Milch
    - Zeckenbiss
- **Mensch → Mensch:** sehr selten

Erkrankungsrisiko
- die meisten Infizierten erkranken
- v.a. (**Berufskrankheit**) für Schäfer, Landwirte, Schlachthofpersonal, Tierärzte; erhöhtes Risiko am Zugweg von Schafherden

Inkubationszeit 2–3 (bis 5) Wochen

Krankheitsverlauf **Verlaufsformen** (→ Abb. 2-4)
- meist nur **grippaler Verlauf**
- „klassischer" (schwerer) Verlauf: zumeist akuter Beginn, **Symptomentrias:**
  - hohes Fieber
  - Kopfschmerzen, Gliederschmerzen
  - atypische Pneumonie
- chronischer Verlauf (selten): über Monate subfebrile Temperaturen, häufiger mit Endokarditis

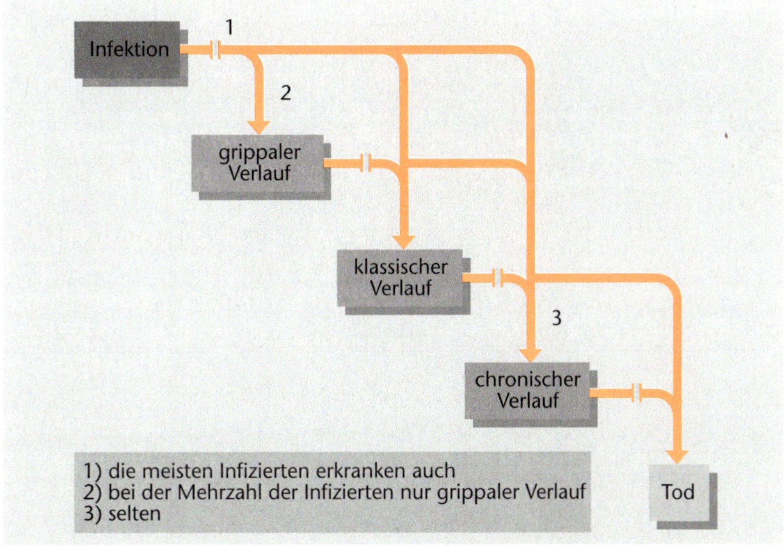

Abb. 2-4: Verlaufsformen bei Q-Fieber

Verlauf/Symptomatik bei „klassischer" Erkrankung

- **Beginn:**
  – selten mit grippalen Prodromi (Abgeschlagenheit, Kopfschmerzen)
  – meist **akut mit hohem Fieber, starken Kopf-** und **Gliederschmerzen**
- *Fieber* bleibt für 4 bis 7 Tage hoch (38–39 °C, *„Siebentagefieber"*), danach lytische (allmähliche) Entfieberung
- meist **atypische Pneumonie** mit trockenem, quälendem Husten, Schmerzen hinter dem Brustbein, spärlichem Sputum
- häufig **zerebrale Symptome** (Unruhe, Verwirrtheit, Denkunvermögen)
- Krankheitsdauer 1–2 Wochen

Komplikationen
- häufig Thrombophlebitis (Gefahr der Lungenembolie), Hepatitis, Leber-, Milzschwellung, Meningitis/Enzephalitis
- Endokarditis (Herzklappenbefall), öfter bei chronischem Verlauf
- selten Nephritis, Hoden-, Nebenhodenentzündung

Differentialdiagnose Ornithose, Mykoplasmen-Pneumonie, Virus-Pneumonien, Typhus in der Anfangsphase

Diagnostik
- Anamnese
- keine Leukozytose (oder Leukopenie), aber deutliche Linksverschiebung, Erregernachweis, Serologie

Schulmedizinische Therapie Antibiotika, Atemtherapie

Prognose Letalität bei unbehandelten Fällen < 1 %

Immunität und Prophylaxe
- Immunität jahrelang anhaltend
- Arbeitsschutzmaßnahmen bei beruflicher Gefährdung
- **aktive** Immunisierung möglich

Ringelröteln

Definition
- Namen: Ringelröteln, Erythema infectiosum (acutum), „Ohrfeigenkrankheit"
- harmlose „Kinderkrankheit" mit typischem Exanthem

Gesetz keine Berücksichtigung im IfSG

Vorkommen weltweit

Erreger Parvo**virus** B 19 (→ Tab. 1-1)

Erregerreservoir Mensch

Ansteckung
- **infektiöses Material:** *Rachensekret,* Speichel, Blut, Urin
- **Eintrittspforten**: Schleimhaut der oberen Atemwege
- **Übertragung** durch *Tröpfcheninfektion,* Blut- und Plasmaprodukte

Erkrankungsrisiko Die Mehrzahl (> 50%) der Infizierten bleibt symptomlos; es erkranken v.a. **Kinder** und **Jugendliche,** erhöhtes Risiko für das weibliche Geschlecht.

Inkubationszeit 1 bis 2,5 Wochen

Krankheitsverlauf
- **Beginn:**
  - meist **akut** mit **Exanthem**
  - selten mit Prodromalerscheinungen wie Appetitlosigkeit, Mattigkeit, Kopfschmerzen.
  - **Fieber selten**, fast nur bei Erwachsenen, mäßig
  - **Exanthem:**
    - Ausbreitung: *beginnt im Gesicht,* nach 1 bis 2 Tagen Befall, bevorzugt der *Streckseiten von Armen und Beinen,* auch des Gesäßes, weniger des Rumpfes, *„springende" Herde,* d.h. zentral beginnendes Abblassen des Exanthems an der einen und Neuerscheinen an anderer Stelle
    - Aussehen: typisch sind die *girlanden- oder ringelförmigen Muster* („Ringelröteln"); sie entstehen durch Zusammenfließen, bei gleichzeitiger zentraler Abblassung, von zunächst scharf begrenzten, leicht erhabenen Flecken
    - im *Gesicht* meist *schmetterlingsförmige* Ausbreitung des Exanthems über Nasenrücken und Wangen *(„Ohrfeigengesicht"),* Mund- und Kinnpartie bleiben ausgespart (wie bei Scharlach)
    - juckend, zunächst rot, später bläulichrot
- **Rekonvaleszenz:** nach gut einer Woche spurloses Abklingen des Exanthems (keine Schuppung, DD Scharlach, Masern)

Komplikationen
- i.d.R nur bei Erwachsenen:
  - Arthritis (Gelenkschmerzen und -schwellungen)
  - Lymphknotenschwellungen
  - aplastische Krise bei Patienten mit chronischer hämolytischer Anämie (der Erreger befällt bevorzugt die Erythroblasten)
- intrauterine Infektion mit den Folgen:
  - Hydrops fetalis (Flüssigkeitsansammlung im fetalen Gewebe), führt häufiger zu Fruchttod
  - aplastische Anämie des Ungeborenen (der Erreger befällt bevorzugt die fetalen Erythroblasten)

Differentialdiagnose
- leichte Formen von Scharlach, Röteln, Masern
- Infekt mit Enteroviren
- Arzneimittelexantheme

Diagnostik klinisches Bild, Antikörpernachweis

Schulmedizinische Therapie symptomatisch

Prognose
- bei Gesunden meist spontane Ausheilung
- Komplikationen bei Immungeschwächten und Schwangeren

Immunität und Prophylaxe
- Immunität langandauernd bis lebenslang
- Expositionsprophylaxe für Immungeschwächte und Schwangere
- keine Impfung möglich

Röteln

Definition
- Namen: Röteln, Rubeola, Rubella, german measles. (lat. ruber = rot, engl. measles = Masern)
- harmlose „Kinderkrankheit", oft erst auch ohne Ausschlag, schwerwiegende Schädigungen dagegen durch **angeborene Röteln**

Gesetz
- Erreger-Nennung in IfSG § 7
- **Behandlungsverbot** (IfSG § 24)

Vorkommen weltweit, angeborene Röteln sehr selten in Deutschland (→ Tab. 4-2)

Erreger **Rubella-Virus**

Erregerreservoir Mensch

Ansteckung
- **infektiöses Material:** *Rachensekret, Nasensekret,* Speichel, Augenbindehautsekret, Urin, Stuhl
- **Eintrittspforte:** Schleimhaut der oberen Atemwege
- **Übertragung:** v.a. *Tröpfcheninfektion,* selten Schmierinfektion (Eintrittspforte: Mundrachenraum)
- **Ansteckungszeitraum:** 1 Woche vor bis 1 Woche nach Exanthemausbruch

Erkrankungsrisiko
- früher v.a. für Kinder, heute eher für **Jugendliche** und **Erwachsene**
- Säuglinge immuner Mütter besitzen eine übertragene Immunität
- gehäuftes Auftreten im Frühjahr
- deutlich weniger ansteckend als Masern oder Windpocken
- Infektion bleibt häufig (in 33–50 % d.F.) symptomlos

Inkubationszeit 2 bis 3 Wochen

Krankheitsverlauf

Verlaufsübersicht
- evtl. katarrhalische Vorphase
- eigentliche Erkrankungsphase: Lymphknotenschwellungen, häufig Milzschwellung, maßiges Fieber, kleinfleckiges Exanthem
- Rekonvaleszenzphase

Verlauf/Symptomatik

Evtl. katarrhalische Vorphase

- fehlt häufig bei Kindern, Dauer: 2 bis 3 Tage
- Kopfschmerzen
- katarrhalische Erscheinungen: Rhinitis, (leichte) Pharyngitis, Enanthem (zarte rote Flecken am weichen Gaumen), Konjunktivitis (seröse bis eitrige Absonderung)
- subfebrile Temperatur

Eigentliche Erkrankungsphase

- **Lymphknotenschwellungen:** häufig schon im Vorstadium, d.h. vor Exanthemausbruch, *nuchal,* retroaurikulär, zervikal, evtl. auch bei weiteren Lymphknotengruppen (generalisierte Lymphknotenschwellung), *druckschmerzhaft, perlschnurartig* im Hals-Nacken-Bereich
- **Milzschwellung:** sehr häufig
- **Fieber:** meist mäßig, häufig aber afebriler Verlauf
- **Exanthem** (fehlt in 20–50 % d.F.):
  - Ausbreitung: *beginnt hinter den Ohren,* im Gesicht, überzieht dann Stamm und Extremitäten
  - Aussehen: *zartrosa bis hellrot, kleinfleckig* (Fleckgröße: Scharlach < Röteln < Masern), Flecken nicht oder nur wenig erhaben, *selten konfluierend* (DD Masern), bei Erwachsenen evtl. leichter Juckreiz, klingt nach wenigen Tagen ab

Rekonvaleszenzphase

Nachlassen

- von Fieber und Krankheitsgefühl simultan mit Abklingen des Exanthems
- der Lymphknotenschwellungen ca. 2 Wochen nach Krankheitsbeginn

Komplikationen

- Polyarthritis (während/nach dem Exanthem): relativ häufig bei Frauen, selten bei Männern, nie bei Kindern
- Meningitis/Enzephalitis (Häufigkeit 1:5000)
- Röteln-Purpura (durch Thrombozytopenie)
- hämolytische Anämie
- Sekundärinfektionen: Angina, Mittelohrentzündung, Mastoiditis, Bronchopneumonie, Myokarditis, Perikarditis

Differentialdiagnose

- Infektionskrankheiten: Masern, Ringelröteln, Scharlach, Exanthema subitum, Exantheme bei Infekten mit Adeno-, Reo- und Enteroviren, Mononucleosis infectiosa
- allergische Exantheme, Arzneimittelexantheme

Diagnostik

- klinisches Bild
- Leukopenie, Lymphozytose, „buntes Blutbild", Antikörpernachweis

Schulmedizinische Therapie

symptomatisch

Prognose meist komplikationsloser Verlauf

Immunität und Prophylaxe
- Immunität langandauernd bis lebenslang
- Expositionsprophylaxe für Schwangere
- **aktive** Impfung möglich, z.B. im Rahmen der Kombinationsimpfung Masern–Mumps–Röteln; Lebendimpfstoff, Schutzdauer: lebenslang
- **passive** Impfung möglich, v.a. angezeigt bei ungeimpften Schwangeren mit Verdacht auf Rötelninfektion

Rötelnembryopathie, angeborene

Gesetz
- Nennung im § 7 IfSG (konnatale Infektion)
- **Behandlungsverbot** (IfSG § 24)

Ansteckung i.d.R. nur, wenn sich die Mutter während der Schwangerschaft **erstmals** infiziert (d.h. noch keine Immunität entwickelt hat)

Erkrankungsrisiko
- v.a. im **1. Trimenon,** in dieser Zeit (Phase der Organentwicklung) sind auch die gravierendsten Schädigungen (Missbildungen) zu verzeichnen, **danach selten** Organbefall bzw. Schädigung
- Schädigungsrate:
  - bei Infektion im 1. Schwangerschaftsmonat: 50 %
  - bei Infektion im 2. Schwangerschaftsmonat: 25 %
  - bei Infektion im 3. Schwangerschaftsmonat: 15 %
  - bei Infektion im 4. Schwangerschaftsmonat: 7 %
  - danach: 3%
- von Geburt an noch monatelange Virusausscheidung des Säuglings (Nasen-Rachen-Sekret, Speichel, Stuhl, Urin) möglich

Krankheitsverlauf

Verlaufsformen
- Fruchttod
- Neugeborenen-Röteln
- nachgeburtlich auftretende Infektionsfolgen

Verlauf/Symptomatik

Fruchttod
V.a. bei früher intrauteriner Infektion

Neugeborenen-Röteln
- Frühgeburt, häufig Untergewicht
- bei früher intrauteriner Infektion (1. Trimenon):
  - **Fehlbildungen am Auge** in 70 % d.F.: *Katarakt* (grauer Star), Mikrophthalmie („Kleinäugigkeit"), Retinopathie, selten: Glaukom (grüner Star), Hornhauttrübung, schwere Myopie (Kurzsichtigkeit)
  - **Innenohrschäden** in 65 % d.F.: Schwerhörigkeit/Taubheit
  - **Herzfehlbildungen** in 50 % d.F.: offener Ductus botalli (Kurzschluss

von Lungenarterie und Aorta), Stenosen (Aorten-, Pulmonalklappe), Septumdefekte, selten: Myokardschäden, Fallot-Tetralogie
  - **Gregg-Trias:** gleichzeitiges Auftreten von
    - Fehlbildungen am Auge
    - Innenohrschwerhörigkeit
    - Herzfehlbildungen
  - **ZNS-Schäden** in 50%: Mikrozephalie („Kleinköpfigkeit"), neurologische und psychische Spätschäden
- bei **fortdauernder** oder **späterer intrauteriner** Infektion (2. und 3. Trimenon):
  - *Enzephalitis*
  - *Knochenveränderungen,* v.a. in den gefäßreichen Wachstumsfugen der Röhrenknochen
  - Hepatitis, Ikterus, Milzschwellung, Pankreatitis
  - hämolytische Anämie, Hautblutungen (durch Thrombozytopenie)
  - Myokarditis
  - interstitielle Pneumonie
  - Defekte an den Milchzahnkeimen
  - Thyreoiditis

Nachgeburtlich auftretende Infektionsfolgen

- **Entstehung:**
  - *vorgeburtliche Organschäden* machen sich erst nachgeburtlich bemerkbar (v.a. Hirnschäden)
  - *symptomatische Organinfektion* zum Zeitpunkt der Geburt, ohne definitive Schädigung
  - *asymptomatische Organinfektion* zum Zeitpunkt der Geburt ohne Erkrankung oder Schädigung
  - Ein Teil der Kinder mit nachgeburtlich auftretenden Symptomen kommt also *„gesund"* zur Welt.
- **Symptome/Schäden:**
  - Auftreten nach Wochen, Monaten, evtl. Jahren
  - meist nur im 3. bis 12. Lebensmonat auftretende Symptomatik: interstitielle Pneumonie, Meningitis/Enzephalitis, Gastroenteritis, Exanthem
  - infolge **Hirn(haut)befall:**
    - Hydrozephalus
    - neurologische und psychische Symptome: Krampfneigung (epileptische Anfälle), spastische Lähmungen, Entwicklungsmängel (statomotorische, psychomotorische, geistige), Verhaltensstörungen (z.B. Autismus); Sprachstörungen
  - Knochenwachstumsstörungen, Zahnmissbildungen (Schmelzdefekte, Formanomalien)
  - Diabetes mellitus (durch Pankreatitis)
  - Schilddrüsenunter- oder überfunktion

Letalität

insgesamt bei angeborener Rötelnembryopathie: 15–20%

Rückfallfieber

Definition
- Namen: Rückfallfieber, Febris recurrens. (lat. recurrens = wiederkehrend)
- Übertragung durch Läuse oder Zecken-charakteristisch sind die wiederkehrenden (zunehmend schwächer verlaufenden) Fieberschübe

Gesetz
- Erreger-Nennung in IfSG § 7
- **Behandlungsverbot** (IfSG § 24)

Vorkommen
- **Läuserückfallfieber** (epidemisches Rückfallfieber): weltweit, bevorzugt in Ländern mit kühlem/gemäßigtem Klima
- **Zeckenrückfallfieber** (endemisches Rückfallfieber): Spanien, Afrika, Asien, Nord-, Mittel- und Südamerika
- sehr selten in Deutschland (→ Tab. 4-2)

Erreger
Borrelienarten (gramnegative Bakterien):
- Läuserückfallfieber: Borrelia recurrentis
- Zeckenrückfallfieber: v.a. Borrelia duttonii und weitere Borrelienarten

Erregerreservoir
- Läuserückfallfieber: Mensch
- Zeckenrückfallfieber: wilde Nager, Zecke selbst (Zecke infiziert ihre Nachkommen)

Ansteckung
- **Läuserückfallfieber:**
  - Mensch → *Laus* (v.a. Kleiderlaus) → Mensch
  - keine Infektion durch Stich der Laus, sondern durch Einkratzen von *Läusekot* oder „Saft“ zerquetschter Läuse in den (juckenden) Stichkanal oder in sonstige Hautdefekte (wie beim Fleckfieber), Infektion auch durch Eindringen des Erregers in die intakte Haut
- **Zeckenrückfallfieber:**
  - v.a. Nagetiere → *Zecke* → Mensch

Erkrankungsrisiko
bei Läuserückfallfieber erhöht unter schlechten hygienischen Bedingungen (d.h. bei guten Verhältnissen für Läuse), z.B. in Kriegs-, Notstands- und Überbevölkerungsgebieten

Inkubationszeit
wenige (5) Tage bis 2 Wochen

Krankheitsentstehung
Die Bildung von Antikörpern gegen antigene Oberflächenstrukturen der Borrelien verursacht den raschen Abfall einer Fieberattacke. Die Oberflächenantigene der Borrelien unterliegen aber einem raschen Wechsel (**Antigenvariation**), so dass nun die bisher gebildeten Antikörper wirkungslos bleiben und es zu einem erneuten Fieberschub durch Borrelien mit neuer Oberflächenstruktur kommt; es werden aber auch erneut Antikörper gebildet. Dieser Vorgang wiederholt sich mehrmals, d.h. es treten mehrmals neue Rückfälle bzw. Fieberschübe auf.

Krankheitsverlauf

Verlaufsformen

- Läuserückfallfieber: verläuft meist schwerer als
- Zeckenrückfallfieber

Verlauf/Symptomatik

- **Fieberverlauf** (rekurrierendes Fieber, → 1.5.2)
  - plötzlicher Beginn mit *Schüttelfrost* und raschem Fieberanstieg auf *40–41 °C*
  - nach einigen Tagen *Rückgang auf Normaltemperatur* bei starkem Schweißausbruch
  - nach mehrtägigem fieberfreien Intervall *neuer Fieberschub,* diesmal von kürzerer Dauer und geringerer Intensität
  - ca. 3 bis 5 solcher Zyklen, beim Läuserückfallfieber meist weniger als beim Zeckenrückfallfieber
- **weitere Symptomatik:**
  - meist nur während der Fieberperioden: Kopf-, Glieder-, Gelenk-, Rückenschmerzen, Übelkeit, Erbrechen

  ansonsten
  - Exanthem während der ersten Fieberperiode in 10–20% d.F.
  - Rötung des Gesichtes und der Konjunktiven
  - *Milzschwellung,* Leberschwellung, Ikterus
  - *Blutungsneigung* (durch Thrombozytopenie): Nasenbluten, Blutungen der Augenbindehaut, petechiale Hautblutungen, innere Blutungen

Komplikationen

- Milzruptur, Milzinfarkt
- Bronchitis, Bronchopneumonie
- Nephritis
- Meningitis, Neuritis (Hirnnerven, periphere Nerven)
- tödlicher Verlauf v.a. durch: **Herzversagen** (Myokarditis), zerebrale Blutungen, Leberversagen

Differentialdiagnose

Fünftagefieber, Malaria tertiana und quartana, Brucellose, Leptospirose, Gelbfieber, Fleckfieber

Diagnostik

- Fieberverlauf, schwierige DD zu Malaria
- Blutuntersuchung (kultureller Nachweis des Erregers)

Schulmedizinische Therapie

Antibiotika

Prognose

- Letalität bei unbehandelten Fällen von Läuserückfallfieber: 5–50%
- Letalität bei unbehandelten Fällen von Zeckenrückfallfieber: < 5%

Immunität und Prophylaxe

- nur vorübergehend, Reinfektion schon nach einigen Monaten möglich
- Läuse- und Zeckenbeseitigung (Desinfestation)
- keine Impfung

Scabies

Definition
- Namen: Scabies, Krätze. (lat. scabies = Rauhigkeit, Räude, Krätze)
- stark juckende Hauterkrankung, durch Krätzmilbe verursacht

Gesetz
- **Behandlungsverbot** (IfSG § 24)
- Vorschriften für Gemeinschaftseinrichtungen (IfSG § 34)

Erreger **Krätzmilbe** (Sarcoptes scabiei), ein Spinnentier (→ 1.1.8)

Erregerreservoir Mensch

Ansteckung
- direkt: bei engem körperlichen (z.B. sexuellen) Kontakt
- indirekt: gelegentlich, z.B. über Wäschestücke

Inkubationszeit mehrere Tage bis mehrere (2–6) Wochen

Krankheitsentstehung
- Das begattete (ca. 0,3 mm große) Weibchen bohrt 1–2 mm lange Gänge (erkennbar als zarte winkelige Striche) in die Hornschicht der Haut. Am Gangende sitzt in einer gelblich erscheinenden Erhebung, dem Milbenhügel, die Milbe.
- Innerhalb ca. 3 Wochen vollzieht sich folgende Entwicklung: Eier → Larven → Nymphen → geschlechtsreife Milben.
- Juckreiz entsteht durch das Bewegen der Milben, Nymphen und Larven in den Bohrgängen und -taschen und nach gewisser Sensibilisierungszeit aufgrund allergischer Reaktion gegen Milbenallergene (Milbenkot, Milbeneier, abgestorbene Milben).

Krankheitsverlauf
- **Juckreiz:** stark, quälend, v.a. nachts (durch die Bettwärme veranlasst, kriecht die Milbe zur Hautoberfläche, was heftigsten Juckreiz verursacht)
- **Hauterscheinungen:**
  - bevorzugte Lokalisationen: Zwischenfingerfalten, Beugeseite der Handgelenke, Ellenbogen, Achsel-Brust-Bereich, Leisten- und Genitalbereich; bei Säuglingen/Kleinkindern v.a. Gesicht, behaarte Kopfhaut, Hand- und Fingerrücken
  - durch *allergische Reaktion:* Bläschen, gerötete Quaddeln und papulöse Erhebungen (Milbengänge)
  - durch *Kratzen:* Exkoriationen (→ 1.5.4), Ekzembildung, Pustelausschlag durch Sekundärinfektion mit Eitererregern.
  - bei sehr gepflegten (gecremten) Patienten oft nur geringfügige Hauterscheinungen und Vorherrschen des Juckreizes

Komplikationen
- Pyodermien (Grind- oder Eiterausschlag), v.a. durch Staphylo- und Streptokokken verursacht, z.B. Impetigo contagiosa
- regionäre Lymphknotenschwellung

Differentialdiagnose
- Befall durch andere Milbenarten (Tierkrätze, Trugkrätze, Erntekrätze), durch Läuse
- Ekzeme mit Juckreiz
- Neurodermitis (allergische Dermatitis)
- bei Komplizierung durch Pyodermie: primäre Pyodermien

Diagnostik Nachweis der Milbengänge und der Milbe durch Lupenuntersuchung

Schulmedizinische Therapie Antiparasitika

Prognose gut

Immunität und Prophylaxe
- meist keine Immunität; in Endemiegebieten kann sich nach längerer Zeit eine Immunität entwickeln
- Hygienemaßnahmen, z.B. Kochen der Wäsche, Flächen-, Händedesinfektion
- keine Impfung

Scharlach

Definition
- Namen: Scharlach, Scarlatina. (lat. scarlatum = rote Farbe)
- „Kinderkrankheit". Scharlach = Streptokokken-Angina + Exanthem (→ „Streptococcus pyogenes-Infektionen")

Gesetz
- **Behandlungsverbot** (IfSG § 24)
- Vorschriften für Gemeinschaftseinrichtungen (IfSG § 34)

Vorkommen
- weltweit, häufiger in Ländern mit gemäßigtem/kaltem Klima
- in Deutschland, eine der häufigsten Infektionskrankheiten (jährlich schätzungsweise ca. 40 000 Erkrankungen)

Erreger **β-hämolysierende Streptokokken** (grampositive Bakterien), bilden sog. *erythrogene Toxine* (infolge Infizierung der Streptokokken mit Viren), zumeist *A-Streptokokken* (Streptococcus pyogenes)

Erregerreservoir bei A-Streptokokken: Mensch

Ansteckung bei gewöhnlichem Scharlach (Angina mit Exanthem):
- **infektiöses Material:** *Rachensekret, Nasensekret,* Speichel
- **Eintrittspforte:** Schleimhaut der oberen Atemwege
- **Übertragung:** v.a. *Tröpfcheninfektion,* selten Schmierinfektion (Spielsachen), selten über Nahrungsmittel
- **Ansteckungszeitraum:** beginnt mit Auftreten der ersten Symptome, endet nach bis zu 3 Wochen bzw. 24 Stunden nach Beginn der Antibiotikatherapie

Erkrankungsrisiko
- v.a. für **Kinder;**Säuglinge (wegen übertragener Immunität) und Erwachsene > 50 erkranken kaum
- erhöht in kalter Jahreszeit

Inkubationszeit wenige (2–4) Tage

Krankheitsentstehung Scharlach ist i.d.R. eine **Lokalinfektion** des Rachenraumes mit **Toxinfernwirkung,** wobei *erythrogene* (rötungserzeugende) Toxine für den typischen Scharlachausschlag verantwortlich sind.

Krankheitsverlauf

Verlaufsformen

- gewöhnlicher Scharlach = **Angina** (Tonsillopharyngitis) mit **Exanthem**
- toxischer Scharlach (→ „Komplikationen")
- Scharlach bei Infektion der Haut:
  - Wundscharlach (v.a. in tropischen Ländern)
  - Scharlach bei Impetigo contagiosa (→ dort)
- Wochenbettscharlach (Puerperalsepsis, → dort)

Verlauf/Symptomatik bei gewöhnlichem Scharlach

- **plötzlicher Krankheitsbeginn:** mit *hohem Fieber* (Schüttelfrost), Kopf-, Hals-, Gliederschmerzen, evtl. Übelkeit, Erbrechen (Toxinwirkung)
- **Symptome im Mund-Rachen-Bereich:**
  - *Angina* (Tonsillopharyngitis): katarrhalisch oder eitrig (Angina follicularis oder lacunaris), Schluckbeschwerden (Schwellung)
  - *Lymphknoten* im Kieferwinkel geschwollen
  - Enanthem des weichen Gaumens und Rachens
  - Zunge zunächst (1. Tag) weißlich belegt, danach Abstoßung des Belages, (ab 4. Tag) Zunge hochrot und Zungenpapillen geschwollen *(Himbeerzunge)*
- **Exanthem:**
  - nicht obligat (z.B. bei Zweiterkrankung mit gleichzeitiger Immunität gegenüber dem erythrogenem Toxin)
  - zeitlicher Verlauf: Beginn am 2. Tag, oft nur für wenige Stunden, beginnt rasch abzublassen, nach ca. 1 Woche verschwunden
  - Aussehen: *feinstfleckig,* kleinpapulös (Reibeisengefühl), dichtstehend, blassrosa bis hellrot
  - Ausbreitung: *beginnt meist im Hals-Brust-Bereich,* Beginn auch im Achseln- oder Leistenbereich möglich, überzieht dann Rumpf und Extremitäten, im Achseln- und Leistenbereich am ausgeprägtesten (unabhängig davon, wo der Ausschlag beginnt)
  - Gesicht: *ausschlagsfrei,* fieberhaft gerötet, *Blässe um den Mund herum (periorale Blässe)*
  - juckt nicht oder nur wenig
- **Rekonvaleszenz:**
  - zuerst Abblassen des Exanthems
  - Temperatur nach ca. 1 Woche wieder normalisiert
  - Angina und Lymphknotenschwellung gehen deutlich zurück
  - *Abschuppung* der befallenen Haut, längerdauernd, an Stamm und Extremitäten *kleieförmig,* an Fußsohlen und Handtellern *großlamellig*

Komplikationen

- primäre Komplikationen **eitriger Art:**
  - *Mittelohrentzündung* (am häufigsten), Mastoiditis
  - Peritonsillarabszess, Sinusitis
  - Meningitis (als Folge einer Mittelohrentzündung, Mastoiditis, Sinusitis)
  - Bronchitis/Pneumonie
  - Myokarditis, Endokarditis
- primäre Komplikationen **toxischer** Art (1. Krankheitswoche):
  - interstitielle Frühnephritis
  - Myokarditis
  - Frühheumatoid (Gelenke)
  - *toxischer Scharlach* (selten): äußerst rascher und heftiger Verlauf, sehr hohes Fieber, Erbrechen, Durchfall, schlecht erkennbares bis fehlendes Exanthem, Hautblutungen, Krämpfe, Kreislaufversagen (Myokarditis), häufig tödlicher Ausgang
- primäre Komplikationen **immunologischer** Art (nach 2 Wochen):
  - postinfektiöse (akute) Glomerulonephritis
  - akutes rheumatisches Fieber
- sekundäre Komplikationen: Simultanerkrankung mit Diphtherie, Windpocken, Masern

Differentialdiagnose

- bei Scharlach **mit Exanthem:** Röteln, Masern, Mononucleosis infectiosa, andere virale exanthemische Infekte (Enteroviren, Adenoviren), Arzneimittelexantheme (z.B. Penicillin)
- bei scharlachartigem Krankheitsbild **ohne Exanthem ist zu denken an:**
  - Scharlachzweiterkrankung mit Immunität gegenüber erythrogenem Toxin
  - Streptokokkenangina durch Streptokokken ohne erythrogenes Toxin
  - virale Pharyngitis/Tonsillitis (Enteroviren, Rhinoviren, Adenoviren, Influenzaviren, Parainfluenzaviren)

Diagnostik

- klinisches Bild
- Blutlabor: Leukozyten mit basophilen Schlieren, Eosinophilie ab 5. Tag, Streptokokken-Schnelltest
- Erregernachweis im Rachenabstrich, Anstieg des Antistreptolysin-Titers (ASL)

Schulmedizinische Therapie

Antibiotika (Penizillin), Halswickel, Rachenspülungen.

Prognose

frühzeitige und ausreichend lange Antibiotikagabe beugt Komplikationen vor

Immunität und Prophylaxe

- Immunität: antitoxisch, lang andauernd, Zweiterkrankung aber möglich (durch Erreger mit einem anderen erythrogenen Toxin)
- Expositionsprophylaxe
- keine Impfung

Sexuell übertragbare Krankheiten

Definition Sexuell übertragbare Krankheiten (sexually transmitted diseases, STD) werden durch **genitale Infektion** hervorgerufen; bei der Übertragung sind also die primären Geschlechtsorgane beteiligt. **Relevante** sexuell übertragbare Krankheiten sind nach heutiger internationaler Übereinkunft

- die „klassischen" Geschlechtskrankheiten
  - Syphilis (→ dort)
  - Gonorrhoe (→ dort)
  - Lymphogranuloma inguinale (→ dort)
  - Ulcus molle (→ dort)
- die Erkrankungen, die durch **genitale Infektion** mit den folgenden Erregern verursacht werden:
  - **Bakterien:** Chlamydia trachomatis Serotyp D-K, Mycoplasma hominis, Ureaplasma urealyticum
  - **Viren:** HIV (→ Aids), Hepatitis B-Virus (→ Virushepatitis), Herpes simplex-Virus (v.a. Typ genitalis, → Herpes simplex), Zytomegalievirus (→ Zytomegalie), Papillomaviren, Molluscum contagiosum-Virus
  - **Protozoen:** Trichomonas vaginalis
  - **Pilze:** Candida albicans
  - **Gliederfüßler:** Krätzmilbe (→ Scabies)

Gesetz

- **Nennung** von Krankheiten bzw. Erregern im IfSG
  - § 6: akute Virushepatitis
  - § 7: Hepatitis B-Virus, Treponema pallidum (Syphilis), HIV (Aids)
  - § 34: Scabies (Krätze)
  - § 24: sexuell übertragbare Krankheiten
- **Behandlungsverbot** (IfSG § 24)

Die Krankheiten Bei sexuell übertragbaren Krankheiten sind häufig **Simultaninfektionen** zu finden.

Infektion mit Chlamydia trachomatis Serotyp D-K

- weltweit die häufigste sexuell übertragbare **Krankheit**
- ca. 30 % der Männer, ca. 70 % der Frauen bleiben (fast) symptomlos
- Inkubationszeit: 1–3 Wochen
- gonorrhoeähnliche Symptomatik, häufigste Ursache für nichtgonorrhoische Urethritis
- Symptomatik bei **Mann** und **Frau:**
  - Urethritis mit Dysurie und Ausfluss (serös-schleimig, v.a. morgens)
  - evtl. Proktitis
  - selten Reiter-Syndrom (Urethritis, Konjunktivitis, Arthritis, v.a. am Knie- und Sprunggelenk), häufiger beim Mann
  - die Symptomatik kann Wochen bis Monate anhalten
- zusätzliche Symptomatik beim Mann: evtl. Nebenhoden- oder Prostataentzündung

- zusätzliche Symptomatik bei der Frau: häufig Gebärmutterhalsentzündung mit schleimig-eitrigem Ausfluss, evtl. Entzündung der Bartholini-Drüsen, der Eileiter (Gefahr der Sterilität), des Endometriums
- weitere Infektionsmöglichkeiten:
  - Schmierinfektion: Konjunktivitis
  - Neugeborenen-Infektion: evtl. Konjunktivitis, selten Pneumonie oder sogar Meningoenzephalitis

Infektion mit den Mykoplasmen Mycoplasma hominis und Ureaplasma urealyticum

- zumeist opportunistische Erkrankung (keine scharfe Trennung zwischen Kolonisation und Infektion möglich)
- > 60 % aller gesunden Frauen haben Ureaplasma urealyticum und > 20 % Mycoplasma hominis in der Vagina
- zweithäufigste Ursache für nichtgonorrhoische Urethritis
- Symptomatik bei Mann und Frau: Urethritis
- zusätzliche Symptomatik beim Mann: evtl. Nebenhoden-, Prostataentzündung (ca. 15 % d.F. von chronischer Prostatitis)
- zusätzliche Symptomatik bei der Frau: häufig Gebärmutterhalsentzündung, evtl. Entzündung der Bartholini-Drüsen oder Eileiter
- weitere Infektionsmöglichkeiten:
  - Schmierinfektion: Wundinfektionen
  - Neugeborenen-Infektion: selten Meningoenzephalitis

Infektion mit humanen Papillomaviren (> 70 Typen)

- **Inkubationszeit:** 3 Wochen–*3 Monate*–2 Jahre
- Es kommt zu **Wucherungen,** sog. *spitzen* oder *flachen Kondylomen,* an Schleim- oder Halbschleimhäuten im anogenitalen Bereich, die sich meist nach einiger Zeit spontan zurückbilden. Evtl. aber auch Entwicklung zu *Dysplasie* (v.a. bei flachen Kondylomen) und *maligne Entartung* bei bestimmten Virustypen (z.B. 16 und 18). Zu einem Karzinom, z.B. an Zervix, Vulva oder Penis, kommt es nur bei Beteiligung von Kofaktoren.
- Lokalisationen beim Mann: Penis, Anus, Damm, selten Scrotum
- Lokalisationen bei der Frau: Vulva, Vagina, Damm, Anus, selten Gebärmutterhals
- weitere Lokalinfektionen:
  - gewöhnliche Hautwarzen (Verruca vulgaris)
  - Konjunktiva-Papillome
  - Papillome der Mundhöhle, des Rachens und des Kehlkopfes (letztere gelten als Präkanzerosen)

Infektion mit dem Molluscum contagiosum-Virus (Dellwarzen)

- Erkrankungrisiko: erhöht für weibliches Geschlecht, für Kinder und Jugendliche
- Inkubationszeit: 2–8 Wochen
- **Papelbildung:** 2–5 mm groß, halbkugelig, haut- bis wachsfarben (perlartig), anfangs mit zentraler Eindellung *(Dellwarze),* isoliert oder in Gruppen vorkommend, spontane Rückbildung nach Monaten, ggf. erst nach 2 Jahren

- Lokalisationen neben der Genitalregion: v.a. Gesicht, Lider (dabei auch Keratokonjunktivitis), Hals, Arme, Achseln und Körperstamm
- Komplikation: bakterielle Superinfektion

Infektion mit Trichomonas vaginalis (Trichomoniasis):

- Erkrankungrisiko: v.a. für die Frau; diskutiert wird, ob es nur in Verbindung mit anderen Erregern zu einer Erkrankung kommt
- Inkubationszeit: wenige Tage bis 1 Woche
- Symptomatik bei der **Frau:**
  - *Vulvovaginitis:* Rötung und Schwellung der Vaginalschleimhaut, schaumiger, gelblich - grünlicher, faulig riechender Ausfluss, Juckreiz, brennende Schmerzen
  - *Urethritis*
  - Das akute Krankheitsbild klingt nach 1–4 Wochen ab. Bei (unbehandeltem) chronischem Zustand kann der ständige Entzündungsreiz zu Dysplasien und Präkanzerosen führen.
- Symptomatik beim **Mann** (selten): Urethritis, mit glasigem Ausfluss, evtl. Entzündung von Eichel und Vorhaut (Balanitis), Prostata- oder Nebenhodenentzündung

Infektion mit Candida albicans (Candidose)

- häufig opportunistische Erkrankung (begünstigend sind z.B. Diabetes mellitus, Schwangerschaft, Pille, Antibiotikatherapie, Immunsuppression z.B. durch Glukokortikoide, Aids, Zytostatika)
- Symptomatik bei der **Frau:** *Vulvovaginitis,* bei > 30% der Schwangerschaften kommt es zu Vaginalmykosen, häufig nur geringe Beschwerden, ansonsten:
  - Rötung und Schwellung der Vulva
  - weißliche abwischbare Beläge auf der Vaginalschleimhaut
  - Juckreiz, Brennen, Dysurie, weißlicher cremig-krümeliger Ausfluss.
- Symptomatik beim **Mann:** *Balanitis:*
  - weißlich, cremig-krümelige Beläge an Eichel und innerer Vorhaut
  - auch Papeln und Pusteln
- Komplikation: Harnwegsinfektion
- weitere Infektionsmöglichkeiten:
  - siehe „Sprosspilze und ihre Mykosen" 1.1.5
  - Neugeborenen-Infektion

Shigellenruhr

Definition

- Namen: Shigellenruhr, Shigellose, Shigellen-Dysenterie, Bakterienruhr, Bakterielle Dysenterie. Weitere Namen: → „Erreger". (Shiga = jap. Erreger-Entdecker; altdeutsch ruora = heftige Bewegung (besonders im Unterleib). Vgl. „Aufruhr"; griech. dysenteria = Durchfall).
- Lokalinfektion des Dickdarms (evtl. auch des Dünndarms), v.a. mit Durchfallen (und entsprechenden Folgeerscheinungen)

Gesetz
- **Meldepflicht** bei Gastroenteritis bei **Verdacht** und **Erkrankung** (IfSG §§ 6, 8)
- Erreger-Nennung in IfSG § 7
- **Behandlungsverbot** (IfSG § 24)
- Vorschriften für Gemeinschaftseinrichtungen (IfSG § 34)
- Tätigkeits- und Beschäftigungsverbote (IfSG § 42)

Vorkommen weltweit

Erreger **Bakterien** (gramneg., **Shigellenarten**): vier Erreger der Shigellenruhr, nach abnehmender *Gefährlichkeit* geordnet:
- Shigella dysenteriae: Erreger der Shiga-Kruse-Ruhr, Vorkommen v.a. in Tropen und Subtropen, neben Endotoxin auch stark wirkendes Exotoxin = Neurotoxin
- Shigella flexneri: Erreger der Flexner-Ruhr, Vorkommen weltweit
- Shigella boydii: Vorkommen v.a. in Vorderasien und Nordafrika
- Shigella sonnei: Erreger der Sonne- oder E-Ruhr, Vorkommen weltweit, in *Industrieländern* der häufigste Ruhr-Erreger (in Deutschland in ca. ¾ d.F.)

Erregerreservoir Mensch

Ansteckung
- **infektiöses Material:** Stuhl von Erkrankten und *Ausscheidern*
- **Übertragung:**
  - *fäkal-oral,* v.a. durch kontaminiertes Wasser
  - 4-F-Merkregel: *F*aeces, *F*utter, *F*inger, *F*liegen
- **Ansteckungszeitraum** beginnt mit den ersten Durchfällen, endet 1–4 Wochen nach der akuten Durchfallphase

Erkrankungsrisiko
- v.a. für Kleinkinder
- Erkrankungshäufung in warmen Monaten
- > 80 % der Erkrankungsfälle sind importiert

Inkubationszeit wenige Stunden bis wenige (4) Tage

Krankheitsentstehung Lokalinfektion des **Dickdarms,** in ca. ⅓ d.F. auch Befall des Dünndarms

Krankheitsverlauf

Verlaufsformen

- Gefährlichkeit der einzelnen Erreger entspricht der Reihenfolge: Sh. dysenteriae > Sh. flexneri > Sh. boydii > Sh. Sonnei
- alle Schweregrade möglich (vom symptomlos bleibenden Infekt bis zum tödlichen Verlauf innerhalb 24 Stunden)

Verlauf/Symptomatik bei schwerem Verlauf

- Beginn meist **akut** mit
  - Fieber: bis zu 39 °C, *fehlt häufig,* später sogar evtl. Untertemperatur
  - Übelkeit, selten Erbrechen
  - *kolikartigen Bauchschmerzen*

- **Durchfälle:** mit *Tenesmen* (schmerzhafte Stuhlentleerungen, DD zu Cholera), erst wässrig, später *blutig, schleimig, eitrig,* bis zu 30 Entleerungen pro Tag
- **Exsikkose** (Austrocknung, Symptome → Cholera)
- **neuropathische Erscheinungen** durch Neurotoxin bei Shiga-Kruse-Ruhr: Apathie, Meningismus, Enzephalopathie, Krämpfe
- Krankheitsdauer:
  – in schweren Fällen 1 bis 2 Wochen, mit langer Rekonvaleszenz
  – in leichten Fällen wenige Tage
- nach überwundener Krankheit evtl. **Dauerausscheidung** von Erregern

Komplikationen
- treten in ≤ 3 % d.F. auf
- durch hohen **Flüssigkeitsverlust:** Exsikkose, *Nierenversagen,* hypovolämischer *Schock* (Kreislaufversagen)
- *Dickdarmgeschwüre,* Dickdarmperforation, Peritonitis
- toxische Schädigung bei Shiga-Kruse-Ruhr von ZNS, Herz und Kreislaufsystem
- enteropathisches **hämolytisch-urämisches Syndrom** (bei Shiga-Kruse-Ruhr)
- Übergang in chronische Ruhr
- als Nacherkrankung (in der Rekonvaleszenz):
  – „Ruhrrheumatismus" durch sekundäre Streptokokkeninfekte
  – Symptome der sog. **Reiter-Trias:** Arthritis, Urethritis, Konjunktivitis

Differentialdiagnose Durchfallerkrankungen, insbesondere mit blutigem Stuhl:
- infektiöse: Salmonellose, Amöbenruhr (langsamer Beginn, kein Fieber, keine Tenesmen), Virusenteritis
- nichtinfektiöse: Colitis ulcerosa, Morbus Crohn

Diagnostik Erregernachweis im Stuhl oder Rektalabstrich

Schulmedizinische Therapie Flüssigkeits- und Elektrolytzufuhr, Antibiotika

Prognose je nach Erreger; Dauerausscheidertum möglich

Immunität und Prophylaxe
- Immunität nur gering (da Lokalinfektionskrankheit) und artspezifisch
- Hygienemaßnahmen beachten
- keine Impfung

Streptococcus pyogenes-Infektionen

Definition
- Unter Streptococcus pyogenes werden die Streptokokken der serologischen Gruppe A, kurz die **A-Streptokokken**, zusammengefasst.
- A-Streptokokken sind eiterbildend (pyogen) und die häufigsten Erreger bei Haut- und Schleimhautinfektionen.

Gesetz
- **Behandlungsverbot** (IfSG 24)
- Erreger-Nennung in IfSG § 34

Vorkommen weltweit, häufiger in Ländern mit gemäßigtem/kaltem Klima

Erregerreservoir Mensch

Ansteckung
- **infektiöses Material:** *Rachensekret, Nasensekret,* Speichel
- **Eintrittspforte:** Hautläsionen, Schleimhaut der oberen Atemwege
- **Übertragung:** Schmierinfektion, Tröpfcheninfektion

Inkubationszeit wenige Tage

Krankheitsverlauf Meist besteht das Bild einer Lokalinfektion, selten durch Erregerausbreitung (Komplikation) bestimmt:
- **typische Hautinfekte** i.d.R. durch Ausscheidung von Fibrolysin und Hyaluronidase flächenhafte Ausbreitung der Infektion (DD Staphylokokkeninfektionen):
  - Impetigo contagiosa (→ dort)
  - *Erysipel* (→ dort)
  - *Phlegmone:* diffuse Ausbreitung in tiefen Hautschichten, abszessbildend, evtl. mit Übergriff auf Faszien (nekrotisierende Fasciitis) und Muskeln (Myoitis)
- **typische Schleimhautinfekte:** *Pharyngitis, Tonsillitis* (Angina, mit Exanthem = *Scharlach,* → dort)
- **Erkrankungen infolge örtlicher oder hämatogener Erregerausbreitung:**
  - z.B. bei Scharlach: Otitis, Mastoiditis, Sinusitis, Meningitis
  - Osteomyelitis
  - Sepsis, Puerperalsepsis (→ dort)

ferner zu berücksichtigen:
  - toxische „Fernerkrankungen" (z.B. bei Scharlach): interstitelle Frühnephritis, Myokarditits, Frührheumatoid (Gelenke), toxisches Streptokokken-Schock-Syndrom (toxischer Scharlach)
  - immunologische Folgekrankheiten: akute Glomerulonephritis, akutes rheumatisches Fieber (nur nach Racheninfektion)

Diagnostik
- klinisches Bild
- Blutlabor, Streptokokken-Schnelltest, Erregernachweis, Anstieg des Antistreptolysin-Titers (ASL)

Schulmedizinische Therapie Antibiotika (Penizillin)

Prognose Frühzeitige und ausreichend lange Antibiotikagabe beugt Komplikationen vor.

Immunität und Prophylaxe
- Immunität nur antitoxisch
- Expositionsprophylaxe
- keine Impfungen

Syphilis

Definition
- Namen: Syphilis, Lues, Harter Schanker. (lat. lues = Seuche. Harter Schanker im Gegensatz zum Weichen Schanker = Ulcus molle. „Schanker" durch franz. Vermittlung aus dem lat. cancer = Krebs.)
- **sexuell übertragbare Krankheit,** wurde früher als Geschlechtskrankheit (Syphilis, Gonorrhoe, Ulcus molle, Lymphogranuloma inguinale) bezeichnet. Unbehandelt ist die eventuelle Spätsyphilis folgenschwer.

Gesetz
- Erreger-Nennung in IfSG § 7
- **Behandlungsverbot** (IfSG § 24)

Vorkommen
- weltweit
- in Deutschland nach Gonorrhoe die **zweithäufigste Geschlechtskrankheit** (→ Tab.4-2)

Erreger **Treponema pallidum,** gramnegatives Bakterium

Erregerreservoir Mensch

Ansteckung
- **infektiöses Material:**
  - v.a. *Primäraffekt* (bei Lues I)
  - nässende Papeln (bei Lues II)
  - offener Hautausschlag (bei Lues II)
  - Blut (evtl. schon während der Inkubationszeit).
- **Eintrittspforten:** (unverletzte) *Schleim-* und *Halbschleimhäute,* v.a. der *Genitalien,* Hautverletzungen
- **Übertragung:**
  - i.d.R. durch Geschlechtsverkehr
  - asexuell: durch Kontakt mit infektiösen Läsionen (Primäraffekt, Hauterscheinungen bei sekundärer Syphilis), sehr selten über Gegenstände, bei Bluttransfusion
  - *diaplazentar* bei angeborener Syphilis

Erkrankungsrisiko Erkrankungsrate bei 20- bis 30-Jährigen am höchsten

Inkubationszeit 1 bis 3 Wochen

Krankheitsverlauf **Verlaufsübersicht bei durchgehender Erkrankung** (→ Abb. 2.5)
- primäre Syphilis (Lues I)
- sekundäre Syphilis (Lues II)
- latente Syphilis
- tertiäre Syphilis (Lues III = Spätsyphilis)

Verlauf/Symptomatik

Primäre Syphilis
- an der Eintrittspforte Entstehung eines Primäraffektes:

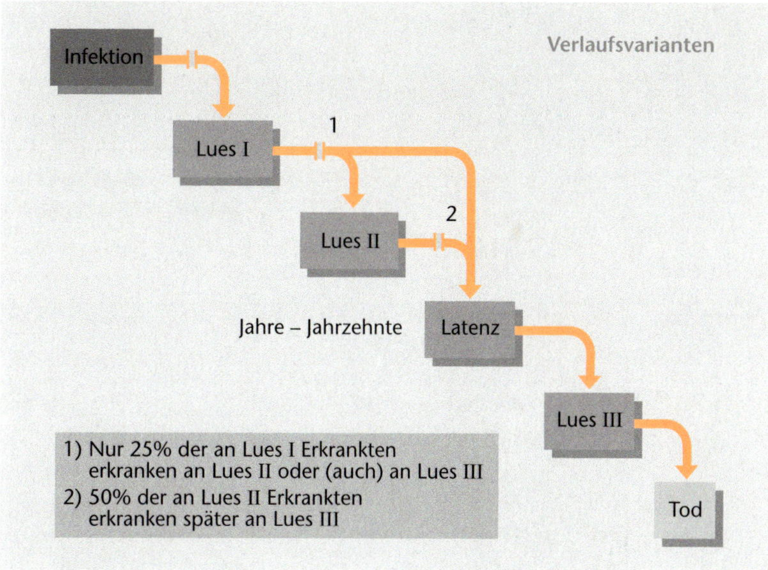

Abb. 2-5: Verlaufsvarianten bei Syphilis

- **Eintrittspforten:**
  - meist an den *Genitalien:* Penis, Schamlippen, Scheide, Portio
  - extragenital: Anus, Lippen, Mundhöhle, Tonsillen, Finger
- Entwicklung des Primäraffektes (meist nur einer): *Papel* (hart, schmerzlos) → Erosion → *Ulkus:* etwa centgroß, (fast) schmerzlos, harter Rand und Grund, hochinfektiös; heilt innerhalb weniger Wochen narbig ab

- Ausbildung des **syphilitischen Primärkomplexes** (= Primäraffekt + Lymphangitis + Lymphadenitis)
  - meist *inguinal,* einseitig (da meist nur ein Primäraffekt in der Genitalregion)
  - die Lymphknotenschwellung ist hart, schmerzlos, gut verschieblich, kann über Monate bestehen bleiben
- **weiterer Verlauf:**
  - in 75% d.F. *lebenslang keine weiteren Symptome* mehr (bis auf evtl. Nachweisbarkeit von Antikörpern)
  - in 25% d.F. lymphogene/hämatogene *Ausbreitung der Erreger* mit späterer Entwicklung einer sekundären bzw. (auch) tertiären Syphilis (→ „Verlaufsvarianten")

Sekundäre Syphilis

- Auftreten der Symptome ca. 10 Wochen nach Infektion
- generalisierte Lymphknotenschwellung, v.a. inguinal, axillär, nuchal, zervikal, kubital
- grippale Allgemeinsymptome: leichtes Fieber, Krankheitsgefühl, Kopf-, Glieder-, Gelenkschmerzen
- **Hauterscheinungen:** vielgestaltiger Art, oft leicht verwechselbar mit Hauterkrankungen anderer Ursache: „Die Syphilis ist der Affe unter den Hautkrankheiten."

- *Erstexanthem:* meist makulös, häufig roseolenartig (Roseola syphilitica), meist nur wenige Tage anhaltend
- *Rezidivexantheme* möglich: schwächer ausgeprägt, makulopapulös, papulös, papulosquamös, pustulös (z.B. windpockenähnlich), häufig auch an Handtellern und Fußsohlen
- die Exantheme schmerzen nicht, jucken nicht, sind bei erodierter Haut *infektiös,* heilen meist spurlos ab
- Bildung *hochinfektiöser, nässender Papeln* (Condylomata lata) aus den Exanthempapeln an Stellen aneinanderreibender Haut und starker Schweißbildung wie Perianalregion, Vulva, Scrotum, Achseln, unter großen Brüsten

- **Schleimhauterscheinungen:** *hochinfektiöse* weißliche, flächige Papeln (Plaques muqueuses) an Schamlippen, Scheide, Penis, Mundhöhle, Zunge, Tonsillen (Angina specifica), Rachen
- Haarausfall durch Befall der Haarfollikel, besonders an Kopfhaar, Augenbrauen, Bart; kleinfleckig (mottenfraßähnlich)
- neben Haut- und Schleimhautbeteiligung möglicherweise **Beteiligung anderer Organe,** die meist **unerkannt** bleibt, aber nach einer gewissen Latenzzeit im Rahmen einer tertiären Syphilis symptomatisch werden kann, z.B.:
  - Meningoenzephalitis
  - Entzündungen am Auge
  - Muskel-, Knorpel-, Knochen-, Knochenmark-, Knochenhautentzündung
  - Myokarditis, Gefäßentzündung
  - Hepatitis, Nephritis, Gastroenteritis
  - Nebenhodenentzündung, Entzündung von Gebärmutter, Eileiter, Ovarien
- **Verlauf** der **sekundären Syphilis:**
  - *Symptome klingen meist nach 2 bis 6 Wochen ab,* können aber jahrelang, nach erscheinungsfreien Intervallen, neu auftreten
  - in 50 % d.F. folgenloses Abklingen der Symptome, evtl. lang bis lebenslang Antikörper nachweisbar

Latente Syphilis

- mehr- bis langjährig, evtl. sogar jahrzehntelang, bleibt der Patient frei von Symptomen
- Erreger haben sich zumeist in Lymphknoten und Milz „zurückgezogen“
- nachweisbare Antikörper während der Latenzzeit
- „Die Syphilis schläft, aber sie stirbt nicht.“

Tertiäre Syphilis (Spätsyphilis)

- **Gummenbildung:**
  - Bildung von *Granulomen* mit zentraler Verkäsung, geschwüriger Einschmelzung und Abscheidung eines *gummi*artigen Sekrets
  - **Lokalisation:**
    - praktisch in allen Organen möglich
    - am häufigsten in der Haut, als sog. *Syphilome* (braunrote, linsen- bis

bohnengroße Knoten, die nach geschwürigem Aufbrechen narbig abheilen), in der Schleimhaut, in der Muskulatur und in den Knochen (Sattelnase, Perforation des harten Gaumens)
  - die Gummen sind meist nicht mehr infektiös
- **kardiovaskuläre Syphilis**
  - Ursache für 80 % d.F. der Syphilis-Todesfälle
  - Entzündung der Aorta → Aneurysmenbildung
  - Verengung der Herzkranzgefäße → myokardiale Insuffizienz
- **Neurosyphilis**
  - Ursache für 20 % d.F. der Syphilis-Todesfälle
  - **meningovaskuläre** Neurosyphilis:
    - frühes Auftreten 5 bis 10 Jahre nach Infektion
    - Befall der Gefäße der Hirnhäute und des Hirns, ebenso der Rückenmarkshäute und des Rückenmarks (als Folge oft Hirninfarkt, Halbseitenlähmungen)
  - **parenchymatöse** Neurosyphilis:
    - spätes Auftreten 25 bis 30 Jahre nach Infektion
    - *progressive Paralyse* (fortschreitende Gehirnerweichung) infolge chronischer Enzephalitis, v.a. des Stirnhirns
    - *Tabes dorsalis* (Rückenmarkschwindsucht) infolge degenerativer Erkrankung der Hinterstränge des Rückenmarks
  - Symptomatik mit breitem Spektrum:
    - typisch bei meningovaskulärer Neurosyphilis: Hirninfarkt, Halbseitenlähmungen
    - typisch bei progressiver Paralyse: Pupillenstörungen, epileptische Anfälle, psychotische Wesensveränderungen, geistiger Abbau (Demenz)
    - typisch bei Tabes dorsalis: Pupillenstörungen, Sensibilitätsausfälle, schwindende Reflexe, Gangstörungen

Differentialdiagnose

- **primäre Syhilis:** Herpes genitalis oder (weit seltener als Syphilis) Ulcus molle bzw. Lymphogranuloma inguinale
- **sekundäre Syphilis:**
  - Krankheiten mit *generalisierter Lymphknotenschwellung*
  - *exanthemische Infektionskrankheiten*
  - allergische und Arzneimittelexantheme
  - Meningitis, Hepatitis, Arthritis, etc.
- **tertiäre Syphilis**:
  - Perforation des harten Gaumens auch bei chronischem Rotz, Tuberkulose, Knochenmarkentzündung nach Scharlach oder Typhus, Karzinom
  - neurologische Erkrankungen

Diagnostik

- Anamnese
- Treponema pallidum Hämagglutinationstest (TPHA), verschiedene Arten von Serodiagnostik, Immunfluoreszenz

Schulmedizinische Therapie

Antibiotika (Penizillin)

Prognose
- bei Behandlung im Frühstadium gut
- unbehandelt in 25% d.F. schweres Krankheitsbild mit zahlreichen Komplikationen

Immunität und Prophylaxe
- Immunität wird nur teilweise entwickelt.
- safer Sex, Erkennung und Behandlung infizierter Sexualpartner
- keine Impfung

Syphilis, angeborene

Ansteckung erst nach Abschluss der Plazentaentwicklung, d.h. erst im **2. und 3. Trimenon** möglich

Erkrankungsrisiko
- v.a., wenn sich die Mutter nach kurz zuvor abgeschlossener Plazentaentwicklung im Stadium der Lues II befindet, d.h. bei (etwa) **gleichzeitiger** Infektion der Mutter und Konzeption
- über 80% d.F. der Feten werden dann infiziert
- je früher der Fetus infiziert wird, umso wahrscheinlicher/schwerwiegender die Erkrankung, deshalb Kontrolle auf Syphilis bei jeder Schwangeren

Krankheitsverlauf

Verlaufsformen
- Fruchttod
- Säuglings-Lues: entspricht Lues II
- angeborene Spätsyphilis: entspricht Lues III

Verlauf/Symptomatik

Fruchttod
v.a. bei früher Infektion

Säuglings-Lues (Lues II)
- häufig Frühgeburt und Untergewicht
- **Haut- und Schleimhautsymptome:** *Rhinitis syphilitica* (blutig-eitriger Schnupfen), *Sattelnase, Pemphigus syphiliticus* (syphilitsche Blasensucht), bräunlich-rotes makulopapulöses Exanthem, im 2.–3. Monat diffuses Exanthem (dabei evtl. *Parrot-Furchen:* periorale Rhagadenbildung durch Schreien führt zu bleibenden radiären Furchen durch das Lippenrot
- **Leber-, Milzschwellung**
- **Skelettbeteiligung:** Knorpel-, Knochen-, Knochenmark-, Knochenhautentzündung, Arthritis v.a. des Kniegelenks
- Befall weiterer Organe (häufig schon bei Geburt), z.B. *Meningitis/Enzephalitis,* Hydrozephalus, generalisierte Lymphknotenschwellung, Entzündungen am Auge, Pneumonie, Nephritis, nephrotisches Syndrom, Myokarditis

Angeborene Spätsyphilis (Lues III)
- sehr selten, meist erst nach dem 2. Lebensjahr, oft erst im Schulkindalter auftretend

- **Hutchinson-Trias** (selten alle 3 Symptome gleichzeitig):
  - Keratitis (milchglasähnliche Hornhauttrübung)
  - Innenohrschäden (Schwerhörigkeit, Taubheit)
  - Tonnenzähne (Hutchinson-Zähne): tonnenförmige Verformung v.a. der mittleren oberen Schneidezähne, dabei Verschmälerung zur Schneide hin und bogenförmige Einbuchtung der Schneidekante
- **Skelettbeteiligung:** (gummöse) Knochen- und Knochenhautentzündung, charakteristische Folgen: *Sattelnase* (infolge Zerstörung des harten Gaumens und Nasenskelettes), *Olympierstirn* (vorgebuckelte Stirn), *Säbelklingentibia* (Vorwölbung der Schienbeinkanten); Arthritis, v.a. des Kniegelenks
- **Gummenbildung** unter der Haut (Syphilome) und in inneren Organen
- **Hirn(haut)befall:**
  - Hydrozephalus
  - neurologische und psychische Symptome: Krampfneigung (epileptische Anfälle), spastische Lähmungen, Entwicklungsmängel (statomotorische, psychomotorische und geistige), Verhaltensstörungen, Sprachstörungen

Tetanus

Definition
- Namen: Tetanus, Wundstarrkrampf. (griech. tetanos = Spannung, Krampf)
- Wundinfektion, ggf. mit schweren Krämpfen und tödlichem Ausgang

Gesetz keine Berücksichtigung im IfSG

Vorkommen
- weltweit: häufig in Asien, Afrika, Südamerika (in ländlichen Regionen)
- sehr selten in Industrieländern (Deutschland → Tab 4-2)

Erreger **Clostridium tetani,** grampositives Bakterium, bildet *Sporen* bei schlechten Wachstumsbedingungen z.B. bei Sauerstoff*anwesenheit*

Erregerreservoir im Darm von Tieren (v.a. Pflanzenfressern) und des Menschen

Ansteckung
- **infektiöses Material:** *Kot,* durch Kot *kontaminierte Stoffe* wie Erdreich, Staub, Wasser
- **Eintrittspforten:**
  - v.a. *tiefe* (= luftabgeschlossene) *Wunden*
  - aber auch kleine und kleinste Hautverletzungen
  - *Nabelwunde* bei Neugeborenen, die unter unsterilen Verhältnissen abgenabelt wurden (Neugeborenen-Tetanus häufig in Entwicklungländern, höchste Letalität)

Erkrankungsrisiko erhöht bei Verletzungen durch Verkehrsunfall, Arbeiten in der Landwirtschaft usw.

Inkubationszeit

- wenige Tage bis wenige (2) Wochen
- je kürzer die Inkubationszeit, desto schwerer der Verlauf der Erkrankung

Krankheitsentstehung

Sauerstoffmangel in der Wunde → Auskeimen der eingedrungenen Sporen → **Bildung von Toxinen:** Tetanospasmin, Tetanolysin. Das **Tetanospasmin** gelangt innerhalb von Nervenaxonen (→ Tollwut) oder hämatogen ins Rückenmark. V.a. im Bereich der motorischen Vorderhornzellen kommt es dann zur **Blockierung hemmender Synapsen.** Daraus resultieren:

- Überempfindlichkeit gegenüber äußeren Reizen
- gesteigerte Reflexe
- erhöhte Muskelspannung bzw. Krämpfe

Tetanolysin wirkt hämolytisch und herzmuskelschädigend.

Krankheitsverlauf

Verlaufsübersicht

- Prodromalphase
- Hauptphase
  - leichte Verlaufsform (ohne Krämpfe)
  - schwere Verlaufsform (mit Krämpfen)
- Rekonvaleszenzphase

Verlauf/Symptomatik

Prodromalphase

- häufig **Spannungsgefühl** *im Wundbereich oder Unterleib*
- Kopf-, Rücken-, Muskelschmerzen, Abgeschlagenheit
- **Reizbarkeit** (Licht-, Lärmempfindlichkeit), *gesteigerte Reflexe,* innere Unruhe

Hauptphase

- bei **leichter Verlaufsform:**
  - lokale Muskelsteifigkeit/Muskelstarre, v.a. der Kaumuskukatur, Zungenmuskulatur (Schluckbeschwerden), Nackenmuskulatur
  - keine Krampfanfälle
- bei **schwerer Verlaufsform:**
  - oft zunächst Muskelsteifigkeit/Muskelstarre dann
  - **Krämpfe der Muskulatur:**
    - zunächst der Kaumuskulatur (*Trismus* = Kiefersperre), der Zungenmuskulatur, der mimischen Muskulatur (*Risus sardonicus* = wörtlich: hämisches Lachen = breitgezogener Mund, der die Zähne zeigt)
    - dann der Nackenmuskulatur *(Opisthotonus),* Rückenmuskulatur (Opisthotonus), Bauchmuskulatur (bretthart), Extremitätenmuskulatur (Erstarren meist in Streckstellung, häufig aber auch unbeteiligt)
    - *Auslösung der Krämpfe* schon *durch geringste* optische, akustische oder taktile *Reize* (→ Tollwut)
    - oft Harn- und Stuhlverhalten
    - *hohes Fieber* während der Muskelstarre
    - Bewusstsein ungetrübt, qualvolle Schmerzen

- **Tod** durch
  - *Ersticken* (infolge spastischer Lähmung der Zungen-, Schlund- und Kehlkopfmuskulatur, der Zwischenrippenmuskulatur, des Zwerchfells
  - *Herz-Kreislauf-Versagen* während eines Krampfanfalls

Rekonvaleszenz

- bei leichter Verlaufsform evtl. nur Tage
- bei schwerer Verlaufsform 6 bis 8 Wochen, evtl. Monate

Komplikationen

- Pneumonie (am häufigsten)
- Muskelrisse, Knochenausrenkungen, Knochenbrüche
- evtl. zurückbleibende Muskelverkürzungen, Gelenkversteifungen, Wirbelsäulenverkrümmungen

Differentialdiagnose

- Tollwut
- Erkrankungen mit Meningitis/Enzephalitis-Symptomen (Überempfindlichkeit, Opisthotonus, Krämpfe)
- bei leichter Verlaufsform, d.h. Befall von Kau- und Zungenmuskulatur: Trichinose
- Botulismus
- Hypokalzämie (Tetanie)

Diagnostik Anamnese, Toxinnachweis

Schulmedizinische Therapie

- möglichst frühe Antitoxin-Gabe
- intensivmedizinische Betreuung mit Beruhigungsmitteln, Muskelrelaxanzien, Intubation, Beatmung

Prognose

- entscheidend: frühzeitige Verabreichung des Antitoxins.
- Letalität bei schwerer Verlaufsform: ohne Impfung 90 % d.F., mit Impfung 50 % d.F.

Immunität und Prophylaxe

- Immunität: antitoxisch, nur vorübergehend
- besonders kleinere Wunden ausbluten lassen, desinfizieren, frühzeitige Antitoxin-Gabe
- **aktive** Impfung mit Toxoidimpfstoff möglich:
  - Grundimmunisierung: zweimal im Abstand von 4 bis 6 Wochen, das dritte Mal nach 6 bis 12 Monaten
  - Auffrischung: alle 10 Jahre
  - auch als Kombinationsimpfung Diphtherie/Tetanus oder Diphtherie/Pertussis/Tetanus
- **passive** Impfung und *Simultan*impfung möglich

Tollwut

Definition

- Namen: Tollwut, Rabies, Lyssa, Hundswut, Hydrophobie. (lat. rabies = Wut, Tollheit; griech. lyssa = Wut, Tollheit; hydor = Wasser, phobos = Furcht, Scheu).
- Erkrankung (ZNS-Befall) mit fast immer tödlichem Ende

Gesetz

- **Meldepflicht** (IfSG §§ 6, 8)
  - bei **Verdacht, Erkrankung** und **Tod**
  - bei **Verletzung** durch ein tollwutkrankes oder -verdächtiges Tier
  - bei **Berührung** eines solchen Tieres oder Tierkörpers
- Erreger-Nennung in IfSG § 7
- **Behandlungsverbot** (IfSG § 24)

Vorkommen

- tollwutfreie Gebiete:
  - in Europa: iberische Halbinsel, Nordeuropa (Inseln + Skandinavien)
  - Australien, Neuseeland, Japan, Taiwan, Neu Guinea
- sehr selten in Deutschland (kein Fall seit 1998, → Tab. 4-2)

Erreger **Tollwut-Virus** (Rabies-Virus)

Erregerreservoir

- **Waldtiere:**
  - v.a. Fleischfresser wie *Fuchs* (80 %), Marder u.a. Kleinraubtiere
  - Allesfresser: Dachs
  - Pflanzenfresser: *Rehe* (10 %), Nagetiere (Hasen, Kaninchen, Eichhörnchen, Mäuse)
- **Haustiere:** *Hund, Katze*

Ansteckung

- **Tier → Mensch:**
  - infektiöses Material: *Speichel*
  - Übertragung: durch *Biss* eines erkrankten Tieres, am häufigsten durch *Hundebiss*, auch durch *Ablecken* von Hautverletzungen
- **Mensch → Mensch:**
  - sehr selten (in Entwicklungsländern), durch Speichel

Erkrankungsrisiko

- bei Eintrittspforte
  - am Gesicht erkranken 80–100 %
  - an Arm oder Bein erkranken 10 %
  - bei Biss durch Kleider erkranken 1 %
- durchschnittlich erkranken 15 %

Inkubationszeit

- meist 3 Wochen bis 3 Monate, aber auch nur 10 Tage bzw. 10 Monate
- je näher die Eintrittspforte am ZNS liegt, umso kürzere Inkubationszeit

Krankheitsentstehung Die Viren gelangen innerhalb von **Nervenaxonen** zum ZNS (später, ebenfalls innerhalb von Nervenaxonen, zu den Speicheldrüsen). Es kommt zur ausgedehnten **Enzephalitis/Myelitis.** Die Stimulierung des Immunsystems erfolgt *zu spät,* nämlich erst, wenn große Virusmengen aus den infizierten Nervenzellen freigesetzt werden.

Krankheitsverlauf

Verlaufsübersicht bei durchgehender Erkrankung

- Prodromalstadium
- Erregungs- und Krampfstadium (wilde Wut)
- Lähmungsstadium (stille Wut)
- Tod in (fast) jedem Fall

Verlauf/Symptomatik

Prodromalstadium

- Dauer: wenige Tage
- **Missempfindungen** (Kribbeln, Brennen, Jucken) und *Schmerzen im Bereich* der meist schon länger verheilten *Bissstelle*
- psychisch-vegetative Verstimmung: Reizbarkeit, Depression, Beklemmungszustände, Ängstlichkeit, Angstträume, Schlaflosigkeit
- uncharakteristische Allgemeinsymptome: Kopfschmerz, Appetitlosigkeit, Übelkeit, Erbrechen, leichtes Fieber

Erregungs- und Krampfstadium (wilde Wut)

- Dauer: wenige Tage bis 1 Woche
- **vegetative Symptome:** Hyperventilation, Schwitzen, Tränenfluss
- **Schluckbeschwerden**
- **Erregungserscheinungen:** motorische Unruhe, gesteigerte Reflexe, psychische Erregtheit, „*Wut*"*anfälle* (Toben, Schreien, Spucken, Beißen, Kratzen), Verwirrtheit, Halluzinationen
- **Krampfanfälle:**
  - *Hydrophobie* (Wasserscheu):
    - heftige Krämpfe der Schlund-, Kehlkopf- und auch Atemmuskulatur (Zyanose) beim Versuch zu trinken (oder zu essen), evtl. schon beim bloßen Anblick von Trinkbarem
    - *Speichelfluss* (hochinfektiös), v.a. durch Vermeidung schmerzhaften Schluckens
  - *Krämpfe der Rumpf- und Extremitätenmuskulatur* ausgelöst durch geringfügigste Reize wie Geräusche, Licht (Photophobie), Berührung, Luftbewegung (Aerophobie)
- **hohes Fieber,** bis 42 °C

Lähmungsstadium (stille Wut)

- Dauer: wenige Tage bis 2 Wochen
- **nur in manchen Fällen auftretend:**
  - < als 20 % d.F. ohne vorangehende „wilde Wut"
  - in den Fällen mit vorangehender „wilder Wut" zunächst kurzes, relativ beschwerdefreies Intervall
- im Vordergrund nicht enzephalitische Symptome, sondern *sensible* und *motorische* **Lähmungserscheinungen,** die rasch zunehmen
- zunehmende **Benommenheit** bis zum *Koma*

- **Tod**
  - bei „wilder Wut“ meist nach wenigen Tagen durch **Ersticken** während eines Krampfanfalls
  - bei „stiller Wut“ durch **Atem- oder Herzlähmung**

Differentialdiagnose Tetanus, Erkrankungen mit Meningitis/Enzephalitis-Symptomen

Diagnostik Während der Inkubationszeit ist die Infektion nicht nachweisbar. Deshalb wird das verdächtige Tier 10 Tage beobachtet bzw. gefangen und getötet. Bei verendeten Tieren wird eine histologische Untersuchung des Gehirns auf Negri-Körperchen (eosinophile Einschlusskörperchen) durchgeführt. Virusnachweis aus Speichel oder Kornealabstrich.

Schulmedizinische Therapie spezifische antivirale Therapie nicht möglich

Prognose fast ausnahmslos tödlicher Verlauf (bislang nur drei Menschen überlebt)

Immunität und Prophylaxe
- keine Immunität
- verdächtige Wunden müssen sofort mit Seife und Desinfektionsmittel gereinigt werden, Tollwut-Sanierung in Waldgebieten, Kontakt mit Waldtieren vermeiden
- **aktive** Impfung möglich, Totimpfstoff, Schutzdauer: 3–5 Jahre
- **passive** Impfung möglich, *Simultan*impfung möglich

Toxoplasmose

Definition
- Namen: Toxoplasmose. (griech. toxon = Bogen; plasma = Gebilde, Gestalt. Der Erreger der Toxoplasmose hat eine gebogene, sichelförmige Gestalt.)
- Bei intakter Immunität meist harmlose Erkrankung, schwerwiegende Schädigungen dagegen durch **angeborene Toxoplasmose**

Gesetz
- Erreger-Nennung in IfSG § 7
- **Behandlungsverbot** (IfSG § 24)

Vorkommen
- weltweit
- angeborene Toxoplasmose selten in Deutschland (→ Tab. 4-2)

Erreger **Toxoplasma gondii** (Protozoon)

Erregerreservoir **Schwein, Katze,** Schaf, Rind, Hund, u.a. Säugetiere, auch Vögel

Ansteckung
- **Tier → Mensch:**
  - **infektiöses Material:**
    - Fleisch der Zwischenwirte, v.a. *Schweinefleisch,* v.a. roh (Hackfleisch) oder ungenügend erhitzt
    - Kot des Endwirtes = i.w. *Katzenkot*

- Übertragung:
  - durch *Nahrungsaufnahme* bei Zwischenwirten
  - *fäkal-oral* (v.a. durch Schmierinfektion) beim Endwirt (i.w. Katze)
- **Mensch → Mensch:**
  - *diaplazentar* (→ Toxoplasmose, angeborene)

Erkrankungsrisiko Die Mehrzahl aller Menschen macht im Laufe ihres Lebens eine Infektion durch; jeder zweite über 40-Jährige hat Toxoplasma gondii-Antikörper entwickelt. Bei Immunkompetenten bleibt die Infektion **zumeist symptomlos.**

Inkubationszeit 1,5 bis 3 Wochen, evtl. mehrere Monate (sehr schwankende Angaben)

Krankheitsentstehung Die Toxoplasmen finden sich zunächst bevorzugt in den Zellen des **Monozyten-Makrophagen-Systems** (Lymphknoten, Milz, Leber). Später erfolgt die **Abkapselung** von Erregern in **Zysten,** bevorzugt in Skelett- und Herzmuskulatur, Gehirn, Auge (Ader- und Netzhaut), Leber und Plazenta.
Bei Immunschwäche: **Reaktivierung** = endogene Reinfektion durch Freisetzung der Erreger aus den Zysten.

Krankheitsverlauf

Verlaufsformen

- isolierte Lymphknoten-Toxoplasmose (Befall des Monozyten-Makrophagen-Systems)
- generalisierte Toxoplasmose (bei endogener Reinfizierung von Erwachsenen infolge **Immunschwäche,** evtl. auch bei Erstinfizierung von Kindern/Jugendlichen)

Verlauf/Symptomatik

Isolierte Lymphknoten-Toxoplasmose

- v.a. bei Erstinfizierung von Erwachsenen, oft kaum symptomatisch
- Lymphknotenschwellungen: lokalisiert oder generalisiert, häufig *im Hals- und Nackenbereich,* die Schwellungen können über Monate bestehen
- seltener Milz-, Leberschwellung
- evtl. grippale Symptome: subfebrile Temperaturen, Kopf-, Muskel-, Gelenkschmerzen, Abgeschlagenheit, gastrointestinale Symptome

Generalisierte Toxoplasmose

- bei endogener Reinfizierung von Erwachsenen infolge Immunschwäche, evtl. auch bei Erstinfizierung von Kindern/Jugendlichen
- je nach Abwehrlage mehr oder weniger ausgedehnter (evtl. nur isolierter) Organbefall:
  - anfänglich häufig flüchtiges Exanthem
  - *Enzephalitis* (häufig bei Kindern, bei 30 % der Aids-Patienten), seltener Meningitis
  - Chorioretinitis (Entzündung von Ader- und Netzhaut)
  - Myokarditis
  - Myositis (Muskelschmerzen)
  - Pneumonie, atypische
  - Gastroenteritis

- daneben auch Symptome durch Befall des Monozyten-Makrophagen-Systems: Lymphknotenschwellung, Milz-, Leberschwellung, Hepatitis

Differentialdiagnose bei Lymphknoten-Toxoplasmose: Mononucleosis infectiosa, Lymphknotentuberkulose, Sarkoidose, maligne Lymphome, Katzenkratzkrankheit, Zytomegalie, Listeriose, Brucellose

Diagnostik
- serologischer Antikörpernachweis, Erregernachweis aus Blut und Liquor
- Lymphknotenhistologie

Schulmedizinische Therapie evtl. Antibiotika bei Gefährdeten (erstinfizierte Schwangere, Immunsupprimierte)

Prognose Die Lymphknotentoxoplasmose heilt bei Immunkompetenten meist spontan ohne Therapie aus. Schwere Folgen entwickeln sich jedoch bei Erstinfektion von Schwangeren.

Immunität und Prophylaxe
- Immunität normalerweise lebenslang
- Schwangere sollten kein rohes oder halbgares Fleisch essen und Katzenkontakt meiden. Screeninguntersuchung von Schwangeren
- keine Impfung

Toxoplasmose, angeborene

Gesetz
- Nennung im § 7 IfSG (konnatale Infektion)
- **Behandlungsverbot** (IfSG § 24)

Ansteckung
- i.d.R. nur, wenn sich die Mutter während der Schwangerschaft **erstmals** infiziert, die Mutter also noch keine Immunität gegen den Erreger besitzt
- meist erst nach Abschluss der Plazentaentwicklung, d.h. im **2. und 3. Trimenon**

Erkrankungsrisiko Das Erkrankungsrisiko ist abhängig vom Schwangerschaftsstadium: Je weniger fortgeschritten die Schwangerschaft, umso geringer ist zwar die Wahrscheinlichkeit einer Infektion, umso größer ist dafür die Wahrscheinlichkeit einer Erkrankung/Schädigung des Neugeborenen. Von 100 vorgeburtlich Infizierten wurden infiziert im
- 1. Trimenon: 16%; Symptome zeigten 16%
- 2. Trimenon: 20%; Symptome zeigten 8%
- 3. Trimenon: 64%; Symptome zeigten 2%

Die **meisten infizierten Neugeborenen** sind also **symptomfrei.**

Krankheitsverlauf **Verlaufsformen**
- Fruchttod
- Neugeborenentoxoplasmose
- nachgeburtlich auftretende Infektionsfolgen

Verlauf/Symptomatik

Fruchttod
V.a. bei früher intrauteriner Infektion

Neugeborenentoxoplasmose
- häufig Frühgeburt und Untergewicht
- **bei früher intrauteriner Infektion** (1. Trimenon):
  - Generalisations- und Organstadium laufen intrauterin ab, das Kind kommt mit Folgeschäden des Organstadiums zur Welt (häufigster Fall)
  - **klassische Trias** (nur ca. 1 % d.F. hat alle drei Symptome gleichzeitig):
    - *Chorioretinitis* (am häufigsten, oft auch einziges Symptom)
    - *Hydrozephalus* (Mengitis/Enzephalitis-Folge)
    - *intrazerebrale Verkalkungen* (Enzephalitis-Folge)
    - Mikrozephalie („Kleinköpfigkeit“), Mikrophthalmie („Kleinäugigkeit“)
- **bei späterer intrauteriner Infektion** (2. Trimenon):
  - Generalisationsstadium läuft intrauterin ab
  - Kind kommt im Organstadium zur Welt (*seltener* Fall)
  - Symptomatik: *Enzephalitis*
- **bei später intrauteriner Infektion** (3. Trimenon):
  - Kind kommt im Generalisationsstadium zur Welt (*seltener* Fall)
  - dabei eher *Befall von inneren Organen:* Myokarditis (Zyanose), Pneumonie (Dyspnoe), Hepatitis, Milzschwellung, Hautblutungen (durch Thrombozytopenie), gastrointestinale Symptome

Nachgeburtlich auftretende Infektionsfolgen
- **Entstehung:**
  - *vorgeburtliche Organschäden* machen sich erst nachgeburtlich bemerkbar (v.a. Hirnschäden)
  - *symptomatische Organinfektion* zum Zeitpunkt der Geburt, ohne definitive Schädigung
  - *asymptomatische Organinfektion* zum Zeitpunkt der Geburt ohne Erkrankung oder Schädigung
  - Ein Teil der Kinder mit nachgeburtlich auftretenden Symptomen kommt also „gesund“ zur Welt.
- **Symptome/Schäden:**
  - Auftreten nach Wochen, Monaten, evtl. Jahren
  - an den **Augen:** Chorioretinitis, Nystagmus, Schielen und andere Sehstörungen
  - infolge **Hirn(haut)befall:**
    - Hydrozephalus
    - neurologische und psychische Symptome: Krampfneigung (epileptische Anfälle), spastische Lähmungen; Entwicklungsmängel (statomotorische, psychomotorische, geistige), Verhaltensstörungen, Sprachstörungen

Trichinose

Definition
- Namen: Trichinose, Trichinellose, Trichiniasis
- Wurmerkrankung mit Befall des Dünndarms und der Muskulatur

Gesetz
- Erreger-Nennung in IfSG § 7
- **Behandlungsverbot** (IfSG § 24)

Vorkommen
- weltweit, häufiger in gemäßigten Zonen
- selten in Deutschland (→ Tab. 4-2)

Erreger
Fadenwurm:
- Trichinella spiralis
- selten andere Trichinella-Arten

Erregerreservoir
- alle Warmblütler können befallen sein
- bei uns i. W. nur das **Hausschwein** als Erregerreservoir von Bedeutung

Ansteckung
- durch Verzehr von rohem oder ungenügend erhitzem **Schweinefleisch**
- keine Ansteckung Mensch → Mensch

Erkrankungsrisiko
- in Deutschland durch amtliche Trichinenschau äußerst gering
- v.a. durch Verzehr von ausländischem Fleisch (im Ausland oder durch importiertes Fleisch im Inland)

Inkubationszeit
- bei **hoher Infektionsdosis:** wenige Tage; die Phase der Darmtrichinose verläuft symptomatisch
- bei **niedriger Infektionsdosis:** ≥ 2 Wochen; die Phase der Darmtrichinose verläuft symptomlos

Krankheitsentstehung
Freisetzung der eingekapselten Larven durch Andauung v.a. im Magen → Einwanderung in Dünndarmschleimhaut innerhalb von 12 Stunden, **Entzündung** derselben → Geschlechtsreife innerhalb von 2 Tagen → Kopulation im Darmlumen → Männchen sterben ab, Weibchen kehren in Dünndarmschleimhaut zurück → Absetzen von Larven nach 1 Woche über die Dauer von ca. 3 Monaten (Lebensdauer der Weibchen) → lymphogene/hämatogene Verbreitung → Befall vorzugsweise von gut durchbluteter/sauerstoffreicher **Muskulatur** (Weg von Darm zur Muskulatur in 2 bis 3 Tagen), dort **Einkapselung.**

Krankheitsverlauf

Verlaufsübersicht bei durchgehender Erkrankung
- intestinale Phase (Darmtrichinose)
- extraintestinale Phase (Muskeltrichinose)

Verlauf/Symptomatik

Intestinale Phase (Darmtrichinose)
- die Zeit des zweimaligen Eindringens der Trichinen in die Dünndarmschleimhaut (→ „Krankheitsentstehung")

- **Verlauf:**
  - bei niedriger Infektionsdosis: *symptomlos*
  - bei hoher Infektionsdosis mit: *Übelkeit, Erbrechen, kolikartigen Bauchschmerzen, Durchfall,* Abgeschlagenheit, Schlaflosigkeit

Extraintestinale Phase (Muskeltrichinose)

- Beginn der Symptomatik: frühestens 2 Wochen nach Infektion, abhängig von Infektionsdosis
- Symptome durch **Befall** der **Muskulatur:**
  - rheumaartige *Muskelschmerzen* (längerandauernd)
  - *Muskelschwäche/Muskelsteife/Muskellähmungen;* vorzugsweise betroffen sind dauernd bewegte und deshalb gut mit Sauerstoff versorgte Muskeln:
    - Arm- und Beinmuskulatur: Schmerzen, Muskelschwäche
    - Kaumuskulatur: Kiefersperre (Trismus) bei Muskelsteife
    - Zunge: Schluckbeschwerden
    - Kehlkopfmuskulatur: Heiserkeit
    - Augenmuskulatur: „starrer Blick", Doppeltsehen
    - Zwerchfell und Zwischenrippenmuskeln: Atembeschwerden
- **Allergie- bzw. Intoxikationssymptome:**
  - evtl. Herz-Kreislauf-, Nebennierenversagen
  - *Ödeme*
    - besonders im Gesicht und an den Lidern
    - in den befallenen Muskeln: Muskelschwellung
    - an Hand- und Fußrücken
  - Exanthem, urtikariell, mit Juckreiz
  - Petechien (punktförmige Hautblutungen, auch unter den Nägeln)
  - Fieber (hoch, intermittierend)
  - **Eosinophilie**

Komplikationen

- Ateminsuffizienz (durch Befall der Atemmuskulatur)
- Bronchitis, Pneumonie (infolge mangelnder Belüftung der Bronchien und Alveolen)
- Myokarditis
- Thrombosen, Blutungen (z.B. Netzhautblutung)
- Meningitis/Enzephalitis

Differentialdiagnose

- Durchfallerkrankungen
- bei Befall der Kaumuskulatur und Zunge (und ohne vorangehende Darmtrichinose): Tetanus, leichte Verlaufsform
- Muskelentzündungen anderer Ursache

Diagnostik Antikörpernachweis, Muskelbiopsie, Esosinophilie

Schulmedizinische Therapie Mebendazol/Albendazol (Anthelminthika), Entzündungshemmer (Glukokortikoide), Analgetika

Prognose

- unter Behandlung gute Prognose
- manche Patienten längere Zeit „rheumatische" Beschwerden

Immunität und Prophylaxe
- Immunität wird nicht entwickelt
- ausreichendes Erhitzen des Fleisches (über 70 °C) oder längeres Tiefgefrieren
- keine Impfung

Tuberkulose

Definition
- Namen: Tuberkulose, Tb(c), Tbk, Morbus Koch, „Schwindsucht", „Weiße Pest"
- meist mit Befall der Lunge, aber auch anderer Organe (Haut, ZNS, Knochen)
- offene (ansteckungsfähige) Lungentuberkulose: wenn Erregerherd Anschluss an die Luftwege (Bronchialbaum) hat

Gesetz
- **Meldepflicht** bei **Erkrankung** und **Tod** einer behandlungsbedürftigen Tuberkulose, auch ohne Vorliegen eines bakteriellen Nachweises (IfSG §§ 6, 8)
- Erreger-Nennung in IfSG § 7
- **Behandlungsverbot** (IfSG § 24)
- Vorschriften für Gemeinschaftseinrichtungen bei ansteckungsfähiger Lungen-Tbc (IfSG § 34)

Vorkommen
- weltweit, v.a. in Entwicklungsländern (dort 95 % aller Tuberkulosen)
- nach infektiöser Gastroenteritis und Hepatitis **dritthäufigste** meldepflichtige Infektionskrankheit in Deutschland (→ Tab. 4-2)

Erreger
Bakterien (grampositiv):
- *Mycobacterium tuberculosis*
- Mycobacterium africanum
- Mycobacterium bovis

Erregerreservoir
- **Mensch** (M. tuberculosis und M. africanum)
- Rind (M. bovis, Rindertuberkulose bei uns ausgerottet)

Ansteckung
- **Mensch → Mensch:**
  - **infektiöses Material** (bei offener Lungentuberkulose): Aerosol bei Husten und Niesen, Sputum (Bronchialschleim)
  - **Eintrittspforten:** fast immer die *Lunge*
    - meist Tröpfcheninfektion, auch Staubinhalation (Kontaminierung durch Spucken auf den Boden)
    - sehr selten: Hautverletzungen, Tonsillen und Dünndarm bei oraler Aufnahme von Keimen (z.B. Selbstinfektion durch Verschlucken von Sputum)
- **Rind → Mensch:**
  - **infektiöses Material:** Milch, Milchprodukte (unpasteurisiert), Stallstaub (selten)
  - **Eintrittspforten:** Tonsillen, Dünndarm, Lunge

Erkrankungsrisiko

- erhöht bei folgenden **Altersklassen:** Säuglingsalter, Pubertät, im Alter
- erhöht bei **abwehrschwächenden Krankheiten/Zuständen** z. B.:
  - Lungenerkrankungen (z.B. Silikose)
  - Masern, grippale Infekte, Keuchhusten
  - Aids
  - medikamentöse Immunsuppression (z.B. Glukokortikoide)
  - Diabetes mellitus
  - Lebererkrankungen
  - Mangelernährung, Alkohol
- erkrankte Kinder meist nicht infektiös

Inkubationszeit 4 bis 6 Wochen (positive Tuberkulinreaktion → unten)

Krankheitsverlauf **Verlaufsübersicht bei durchgehender Erkrankung** (Lungentuberkulose; → Abb. 2.6)

- primäre Tuberkulose
- subprimäre Tuberkulose
- Latenzphase
- postprimäre Tuberkulose (Organtuberkulose, Miliartuberkulose)

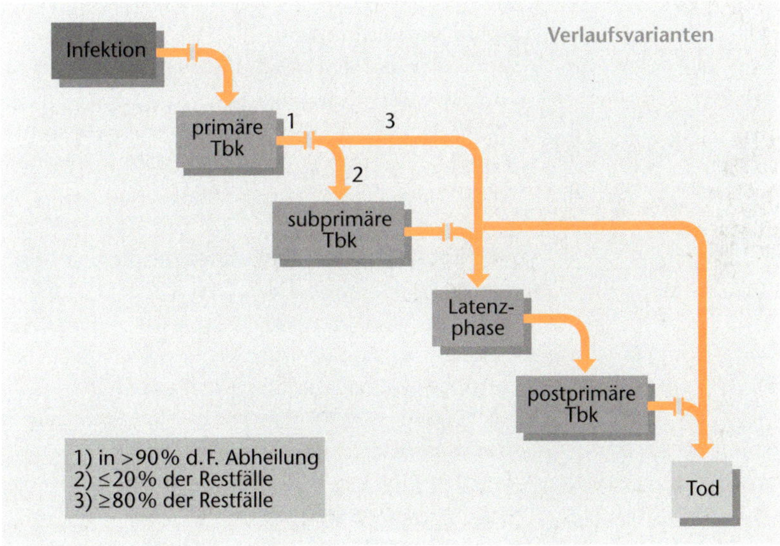

Abb. 2-6: Verlaufsvarianten bei Lungentuberkulose

Verlauf/Symptomatik

Primäre Tuberkulose

- Entwicklung von **Primärkomplexen:** es kommt zur *granulomatösen* Entzündung (→ 1.5.1) mit der Trias:
  - Eintrittspforte: es entsteht meist pleuranah gelegen, der sog. *Primärherd* oder *Primäraffekt*
  - abführende *Lymphgefäße*
  - regionale *Lymphknoten*

- **hämatogene Streuung** *(stille Generalisation)*: infolge Durchbrechung der Lymphknotenschranke mit Setzung von Kleinstherden („minimal lesions"), die symptomlos bleiben, aber bei späterer Resistenzminderung Ausgangspunkt einer postprimären Organtuberkulose werden können
- meist **symptomarmer bis symptomloser Verlauf** (v.a. bei Kindern), mögliche Symptome:
  - *Appetitlosigkeit, Gewichtsabnahme*
  - *subfebrile Temperaturen, Schwitzneigung (nachts)*
  - *Husten, Brustschmerzen oder -stiche* (durch pleuranahe Herde)
  - Müdigkeit, Konzentrationsstörungen
  - Erythema nodosum (nicht beweisend für Tbc)
  - BKS-Erhöhung
- in über **90 % d. F.** spurlose **Abheilung** bzw. dauerhafte bindegewebige *Einkapselung* der Erreger, die häufig im Laufe der Zeit *verkalkt*

Subprimäre Tuberkulose

- max. 20 % der klinischen Tuberkulosefälle entwickeln sich unmittelbar im Anschluss an die Erstinfektion
- Erreger können nicht genügend abgetötet bzw. die Herde nicht genügend abgekapselt werden, sie breiten sich aus (Entwicklung verschiedener Krankheitsbilder)
  - **bei lokaler Ausbreitung:**
    - *Pleuritis exsudativa* (durch pleuranahe Herde), häufigste Form der subprimären Tuberkulose (< 30. Lebensjahr häufigste Pleuritisursache), gelegentlich auch hämatogen verursacht
    - weitere Bildung von *Lungenherden*, dabei häufig Entwicklung einer *kavernösen* Tuberkulose: Durch Freisetzung von Wirkstoffen der granulombildenden Zellen (z.B. des Tumornekrosefaktors) kommt es zu Gewebszerfall. Das abgestorbene, hochgradig erregerhaltige Zellmaterial bildet eine feinkrümelige *käsige* Masse (Verkäsung). Bei bronchialer Ableitung und Auswurf derselben als *infektiöses Sputum* entstehen Hohlräume, die sog. *Kavernen.* Betrifft der Gewebszerfall auch ein Gefäß, wird das Sputum *blutig.*
  - bei **bronchogener** Ausbreitung (meist infolge eines Kavernendurchbruchs in benachbarte Bronchiolen):
    - weitere Bildung von Lungenherden, kavernöse Tbc
    - *Bronchustuberkulose, Kehlkopftuberkulose*
    - Darmtuberkulose (durch verschlucktes Sputum)
  - bei **lymphogener** Ausbreitung:
    - Hiluslymphknotentuberkulose (fast nur bei Kindern)
  - bei **hämatogener** Ausbreitung:
    - *Organtuberkulose* (→ unten): bei relativ guter Abwehrlage (eher bei Erwachsenen); am häufigsten Lungentuberkulose
    - *Miliartuberkulose* (→ unten): bei schlechter Abwehrlage (eher bei Kindern); häufig mit tuberkulöser *Meningitis*

Latenzphase

- in ca. 50 % d.F. kürzer als 2 Jahre
- in ca. 50 % d.F. länger dauernd (evtl. sogar Jahrzehnte)

Postprimäre Tuberkulose

- mehr als **80 %** der klinischen Tuberkulosefälle
- Entstehung: **Reaktivierung** (infolge Resistenzminderung) alter „abgeheilter" Primärherde oder inaktiv gebliebener Herde, die durch **Frühgeneralisation** (Generalisation in der primären, selten in der subprimären Phase) entstanden sind. Ist diese Reaktivierung durch erneute Infektion von außen veranlasst, was selten der Fall ist, spricht man von *exogener* **Reinfektion**; meist erfolgt die Reaktivierung aber ohne von außen kommende Erreger, man spricht dann von **endogener Reinfektion.**
- zumeist entwickelt sich Organtuberkulose, evtl. – bei sog. *Spätgeneralisation* – eine *Miliartuberkulose*

- **Organtuberkulose**
  - **Lunge** (in ca. 70 % d.F.):
    - häufig (zunächst) in den Lungenspitzen, infolge Setzung sog. *Simon-Spitzenherde* im Verlauf einer Frühgeneralisation
    - häufig Entwicklung einer *kavernösen* Tuberkulose
    - chronischer (Reiz-)Husten, klarer,bröckeliger oder blutiger Auswurf.
  - Urogenitaltrakt (in ca. 20 % d.F.): Entzündungen der Genitalorgane, Hämaturie, Cystitis/Nephritis, Leukozyturie ohne Nitrit
  - **übrige Organe** (in ca. 10 % d.F.):
    - Lymphknoten: sichtbare Schwellung und mitunter Aufbrechen, z.B. bei Befall der Halslymphknoten
    - Milz, Leber, Darm: massiver Funktionsausfall des Organs möglich, Darmblutungen
    - seröse Häute (Pleura, Perikard, Peritoneum): Entzündungen, Schmerzen
    - Knochen, Wirbelkörper, Gelenke: Entzündungen, Schmerzen, Fistelbildung, Abszesse
    - Haut: viele verschiedene Hautveränderungen, z.B. *Skrofuloderm* (blaurote, subkutane Knoten) oder *Lupus vulgaris* (bräunlich-rote Granulomknötchen mit Neigung zu geschwürigem Zerfall)
    - Augen (Chorioideatuberkel)
    - Hirnhäute (Meningitis tuberculosa), Hirn (Meningismuszeichen, Befall der Hirnnerven)
    - Nebennieren (Bild des M. Addison)

- **Miliartuberkulose**
  - in den befallenen Organen kommt es zur Ausbildung dicht beieinander liegender hirsekornartiger Herde (lat. miliaris = hirsekornartig)
  - in ca. 80 % d.F. **subprimär** auftretend
  - verschiedene Formen:
    - pulmonale Miliartuberkulose

- typhoide Miliartuberkulose: v.a. Milz und Leber befallen, typhusähnliche Symptomatik, sogar gelegentlich Roseolen
- meningitische Miliartuberkulose: meist schleichender Beginn, v.a. bei Kindern
- bei allen Formen hohes Fieber

Frühinfiltrat

Durch Reaktivierung eines alten Spitzenherdes entsteht das Assmann-Frühinfiltrat mit unspezifischer Symptomatik (Husten, Appetitverlust, Nachtschweiß, Gewichtsverlust). Heilt es nicht ab, besteht die Gefahr der Einschmelzung zur Frühkaverne (nicht mit Primärkaverne verwechseln!). Dadurch entwickelt sich eine „offene", ansteckungsfähige Tbc.

Tuberkulom

Eine gute Abwehrlage kann zum Tuberkulom führen, einem tuberkulösen Rundherd (verkästes Zentrum und umgebendes Granulationsgewebe); es bestehen keine Symptome und keine Ansteckungsgefahr.

Differentialdiagnose

- Imitation von Lungen-Tbc, aber auch anderer Organ-Tbc, durch sog. **atypische Mykobakterien** (d.h. nicht identisch mit Tuberkulose- und Lepra-Erreger)
- Pneumono**mykosen:**
  - wichtige Erreger: Candida-Arten, Aspergillus-Arten, Cryptococcus neoformans
  - sie können ebenfalls eine Tbc imitieren, besonders bei extrapulmonalen Manifestationen (Erythema nodosum, Meningitis)
- bei subprimärer Tuberkulose:
  - mit Pleuritis exsudativa: Pleuritis exsudativa anderer Ursache
  - als Hiluslymphknoten-Tbc: Sarkoidose
- bei akuter Lungentuberkulose: v.a. eitrige Pneumonien (mit Abszess- und Kavernenbildung)
- bei Organtuberkulosen: die Tbc kann prinzipiell an jedem Organ Entzündungen, Schmerzen, Blutungen verursachen, d.h. Fehldiagnosen (z.B. Karzinomverdacht) provozieren

Diagnostik

- Anamnese, klinische Symptome, Röntgenthorax, bakteriologische Untersuchung, Nachweis von ESAT-6-Antigen-spezischen Zellen, evtl. histologischer Nachweis tuberkulärer Granulome, Tuberkulintest
- Tuberkulintest = Nachweis einer Infizierung durch allergische Reaktion (Typ IV) nach epi- oder intrakutaner Verabreichung von Tuberkulin (gelöste Toxine und Zerfallsstoffe des Tuberkulose-Erregers)

Schulmedizinische Therapie

Antituberkulotika über ca. 6 Monate

Prognose

- je nach Abwehrlage, bei Behandlung gut
- Folgeerkrankungen bei uns sehr selten

Immunität und Prophylaxe
- Immunität wird teilweise entwickelt
- Isolierung von Patienten mit ansteckungsfähiger Tbc, Hygienemaßnahmen, bei Gefährdeten Chemoprophylaxe
- **aktive** Impfung (BCG-Impfung) möglich, von der STIKO jedoch nicht mehr empfohlen (Nebenwirkungen, zu geringer Wirksamkeit und geringem Erkrankungsrisiko)

Tularämie

Definition
- Namen: Tularämie, Hasenpest, Nagerpest, Lemmingfieber, deerfly fever. (Tulare County = Landstrich in Kalifornien; engl. deerfly = Bremse)
- Zooanthroponose. Zumeist Lokalinfektion an der Eintrittspforte (Haut, Auge, Mund-Rachen-Raum), aber auch Befall innerer Organe möglich (Darm, Lunge)

Gesetz
- Erreger-Nennung in IfSG § 7
- **Behandlungsverbot** (IfSG § 24)

Vorkommen
- weltweit, außer Australien, v.a. in steppenartigen Gebieten der nördlichen Hemisphäre
- Endemiegebiete in Europa: Skandinavien, Tschechien, Slowakei, Österreich, Schweiz, in Deutschland: Nordseeküste, Mecklenburg, Mainfranken, jedoch hier sehr selten (→ Tab. 4-2)

Erreger **Francisella tularensis** (gramnegatives Bakterium)

Erregerreservoir
- v.a. **Nagetiere,** z.B. *Kaninchen, Hase,* Ratte, Maus, Lemming
- andere Tiere, z.B. Schaf, Rind, Katze, Vögel, Fische, Zecken, Bremsen, Fliegen, Flöhe, Läuse, Milben
- Umwelt: Wasser, Erde (Staub)

Ansteckung
- **Eintrittspforten:** *Hautverletzungen,* Augenbindehaut, Schleimhäute der Atemwege, Speiseweg
- **Übertragung:**
  - *kutan* (weitaus am häufigsten):
    - direkte Kontaktinfektion, z.B. durch Verletzen beim Abhäuten, durch Biss, Berühren, Lecken (die kranken Tiere erscheinen zutraulich)
    - durch Vektoren: Zecken, Stechfliegen (Bremsen)
    - auch Flöhe, Läuse, Milben
  - konjunktival: Augenreiben mit kontaminierter Hand, Staub
  - aerogen: Inhalation von erregerhaltigem Staub
  - oral: Verzehr von infiziertem (ungenügend erhitztem) Fleisch, Trinken von kontaminiertem Wasser
- keine Ansteckung Mensch → Mensch

Inkubationszeit wenige (3–5) Tage

Krankheitsverlauf

Verlaufsformen

- **äußere Tularämie:**
  - kutanoglanduläre Form
  - oculoglanduläre Form
  - oro-, tonsillo- bzw. pharyngoglanduläre Form
  - rein glanduläre Form
- **innere Tularämie:**
  - enterale (intestinale, abdominale) Form
  - pulmonale Form
- **generalisierte Form (Sepsis):**
  - selten primär (ohne vorausgehende Lokalsymptome)
  - meist sekundär

Verlauf/Symptomatik

Äußere Tularämie

- **kutanoglanduläre Form:**
  - weitaus am *häufigsten* (in 85 % d.F.)
  - zumeist die *Hände* betroffen
  - an Eintrittsstelle: Papel → Pustel → *Geschwür*
  - *Anschwellung der regionalen Lymphknoten* (zumeist axillär, bis zu Hühnereigröße, später evtl. eitrige Einschmelzung)
- **oro-, tonsillo-, pharyngoglanduläre Form:**
  - selten
  - Beläge, Aphthen, Ulzerationen (Mundhöhle, Tonsillen, Rachen)
  - Anschwellung der regionalen Lymphknoten
- **oculoglanduläre Form:**
  - selten (in 1–3 % d.F.)
  - Konjunktivitis, Lidödem, Papeln, Pusteln, Ulzerationen am Lid
  - Anschwellung der regionalen Lymphknoten (präaurikulär, submandibulär)
- **rein glanduläre Form:** an der Eintrittspforte zeigen sich keine Symptome, nur die regionalen Lymphknoten sind betroffen

Innere Tularämie

- enterale (intestinale, abdominale) Form:
  - selten, entsteht primär oder sekundär (hämatogen)
  - Erbrechen, Durchfälle, Verstopfung,
  - Anschwellung der mesenterialen Lymphknoten, Milzschwellung
- **pulmonale Form:**
  - ensteht primär (Inhalation) oder sekundär (hämatogen)
  - Anschwellung der Hiluslymphknoten
  - Pneumonie (mit Abszess- und Kavernenbildung), Pleuritis, Sputum: schleimig bis eitrig, evtl. blutig

Generalisierte Form (Sepsis)

- in 10 % d.F., meist mit vorangehenden lokalen Symptomen, häufig Meningitis/Enzephalitis, Granulombildung in befallenen Organen

Komplikationen
- häufig Rückfälle, chronischer Verlauf
- Sepsis

Differentialdiagnose
- bei tonsillo- und pharyngoglandulärer Form: Diphtherie, Plaut-Vincent-Angina, Angina specifica bei Syphilis
- bei rein glandulärer Form: Mononucleosis infectiosa, Toxoplasmose, Brucellose, Katzenkratzkrankheit, Pest
- bei pulmonaler Form: eitrige Pneumonie anderer Ursache, akute Lungentuberkulose
- bei enteraler Form: Typhus, Brucellose

Diagnostik Erregernachweis, Antikörpernachweis

Schulmedizinische Therapie Antibiotika

Prognose
- Letalität bei unbehandelter pulmonaler Tularämie und generalisierter Tularämie: ca. 30-60 % d.F.
- Letalität bei unbehandelter bei der kutanoglandulären Form: ca. 5 % d.F.

Immunität und Prophylaxe
- Immunität langandauernd
- Expositonsprophylaxe beim Umgang mit Tieren
- **aktive** Impfung bei Gefährdeten möglich

Typhus/Paratyphus

Definition
- Namen: Typhus (abdominalis)/Paratyphus. (griech. typhos = Dunst, Nebel, para = neben, lat. abdomen = Bauch)
- Allgemeininfektion (→ 1.2.1): neben der Symptomatik des Darmbefalls und Fiebers, häufig z.B. Bronchitis und Pneumonie
- Unterschied zwischen Typhus und Paratyphus: i. W. nur der Erreger

Gesetz
- **Meldepflicht** bei **Verdacht, Erkrankung** und **Tod** (IfSG §§ 6, 8)
- Erreger-Nennung in IfSG § 7
- **Behandlungsverbot** (IfSG § 24)
- Vorschriften für Gemeinschaftseinrichtungen, u.U. auch für Ausscheider (IfSG § 34)
- Tätigkeits- und Beschäftigungsverbote (IfSG § 42)

Vorkommen
- weltweit, v.a. in Entwicklungsländern, selten in Deutschland (s. Tab. 4-2).
  - Typhus: weltweit
  - Paratyphus A weltweit, Paratyphus B in subtropischen und tropischen Ländern, Paratyphus C nur in bestimmten Regionen des östlichen Mittelmeerraums, Afrikas, Südostasiens und Südamerika

Erreger
Bakterium (gramnegativ):
- Salmonella typhi
- Salmonella paratyphi A, B, C

Erregerreservoir
Mensch, bei Salmonella paratyphi B selten auch Haustiere

Ansteckung
- **infektiöses Material:** *Stuhl* und *Urin* von Erkrankten und Ausscheidern
- **Übertragung:**
  - *fäkal-oral*, bei Urin entsprechend
  - *Fliegen* (passive Übertragung)
- **Ansteckungszeitraum:** beginnt mit der Erkrankung, endet häufig erst Wochen nach Verschwinden der Symptomatik, evtl. sogar lebenslange Erregerausscheidung

Erkrankungsrisiko
ca. 20 % der Infizierten erkranken

Inkubationszeit
- Typhus ca. 2 Wochen, Paratyphus ca. 1 Woche
- abhängig von der Infektionsdosis auch längere Inkubationszeiten

Krankheitsentstehung
- **Allgemeininfektion** (→ 1.2.1, im Gegensatz z.B. zu Salmonellen-Enteritis, Cholera, Shigellenruhr)
- **Erregerverbreitung:** orale Aufnahme → Dünndarm → Lymphbahnen → mesenteriale Lymphknoten (dort Vermehrung) → Ductus thoracicus → Blutbahn → Ansiedelung in Organen (alles während der Inkubationszeit), vorzugsweise in:
  - Peyer-Plaques (geschwüriger Zerfall)
  - Milz, Leber, Gallenwege (Leber-, Milzschwellung)
  - Niere
  - Haut (Roseolen)
  - Knochenmark (Knochenmarkentzündung)
  - Gehirn (Enzephalitis)

Krankheitsverlauf des Typhus abdominalis

Verlaufsformen

- **klassischer Verlauf:**
  - Stadium incrementi: 1. Woche
  - Stadium fastigii: 2. bis 3. Woche
  - Stadium decrementi: 4. Woche
- **Abweichungen vom klassischen Verlauf (relativ häufig):**
  - Typhus levissimus oder ambulatorius: leichter Typhus ohne typische Fieberkurve
  - Typhus abortivus: typischer Beginn, dann aber Abbruch der Symptomatik
  - Typhus gravis: Kreislaufschock in der 1. Woche, zentral oder periphertoxisch bedingt
  - Pneumotyphus: bronchopneumonische Symptome stehen im Vordergrund

Verlauf/Symptomatik bei klassischer Erkrankung

- **Stadium incrementi (1. Woche):**
  - uncharakteristische Allgemeinsymptome: Mattigkeit, Appetitlosigkeit, *Kopf-, Gliederschmerzen*
  - evtl. Angina (catarrhalis), *Pharyngitis, Bronchitis*
  - *treppenförmiger Fieberanstieg* bis 40 °C (ohne Schüttelfrost)
- **Stadium fastigii (2. bis 3. Woche):**
  - *Kontinuafieber* um 40 °C
  - evtl. Benommenheit, *Bewusstseinstrübung*, meningitische Erscheinungen
  - *relative Bradykardie* (Erhöhung der Herzschlagfrequenz geringer als der Fieberanstieg üblicherweise erwarten lässt)
  - Blutbild: Leukopenie, v.a. Eosinopenie, Linksverschiebung, BKS erhöht
  - *Zunge stark belegt,* zunächst grauweiß mit Freibleiben der roten Ränder und der Zungenspitze (W-Zunge), später gelb bis bräunliches, lederartiges und trockenes Aussehen
  - häufig Bronchitis, auch Pneumonie
  - gelegentlich *Roseolen:* kleine, hellrote (rosige) Hautflecken, evtl. leicht erhaben, verursacht durch Läsionen der Blutgefäße der Lederhaut, meist nur vereinzelt an Bauch, Seite und Rücken
  - Leber-, Milzschwellung
  - oft *Verstopfung*
  - infolge nekrotisch-einschmelzender Entzündung der Peyer-Plaques (in der 3. Woche): *erbsbreiartige Durchfälle,* evtl. Dünndarmblutungen, -perforationen, Peritonitis
- **Stadium decrementi (4. Woche):**
  - *Fieberabfall:* langsam (lytisch) und remittierend
  - Besserung des Allgemeinzustands, Übergang in langandauernde Rekonvaleszenzphase
- nach überstandener Krankheit in ca. 5% d.F. **Dauerausscheidung** (aus Gallenblase, Dünndarm, Nieren) von Erregern

Krankheitsverlauf des Paratyphus

Unterschied zu Typhus:

- Stadien: kürzer und weniger ausgeprägt
- Fieber: niedriger, meist nur 38–39 °C
- Durchfälle: heftiger, zahlreicher, dünnflüssiger
- Roseolen: zahlreicher und verbreiteter (Bauch, Seite, Rücken, Beine, Arme)
- Blutbild: Leukozytose statt Leukopenie
- Krankheitsdauer: kürzer, ca. 1 Woche

Komplikationen

- Herz-Kreislaufsystem: Myokarditis, Endokarditis, toxisches **Herz-Kreislauf-Versagen**
- Blut: Thromboseneigung, Milzinfarkt
- Verdauungstrakt: Darmperforation (Peritonitis), Cholezystitis, Cholangitis
- Bewegungsapparat: Arthritis, Knochenmarkentzündung, Wirbelkörperentzündung

- Nieren: Pyelonephritis, Nierenversagen
- Nervensystem: Meningitis/Enzephalitis, toxische Neuropathie
- Rezidive
- bei Paratyphus: Komplikationen seltener, geringere Rezidivneigung

Differentialdiagnose

- Grippe mit starken gastrointestinalen Beschwerden („Darmgrippe")
- Malaria (bei Heimkehrern aus Malariagebieten)
- Fleckfieber (Typhus exanthematicus)
- Leptospirose (gelegentlich typhusähnliche Symptome in den ersten Tagen, sonst aber „brutaler" Beginn)
- Ornithose (typhöse Form)

Diagnostik

- Anamnese
- in der ersten Krankheitswoche Erregernachweis im Blut; ab der 2. Woche in Stuhl, Urin, Galle und serologischer Antikörpernachweis (Gruber-Widal-Reaktion)

Schulmedizinische Therapie

Antibiotika, symptomatische Behandlung (Problem: multiresistente Salmonellenstämme)

Prognose

- Letalität des Typhus abdominalis unbehandelt bis ca. 20 % d.F., behandelt < 13 % d.F.
- abhängig von Immunstatus, Ernährungszustand und Alter

Immunität und Prophylaxe

- jahrelange, evtl. lebenslange relative Immunität
- Lebensmittel- und Trinkwasserhygiene, Kontrolle von Dauerausscheidern, Tätigkeits- und Beschäftigungsverbote in der Lebensmittelindustrie, bei Reisen in gefährdete Länder Hygieneregeln beachten
- **aktive** Impfung bei Typhus abdominalis möglich: Lebendimpfstoff, Schutz nur relativ, Schutzdauer: 1 bis 3 Jahre, empfohlen für Gefährdete.
- keine Impfung zur Paratyphus-Prophylaxe

Ulcus molle

Definition

- Namen: Ulcus molle, Weicher Schanker. (Weicher Schanker in Abgrenzung zum Harten Schanker = Syphilis. „Schanker" durch franz. Vermittlung aus lat. cancer = Krebs, lat. ulcus = Geschwür; molle = weich)
- **sexuell übertragbare Krankheit,** früher als eine der vier „klassischen Geschlechtskrankheiten" (Syphilis, Gonorrhoe, Ulcus molle, Lymphogranuloma inguinale) bezeichnet

Gesetz

- im IfSG nur implizit, als sexuell übertragbare Krankheit erfasst
- **Behandlungsverbot** (IfSG § 24)

Vorkommen

- v.a. in den Tropen und Subtropen
- sehr selten in Deutschland (→ Tab. 4-2)

Erreger **Haemophilus ducreyi,** gramnegatives Bakterium

Erregerreservoir Mensch

Ansteckung i.d.R. durch **Geschlechtsverkehr,** Eintrittspforte je nach Sexualpraktik

Erkrankungsrisiko
- gering (wenig ansteckend)
- Männer erkranken viel häufiger als Frauen

Inkubationszeit
- ein bis (3–5) wenige Tage
- bei Frauen evtl. mehrere Wochen

Krankheitsverlauf

Verlaufsübersicht
- lokal begrenzter Prozess
- keine Späterscheinungen
- „harmlosester" Verlauf von allen Geschlechtskrankheiten

Verlauf/Symptomatik
- rasche **Geschwürsbildung** (roter Fleck → Papel → Pustel → Geschwür):
  - meist mehrere, mit *weichem Rand* (Ulcus molle = weiches Geschwür) und eitrigem Grund
  - meist schmerzhaft
  - Lokalisation beim Mann: Penis (Eichel, Vorhaut)
  - Lokalisation bei der Frau: Vulva (Schamlippen), Vagina, Portio (dann meist schmerzlos)
- in ca. 50 % entzündliche Schwellung der regionalen Lymphknoten (Bubonen), i.d.R. **inguinal,** schmerzhaft, evtl. geschwüriges Aufbrechen oder Fistelbildung

Komplikationen
- Mischinfektion mit anderen Geschlechtskrankheiten
- bei Simultaninfektion mit Syphilis **Ulcera mixta** (gemischte Geschwüre)

Differentialdiagnose
- Syphilis: Unterscheidung hinsichtlich der Geschwüre:
  - Ulcus molle: weich, schmerzhaft, meist mehrere Geschwüre
  - Ulcus durum: hart, schmerzlos, meist ein Geschwür
- Lymphogranuloma inguinale, Herpes genitalis
- Morbus Hodgkin

Diagnostik Erregernachweis, Antikörpernachweis (KBR, Immunfluoreszenztest)

Schulmedizinische Therapie Antibiotika

Prognose gut

Immunität und Prophylaxe
- keine Immunität
- safer Sex, Erkennung und Behandlung infizierter Sexualpartner
- keine Impfung

Verlausung

Definition parasitäre Erkrankungen, durch Ektoparasiten (→ 1.1.8) übertragen

Gesetz
- Vorschriften für Gemeinschaftseinrichtungen (IfSG § 34)

Vorkommen
- **Kopflaus:** in unseren Breiten gelegentliches Auftreten z.B. in Kindergärten und Schulen, als Krankheitsüberträger derzeit jedoch keine Bedeutung
- **Filzlaus:** weltweit
- **Kleiderlaus:** in Krisen-, Kriegs- und Notzeiten, z.B. in Lagern, Flüchtlingsunterkünften

Parasitenarten
- **Pediculosis capitis** (Kopflaus): leben v.a. in den Haarpartien hinter den Ohren, Lebensdauer der Weibchen ca. 1 Monat
- **Pediculus humanus** (Kleiderlaus): leben nur in der Kleidung, sind nur beim Blutmahl auf der Haut; als Überträger für *Rickettsia prowazeki* (Fleckfiebererrerger) und *Borrelia recurrentis* (Erreger des Rückfallfiebers) größere Bedeutung
- **Phtirius pubis** (Filzlaus, Schamlaus): leben bevorzugt in der Behaarung der Schamregion, auch an Brust- oder Achselhaaren

Parasitenreservoir
- Mensch
- Läuse sind Ektoparasiten (→ 1.1.8), die in allen Entwicklungsstadien stationär auf dem Menschen leben

Ansteckung
- **Kopfläuse:** durch Überwandern der Parasiten von einem Kopf zum anderen; auch über verlauste, nebeneinander hängende Kopfbedeckungen oder über gemeinsam benutzte Kopfunterlagen, Decken, Kämme, Haarbürsten, Spieltiere
- **Filzlaus:** über engen Körperkontakt (Geschlechtsverkehr), auch über Bettwäsche, Matratzen (z.B. auf Berghütten) oder Decken, Toilettensitze
- **Kleiderlaus:** Kleidungsstücke, v.a. in deren Nähte und Taschen, besonders in Lagern und Sammelunterkünften unter schlechten hygienischen Bedingungen

Krankheitsentstehung Die Läuse verursachen durch Stich mit ihrem Stechsaugrüssel, mit dem sie mehrmals am Tage Blut als Nahrung aufnehmen und zugleich Speicheldrüsensekrete in die Wunde einbringen, einen lästigen Juckreiz. Beide Geschlechter saugen mehrmals am Tag Blut, die Weibchen legen 6–9 Eier pro Tag, aus denen die Larven bei Hauttemperatur nach 7–10 Tagen schlüpfen.

Krankheitsverlauf
- **Kopflaus**
  - Juckreiz durch in die Haut eindringenden Speichel des Läusestichs
  - Kratzeffekte v.a. über und hinter den Ohren sowie am Hinterkopf und im Nacken
- **Filzlaus**
  - asymptomatisch ca. 50 % d.F.

- zunächst sichtbare Nissen an den Haaren, sowie sog. Rostflecken (in Unterwäsche durch Exkremente der Läuse oder durch kleine Bissverletzungen), in der Nähe der Haarfollikel kleine Papeln, punktförmige Verletzungen, von geröteter Haut umgeben
- häufig (milder) Juckreiz, selten tiefblaue, bis zu zwei Zentimeter große, nicht wegdrückbare, schmerzlose Flecken (Tache bleue, Macula coerulea) durch Biss mit umgebender Einblutung in die Haut

- **Kleiderlaus**
  - Stichstellen und Kratzeffekte im Bereich des bekleideten Körpers, v.a. im Bereich eng anliegender Kleidung
  - stark juckende Quaddeln, die zum Kratzen verleiten

Komplikationen

- bei allen Arten bakterielle Sekundärinfektionen von Kratzeffekten möglich
- v.a. bei der Kopflaus hierdurch Ekzeme mit regionalen Lymphknotenschwellungen

Differentialdiagnose

- **Kopflaus:** bei entzündlichen oder eiternden Herden an den Rändern der Kopfbehaarung, v.a. bei Kindern, stets auch an Kopflausbefall denken
- **Filzlaus:** besonders bei Infektionen im Genitalbereich Fehldiagnose „Mykose"
- **Kleiderlaus:** Impetigo contagiosa, Tinea capitis, Ekzeme anderer Ursache

Diagnostik

- **Kopflaus:** körperliche Untersuchung, v.a. im Bereich der Schläfen-, Ohren- und Nackengegend. Nissen und Läuse sind mit bloßem Auge zu erkennen, eine Lupe erleichtert die Diagnose. Im Gegensatz zu Schuppen lassen sich Nissen nicht vom Haar abstreifen.
- **Filzlaus:**
  - körperliche Untersuchung: Erkennbarkeit durch gelbgraue Farbe erschwert
  - nach Blutmahl nehmen Läuse rostrote Farbe an (dann besser sichtbar)
  - Befall auch außerhalb der Genitoanalregion möglich
- **Kleiderlaus:** Anamnese, Inspektion der Kleidungsstücke, besonders der Nähte von Unterwäsche

Schulmedizinische Therapie

- **Kopf- und Filzlaus:**
  - **Insektizide:** synthetische Derivate der Pyrethrine; Inhaltsstoffe in Chrysanthemenblüten (Pyrethrum-Arten) laut Bekanntmachung § 18 IfSG sowie dafür zugelassene Externa als Lösung, Shampoo oder Gel aus der Roten Liste
    - sachgerechte Anwendung erfordert zweite Behandlung nach 8 bis 10 Tagen; Hinweise der Packungsbeilage beachten
    - Behandlung von Säuglingen und Kleinkindern unter ärztlicher Aufsicht
    - während Schwangerschaft und Stillzeit Präparate nicht verwenden

- **ergänzende Maßnahmen** zur völligen Tilgung des Kopflausbefalls und zur Vorbeugung gegen Neuansteckung:
  - gründliche Reinigung des Kammes und der Haar- und Kleiderbürsten
  - Handtücher, Leib- und Bettwäsche sicherheitshalber wechseln und bei 60 °C waschen oder reinigen
  - Oberbekleidung, in der sich ausgestreute Kopfläuse befinden können, muss entweder gewaschen, mit Jacutin N (amtlicher Wirksamkeitsnachweis) besprüht oder entwest (Desinfektionsanstalt) werden
- Behandlung von Kontaktpersonen
  - in Kindergärten, Schulen und anderen Gemeinschaftseinrichtungen zur Vermeidung der Reinfektion potentiell befallene Gegenstände (Polstermöbel, Plüschtiere, textile Kopfstützen etc.) in Kälteboxen bei –10 °C bis –15 °C über einen Tag
- **Kleiderlaus: nicht notwendig,** da kein Hautkontakt (Kleider), Desinfestation der Kleider, Behandlung des Juckreizes und der Kratzwunden

Virusbedingtes hämorrhagisches Fieber

Definition

- Namen: virusbedingtes hämorrhagisches Fieber (VHF). Einzelnamen → unten
- Sammelbezeichnung für Viruserkrankungen mit den Leitsymptomen **hohes Fieber** und **Hämorrhagie** (Blutaustritt in innere Organe, Haut und Schleimhaut)

Gesetz

- **Meldepflicht** bei **Verdacht, Erkrankung** und **Tod** (IfSG §§ 6, 8)
- Erreger-Nennung in IfSG § 7 (Ebolavirus, Hantaviren, Lassavirus, Marburgvirus)
- **Behandlungsverbot** (IfSG § 24)
- Quarantäne bei Verdacht und Erkrankung (IfSG § 30)
- Vorschriften für Gemeinschaftseinrichtungen (IfSG § 34)

Die Krankheiten

- Ebola-Fieber (→ dort)
- Hanta-Fieber (→ dort)
- Lassa-Fieber (→ dort)
- Marburg-Fieber (→ dort)
- andere virusbedingte hämorrhagisches Fieber:
  - Gelbfieber (→ dort, wird häufig nicht als VHF bezeichnet)
  - Dengue-hämorrhagisches-Fieber
  - Krim-Kongo-Fieber
  - Omsk-hämorrhagisches-Fieber
  - Kyasanur-Wald-Fieber
  - Chikungunya-Fieber
  - Rift-Tal-Fieber
  - südamerikanische VHF

Krankheitsverlauf **Übersicht über gemeinsamen Verlauf bei schwerer Erkrankung:**

- Prodromalphase (grippale Symptomatik)
- akuter Beginn (außer beim Lassa-Fieber)
- **hohes Fieber**
- Kopf-, Glieder-, Kreuzschmerzen
- Übelkeit, Erbrechen, Durchfall

- Organphase (mit je nach Erreger unterschiedlicher Organaffinität und Ausprägung)
- **Blutungen** (Hämorrhagie) innerer Organe (Magen, Darm, Niere, Lunge) sowie der Haut und Schleimhäute
- ZNS-Symptome
- meist Multiorganversagen bzw. Schock nach wenigen Tagen bis zwei Wochen
- Letalität meist hoch

Differentialdiagnose bei schwerem (hämorrhagischem) Verlauf: Meningokokken-Sepsis, Pest-Sepsis, Milzbrand-Sepsis, Fleckfieber, Leptospirose, Typhus, Vergiftungen

Virushepatitis

Definition Meist versteht man unter Virushepatitis eine Hepatitis A–G, aber auch andere Viren können eine Hepatitis verursachen (→ „Erreger").

Gesetz
- **Meldepflicht** bei **Verdacht, Erkrankung** und **Tod** (IfSG §§ 6, 8)
- Erreger-Nennung in IfSG § 7 (Hepatitis-A- bis Hepatitis-E-Virus)
- **Behandlungsverbot** (IfSG § 24)
- Vorschriften für Gemeinschaftseinrichtungen bei Hepatitis A und E (IfSG § 34)
- Tätigkeits- und Beschäftigungsverbote (IfSG § 42) bei Hepatitis A und E

Vorkommen weltweit, nach infektiöser Gastroenteritis *zweithäufigste* meldepflichtige Infektionskrankheit in Deutschland (→ Tab. 4-2)

Erreger
- v.a. **HAV** (Hepatitis-A-Virus), **HBV, HCV, HDV, HEV** (neu entdeckt sind das HFV und HGV)
- weitere Erreger einer viralen (Begleit-)Hepatitis:
  - v.a. Viren der Herpes-Familie: Epstein-Barr-Virus, Zytomegalie-Virus, Herpes-simplex-Virus, Varicella-Zoster-Virus
  - Gelbfieber-Virus

Erregerreservoir Mensch

Ansteckung
- **infektiöses Material:**
  - Hepatitis A: *Stuhl* (Gallenflüssigkeit), Blut
  - Hepatitis B: *Blut,* Sexualsekrete, selten Speichel, Tränenflüssigkeit
  - Hepatitis C: i.W. wie bei Hepatitis B

- Hepatitis D: wie bei Hepatitis B
- Hepatitis E: i.W. wie bei Hepatitis A

- **Übertragung:**
  - **Hepatitis A:** *fäkal-oral,* z.B. durch verunreinigtes Wasser, Nahrungsmittel, rohe Meeresfrüchte, mit Fäkalien gedüngte Lebensmittel, selten durch Blut; *Fliegen* (passive Übertragung)
  - **Hepatitis B:** durch *Blut* (Transfusion, „Fixernadel"; geringste Blutspuren reichen), sexuell, perinatal (Entwicklungsländer), selten oral
  - **Hepatitis C:** i.W. wie bei Hepatitis B
  - **Hepatitis D:** wie bei Hepatitis B
  - **Hepatitis E:** i.W. wie bei Hepatitis A

Erkrankungsrisiko

- nur ein Drittel der Infizierten erkrankt
- Risikogruppen: Krankenhauspersonal, Drogensüchtige, Prostituierte, homo- und bisexuelle Männer

Inkubationszeit

- **Hepatitis A:** *1,5 bis 6 Wochen*
- **Hepatitis B:** *6 Wochen bis 6 Monate*
- **Hepatitis C:** ähnlich wie bei Hepatitis B
- **Hepatitis D:** wie bei Hepatitis B
- **Hepatitis E:** ähnlich wie bei Hepatitis A

Krankheitsverlauf

Verlaufsübersicht

- Prodromalphase: präikterische Phase
- hepatische Phase: ikterische Phase
- Rekonvaleszenzphase: postikterische Phase

Verlauf/Symptomatik

Prodromalphase

- in 10–15 % d.F. nicht auftretend
- Dauer: wenige Tage bis 2 Wochen, bei Hepatitis A kürzer als bei Hepatitis B
- **Müdigkeit, Leistungsminderung**
- **gastrointestinale Symptome:** Appetitlosigkeit, Widerwillen gegen fette Speisen, Alkohol und Nikotin, Übelkeit, Erbrechen, Durchfall, Verstopfung
- **Druckschmerz im rechten Oberbauch,** durch Leberschwellung mit Kapselspannung
- **grippale Symptome:** Schnupfen, Husten, Kopfschmerzen, subfebrile Temperaturen bzw. Fieber (häufiger bei Hepatitis A als bei Hepatitis B), öfter *Fehldiagnose „grippaler Infekt"* (bei fehlendem Ikterus und fehlender Bestimmung von Laborwerten hat diese Fehldiagnose länger Bestand)
- v.a. bei Hepatitis B und Hepatitis C können (infolge von Immunkomplexablagerungen) auftreten: Gelenkschmerzen, -schwellungen, Muskelschmerzen, flüchtige Exantheme und Enantheme

Hepatische Phase

- Dauer: 2 bis 8 Wochen und länger, bei Hepatitis A am kürzesten
- **häufig anikterischer Verlauf:** in ⅔ d.F., v.a. bei Kindern

- **bei ikterischem Verlauf:**
  - zuerst *Dunkelfärbung* des Urins (braun), *Entfärbung* des Stuhls (lehmfarben)
  - dann *Gelbfärbung* (Ikterus) zuerst der Augenlederhaut (Subikterus der Sklera), später der Haut
  - evtl. *Juckreiz* (durch Anstieg der Gallensäuren im Serum)
- oft Besserung der subjektiven Beschwerden
- **Laborwerte:**
  - bei ikterischem Verlauf:
    - Bilirubin ↑ im Serum und im Urin
    - Urobilinogen ↑ im Urin
  - Leberenzyme im Serum (durch Membrandefekt der Leberzellen):
    - GOT ↑
    - GPT ↑ (dabei > GOT ↑)
    - Gamma-GT ↑
  - evtl. Serumeisen ↑ (durch gestörte Eisenspeicherfunktion)
  - evtl. Verlängerung der Thromboplastinzeit (durch Mangel an Gerinnungsfaktoren)
- **Leber** meist, Milz gelegentlich **vergrößert**
- **Hauterscheinungen (gelegentlich):**
  - Palmar-, Plantarerythem (Rötung der Handteller und Fußsohlen)
  - Spider naevi („Gefäßsternchen" der Haut).
- häufig Oligurie
- Übergang in Rekonvaleszenzphase wird oft durch Polyurie angezeigt

Rekonvaleszenzphase

- Dauer: zwei bis mehrere Wochen
- Ikterus klingt ab
- Laborwerte rückläufig
- Leber- bzw. Milzschwellung geht zurück

Verlaufsunterschiede/Verlaufsbesonderheiten

Aufgrund des Krankheitsverlaufes ist keine sichere Erregerzuordnung möglich.

- **Hepatitis A:** häufig inapparenter Verlauf, oft nur geringfügige Symptome („Leberschnupfen"), betroffen v.a. Kinder und Jugendliche, wird *äußerst selten chronisch*
- **Hepatitis B:** verläuft i.d.R. schwerer als Hepatitis A, eher mit Ikterus als Hepatitis A, wird in *10% d.F. chronisch*
- **Hepatitis C:** in > 80% d.F. inapparenter Verlauf, Verlauf etwas milder als bei Hepatitis B, wird in *> 50% d.F. chronisch*
- **Hepatitis D:** defektes Virus, braucht zur Vermehrung das HBV, Verlauf meist schwerer als bei reiner HBV-Infektion
  - Simultaninfektion: wird in *10% d.F. chronisch*, fulminante Verläufe wesentlich häufiger als bei reiner HBV-Infektion (in > 2% d.F.)
  - Sekundärinfektion: wird *in 90% d.F. chronisch*
- **Hepatitis E:** Vorkommen Nordafrika, Indien, Mexiko; wird *äußerst selten chronisch*, fulminanter Verlauf häufiger als bei den übrigen Hepatitis-

Formen (in > 10 %)d.F.; gehäuftes Auftreten bei Schwangeren (im 3. Trimenon)

Komplikationen

- fulminante (nekrotisierende) Hepatitis:
  – bei Hepatitis A: nur ausnahmsweise
  – bei Hepatitis B: in 0,1–1 % d.F.
  – bei Hepatitis C: nur ausnahmsweise
  – bei Hepatitis D: in > 2 % d.F.
  – bei Hepatitis E: in > 10 %; bei Schwangeren: in > 20 % d.F.
- Leberzerfallskoma (endogenes Leberkoma)
- chronische Verlaufsform bei Hepatitis B, Hepatitis C und Hepatitis D, evtl. → **Leberzirrhose** → **Leberkarzinom**

Differentialdiagnose

- v.a. andere virale Hepatitiden (→ „Erreger")
- Influenza, grippaler Infekt
- Arzneimittelhepatitis, Leberzellkarzinom

Diagnostik

- Anamnese
- serologische Untersuchungen (v.a. Anti-HAV-IgM, HBs-Ag, Anti-HBc, Anti-HCV), Laborwerte (→ oben)

Schulmedizinische Therapie

- symptomatisch; antivirale Therapie, z.B. mit Interferon (Hepatitis C), Bettruhe (Förderung der Leberdurchblutung)
- Weglassen von allen evtl. Lebertoxinen (v.a. Alkohol, Medikamente)

Prognose abhängig vom Virustyp, fulminanter oder chronischer Verlauf möglich (→ oben „Verlaufsformen", „Komplikationen")

Immunität und Prophylaxe

- Immunität bei Hepatitis A lebenslang, bei Hepatitis B sind Zweitinfektionen möglich, bei Hepatitis E vermutlich lang bis lebenslang
- Expositionsprophylaxe, je nach Erregertyp z.B. Hygienemaßnahmen bei der Lebensmittelverarbeitung, Krankenpflege oder beim Tätowieren, Piercen, etc., safer Sex, Meiden potentiell infektiöser Nahrungsmittel
- Impfung Hepatitis A: **aktiv** möglich, Totimpfstoff, Schutzdauer: 10 Jahre; **passiv** möglich
- Impfung Hepatitis B: **aktiv** möglich, Totimpfstoff, Schutzdauer: > 10 Jahre, **passiv** möglich, **aktiv/passiv** (simultan) möglich
- Impfung Hepatitis D: Impfung gegen Hepatitis B

Windpocken

Definition

- Namen: Windpocken, Wasserpocken, Varizellen, Schafblattern. (lat. varicella = kleine Pocken)
- hochansteckende „Kinderkrankheit" mit typischem Hautausschlag (selten ernsthafte Komplikationen)

Gesetz
- **Behandlungsverbot** (IfSG § 24)
- Vorschriften für Gemeinschaftseinrichtungen (IfSG § 34)

Vorkommen weltweit

Erreger **Varicella-Zoster-Virus** = VZV = HHV-3 (→ Tab. 3.1), ältere Bezeichnung: Herpes-Zoster-Virus)

Erregerreservoir Mensch

Ansteckung
- **infektiöses Material:** Rachensekret, Nasensekret, Speichel, Bläschen- und Pustelinhalt (in seltenen Fällen auch von Zosterkranken)
- **Eintrittspforten:** Schleimhäute der oberen Atemwege, Augenbindehaut
- **Übertragung:** v.a. *Tröpfcheninfektion* (weitreichend, deswegen „*Wind*"-pocken); Schmierinfektion (Bläschen- und Pustelinhalt, Augenbindehaut)
- **Ansteckungszeitraum:** wenige Tage vor Exanthemausbruch bis zum Abfallen der letzten Krusten.

Erkrankungsrisiko
- fast jeder Infizierte erkrankt
- ausgesprochene **Kinderkrankheit**
- Säuglinge erkranken selten (übertragene Immunität)
- gehäuftes Auftreten in der kalten Jahreszeit

Inkubationszeit 2–3 Wochen

Krankheitsverlauf **Verlaufsübersicht bei durchgehender Erkrankung**
- Prodromalstadium
- Organstadium (Exanthemstadium)
- Abheilungsphase

Verlauf/Symptomatik

Prodromalstadium
- selten (häufiger bei Erwachsenen), Dauer: 1 bis 2 Tage
- subfebrile Temperaturen, Kopf-, Hals-, Gliederschmerzen
- evtl. flüchtiges, scharlachähnliches Vorexanthem

Organstadium (Exanthemstadium)
- **Fieber (38–39 °C), fehlt häufig**
- **Exanthem:**
  - Beginn am Rumpf oder Kopf (Gesicht, behaarte Kopfhaut), dann Übergreifen auf Kopf bzw. Rumpf und Extremitäten
  - *zentripetale Befallsdichte,* d.h. je näher am Rumpf, desto dichter der Ausschlag (DD Pocken)
  - Entwicklung der einzelnen Effloreszenz: roter *Fleck* → *Papel* → *Bläschen* → *Pustel* (ca. 3 mm groß, mit rotem Saum und zentraler Eindellung) → *Kruste*

  - starkes *Jucken* der Bläschen und Pusteln
  - Effloreszenzen stehen relativ weit auseinander
  - *mehrere Exanthemschübe* in der 1. Krankheitswoche: Flecken, Papeln, Bläschen, Pusteln, Krusten sind nebeneinander zu finden („Sternenkarte", „Sternenhimmel")
- sehr **häufig** auch **Befall von Schleim**- bzw. **Halbschleimhäuten** des Mund-Rachen-Raums, der Augenbindehaut, der Anal- und Genitalregion
- **Lymphknotenschwellungen** regional: Hals-Nacken-Bereich *(perlenschnurartig)*, evtl. generalisiert

Abheilungsphase
- nach ca. 1 Woche keine neue Effloreszenzen mehr
- ab Ende der 2. Krankheitswoche Abstoßung der Krusten, Zurückgehen der Lymphknotenschwellungen

Komplikationen
- **primäre Komplikationen** (selten):
  - Pneumonie (häufiger bei Erwachsenen), Mittelohrentzündung, Nephritis, Hepatitis, Arthritis, Myokarditis
  - Meningitis/Enzephalitis (Häufigkeit: etwa 1:5 000)
  - Varizellenembryopathie (Hirn-, Augen-, Ohrenschäden; Häufigkeit: etwa bei 1 von 10 000 Neugeborenen)
  - perinatale Varizellen (meist schwerer, komplikationsreicher Verlauf)
- **sekundäre Komplikationen** (bakterielle Sekundärinfektion):
  - *Pyodermien* (z.B. Furunkulose, Borkenflechte): entstehen infolge *Aufkratzen* der Bläschen/Pusteln, häufig mit späterer Bildung *kreisrunder Narben*
  - Pneumonie
- **Spätrezidiv** *Zoster* (Gürtelrose)
- bei (Erst-)Infektion v.a. in der 13.–20. Schwangerschaftswoche besteht Gefahr schwerwiegender Schäden für das Ungeborene

Differentialdiagnose
- Pocken: Bläschen mehrkammerig, Exanthem einphasig und zentrifugal, zweiphasiger Fieberverlauf
- pustulöses Syphilid
- bei Windpocken mit „aufgepfropfter" Pyodermie: Pyodermien
- Zoster generalisatus

Diagnostik klinisches Bild, evtl. Antikörper- und Erregernachweis

Schulmedizinische Therapie
- symptomatische Behandlung des Juckreizes
- nur in seltenen Fälle (bei Gefährdeten) Virustatika, Immunglobuline

Prognose gut, Spätrezidiv möglich

Immunität und Prophylaxe
- Immunität lang bis lebenslang; Rezidiv im Alter als Zoster (Gürtelrose)
- Expositionsprophylaxe
- **aktive** Impfung möglich (z.B. bei Ansteckungsverdacht nicht immuner Schwangerer), Lebendimpfstoff, Schutzdauer: lebenslang
- **passive** Impfung möglich

Wurmerkrankungen

Definition
- parasitäre Wurmerkrankungen kommen weltweit in allen Klimazonen vor, begünstigt durch schlechte hygienische bzw. sanitäre Verhältnisse
- in unseren Breiten bei Kindern regelmäßig (Spul- und Madenwürmer); Bandwürmer (besonders Fischbandwurm) nur sehr selten, Hunde- und Fuchsbandwurm → Echinokokkose

Gesetz keine Berücksichtigung im IfSG, außer Echinokokkose (→ dort)

Vorkommen
- **Madenwürmer:** weltweit, in Deutschland häufigste Wurmerkrankung, meist ganze Gruppen betroffen (z.B. Familien, Wohngemeinschaften, Kindergärten, Schulklassen)
- **Rinderbandwürmer:** weltweit ca. 40 Millionen Rinderbandwurminfektionen
- **Schweinebandwürmer:** v.a. Ost- und Südeuropa, Süd- und Mittelamerika
- **Spulwürmer:** weltweit, v.a. in feuchten, warmen Klimazonen; in Afrika 95 % Durchseuchung, in Deutschland besonders bei Klein- und Schulkindern

Parasiten
- **Madenwürmer** (Oxyuren): Enterobius vermicularis (Synonym: Oxyuris vermicularis), sind bis zu 12 mm lang, fadenförmig, befinden sich im gesamten Darm
- **Bandwürmer** (Taenia): gehören zur Gruppe der Plattwürmer, Lebensdauer des geschlechtsreifen Wurmes bis zu 20 Jahre
  - Taenia saginata (Rinderbandwurm)
  - Taenia solium (Schweinebandwurm)
- **Spulwürmer** (Askariden): Ascaris lumbricoides wird 10–40 cm lang, lebt im Dünndarm, nach der Ausscheidung mit dem Stuhl kann er im Boden Monate bis Jahre überleben und infektiös bleiben

Parasitenreservoir Mensch, Rind, Schwein

Ansteckung
- **infektiöses Material:**
  - Kot und kothaltiger Staub: Madenwürmer, Spulwürmer
  - kontaminierte Lebensmittel
    - **Madenwürmer:** kontaminierte Lebensmittel (Schmierinfektion)
    - **Bandwürmer:** nicht erhitze Fleischwaren, z.B. Gehacktes, nicht richtig durchgebratenes Fleisch
    - **Spulwürmer:** mit Fäkalien gedüngtes Gemüse oder Salat
- **Übertragung:**
  - **Madenwürmer:**
    - fäkal-oral: durch kontaminierte Lebensmittel
    - Autoinfektion: über im Analbereich abgelegte Wurmeier, durch Kratzen
    - Inhalation von Wurmeiern ist möglich; diese haften in Kleidern, am Bettzeug oder sind Bestandteile des Hausstaubs

– **Bandwürmer, Spulwürmer:** fäkal-oral durch kontaminierte Lebensmittel

Ansteckungszeitraum

- Ansteckungsfähigkeit, so lange im Menschen noch Würmer leben
- **Madenwürmer:** im Dickdarm Lebenserwartung von ca. 1 Monat, Eiablage an der Oberfläche des Anus, innerhalb von sechs Stunden entsteht hochinfektiöse Larve
- **Bandwürmer:** Entwicklung der Finne aus dem Ei ca. 2–4 Monate; nach Verzehr von finnenhaltigem Fleisch wächst der Bandwurm in ca. 3–4 Monaten zur Geschlechtsreife heran; Ansteckungsfähigkeit im Extremfall bis zu 30 Jahre; auch ausgeschiedene Eier monatelang infektiös
- **Spulwürmer:** Lebenserwartung eines weiblichen Wurms ca. 1–2 Jahre, Ansteckungsfähigkeit durch Nachfolgegenerationen

Inkubationszeit

- **Madenwürmer:** nur wenige Tage, nicht wieder aufgenommene Eier etwa 20 Tage lang lebensfähig
- **Schweinebandwürmer:** Entwicklung von der Finne zum geschlechtsreifen Wurm ca. 3–4 Monate
- **Rinderbandwürmer:** Entwicklung der Finne aus dem Ei ca. 2–4 Monate; nach Verzehr von finnenhaltigem Fleisch wächst der Wurm in ca. 3–4 Monaten zur Geschlechtsreife heran
- **Spulwürmer:** Lebensdauer ca. 12–18 Monate, Eier und Larven können unter günstigen Umständen jahrelang überleben; Wanderung durch Wirtskörper (→ „Krankheitsentstehung“) ca. 2 Monate

Krankheitsentstehung

- **Madenwürmer:** die Weibchen legen nachts mehrere tausend Eier knapp außerhalb des Afters ab und sterben dann. Innerhalb von 4–6 Stunden entwickeln sich bei Hauttemperatur infektiöse Larven. Werden diese oder die Eier wieder aufgenommen (Kratzen am After bei Juckreiz), entstehen im Darm innerhalb weniger Stunden neue geschlechtsreife Würmer, die wiederum ca. zwei Monate leben.
- **Bandwürmer:** das Rind bzw. Schwein ist **Zwischenwirt,** der Mensch **Endwirt,** d.h. in ihm lebt der erwachsene Wurm. Mit der Zeit gibt der Wurm regelmäßig eierhaltige Wurmglieder ab *(Proglottiden)*, die vom Menschen ausgeschieden werden. Werden diese Eier von Rindern bzw. Schweinen aufgenommen, bilden sich in der Muskulatur der Tiere die Larvenstadien aus *(Finnen)*. Wird finnenhaltiges Fleisch roh oder nicht ausreichend durchgebraten aufgenommen, beginnt der Entwicklungszyklus im Menschen erneut, und ein neuer Wurm wächst im Dünndarm heran. Beim Schweinebandwurm gibt es die gefährliche Ausnahme, dass der Mensch durch erneute Aufnahme von Eiern bzw. durch Freiwerden von Eiern im Darm nicht nur End-, sondern auch Zwischenwirt wird. Dies bedeutet, dass sich auch im Menschen die Finnen entwickeln (→ Komplikationen).
- **Spulwürmer:** der Spulwurm macht im Körper seines Wirtes eine komplizierte Wanderung durch – die Larven durchdringen die Darmwand und gelangen auf dem Blutweg in die Lunge, von dort über die Luftwege wieder in den Rachen. Durch das Schlucken erreichen sie erneut den Darm,

wo sich dann der geschlechtsreife Wurm entwickelt und wiederum Eier legt, die sein Träger absondert.

Krankheitsverlauf Bei allen Wurmerkrankungen sind auch symptomlose bis symptomarme Verläufe mit unspezifischen Beschwerden möglich. Die Symptome resultieren aus dem parasitären Verhalten der Würmer, die sich vom Darminhalt „ernähren" (Gewichtsverlust, Leistungsminderung, Anämie) sowie aus dem Platzverbrauch (Völlegefühl, Blähungen), den Bewegungen der Würmer (Juckreiz, Bauchschmerz) und evtl. aufgrund allergischer Reaktionen (Exantheme, Eosinophilie).

- **Madenwürmer:** oft symptomlos, evtl. *analer Juckreiz* und unruhiger Schlaf, bei Mädchen auch Pruritus vulvae, die Kinder sind aufgrund der gestörten Nachtruhe nervös und gereizt
- **Rinderbandwürmer:** unklare Bauchbeschwerden, gelegentlich *Gewichtsverluste* und Blutarmut, Juckreiz am After, Leibschmerzen
- **Schweinebandwürmer:**
  - (→ Rinderbandwurm)
  - bei mangelnder Hygiene durch Selbstinfektion Zystizerkose (→ „Komplikationen"), v.a. in Mittel- und Südamerika, Afrika, Indien und China weit verbreitet
- **Spulwürmer:**
  - Beschwerden setzen ein, wenn die jungen Würmer die Lunge passieren
  - v.a. leichtes Fieber und *grippeähnliche Symptome* mit Husten; evtl. auch *Aushusten der Würmer,* die einige Zentimeter lang sein können
  - in 15% d.F. Bauchschmerzen, Übelkeit und Durchfälle (Würmer im Darm), evtl. Appetit- und Gewichtsverlust, Blutarmut, urtikarielle Exantheme als allergische Reaktion

Komplikationen

- **Madenwürmer:** selten, aufgrund Abwehrschwäche erhöhte Anfälligkeit für andere Erkrankungen
- **Rinderbandwürmer:** selten, aufgrund Abwehrschwäche erhöhte Anfälligkeit für andere Erkrankungen
- **Schweinebandwürmer:** *Zystizerkose* durch Besiedelung der Finnen von Gehirn, Bindegewebe; klinische Symptomatik abhängig von Zahl der Zysten, Lokalisation und Entzündungsreaktion beim Absterben der Zysten
  - organspezifische Zeichen sowie rheumatoide Beschwerden, Knotenbildungen v.a. in Bindegewebe und Skelettmuskeln, aber auch im Auge
  - ZNS-Symptome: Krampfanfälle, psychische Veränderungen, Hydrozephalus, chronische Meningitis
- **Spulwürmer:** gelegentlich Darmverschluss durch Verlegung des Darmes mit Wurmmassen, selten Einwanderung in Gallengänge oder Pankreasgang

Differentialdiagnose

- **Madenwürmer:** juckende Exantheme, Hämorrhoiden, andere Wurmerkrankungen

- **Bandwürmer:** zehrende Krankheiten (z.B. Malignom, Aids), Anämie, andere Wurmerkrankungen
- **Spulwürmer:** Influenza, Pneumonie, Gastroenteritiden, andere Wurmerkrankungen

Diagnostik

- als Zeichen einer Parasitenerkrankung Eosinophilie (→ 1.1.7, 1.6.2) sowie oft Blutarmut (Anämie)
- **Madenwürmer:** Nachweis der Eier mikroskopisch im Stuhl mittels Anal-Abklatschpräparat, Klebestreifen zum Nachweis
- **Rinderbandwürmer:** Bandwurmglieder mit bloßem Auge erkennbar; mikroskopischer Nachweis
- **Schweinebandwürmer:** mikroskopischer Nachweis von Eiern im Stuhl
- **Spulwürmer:** mikroskopischer Nachweis von Eiern im Stuhl

Schulmedizinische Therapie

- **Madenwürmer:** Hygienemaßnahmen (Schneiden der Fingernägel, Wechsel der Bett- und Unterwäsche, Händewaschen), zusätzlich Benzimidazoe
- **Rinderbandwürmer:** Praziquantel oder Niclosamid
- **Schweinebandwürmer:** Praziquantel oder Niclosamid, begleitende Therapie mit Glukokortikoiden (Nebenwirkungen durch Freisetzung von Antigenen durch zugrunde gehende Würmer)
- **Spulwürmer:** neben den üblichen hygienischen Maßnahmen medikamentös (Mebendazol, Pyrantelembonat); Präparate nur gegen Darmstadien des Wurmes wirksam, nicht gegen Wanderstadien (Umweg über den Blutkreislauf und die Lunge); d.h. nach 2–3 Wochen Wiederholung der Behandlung

Prognose

- bei allen Wurmerkrankungen bei rechtzeitiger medikamentöser Behandlung sehr gut
- Verschlechterung der Prognose z.B. durch Finnenbildung im menschlichen Körper (bei Schweinebandwurm in 10% d.F.)

Immunität und Prophylaxe

- keine Impfung, keine Immunität
- Hygienemaßnahmen, Meiden potentiell infektiöser Nahrungsmittel
- Beispiel Rinderbandwurm: Die Vorbeugung geschieht durch Abwasserreinigung sowie Erfassen der finnentragenden Rinder bei der Schlachttieruntersuchung. Da bei dieser Untersuchung nicht gewährleistet werden kann, dass sämtliche finnentragenden Rinder erfasst werden, kann man selber Vorsorge treffen, indem kein rohes Rindfleisch unbehandelt genossen wird. Durch ausreichendes Braten und Kochen werden evtl. Finnen abgetötet, auch durch 24-stündiges Tiefgefrieren.

Zoster

Definition
- Namen: Zoster, Herpes zoster, Gürtelrose. (griech. zoster = Gürtel; Herpes zoster in Abgrenzung zum Herpes simplex)
- Reinfektion (meist endogen, oft nach Jahrzehnten) durch das Windpocken-Virus. Typisch ist ein einseitiger Hautausschlag am Rumpf oder im Gesicht (auch Befall von Hirnnerven und inneren Organen möglich).

Gesetz
- keine Berücksichtigung im IfSG
- nach derzeitiger (2003) Auslegung unterliegt die Zoster-Erkrankung keinem Behandlungsverbot

Vorkommen weltweit

Erreger **Varicella-Zoster-Virus** = VZV = HHV-3 (→ Tab. 1-1; ältere Bezeichnung: Herpes-Zoster-Virus)

Erregerreservoir Mensch

Erkrankungsrisiko
- bei nachlassender erworbener Immunität gegen das VZ-Virus
- bei Störungen der Abwehrfunktionen (→ „Krankheitsentstehung"), z.B. bei schweren Erkrankungen oder Glukokortikoidtherapie

Inkubationszeit 1 bis 2 Wochen (Zeit von endo- bzw. exogener Reinfektion bis Auftreten der ersten Symptome)

Krankheitsentstehung Bei Erstinfektion mit dem VZV, d.h. bei Windpockenerkrankung, gelangen von den betroffenen Hautpartien aus die Viren innerhalb von Nervenaxonen (vielleicht auch hämatogen) in die entsprechenden **Spinal-** bzw. **Hirnnervenganglien.** Innerhalb der Nervenganglien kann das VZV nicht vollständig eliminiert werden, bleibt aber bei normaler Funktion des Abwehrsystems unschädlich. Erst bei Nachlassen oder Störungen der Abwehrfunktionen kommt es zu einer Reaktivierung der bislang in den Nervenganglien „in Schach gehaltenen" VZV-Herde. Ist diese Reaktivierung durch erneute Infektion von außen veranlasst (selten), spricht man von **exogener Reinfektion;** meist erfolgt die Reaktivierung aber ohne von außen kommende Erreger, man spricht dann von **endogener Reinfektion.**

Krankheitsverlauf

Verlaufsübersicht

- Prodromalstadium
- Organstadium
- Rekonvaleszenz

Verlauf/Symptomatik

Prodromalstadium

- Abgeschlagenheit, oft **Fieber** (mäßig)

- Kribbeln, Brennen, **Schmerzen** in den Hautbereichen, in denen es später zum Ausschlag kommt
- häufig Schwellung der regionalen Lymphknoten

Organstadium

- **Exanthem:**
  - *Flecken,* klein, rot, gruppiert stehend → *Papeln* → *Bläschen* → *Pusteln,* evtl. eitrig, manchmal auch hämorrhagisch
  - die Effloreszenzen gleichen denen bei Windpocken
  - der Bläscheninhalt ist infektiös und kann Kinder und immungeschwächte Erwachsene infizieren
  - **Lokalisationen**, meist scharf abgegrenzt einseitig:
    - *Befall von Brustwand- oder Bauchwandsegmenten* (am häufigsten)
    - *Zoster ophthalmicus* (öfter): Befall des Innervationsgebietes des N. opthalmicus (Hirnnerv V.1); Exanthem an der Stirn und im Augenbereich
    - *Zoster maxillaris/mandibularis* (selten): Befall im Bereich des N. maxillaris und mandibularis (Hirnnerv V.2 und V.3); Bläschenbildung in der Mundhöhle
    - *Zoster oticus* (selten): Befall im Bereich der Hirnnerven VIII und VII; Exanthem in der Ohrmuschel und im Gehörgang.
- in seltenen Fällen kein Exanthem, dann nur **Neuralgien** (z.B. Trigeminusneuralgie)
- auch **Beteiligung innerer Organe** (sog. Rumpfzoster) möglich:
  - z.B. Herz, Magen, Galle, Leber (Zosterhepatitis), Niere, Blase
  - von den Ganglienzellen der sensiblen Spinalnerven finden Viren entlang der Nervenfasern nicht nur zum Innervationsgebiet Haut zurück, sondern gelangen auch zu den durch dasselbe Ganglion innervierten inneren Organen (Head-Zonen)

Rekonvaleszenz

- nach ca. 1 Woche Eintrocknung und Verschorfung der Pusteln, dabei evtl. Narbenbildung und Pigmentierung
- nach Abheilung der Hauterscheinungen möglicherweise noch **langes Fortbestehen** (Monate, sogar Jahre) der zum Teil äußerst heftigen Schmerzen

Komplikationen

- Zoster ophthalmicus: Befall von Augenlederhaut (Sklera), Augenhornhaut (Cornea), Iris → Narbenbildung, Erblindung; Meningoenzephalitis
- Zoster oticus: Ohrenschmerzen, Hörbeeinträchtigungen, Schwindel, Erbrechen, Facialisparese
- Zoster generalisatus (disseminatus): generalisierter Hautbefall und evtl. Befall innerer Organe (bei gravierender Abwehrschwäche)
- postzosterische Neuralgien
- Meningitis/Enzephalitis
- bakterielle Sekundärinfektionen durch Kratzen

Differentialdiagnose
- vor Exanthemausbruch bzw. bei Zoster ohne Exanthem: Neuralgien anderer Ursache
- bei Zoster ophthalmicus: Erysipel
- bei Zoster generalisatus: Windpocken
- bei Zoster maxiallaris/mandibularis (Mundschleimhautbefall): Herpes-simplex-Enanthem

Diagnostik
- klinisches Bild
- selten Virusnachweis

Schulmedizinische Therapie
- symptomatische Maßnahmen gegen Schmerzen und Juckreiz
- bei bakteriellen Sekundärinfektionen evtl. mit antibiotikahaltigen Salben, evtl. Virustatikum (Aciclovir)

Prognose gut, jedoch können Neuralgien lange zurück bleiben

Immunität und Prophylaxe
- Immunität lang bis lebenslang
- Immundefizit vermeiden
- Impfung → Windpocken

Zytomegalie

Definition
- Namen: Zytomegalie, Einschlusskörperchenkrankheit, Speicheldrüsenviruskrankheit. (griech. kytos = Zelle; megale = riesig; → „Krankheitsentstehung")
- bei intakter Immunität meist harmlose Erkrankung; schwerwiegende Schädigungen dagegen durch **angeborene Zytomegalie** (→ unten)
- zählt bei genitaler Infektion zu den **sexuell übertragbaren Krankheiten** (→ dort)

Gesetz
- im IfSG nur implizit, als sexuell übertragbare Krankheit erfasst (bei genitaler Übertragung)
- **Behandlungsverbot** bei genitaler Infektion (IfSG § 24)

Vorkommen
- weltweit
- angeborene Zytomegalie selten in Deutschland (→ Tab. 4-2, vgl. Toxoplasmose)

Erreger **Zytomegalie-Virus** = ZMV = HHV-4 (→ Tab. 3.1)

Erregerreservoir Mensch

Ansteckung
- **infektiöses Material:** *Genitalsekret,* Rachensekret, Nasensekret, Speichel, Urin, Muttermilch, Blut
- **Eintrittspforten:** Schleimhäute der oberen Atemwege, genitale Schleimhäute, Speiseweg

- **Übertragung:** *Tröpfcheninfektion, genital,* oral (Muttermilch, Speichel der Mutter), Bluttransfusion, Organtransplantation (Niere, Knochenmark, Leber), *pränatal* (intrauterin), perinatal: Passage durch Geburtskanal (Zervixsekret), Austauschtransfusion

Erkrankungsrisiko
- **nur 1 % der primär Infizierten** mit Immunkompetenz erkrankt, ca. 50 % der Bevölkerung besitzt Zytomegalie-Antikörper
- wesentlich erhöhtes Risiko bei Immunschwäche (→ „Krankheitsentstehung“)

Inkubationszeit ca. 3 Wochen bis 3 Monate

Krankheitsentstehung
- selten durch Erstinfektion
- i.d.R. durch **endogene Reinfektion bei Immunschwäche** (Reaktivierung von v.a. in Parotis, Niere, Leber und Lunge „schlummernden“ ZM-Viren), z.B. bei *Schwangerschaft,* immunsuppressiver Therapie (z.B. Glukokortikoide), erworbener Immunschwäche (Aids)
- bei der Zytomegalie kommt es zur Bildung von **Riesenzellen** mit charakteristischen **Einschlusskörperchen;** eine erste Virusvermehrung findet oft in den **Speicheldrüsen** statt

Krankheitsverlauf
- **bei Immunkompetenz**
  - *mononukleoseartige* Symptomatik (ZMV-„Mononukleose“) mit Kopf-, Gliederschmerzen, Fieber, Tonsillitis/Pharyngitis (beides relativ selten), (generalisierte) Lymphknotenschwellungen, Milzschwellung
  - leichtere Hepatitis
- bei **Immunschwäche** (meist dabei endogene Reinfektion) zusätzlich:
  - *Pneumonie* (interstitielle)
  - *Meningoenzephalitis*
  - *Chorioretinitis*
  - Nephritis (interstitielle)
  - Myokarditis
  - geschwürige *Entzündungen im Verdauungstrakt* (Speiseröhre, Magen, Dünndarm, Dickdarm, Rektum)

Differentialdiagnose bei Immunkompetenz: Mononucleosis infectiosa, Toxoplasmose, Virushepatitis.

Diagnostik normalerweise erübrigt, Antigennachweis möglich

Schulmedizinische Therapie
- meist keine Behandlung nötig
- bei Immungeschwächten Virustatika

Prognose
- in über 99 % d.F. gut
- schwerwiegende Schäden des Kindes bei Infektion in der Schwangerschaft

Immunität und Prophylaxe
- Virus bleibt latent erhalten, Reaktivierung möglich
- Prophylaxe nicht möglich
- **passive** Impfung möglich

Zytomegalie, angeborene

Ansteckung
- v.a. bei **erstmaliger Infektion** der Mutter während der Schwangerschaft, wenn die Mutter also noch keine Immunität gegen den Erreger besitzt
- während der ganzen Zeit der Schwangerschaft möglich

Erkrankungsrisiko
- ca. 1 % aller Neugeborenen ist infiziert, ca. 10 % davon zeigen Krankheitssymptome
- je später die Schwangerschaft, umso größer die Wahrscheinlichkeit einer Erkrankung/Schädigung, umso geringer aber deren Schwere

Krankheitsverlauf

Verlaufsformen
- Fruchttod
- Neugeborenen-Zytomegalie
- nachgeburtlich auftretende Infektionsfolgen

Verlauf/Symptomatik

Fruchttod
V.a. bei früher intrauteriner Infektion

Neugeborenen-Zytomegalie
- häufig Frühgeburt und Untergewicht
- **frühe intrauterine** Infektion (1. Trimenon): selten, Generalisations- und Organstadium laufen intrauterin ab, Kind kommt mit schweren Folgeschäden des Organstadiums zur Welt wie Hydrozephalus, Mikrozephalus, intrazerebralen Verkalkungen, Innenohrschäden, Chorioretinitis
- **spätere intrauteriner** Infektion (2. Trimenon): relativ selten, Generalisationsstadium läuft intrauterin ab, Kind kommt mit Organstadium zur Welt, Leitsymptom *Enzephalitis*
- **späte intrauterine** Infektion (3. Trimenon): häufig kommt das Kind im Generalisationsstadium zur Welt, dabei Befall von inneren Organen: Hepatitis, Ikterus, hämolytische Anämie, Leber-, Milzschwellung, Hautblutungen (durch Thrombozytopenie), interstitielle Pneumonie

Nachgeburtlich auftretende Infektionsfolgen
- **Entstehung:**
  - *vorgeburtliche Organschäden* machen sich erst nachgeburtlich bemerkbar (v.a. Hirnschäden)
  - *symptomatische Organinfektion* zum Zeitpunkt der Geburt, ohne definitive Schädigung
  - *asymptomatische Organinfektion* zum Zeitpunkt der Geburt ohne Erkrankung oder Schädigung
  - Ein Teil der Kinder mit nachgeburtlich auftretenden Symptomen kommt also „*gesund*" zur Welt.

- **Symptome/Schäden:**
  - Auftreten nach Wochen, Monaten, evtl. Jahren
  - Schädigung der **Augen** und des **Innenohrs**
  - infolge **Hirn(haut)befall:**
    - Hydrozephalus
    - neurologische und psychische Symptome: Krampfneigung (epileptische Anfälle); spastische Lähmungen; Entwicklungsmängel (statomotorische, psychomotorische, geistige), Verhaltensstörungen; Sprachstörungen

3 Das Infektionsschutzgesetz – Inhalte und Ziele der gesetzlichen Bestimmungen

3.1 Gesellschaftliche Rahmenbedingungen

Trotz beeindruckender Fortschritte in der Vorbeugung und Therapie der Infektionskrankheiten ist der vielfach beschworene Sieg über die Infektionskrankheiten noch nicht in Sicht. Zu Beginn des 21. Jahrhunderts ist sogar von einer Renaissance der übertragbaren Erkrankungen die Rede:

- Jeder 5. Tropenreisende kommt krank von der Reise zurück.
- Die Migration großer Bevölkerungsgruppen lässt bestimmte Infektionskrankheiten, wie z.B. Diphtherie und Tuberkulose, rapide ansteigen.
- An nosokomialen Infektionen sterben jährlich ca. 20 000–40 000 Menschen.
- Etwa 10% der jährlichen Krankenhausaufnahmen in Deutschland erfolgen aufgrund von Infektionskrankheiten.
- Neue sowie gefährliche Krankheitserreger, z.B. HI-Viren, bedrohen in vielen Ländern große Teile der Bevölkerung.
- Es muss damit gerechnet werden, dass immer aggressivere Varianten bereits bekannter Krankheitserreger entstehen, so z.B. EHEC als pathogener E. coli-Stamm.
- Zudem zeigen sich Krankheitserreger aufgrund des massiven und unkontrollierten Antibiotika-Einsatzes zunehmend resistent gegen Antibiotikatherapie.

Das **Infektionsschutzgesetz (IfSG, Gesetz zur Verhütung und Bekämpfung von Infektionskrankheiten beim Menschen)** trägt dieser veränderten epidemiologischen Situation Rechnung und löst das Bundes-Seuchengesetz (BSeuchG) vom Juli 1961 ab. Zweck des Gesetzes ist es „übertragbare Krankheiten beim Menschen vorzubeugen, Infektionen frühzeitig zu erkennen und ihre Weiterverbreitung zu verhindern". Es bildet den Hauptteil des **Gesetzes zur Neuordnung seuchenrechtlicher Vorschriften** (Seuchenrechtsneuordnungsgesetz – SeuchRNeuG). Das Infektionsschutzgesetz wurde am 12.05.2000 beschlossen, es ist am 01.01.2001 in Kraft getreten und hat folgende Gesetze und Verordnungen ersetzt:

- Bundes-Seuchengesetz (BSeuchG)
- Gesetz zur Bekämpfung der Geschlechtskrankheiten einschließlich Durchführungsverordnung
- Laborberichtsverordnung (Verordnung über die Berichtspflicht für positive HIV-Bestätigungstests)
- Verordnungen über die Ausdehnung der Meldepflicht nach § 3 des Bundes-Seuchengesetzes auf die humanen spongiformen Enzephalopathien, das enteropathische hämolytisch-urämische Syndrom (HUS) sowie die Infektion durch enterohämorrhagische Escherichia coli (EHEC).

Im IfSG finden sich viele Regelungen des alten Bundes-Seuchengesetzes wieder. Jedoch gibt es auch einige gravierende Änderungen, die für Heilpraktiker relevant sind. Die folgenden Paragraphen des IfSG (bzw. Teile von ihnen) sind **für Heilpraktiker von besonderer Bedeutung:**

- **§§ 6 und 7** (Meldepflichten)
- **§ 24** (Behandlungsverbote).

Zur besseren Verständlichkeit werden die Texte teilweise nur in Auszügen wiedergegeben, sinngemäß zusammengefasst und ausschließlich inhaltlich besprochen. Den gesamten

Gesetzestext finden Sie unter http://bundesrecht.juris.de/bundesrecht/ifsg/index.html

3.2 Früherkennung, Vorbeugung und Bekämpfung von Infektionskrankheiten

3.2.1 Allgemeine Vorschriften

Das IfSG soll es ermöglichen, übertragbare Krankheiten beim Menschen vorzubeugen, Infektionen frühzeitig zu erkennen und ihre Weiterverbreitung zu verhindern.

Die §§ 1 und 2 des IfSG definieren den Zweck des Gesetzes sowie wichtige grundlegende Begriffe.

Infektionsschutzgesetz

§ 1 Zweck des Gesetzes

(1) Zweck des Gesetzes ist es, übertragbaren Krankheiten beim Menschen vorzubeugen, Infektionen frühzeitig zu erkennen und ihre Weiterverbreitung zu verhindern.

...

§ 2 Begriffsbestimmungen

Im Sinne dieses Gesetzes ist

1. Krankheitserreger
ein vermehrungsfähiges Agens (Virus, Bakterium, Pilz, Parasit) oder ein sonstiges biologisches transmissibles Agens, das bei Menschen eine Infektion oder übertragbare Krankheit verursachen kann,

2. Infektion
die Aufnahme eines Krankheitserregers und seine nachfolgende Entwicklung oder Vermehrung im menschlichen Organismus,

3. übertragbare Krankheit
eine durch Krankheitserreger oder deren toxische Produkte, die unmittelbar oder mittelbar auf den Menschen übertragen werden, verursachte Krankheit,

4. Kranker
eine Person, die an einer übertragbaren Krankheit erkrankt ist,

5. Krankheitsverdächtiger
eine Person, bei der Symptome bestehen, welche das Vorliegen einer bestimmten übertragbaren Krankheit vermuten lassen,

6. Ausscheider
eine Person, die Krankheitserreger ausscheidet und dadurch eine Ansteckungsquelle für die Allgemeinheit sein kann, ohne krank oder krankheitsverdächtig zu sein,

7. Ansteckungsverdächtiger
eine Person, von der anzunehmen ist, dass sie Krankheitserreger aufgenommen hat, ohne krank, krankheitsverdächtig oder Ausscheider zu sein,

8. nosokomiale Infektion
eine Infektion mit lokalen oder systemischen Infektionszeichen als Reaktion auf das Vorhandensein von Erregern oder ihrer Toxine, die im zeitlichen Zusammenhang mit einer stationären oder einer ambulanten medizinischen Maßnahme steht, soweit die Infektion nicht bereits vorher bestand,

9. Schutzimpfung
die Gabe eines Impfstoffes mit dem Ziel, vor einer übertragbaren Krankheit zu schützen,

10. andere Maßnahme der spezifischen Prophylaxe
die Gabe von Antikörpern (passive Immunprophylaxe) oder die Gabe von Medikamenten (Chemoprophylaxe) zum Schutz vor Weiterverbreitung bestimmter übertragbarer Krankheiten,

11. Impfschaden
die gesundheitliche und wirtschaftliche Folge einer über das übliche Ausmaß einer Impfreaktion hinausgehenden gesundheitlichen Schädigung durch die Schutzimpfung; ein Impfschaden liegt auch vor, wenn mit vermehrungsfähigen Erregern geimpft wurde und eine andere als die geimpfte Person geschädigt wurde,

12. Gesundheitsschädling
ein Tier, durch das Krankheitserreger auf Menschen übertragen werden können,

13. Sentinel-Erhebung
eine epidemiologische Methode zur stichprobenar-

tigen Erfassung der Verbreitung bestimmter übertragbarer Krankheiten und der Immunität gegen bestimmte übertragbare Krankheiten in ausgewählten Bevölkerungsgruppen,

14. Gesundheitsamt
die nach Landesrecht für die Durchführung diese Gesetzes bestimmte und mit einem Amtsarzt besetzte Behörde.

...

Nach § 3 IfSG ist die **Prävention** (von Infektionskrankheiten) **durch Aufklärung** öffentliche Aufgabe. Demnach haben die nach Landesrecht zuständigen Stellen über die Möglichkeiten des Infektionsschutzes sowie über Beratungs-, Betreuungs- und Versorgungsangebote zu informieren.

3.2.2 Koordinierung und Früherkennung

Das IfSG regelt die Erfassung von Daten und die Koordinierung von Maßnahmen zum Zweck der Früherkennung und Bekämpfung von Infektionskrankheiten.
Die Vorbeugung und Früherkennung von Infektionskrankheiten ist dann gewährleistet, wenn durch eine verbesserte Epidemiologie Informationen erfasst und entsprechende Maßnahmen durchgeführt werden. Denn Meldungen über Infektionskrankheiten tragen nur dann maßgeblich zum Schutz der Bevölkerung bei, wenn alle Daten rasch zusammengeführt und analysiert werden können.
Im § 4 IfSG ist festgelegt, dass mit Inkrafttreten des IfSG das **Robert-Koch-Institut** (RKI) in Berlin (www.rki.de) die Datenerhebung hinsichtlich übertragbarer Erkrankungen zentral koordinieren, analysieren und bewerten soll. Es soll ferner auf Bundesebene ein epidemiologisches Informationsnetz aufbauen, die Länder beraten und länderübergreifende Maßnahmen zur Bekämpfung von Infektionskrankheiten aufeinander abstimmen. Um die Diagnostik der Infektionskrankheiten und die Entscheidung, ob gemeldet werden muss oder nicht, zu erleichtern, wird das RKI **Kriterien** (Falldefinitionen) erstellen. Außerdem kann es **Sentinel-Erhebungen** (Querschnittsuntersuchungen → § 2) durchführen.

Infektionsschutzgesetz

§ 4 Aufgaben des Robert Koch-Institutes
(1) Das Robert Koch-Institut hat im Rahmen dieses Gesetzes die Aufgabe, Konzeptionen zur Vorbeugung übertragbarer Krankheiten sowie zur frühzeitigen Erkennung und Verhinderung der Weiterverbreitung von Infektionen zu entwickeln. Dies schließt die Entwicklung und Durchführung epidemiologischer und laborgestützter Analysen sowie Forschung zu Ursache, Diagnostik und Prävention übertragbarer Krankheiten ein.

...

Der § 5 IfSG regelt das **Informationsverfahren** zwischen Bund und Ländern, z.B. zur Vermeidung und Eindämmung von Epidemien.

3.3 Bestimmungen zum Meldewesen

Das IfSG regelt die Meldepflicht. Man unterscheidet:

- meldepflichtige Infektionskrankheiten und meldepflichtige Nachweise von Krankheitserregern
- namentliche und nichtnamentliche Meldung.

Heilpraktiker sind ausschließlich im Falle des § 6 Abs. 1 zur Meldung verpflichtet.

3.3.1 Meldepflichtige Krankheiten

Nach § 6 IfSG sind Infektionskrankheiten zu melden, die

- besonders gefährlich sind, gemessen an der Schwere des Krankheitsverlaufs, der Häufigkeit eines tödlichen Ausgangs und akuter Ausbreitungsgefahr oder
- eine sofortige Reaktion der Gesundheitsbehörden erfordern oder
- als Indikator für Hygienemängel gelten.

Infektionsschutzgesetz

§ 6 Meldepflichtige Krankheiten

(1) **Namentlich** ist zu melden:

1. der Krankheitsverdacht, die Erkrankung sowie der Tod an
a) Botulismus
b) Cholera
c) Diphtherie
d) humaner spongiformer Enzephalopathie, außer familiär-hereditärer Formen
e) akuter Virushepatitis
f) enteropathischem hämolytisch-urämischem Syndrom (HUS)
g) virusbedingtem hämorrhagischem Fieber
h) Masern
i) Meningokokken-Meningitis oder -Sepsis
j) Milzbrand
k) Poliomyelitis (als Verdacht gilt jede akute schlaffe Lähmung, außer wenn traumatisch bedingt)
l) Pest
m) Tollwut
n) Typhus abdominalis/Paratyphus
sowie die Erkrankung und der Tod an einer behandlungsbedürftigen Tuberkulose, auch wenn ein bakteriologischer Nachweis nicht vorliegt,

2. der Verdacht auf und die Erkrankung an einer mikrobiell bedingten Lebensmittelvergiftung oder an einer akuten infektiösen Gastroenteritis, wenn
a) eine Person betroffen ist, die eine Tätigkeit im Sinne des § 42 Abs. 1 ausübt,
b) zwei oder mehr gleichartige Erkrankungen auftreten, bei denen ein epidemischer Zusammenhang wahrscheinlich ist oder vermutet wird,

3. der Verdacht einer über das übliche Ausmaß einer Impfreaktion hinausgehenden gesundheitlichen Schädigung,

4. die Verletzung eines Menschen durch ein tollwutkrankes, -verdächtiges oder -ansteckungsverdächtiges Tier sowie die Berührung eines solchen Tieres oder Tierkörpers,

5. soweit nicht nach den Nummern 1 bis 4 meldepflichtig, das Auftreten
a) einer bedrohlichen Krankheit oder
b) von zwei oder mehr gleichartigen Erkrankungen, bei denen ein epidemischer Zusammenhang wahrscheinlich ist oder vermutet wird,

wenn dies auf eine schwerwiegende Gefahr für die Allgemeinheit hinweist und Krankheitserreger als Ursache in Betracht kommen, die nicht in § 7 genannt sind.

Die Meldung nach Satz 1 hat gemäß § 8 Abs. 1 Nr. 1, 3 bis 8, § 9 Abs. 1, 2, 3 Satz 1 oder 3 oder Abs. 4 zu erfolgen.

(2) Dem Gesundheitsamt ist über die Meldung nach Abs. 1 Nr. 1 hinaus mitzuteilen, wenn Personen, die an einer behandlungsbedürftigen Lungentuberkulose leiden, eine Behandlung verweigern oder abbrechen. Die Meldung nach Satz 1...

(3) Dem Gesundheitsamt ist unverzüglich das gehäufte Auftreten nosokomialer Infektionen, bei denen ein epidemischer Zusammenhang wahrscheinlich ist oder vermutet wird, als Ausbruch **nichtnamentlich** zu melden. Die Meldung nach Satz 1...

Behandlungsverbot für HP!

Für Heilpraktiker besteht nicht nur Meldepflicht für die in § 6 genannten Erkrankungen. Diese unterliegen außerdem nach § 24 IfSG einem Behandlungsverbot! Jeder Heilpraktiker muss also in der Lage sein, die „ihm verbotenen" Infektionskrankheiten zu erkennen bzw. bestimmte Verdachtsmomente richtig zu werten.

Unter dem Begriff der „bedrohlichen" Krankheit (§ 6 Abs. 1 Nr. 5) wird das Auftreten einer besonders gefährlichen, aber **bislang unbekannten Krankheit** verstanden. „Zwei oder mehr gleichartige" Fälle bekannter erregerbedingter Krankheiten deuten auf eine **Epidemie** hin. Durch die Nennung dieser beiden **seuchenrelevanten Situationen** werden also auch Infektionskrankheiten erfasst, die nicht bereits in den §§ 6 Abs. 1 Nr. 1–4 oder 7 aufgezählt sind.

Die Meldungen nach § 6 erfolgen **namentlich.** Lediglich die Meldung des gehäuften Auftretens nosokomialer Infektionen erfolgt **nichtnamentlich.** Gemäß § 8 besteht in diesem Fall jedoch keine Meldepflicht für Heilpraktiker.
Die folgende Liste fasst die Meldepflichten der Heilpraktiker gemäß IfSG zusammen.

Meldepflichten der Heilpraktiker gemäß IfSG

Meldepflicht für Heilpraktiker bei Krankheitsverdacht, Erkrankung und Tod:
- Botulismus
- Cholera
- Diphtherie
- humane spongiforme Enzephalopathie, außer familiär-hereditäre Formen
- akute Virushepatitis
- enteropathisches hämolytisch-urämisches Syndrom (HUS)
- virusbedingtes hämorrhagisches Fieber
- Masern
- Meningokokken-Meningitis oder -Sepsis
- Milzbrand
- Poliomyelitis
- Pest
- Tollwut
- Typhus abdominalis/Paratyphus

Meldepflicht für Heilpraktiker bei Erkrankung und Tod:
- behandlungsbedürftige Tuberkulose

Meldepflicht für Heilpraktiker bei Verdacht und Erkrankung:
- mikrobiell bedingte Lebensmittelvergiftung
- akute infektiöse Gastroenteritis, wenn
  - a) eine Person betroffen ist, die eine Tätigkeit im Sinne des § 42 Abs. 1 ausübt,
  - b) zwei oder mehr gleichartige Erkrankungen auftreten, bei denen ein epidemischer Zusammenhang wahrscheinlich ist oder vermutet wird.

Meldepflicht für Heilpraktiker bei Verdacht
- auf einen Impfschaden (→ § 2)
- auf Tollwutinfektion aufgrund der Verletzung durch ein tollwutkrankes, -verdächtiges oder -ansteckungsverdächtiges Tier sowie die Berührung eines solchen Tieres oder Tierkörpers

Meldepflicht für Heilpraktiker bei bzw. von
- einer bedrohlichen Krankheit oder
- zwei oder mehr gleichartigen Erkrankungen, bei denen ein epidemischer Zusammenhang wahrscheinlich ist oder vermutet wird,

wenn dies auf eine schwerwiegende Gefahr für die Allgemeinheit hinweist und Krankheitserreger als Ursache in Betracht kommen, die nicht in § 7 genannt sind.

Nicht zur Meldung verpflichtet sind Heilpraktiker
- bei Behandlungsverweigerung bzw. Behandlungsabbruch eines Patienten mit behandlungsbedürftiger Lungentuberkulose
- gehäuftem Auftreten nosokomialer Infektionen

3.3.2 Meldepflichtige Nachweise von Krankheitserregern

Nach § 7 IfSG besteht bei akuten Infektionen für die genannten Krankheitserreger Meldepflicht. Es muss ein direkter oder indirekter Nachweis erbracht werden.

Zu den **direkten Erregernachweisen** gehören z.B. die mikroskopische Untersuchung einer Bakterien- oder Pilzkultur; als **indirekter Erregernachweis** gelten z.B. der Nachweis spezifischer Virusantikörper und Virusantigene.
Außerdem wird zwischen der namentlichen und der nichtnamentlichen Meldung unterschieden. Die Pflicht zur **namentlichen Meldung** gilt für Krankheitserreger, deren direkter oder indirekter Nachweis
- eine unmittelbare Reaktion des Gesundheitsamtes und rasch einsetzende Maßnah-

men erfordert, die die akute Gefahr der Weiterverbreitung eindämmen können.
- bestimmte (z.B. therapeutische, hygienische) Maßnahmen abbrechen lassen muss, die aufgrund einer Verdachtsmeldung bereits eingeleitet wurden, sich aber durch das andere Ergebnis der Laboruntersuchung als falsch erweisen.

Die **nichtnamentliche Meldepflicht** umfasst (jeweils zwei)
- sexuell übertragbare Infektionskrankheiten (Syphilis, Aids)
- vektoriell übertragbare Infektionskrankheiten (Malaria, Echinokokkose)
- angeborene übertragbare Infektionskrankheiten (konnatale Röteln, konnatale Toxoplasmose).

Infektionsschutzgesetz

§ 7 Meldepflichtige Nachweise von Krankheitserregern

(1) **Namentlich** ist bei folgenden Krankheitserregern, soweit nicht anders bestimmt, der **direkte** oder **indirekte** Nachweis zu melden, soweit die Nachweise auf eine **akute Infektion** hinweisen:

1. Adenoviren; Meldepflicht nur für den direkten Nachweis im Konjunktivalabstrich
2. Bacillus anthracis
3. Borrelia recurrentis
4. Brucella sp.
5. Campylobacter sp., darmpathogen
6. Chlamydia psittaci
7. Clostridium botulinum oder Toxinnachweis
8. Corynebacterium diphtheriae, Toxin bildend
9. Coxiella burnetii
10. Cryptosporidium parvum
11. Ebolavirus
12. a) Escherichia coli, enterohämorrhagische Stämme (EHEC)
    b) Escherichia coli, sonstige darmpathogene Stämme
13. Francisella tularensis
14. FSME-Virus
15. Gelbfiebervirus
16. Giardia lamblia
17. Haemophilus influenzae; Meldepflicht nur für den direkten Nachweis aus Liquor oder Blut
18. Hantaviren
19. Hepatitis-A-Virus
20. Hepatitis-B-Virus
21. Hepatitis-C-Virus; Meldepflicht für alle Nachweise, soweit nicht bekannt ist, dass eine chronische Infektion vorliegt
22. Hepatitis-D-Virus
23. Hepatitis-E-Virus
24. Influenzaviren; Meldepflicht nur für den direkten Nachweis
25. Lassavirus
26. Legionella sp.
27. Leptospira interrogans
28. Listeria monocytogenes; Meldepflicht nur für den direkten Nachweis aus Blut, Liquor oder anderen normalerweise sterilen Substraten sowie aus Abstrichen von Neugeborenen
29. Marburgvirus
30. Masernvirus
31. Mycobacterium leprae
32. Mycobacterium tuberculosis/africanum, Mycobacterium bovis; Meldepflicht für den direkten Erregernachweis sowie nachfolgend für das Ergebnis der Resistenzbestimmung; vorab auch für den Nachweis säurefester Stäbchen im Sputum
33. Neisseria meningitidis; Meldepflicht nur für den direkten Nachweis aus Liquor, Blut, hämorrhagischen Hautinfiltraten oder anderen normalerweise sterilen Substraten
34. Norwalk-ähnliches Virus; Meldepflicht nur für den direkten Nachweis aus Stuhl
35. Poliovirus
36. Rabiesvirus
37. Rickettsia prowazekii
38. Rotavirus
39. Salmonella Paratyphi; Meldepflicht für alle direkten Nachweise
40. Salmonella Typhi; Meldepflicht für alle direkten Nachweise

41. Salmonella, sonstige
42. Shigella sp.
43. Trichinella spiralis
44. Vibrio cholerae O-1 und O-139
45. Yersinia enterocolitica, darmpathogen
46. Yersinia pestis
47. andere Erreger hämorrhagischer Fieber.

Die Meldung nach Satz 1 hat gemäß § 8 Abs. 1 Nr. 2, 3, 4 und Abs. 4, § 9 Abs. 1, 2, 3 Satz 1 oder 3 zu erfolgen.

(2) **Namentlich** sind in dieser Vorschrift nicht genannte Krankheitserreger zu melden, soweit deren örtliche und zeitliche Häufung auf eine schwerwiegende Gefahr für die Allgemeinheit hinweist. Die Meldung nach Satz 1 hat gemäß § 8 Abs. 1 Nr. 2, 3 und Abs. 4, § 9 Abs. 2, 3 Satz 1 oder 3 zu erfolgen.

(3) **Nichtnamentlich** ist bei folgenden Krankheitserregern der direkte oder indirekte Nachweis zu melden:

1. Treponema pallidum
2. HIV
3. Echinococcus sp.
4. Plasmodium sp.
5. Rubellavirus; Meldepflicht nur bei konnatalen Infektionen
6. Toxoplasma gondii; Meldepflicht nur bei konnatalen Infektionen.

Die Meldung nach Satz 1 hat gemäß § 8 Abs. 1 Nr. 2, 3 und Abs. 4, § 10 Abs. 1 Satz 1,

Abs. 3, 4 Satz 1 zu erfolgen.

Der Leiter des untersuchenden Labors muss die Nachweise nur dann melden, wenn diese auf eine **akute Infektion** hinweisen. Hingegen müssen z.B. Antikörper einer vor Jahren durchgemachten Infektionskrankheit nicht gemeldet werden.

Heilpraktiker müssen in der Lage sein, die im § 7 IfSG aufgeführten Infektionskrankheiten frühzeitig zu erkennen. Zwar sind sie gemäß § 8 **nicht zur Meldung verpflichtet,** es besteht jedoch ein **Behandlungsverbot!** Dies bedeutet, dass jeder Heilpraktiker in der Lage sein muss, auch diese „ihm verbotenen" Infektionskrankheiten zu erkennen bzw. bestimmte Verdachtsmomente richtig zu werten.

3.3.3 Zur Meldung verpflichtete Personen

Im Gegensatz zum alten Bundes-Seuchengesetz wird der **Heilpraktiker** in diesem Gesetz **ausdrücklich zur Meldung verpflichtet** und somit in die Verantwortung genommen. Dies gilt auch dann, wenn ein Arzt gleichzeitig, vor oder nach dem Heilpraktiker mit der Behandlung beauftragt wird! Der Heilpraktiker ist **nur dann von der Meldepflicht befreit,** wenn er den schriftlichen Nachweis erbringen kann, dass bereits eine Meldung erfolgte (§ 8 Abs. 3).

Meldepflicht für Heilpraktiker!

Heilpraktiker sind in jedem Fall des § 6 Abs. 1 zur Meldung verpflichtet! Ausnahme: Es liegt ein (schriftlicher) Nachweis vor, dass bereits eine Meldung erfolgte (§ 8 Abs. 3). Bei Verstößen gegen die Meldepflicht drohen hohe Bußgelder (§ 73 IfSG).

Die Meldepflicht für den Heilpraktiker umfasst die Krankheiten nach § 6 Abs. 1 einschließlich der Verdachtsfälle auf Tollwut und Impfschaden, nicht aber den (direkten oder indirekten) Erregernachweis (§ 7 IfSG) einer akuten Infektion. In diesem Fall meldet immer der Leiter des Labors, in dem der Nachweis geführt wurde; für Heilpraktiker besteht keine Meldepflicht, wohl aber ein Behandlungsverbot!

Ebenfalls meldepflichtig: Unbegründete Verdachtsmeldung!

Vermutet ein Heilpraktiker eine bereits **bei Verdacht** meldepflichtige Infektionskrankheit, um daraufhin die Behandlung des Patienten einem Arzt zu übergeben und die Infektionskrankheit ordnungsgemäß zu melden, so muss er dem Gesundheitsamt unverzüglich mitteilen, wenn sich später herausstellen sollte, dass der Verdacht unbegründet war.

Infektionsschutzgesetz

§ 8 Zur Meldung verpflichtete Personen

(1) Zur Meldung oder Mitteilung sind verpflichtet:

1. im Falle des § 6 der feststellende Arzt; in Krankenhäusern oder anderen Einrichtungen der stationären Pflege ist für die Einhaltung der Meldepflicht neben dem feststellenden Arzt auch der leitende Arzt, in Krankenhäusern mit mehreren selbständigen Abteilungen der leitende Abteilungsarzt, in Einrichtungen ohne leitenden Arzt der behandelnde Arzt verantwortlich,
2. **im Falle des § 7 die Leiter von Medizinaluntersuchungsämtern und sonstigen privaten oder öffentlichen Untersuchungsstellen einschließlich der Krankenhauslaboratorien,**
3. im Falle der §§ 6 und 7 die Leiter von Einrichtungen der pathologisch-anatomischen Diagnostik, wenn ein Befund erhoben wird, der sicher oder mit hoher Wahrscheinlichkeit auf das Vorliegen einer meldepflichtigen Erkrankung oder Infektion durch einen meldepflichtigen Krankheitserreger schließen lässt,
4. im Falle des § 6 Abs. 1 Nr. 4 und im Falle des § 7 Abs. 1 Nr. 36 bei Tieren, mit denen Menschen Kontakt gehabt haben, auch der Tierarzt,
5. im Falle des § 6 Abs. 1 Nr. 1, 2 und 5 und Absatz 3 Angehörige eines anderen Heil- oder Pflegeberufs, der für die Berufsausübung oder die Führung der Berufsbezeichnung eine staatlich geregelte Ausbildung oder Anerkennung erfordert,
6. im Falle des § 6 Abs.1 Nr. 1, 2 und 5 der verantwortliche Luftfahrzeugführer oder der Kapitän eines Seeschiffes,
7. im Falle des § 6 Abs. 1 Nr. 1, 2 und 5 die Leiter von Pflegeeinrichtungen, Justizvollzugsanstalten, Heimen, Lagern oder ähnlichen Einrichtungen,
8. **im Falle des § 6 Abs. 1 der Heilpraktiker.**

(2) Die Meldepflicht besteht nicht für Personen des Not- und Rettungsdienstes, wenn der Patient unverzüglich in eine ärztlich geleitete Einrichtung gebracht wird. Die Meldepflicht besteht für die in Absatz 1 Nr. 5 bis 7 bezeichneten Personen nur, wenn ein Arzt nicht hinzugezogen wurde.

(3) Die Meldepflicht besteht nicht, wenn dem Meldepflichtigen ein Nachweis vorliegt, dass die Meldung bereits erfolgte und andere als die bereits gemeldeten Angaben nicht erhoben wurden. Satz 1 gilt auch für Erkrankungen, bei denen der Verdacht bereits gemeldet wurde.

(4) ...

(5) Der Meldepflichtige hat dem Gesundheitsamt unverzüglich mitzuteilen, wenn sich eine Verdachtsmeldung nicht bestätigt hat.

3.3.4 Die namentliche Meldung und ihre Durchführung

Im § 9 IfSG wird unter anderem festgelegt, welche Angaben eine **namentliche Meldung** enthalten muss und wann sie zu erfolgen hat. Für diese Angaben stehen Formblätter des Gesundheitsamts zur Verfügung. Es empfiehlt sich, ein solches Formblatt stets in der Praxis vorrätig zu haben. Der Heilpraktiker muss nur die Fakten angeben, die ihm vorliegen.

Namentliche Meldung binnen 24 Stunden

Die namentliche Meldung muss innerhalb von 24 Stunden dem Gesundheitsamt gemeldet werden, das für den **Aufenthalt des Betroffenen** zuständig ist.

Dies bedeutet, dass z.B. die meldepflichtige Infektionskrankheit eines Patienten, der zwar in München wohnt, sich jedoch zum Zeitpunkt seiner Erkrankung in Hamburg aufhält, dem zuständigen Hamburger Gesundheitsamt gemeldet werden muss.

Infektionsschutzgesetz

§ 9 Namentliche Meldung

(1) Die namentliche Meldung durch eine der in § 8 Abs. 1 Nr. 1, 4 bis 8 genannten Personen muss folgende Angaben enthalten:

1. Name, Vorname des Patienten
2. Geschlecht
3. Tag, Monat und Jahr der Geburt
4. Anschrift der Hauptwohnung und, falls abweichend: Anschrift des derzeitigen Aufenthaltsortes
5. Tätigkeit in Einrichtungen im Sinne des § 36 Abs. 1 oder 2; Tätigkeit im Sinne des § 42 Abs. 1 bei akuter Gastroenteritis, akuter Virushepatitis, Typhus abdominalis/Paratyphus und Cholera
6. Betreuung in einer Gemeinschaftseinrichtung gemäß § 33
7. Diagnose beziehungsweise Verdachtsdiagnose
8. Tag der Erkrankung oder Tag der Diagnose, gegebenenfalls Tag des Todes
9. wahrscheinliche Infektionsquelle
10. Land, in dem die Infektion wahrscheinlich erworben wurde; bei Tuberkulose Geburtsland und Staatsangehörigkeit
11. Name, Anschrift und Telefonnummer der mit der Erregerdiagnostik beauftragten Untersuchungsstelle
12. Überweisung in ein Krankenhaus beziehungsweise Aufnahme in einem Krankenhaus oder einer anderen Einrichtung der stationären Pflege und Entlassung aus der Einrichtung, soweit dem Meldepflichtigen bekannt
13. Blut-, Organ- oder Gewebespende in den letzten 6 Monaten
14. Name, Anschrift und Telefonnummer des Meldenden
15. bei einer Meldung nach § 6 Abs. 1 Nr. 3 die Angaben nach § 22 Abs. 2.

Bei den in § 8 Abs. 1 Nrn. 4 bis 8 genannten Personen beschränkt sich die Meldepflicht auf die ihnen vorliegenden Angaben.

(2) ... (Hier wird festgelegt, welche speziellen Angaben eine Meldung enthalten muss, die gemäß § 8 Abs. 1 Nr. 2 und 3 meldepflichtige Personen sind).

(3) Die namentliche Meldung muss **unverzüglich, spätestens innerhalb von 24 Stunden** nach erlangter Kenntnis gegenüber **dem für den Aufenthalt des Betroffenen zuständigen Gesundheitsamt**, im Falle des Absatz 2 gegenüber dem für den Einsender zuständigen Gesundheitsamt erfolgen. Eine Meldung darf wegen einzelner fehlender Angaben nicht verzögert werden. Die Nachmeldung oder Korrektur von Angaben hat unverzüglich nach deren Vorliegen zu erfolgen. Liegt die Hauptwohnung oder der gewöhnliche Aufenthaltsort der betroffenen Person im Bereich eines anderen Gesundheitsamtes, so hat das unterrichtete Gesundheitsamt das für die Hauptwohnung, bei mehreren Wohnungen das für den gewöhnlichen Aufenthaltsort des Betroffenen zuständige Gesundheitsamt unverzüglich zu benachrichtigen.

(4) Dieser Absatz regelt die Meldepflicht eines Luftfahrzeugführers oder Kapitäns eines Seeschiffes.

(5) Dieser Absatz enthält Richtlinien zum Schutz und zur Löschung der personenbezogenen Daten.

3.3.5 Nichtnamentliche Meldung und weitere Bestimmungen zum Meldewesen

Der **§ 10 IfSG** regelt die **nichtnamentliche Meldung** nach § 7 Abs. 3. Diese Meldepflicht betrifft nach § 8 Abs. 1, Nr. 2 und 3 nur den als Leiter des untersuchenden Instituts zuständigen Arzt.

Der **§ 11 IfSG** legt fest, welche epidemiologischen Angaben die Gesundheitsämter und die zuständigen Landesbehörden in welchem Zeitraum dem **Robert-Koch-Institut** übermitteln müssen. Ferner ist festgelegt, welche Daten zur Erfassung von Impfschäden gesammelt und an das RKI weiterzuleiten sind.

Nach **§ 12 IfSG** ist das Auftreten von Cholera, Diphtherie, Fleckfieber, Gelbfieber, virusbedingtem hämorrhagischen Fieber, Pest, Poliomyelitis, Rückfallfieber, außerdem Fälle von Influenzavirusnachweisen vom zuständigen Gesundheitsamt **unverzüglich** an die oberste Landesbehörde zu melden. Diese hat die Meldung an das Robert-Koch-Institut weiterzugeben, das seinerseits die **zuständigen Behörden der Europäischen Union** zu informieren hat. Das Ziel ist die Schaffung eines Netzes für die epidemiologische Überwachung und Kontrolle übertragbarer Erkrankungen in der EU.

3.4 Verhütung übertragbarer Krankheiten

3.4.1 Überwachung der epidemiologischen Lage

Um epidemische Entwicklungen spezifischer Krankheitsfelder in einer Teil-Bevölkerung bzw. der Bevölkerung insgesamt zu ermitteln, führt das Robert-Koch-Institut immer wieder Querschnittsuntersuchungen, sog. **Sentinel-Erhebungen** (sentinel, engl.: Wächter, Überwachung) durch. So wurde von 1988 bis 1994 im Rahmen einer vom Bundesministerium für Gesundheit (BMG) geförderten Studie in jährlicher Folge eine Querschnittsuntersuchung bei einer repräsentativen Stichprobe von niedergelassenen Ärzten ausgeführt, um die Struktur und Gesamtzahl der in Behandlung befindlichen HIV-positiven Patienten zu ermitteln. Ab 1991 wurde die Erhebung auf Syphilis und Gonorrhoe, ab 1993 auf Hepatitis (A, B und C) ausgedehnt. Gegenwärtig werden unter anderem die Routine-Sentinel-Erhebungen gemäß § 13/14 des Infektionsschutzgesetzes vorbereitet.

Aufgrund des **§ 13 IfSG** kann das Robert-Koch-Institut in Zusammenarbeit mit ausgewählten Einrichtungen der Gesundheitsvorsorge oder -versorgung so genannte Sentinel-Erhebungen (→ § 2) unter den dort festgelegten Bedingungen durchführen.

Der **§ 14 IfSG** legt fest, dass das BMG im Benehmen mit den zuständigen Landesbehörden bestimmt, welche Krankheiten und Krankheitserreger durch Sentinel-Erhebungen überwacht werden.

Änderungen der Meldepflicht beachten!

Achten Sie immer auf aktuelle Änderungen der Meldepflicht und auf die regionalen Bestimmungen der Bundesländer! Dies gilt nicht nur vor der Überprüfung. Auskunft geben z.B. die Heilpraktikerverbände oder das Gesundheitsamt.

Wenn die epidemiologische Lage dies erfordert, können das Bundesministerium für Gesundheit, aber auch die einzelnen Bundesländer die Meldepflichten ändern. Der **§ 15 IfSG** regelt die diesbezüglichen Kompetenzen.

Infektionsschutzgesetz

§ 15 Anpassung der Meldepflicht an die epidemische Lage

(1) Das Bundesministerium für Gesundheit wird ermächtigt, durch Rechtsverordnung mit Zustimmung des Bundesrates **die Meldepflicht** für die in § 6 aufgeführten Krankheiten oder die in § 7 aufgeführten Krankheitserreger **aufzuheben, einzuschränken oder zu erweitern** oder die Meldepflicht **auf andere übertragbare Krankheiten oder Krankheitserreger auszudehnen,** soweit die epidemische Lage dies zulässt oder erfordert.

(2) **In dringenden Fällen** kann zum Schutz der Bevölkerung die Rechtsverordnung ohne Zustimmung des Bundesrates erlassen werden. ...

(3) Solange das Bundesministerium für Gesundheit von der Ermächtigung nach Absatz 1 keinen Gebrauch macht, sind die **Landesregierungen zum Erlass einer Rechtsverordnung nach Absatz 1 ermächtigt,** sofern die Meldepflicht nach diesem Gesetz hierdurch nicht eingeschränkt oder aufgehoben wird. ...

Anpassung an die epidemische Lage

Das Behandlungsverbot und die Meldepflicht gelten auch bei Erkrankungen, die aufgrund der epidemischen Lage durch eine Rechtsverordnung in die Meldepflicht einbezogen werden. Als HP sind Sie verpflichtet, sich über derartige Änderungen zu informieren!

3.4.2 Maßnahmen zur Verhütung übertragbarer Krankheiten

Nach §§ **16–23 IfSG** können unterschiedliche Maßnahmen eingeleitet werden, die zur **Verhütung übertragbarer Krankheiten** beitragen sollen. Art und Umfang dieser Maßnahmen sind detailliert und präzise formuliert, und ihre Durchführung ist nur dann gerechtfertigt, wenn dem Einzelnen oder der Allgemeinheit Gefahr droht.

Infektionsschutzgesetz

§ 16 Allgemeine Maßnahmen der zuständigen Behörde

(1) Werden Tatsachen festgestellt, die zum Auftreten einer übertragbaren Krankheit führen können, oder ist anzunehmen, dass solche Tatsachen vorliegen, so trifft die zuständige Behörde die notwendigen Maßnahmen zur Abwendung der dem Einzelnen oder der Allgemeinheit hierdurch drohenden Gefahren. ...

(2) (Zusammenfassung) Die Behörden und das Gesundheitsamt können hierzu alle erforderlichen Auskünfte einholen, Grundstücke, Räume, Anlagen, Einrichtungen und Verkehrsmittel betreten und alle relevanten Bücher und Unterlagen einsehen sowie hieraus Abschriften, Ablichtungen oder Auszüge anzufertigen. Wer entsprechende Unterlagen, Informationen und Räumlichkeiten usw. besitzt, hat diese zugänglich zu machen. Ferner können alle zuständigen Behörden Proben zur Untersuchung fordern oder entnehmen.

...

Der **§ 17 IfSG** regelt „besondere Maßnahmen der zuständigen Behörde" sowie „Rechtsverordnungen durch die Länder". Einige Inhalte:

- Wenn eine Krankheitsverbreitung durch kontaminierte Gegenstände zu befürchten ist, werden diese Gegenstände entseucht oder ggf. vernichtet.
- Zur Bekämpfung der Infektionskrankheiten, der Krankheitserreger oder der Gesundheitsschädlinge können und müssen zahlreiche Maßnahmen durchgeführt werden. Hierfür kann die Behörde Fachkräfte beauftragen.
- Unter bestimmten Umständen können die in den Artikeln des Grundgesetzes festgelegten **Grundrechte eingeschränkt werden.** Dies sind die Grundrechte der Freiheit der Person, der Freizügigkeit, der Versammlungsfreiheit und der Unverletzlichkeit der Wohnung.

Der **§ 18 IfSG** legt Bedingungen, Vorgehen und Zuständigkeiten sowie Kostenübernahme fest, um bei den „behördlich angeordneten Entseuchungen, Entwesungen, Bekämpfung von Krankheitserreger übertragenden Wirbeltiere" vor der Übertagung von Infektionskrankheiten zu schützen. Während **Entseuchung** Maßnahmen zur Desinfektion oder Sterilisation meint, versteht man unter **Entwesung** *(Desinfestation)* die Vernichtung von schädlichen Kleintieren, z.B. Flöhe, Läuse, Ratten, Mäuse.
Der **§ 19 IfSG** bestimmt „Aufgaben des Gesundheitsamtes in besonderen Fällen". Das Gesundheitsamt bietet bezüglich **sexuell übertragbarer Erkrankungen** (→ Kap. 2) und **Tuberkulose** für Personen mit erhöhter Ansteckungsgefahr (z.B. Prostituierte) anonyme und für die Patienten kostenlose Beratungen und Untersuchungen an, in Einzelfällen auch die ambulante Behandlung.

3.4.3 Schutzimpfungen und andere Maßnahmen der spezifischen Prophylaxe

Im § **20 IfSG** finden sich viele wichtige Regelungen zum Thema Impfen. Die wichtigsten im Überblick:

- Auch im Zusammenhang mit Impfungen hat das Robert-Koch-Institut eine zentrale Bedeutung. Die Einrichtung der **Ständigen Impfkommission** (STIKO, www.rki.de/GESUND/IMPFEN/IMPFEN.HTM?IMPF_SEL.HTM&0) ist nun gesetzlich verankert. Diese schon längere Zeit bestehende Einrichtung empfiehlt unter anderem die Schutzimpfungen. Die jeweils aktuellen **Impfempfehlungen** gibt es bei den Gesundheitsämtern.
- Wenn „eine übertragbare Krankheit mit klinisch schwerem Verlauf auftritt und mit ihrer epidemischen Verbreitung zu rechnen ist", können **Zwangsimpfungen** und andere prophylaktische Maßnahmen angeordnet werden, wodurch das **Grundrecht der körperlichen Unversehrtheit** insoweit eingeschränkt wird.
- Die Gesundheitsämter können **unentgeltlich** Schutzimpfungen anbieten.

Vor allem Heilpraktikeranwärter sollten die aktuellen Impfempfehlungen der STIKO gut kennen.

Infektionsschutzgesetz

§ 20 Schutzimpfungen und andere Maßnahmen der spezifischen Prophylaxe

(1) Die zuständige obere Bundesbehörde, die Obersten Landesgesundheitsbehörden und die von ihnen beauftragten Stellen sowie die Gesundheitsämter informieren die Bevölkerung über die Bedeutung von Schutzimpfungen und anderen Maßnahmen der spezifischen Prophylaxe übertragbarer Krankheiten.

(2) Beim Robert-Koch-Institut wird eine **Ständige Impfkommission** eingerichtet. Die Kommission gibt **Empfehlungen zur Durchführung von Schutzimpfungen** und zur Durchführung anderer Maßnahmen der spezifischen Prophylaxe übertragbarer Krankheiten und entwickelt Kriterien zur Abgrenzung einer üblichen Impfreaktion und einer über das übliche Ausmaß einer Impfreaktion hinausgehenden gesundheitlichen Schädigung. ... Die Empfehlungen der Kommission werden von dem Robert Koch-Institut den Obersten Landesgesundheitsbehörden übermittelt und anschließend **veröffentlicht**.

(3) Die Obersten Landesgesundheitsbehörden sollen öffentliche Empfehlungen für Schutzimpfungen oder andere Maßnahmen der spezifischen Prophylaxe auf der Grundlage der jeweiligen Empfehlungen der Ständigen Impfkommission aussprechen.

...

(4) und (5) Kosten der Schutzimpfungen und Prophylaxe

...

(6) Das Bundesministerium für Gesundheit wird ermächtigt, durch Rechtsverordnung mit Zustimmung des Bundesrates anzuordnen, **dass bedrohte Teile der Bevölkerung an Schutzimpfungen** oder anderen Maßnahmen der spezifischen Prophylaxe **teilzunehmen haben,** wenn eine übertragbare Krankheit mit klinisch schweren Verlaufsformen auftritt und mit ihrer epidemischen Verbreitung zu rechnen ist. Das **Grundrecht der körperlichen Unversehrtheit** (...) **kann** insoweit **eingeschränkt werden.** ...

(7) Solange das Bundesministerium für Gesundheit von der Ermächtigung nach Absatz 6 keinen Gebrauch macht, sind die Landesregierungen zum Erlass einer Rechtsverordnung nach Absatz 6 ermächtigt. ... Das **Grundrecht der körperlichen Unversehrtheit** (...) **kann** insoweit **eingeschränkt werden.**

3.4.4 Impfstoffe und Impfausweis

Der § **21 IfSG** regelt, welche Impfstoffe wann verwendet werden dürfen. Auch dieser Paragraph erlaubt die Einschränkung des Grundrechts auf körperliche Unversehrtheit.
Im § **22 IfSG** ist die Ausstellung des Impfausweises festgelegt.

Infektionsschutzgesetz

§ 22 Impfausweis

(1) **Der impfende Arzt** hat jede Schutzimpfung unverzüglich in einen Impfausweis nach Absatz 2 einzutragen oder, falls der Impfausweis nicht vorgelegt wird, eine Impfbescheinigung auszustellen. **Der impfende Arzt** hat den Inhalt der Impfbescheinigung auf Verlangen in den Impfausweis einzutragen. Im Falle seiner Verhinderung hat das Gesundheitsamt die Eintragung nach Satz 2 vorzunehmen.

(2) (Sinngemäß) Inhalt des Impfausweises

(3) (Sinngemäß) Der Impfausweis muss Hinweise zum Verhalten bei ungewöhnlichen Impfreaktionen enthalten und auf Ansprüche bei Eintritt eines Impfschadens aufmerksam machen.

Zwar verbietet die hier gebrauchte Formulierung „der impfende Arzt“ den Heilpraktikern nicht ausdrücklich das Impfen. Aufgrund verschiedener Gesetze und Sachverhalte ergibt sich jedoch, dass Heilpraktiker keine Schutzimpfungen durchführen:

- Das IfSG geht offensichtlich davon aus, dass **nur ein Arzt** die Impfung durchführt.
- Alle **Impfstoffe** sind **verschreibungspflichtig** und können nur in (unrealistischen) Ausnahmefällen legal in die Hände des Heilpraktikers gelangen. Ein illegales „Beschaffen“ dieser Impfstoffe bedeutet einen **Verstoß gegen das Arzneimittelgesetz.**
- Die **Sorgfaltspflicht** verlangt die richtige Einschätzung und Handhabung von Kontraindikationen und Risiken (z.B. anaphylaktischer Schock, Impfschaden).
- Heilpraktikern ist es nicht erlaubt, „amtliche“ Dokumente oder Urkunden auszustellen. Eine Impfung muss jedoch im Impfausweis dokumentiert werden.
- Vielen Heilpraktikern ist zudem der Gedanke, Impfungen durchzuführen, fremd und mit ihrem Selbstverständnis unvereinbar.

Heilpraktiker führen keine Schutzimpfungen durch.

3.4.5 Nosokomiale Infektionen, Resistenzen

Im **§ 23 IfSG** ist die Meldung nosokomialer Infektionen (→ § 2) geregelt. Es ist ferner festgelegt, dass das Robert-Koch-Institut eine Kommission für Krankenhaushygiene und Infektionsprävention einrichtet. Diese erstellt Empfehlungen zur Vorbeugung nosokomialer Infektionen sowie für betrieblich-organisatorische und baulich-funktionelle Maßnahmen der Hygiene in Krankenhäusern und **anderen medizinischen Einrichtungen.** Hierzu zählen auch **Heilpraktikerpraxen.**

Hygieneempfehlungen beachten

Heilpraktiker sollten deshalb immer auf aktuelle Veröffentlichungen der Berufsverbände oder des Gesundheitsamtes zu diesen Empfehlungen achten und sich nach ihnen richten.

3.5 Bekämpfung übertragbarer Krankheiten

Die §§ 24 bis 32 IfSG regeln unterschiedliche Maßnahmen zur Bekämpfung übertragbarer Krankheiten. Der § 24, der für Heilpraktiker wichtigste Paragraph, bringt einige gravierende Änderungen. Er legt fest, wer meldepflichtige Infektionskrankheiten behandeln darf.

Infektionsschutzgesetz

§ 24 Behandlung übertragbarer Krankheiten

Die Behandlung von Personen, die an einer der in § **6** Abs. 1 Satz 1 Nr. 1, 2 und 5 oder § **34** Abs.1 genannten übertragbaren Krankheiten erkrankt oder dessen verdächtig sind oder die mit einem Krankheitserreger nach § 7 infiziert sind, ist **insoweit** im Rahmen der berufsmäßigen Ausübung der Heilkunde nur Ärzten gestattet. Satz 1 **gilt entspre-**

chend bei sexuell übertragbaren Krankheiten und für Krankheiten oder Krankheitserreger, die durch eine **Rechtsverordnung** auf Grund des § 15 Abs. 1 in die Meldepflicht einbezogen sind. Als Behandlung im Sinne der Sätze 1 und 2 **gilt auch der direkte und indirekte Nachweis** eines Krankheitserregers für die Feststellung einer Infektion oder übertragbaren Krankheit; § 46 gilt entsprechend.

3.5.1 Behandlung übertragbarer Krankheiten

Behandlungsverbot für Heilpraktiker

Für Heilpraktiker besteht Behandlungsverbot nach **§ 24 IfSG** für alle Krankheiten, die

- im § 6 Abs. 1 Satz 1 Nr. 1, 2 und 5 genannt sind
- durch Erreger des § 7 verursacht wurden
- im § 34 Abs. 1 aufgeführt sind
- sexuell übertragbar sind
- aufgrund einer Rechtsverordnung (§ 15 IfSG) in die Meldepflicht einbezogen sind.
- Verstöße gegen das Behandlungsverbot werden mit **Freiheitsstrafe bis zu einem Jahr** oder mit **Geldstrafe** bestraft (→ 3.8.1, § 75 IfSG).

Wer darf welche Erkrankungen behandeln?

Der **§ 24 IfSG** enthält wohl die für Heilpraktiker **wesentlichste Neuregelung** im Vergleich zum alten Bundes-Seuchengesetz. Nach der alten Rechtslage bestand für Heilpraktiker grundsätzlich ein Behandlungsverbot für **Personen** mit meldepflichtiger Infektionskrankheit. Solche Patienten durften also nicht behandelt werden (Verbot), selbst wenn die Behandlung auf andere, zusätzliche Erkrankungen abzielte. Demnach hätte z.B. ein Heilpraktiker nicht die Ischialgie eines Tuberkulosepatienten behandeln dürfen.
Das Wort **„insoweit"** ändert nun, laut Kommentar zum Gesetzentwurf, die Sachlage und ordnet das **Privileg für Ärzte** ausschließlich der Infektionskrankheit zu. „Diese Vorschrift entspricht im Wesentlichen § 30 BSeuchG sowie § 9 Abs. 1 GeschlKrG. Der Differenzierung nach den Krankheiten (§ 6 IfSG) und Krankheitserregern (§ 7 IfSG) wird Rechnung getragen. Durch die Einfügung ‚insoweit' wird klargestellt, dass das Ärzteprivileg sich nur auf die Behandlung der in der Vorschrift genannten Krankheiten bezieht".

Der Heilpraktiker darf also die Erkrankung behandeln, die unabhängig von einer Krankheit besteht, die dem Behandlungsverbot für Heilpraktiker unterliegt. Selbstverständlich muss hierbei die Sorgfaltspflicht eingehalten werden.

So darf der Heilpraktiker beispielsweise keine Hepatitis behandeln, einen jedoch gleichzeitig, aber unabhängig davon bestehenden Tennisellbogen oder Fußpilz darf er allerdings therapieren. Dabei hat er aufgrund der Sorgfaltspflicht darauf zu achten, dass für niemanden Ansteckungsgefahr besteht und die Behandlung dem Zustand des Patienten Rechnung trägt und ihn nicht verschlechtert.
Das Behandlungsverbot für Patienten, die mit einem Erreger nach § 7 infiziert sind, gilt gleichfalls nur in Beziehung zu dem Erreger und ist auf die meldepflichtigen Fälle der Infektion beschränkt. Folglich dürfen auch diese Patienten bei unabhängig hiervon auftretenden Erkrankungen von Heilpraktikern behandelt werden.

Keine Linderung mehr durch Heilpraktiker

Dem IfSG zufolge ist es leider nicht mehr erlaubt, bis zum Eintreffen des Arztes „lindernde Maßnahmen" zu ergreifen. Die entsprechende Regelung des Bundes-Seuchengesetzes (§ 30 BSeuchG) wurde gestrichen. Im Falle einer akut lebensbedrohlichen Situation ist der Heilpraktiker jedoch aufgrund des § 323 c StGB bis zur schnellstmöglichen Übernahme der Behandlung durch einen Arzt zur Ersten Hilfe verpflichtet (Beispiel: bis zum Eintreffen des Notarztes Anlegen einer Infusion bei gravierender Exsikkose und drohendem hypovolämischen Schock aufgrund einer infektiösen Gastroenteritis).

3.5.2 Untersuchung und Behandlung von Geschlechtsorganen

Heilpraktiker dürfen Geschlechtsorgane untersuchen und behandeln. Dabei ist die Sorgfaltspflicht zu beachten. Die Untersuchung auf sexuell übertragbare Erkrankungen und deren Behandlung ist Heilpraktikern verboten.

Das aufgehobene Gesetz zur Bekämpfung der Geschlechtskrankheiten (GeschlKG) verbot Nicht-Ärzten (Heilpraktikern), Geschlechtsorgane zu untersuchen und zu behandeln. Im IfSG gibt es dieses Verbot nicht mehr: Heilpraktiker dürfen nun Krankheiten der primären Geschlechtsorgane behandeln, sofern diese **nicht sexuell übertragbar** sind. Hierzu zählen beispielsweise Menstruationsbeschwerden, Prostatahyperplasie, Ovarialzysten oder Endometriose.
Nach wie vor **verboten** ist jedoch die Behandlung **sexuell übertragbarer Krankheiten** (→ Kap. 2). Zur Behandlung in diesem Sinn gehört **bereits die Untersuchung,** ob eine sexuell übertragbare Krankheit vorliegt. Der Heilpraktiker darf also den Patienten nicht gezielt auf eine Geschlechtskrankheit untersuchen, auch wenn dieser ihn darum bittet, sondern muss ihn zum Arzt überweisen. Stellt der Heilpraktiker hingegen im Verlauf einer allgemeinen Untersuchung eine sexuell übertragbare Erkrankung fest (Zufallsbefund), verstößt dies selbstverständlich nicht gegen das Gesetz. (Beispiel: Eine Untersuchung aufgrund eines Hautausschlages am Körper führt zur Verdachtsdiagnose „Syphilis".) In einem solchen Fall darf der Heilpraktiker keine Behandlung vornehmen, sondern er muss den Patienten an einen Arzt überweisen. Im Falle der Syphilis wäre der Heilpraktiker aufgrund § 7 IfSG nicht zur Meldung verpflichtet.

3.5.3 Weitere Maßnahmen zur Bekämpfung übertragbarer Erkrankungen

Das IfSG legt in den §§ 25–29 eine Reihe weiterer Maßnahmen zur Bekämpfung übertragbarer Erkrankungen fest. Die wichtigsten Regelungen in Stichworten:

- Für das Gesundheitsamt besteht **Unterrichtungspflicht** bei Blut-, Organ- oder Gewebespendern mit meldepflichtiger Infektionskrankheit gegenüber den zuständigen Behörden von Bund und Ländern (§ 25 IfSG).
- **Gesundheitsämter sind befugt**, Ermittlungen zur Diagnostik von Infektionskrankheiten durchzuführen und können z.B. Patienten verpflichten, bestimmte Untersuchungen an sich vornehmen zu lassen. Bedingungen, unter denen Obduktionen angeordnet werden können, sind ebenfalls in den §§ 26 und 27 (IfSG) festgelegt.
- Die zuständige Behörde kann **Schutzmaßnahmen** (§ 28 IfSG), wie z.B. Beobachtung und Quarantäne, veranlassen. Kranke, Krankheitsverdächtige, Ansteckungsverdächtige und Ausscheider können nach § 29 IfSG einer **Beobachtung** unterworfen werden. Hierzu gehört beispielsweise, dass sie die Untersuchungen durch das Gesundheitsamt dulden und einen Wohnungswechsel angeben müssen oder bestimmte Tätigkeiten im Lebensmittelgewerbe nicht ausüben dürfen. Gemäß § 30 IfSG müssen Personen unter **Quarantäne** (Absonderung) gestellt werden, die an **Lungenpest** oder an **von Mensch zu Mensch übertragbarem hämorrhagischen Fieber** erkrankt oder dessen verdächtig sind.
- Der § 31 regelt **berufliche Tätigkeitsverbote** für Kranke, Krankheitsverdächtige, Ansteckungsverdächtige und Ausscheider, sofern Gefahr der Weiterverbreitung der Krankheit besteht.
- Die Landesregierungen werden ermächtigt, Gebote und Verbote zur Bekämpfung übertragbarer Krankheiten zu erlassen (§ 32).

- Aufgrund der §§ 26, 28, 29, 30 und 32 dürfen die **Grundrechte** der körperlichen Unversehrtheit, der Freiheit der Person, der Unverletzlichkeit der Wohnung, des Brief- und Postgeheimnisses, der Freizügigkeit und der Versammlungsfreiheit **eingeschränkt werden.**

3.6 Maßnahmen zur Einhaltung der Infektionshygiene

Dieser Abschnitt führt nicht nur – in Anlehnung an den veralteten „Schulparagraphen" (§ 45 BSeuchG) – weitere Infektionskrankheiten auf, deren Behandlung den Heilpraktikern verboten sind. Er legt unter anderem auch fest, dass das Gesundheitsamt die Infektionshygiene in Heilpraktikerpraxen überwachen kann.

3.6.1 Vorschriften für Schulen und sonstige Gemeinschaftseinrichtungen

Aufgrund § 24 IfSG dürfen Heilpraktiker keine Infektionskrankheiten behandeln, die im § 34 Abs. 1 genannt sind. Einige dieser Erkrankungen unterliegen bereits einem Behandlungsverbot, weil sie im § 6 aufgeführt (z.B. Meningokokken-Meningitis) oder ihre Erreger im § 7 genannt sind (z.B. ansteckungsfähige Lungentuberkulose).

Im § 34 zusätzlich genannte Infektionskrankheiten: Impetigo contagiosa (ansteckende Borkenflechte), Keuchhusten, Mumps, Scabies (Krätze), Scharlach oder sonstige Streptococcus pyogenes-Infektionen, Windpocken. Außerdem ist – von den Krankheiten abgesetzt – die Verlausung aufgeführt.

In § 34 wird auch die **Verlausung** genannt. Trotzdem besteht bei Verlausung **kein Behandlungsverbot,** weil sie in § 34 nicht in der Liste der Krankheiten aufgereiht, sondern ausdrücklich abgesetzt ist. Sie wird also nicht als Krankheit definiert, sondern lediglich als Befall mit Parasiten („Lästlingen") aufgefasst. Der § 24IfSG fordert jedoch die Nennung von Erkrankungen bzw. den Verdacht einer Erkrankung.

Der § 34 untersagt, z.B. Lehrern und Schülern, Erziehern oder Kindergartenkindern, das Betreten von Schulen und Tagesstätten, wenn sie an einer der genannten Erkrankungen erkrankt oder dessen verdächtig sind. **Kinder unter sechs Jahren,** die an **einer infektiösen Gastroenteritis** erkrankt oder dessen verdächtig sind, dürfen die genannten Gemeinschaftseinrichtungen grundsätzlich nicht betreten. Deshalb wird er in Fachkreisen auch salopp „Schulparagraph" genannt.

Im Gegensatz zum BSeuchG ist nun genau festgelegt, welche **Ausscheider** keine Gemeinschaftseinrichtungen betreten dürfen.

Von dem Verbot, Gemeinschaftseinrichtungen zu betreten, sind nicht nur die erkrankten sondern auch diejenigen Personen betroffen, die mit den nach ärztlichem Urteil Erkrankten **in einer Wohngemeinschaft leben.** Diese Regelung hat **keine Gültigkeit** für Impetigo contagiosa (ansteckende Borkenflechte), Keuchhusten, Scabies (Krätze), Scharlach oder sonstige Streptococcus pyogenes-Infektionen und Windpocken.

Keine Behandlung von Wundrose durch Heilpraktiker!

Das Behandlungsverbot, das sich aus der Formulierung „sonstige Streptococcus pyogenes-Infektionen" im § 34 in Kombination mit dem § 24 ergibt, umfasst auch die Wundrose *(Erysipel)*, eine Erkrankung, die bislang häufig von Heilpraktikern behandelt wurde. Dies ist aufgrund der neuen Gesetzeslage nicht mehr möglich!

Infektionsschutzgesetz

§ 33 Gemeinschaftseinrichtungen

Gemeinschaftseinrichtungen im Sinne dieses Gesetzes sind Einrichtungen, in denen überwiegend Säuglinge, Kinder oder Jugendliche betreut werden, insbesondere Kinderkrippen, Kindergärten, Kindertagesstätten, Kinderhorte, Schulen oder sonstige Ausbildungseinrichtungen, Heime, Ferienlager und ähnliche Einrichtungen.

§ 34 Gesundheitliche Anforderungen, Mitwirkungspflichten, Aufgaben des Gesundheitsamtes

(1) **Personen, die an**

1. Cholera
2. Diphtherie
3. Enteritis durch enterohämorrhagische E. coli (EHEC)
4. virusbedingtem hämorrhagischen Fieber
5. Haemophilus influenzae Typ b-Meningitis
6. **Impetigo contagiosa (ansteckende Borkenflechte)**
7. **Keuchhusten**
8. ansteckungsfähiger Lungentuberkulose
9. Masern
10. Meningokokken-Infektion
11. **Mumps**
12. Paratyphus
13. Pest
14. Poliomyelitis
15. Scabies (Krätze)
16. **Scharlach oder sonstigen Streptococcus pyogenes-Infektionen**
17. Shigellose
18. Typhus abdominalis
19. Virushepatitis A oder E
20. **Windpocken**

erkrankt oder dessen verdächtig **oder die verlaust sind**, dürfen in den in § 33 genannten Gemeinschaftseinrichtungen **keine Lehr-, Erziehungs-, Pflege-, Aufsichts- oder sonstige Tätigkeiten ausüben,** bei denen sie Kontakt zu den dort Betreuten haben, bis nach ärztlichem Urteil eine Weiterverbreitung der Krankheit oder der Verlausung durch sie nicht mehr zu befürchten ist. Satz 1 gilt entsprechend **für die in der Gemeinschaftseinrichtung Betreuten** mit der Maßgabe, dass sie die dem Betrieb der Gemeinschaftseinrichtung dienenden Räume nicht betreten, Einrichtungen der Gemeinschaftseinrichtung nicht benutzen und an Veranstaltungen der Gemeinschaftseinrichtung nicht teilnehmen dürfen. Satz 2 gilt auch für **Kinder, die das 6. Lebensjahr noch nicht vollendet haben** und an **infektiöser Gastroenteritis** erkrankt oder dessen verdächtig sind.

(2) Ausscheider von

1. Vibrio cholerae O-1 und O-139
2. Corynebacterium diphteriae, Toxin bildend
3. Salmonella Typhi
4. Salmonella Paratyphi
5. Shigella sp.
6. enterohämorrhagischen E. coli (EHEC)

dürfen **nur mit Zustimmung des Gesundheitsamtes** und unter Beachtung der gegenüber dem Ausscheider und der Gemeinschaftseinrichtung verfügten **Schutzmaßnahmen** die dem Betrieb der Gemeinschaftseinrichtung dienenden Räume betreten, Einrichtungen der Gemeinschaftseinrichtung benutzen und an Veranstaltungen der Gemeinschaftseinrichtung teilnehmen.

(3) (Sinngemäße Zusammenfassung) Absatz 1 Satz 1 und 2 gilt entsprechend für Personen, in deren Wohngemeinschaft nach ärztlichem Urteil eine Erkrankung an oder ein Verdacht auf die in Absatz 1 genannten Erkrankungen, außer für Impetigo contagiosa (ansteckende Borkenflechte), Keuchhusten, Scabies (Krätze), Scharlach oder sonstige Streptococcus pyogenes-Infektionen und Windpocken.

(4) ....

3.6.2 Überwachung durch das Gesundheitsamt

Die in § 33 definierten Gemeinschaftseinrichtungen sowie die in § 36 aufgeführten Einrichtungen müssen sich innerbetrieblichen Verfahrensweisen zur Infektionshygiene (**Hygieneplan**) unterstellen und werden durch das zuständige Gesundheitsamt infektionshygienisch überwacht. Heilpraktikerpraxen sind nicht ausdrücklich erwähnt. Es ist jedoch dringend empfehlenswert, sich freiwillig einen Hygieneplan zu erstellen, ihn auszuhängen und einzuhalten. Sind in der Praxis Angestellte tätig, ist ein Hygieneplan durch die Berufsgenossenschaft vorgeschrieben.
Darüber hinaus legt der § 36 weitere Richtlinien zur Einhaltung der **Infektionshygiene** in Gemeinschaftseinrichtungen fest.

Nach § 36 Abs. 2 können Heilpraktikerpraxen, in denen invasive Eingriffe vorgenommen werden, durch das Gesundheitsamt infektionshygienisch überwacht werden. Doch auch Praxen, in denen nichtinvasiv gearbeitet wird, können aufgrund anderer Bestimmungen vom Gesundheitsamt kontrolliert werden.

Infektionsschutzgesetz

§ 36 Einhaltung der Infektionshygiene

(1) Die in § 33 genannten Gemeinschaftseinrichtungen sowie Krankenhäuser, Vorsorge- oder Rehabilitationseinrichtungen, Einrichtungen für ambulantes Operieren, Dialyseeinrichtungen, Tageskliniken, Entbindungseinrichtungen, Einrichtungen nach § 1 Abs. 1, 1a des Heimgesetzes, **vergleichbare Behandlungs-**, Betreuungs- oder Versorgungs**einrichtungen** sowie Obdachlosenunterkünfte, Gemeinschaftsunterkünfte für Asylbewerber, Spätaussiedler und Flüchtlinge sowie sonstige Massenunterkünfte und Justizvollzugsanstalten legen in **Hygieneplänen** innerbetriebliche Verfahrensweisen zur Infektionshygiene fest. Die genannten Einrichtungen unterliegen der infektionshygienischen Überwachung durch das Gesundheitsamt.

(2) Zahnarztpraxen sowie Arztpraxen und **Praxen sonstiger Heilberufe**, in denen **invasive Eingriffe** vorgenommen werden, sowie sonstige Einrichtungen und Gewerbe, bei denen durch Tätigkeiten am Menschen durch Blut Krankheitserreger übertragen werden können, können durch das **Gesundheitsamt infektionshygienisch überwacht** werden.
....

3.6.3 Verhütung der Ausbreitung von Infektionen über Wasser

Dieser Abschnitt (§§ 37–41 IfSG) bestimmt Maßnahmen, die verhindern sollen, dass **Infektionskrankheiten sich über „Wasser** für den menschlichen Gebrauch sowie Schwimm- und Badebeckenwasser" **ausbreiten.** Das Umweltbundesamt hat im Rahmen dieses Gesetzes die Aufgabe, Konzeptionen zur Vorbeugung, Erkennung und Verhinderung der Weiterverbreitung von Krankheiten zu entwickeln, die über Wasser übertragen werden können. Abwasser muss so beseitigt werden, dass durch Krankheitserreger keine Gefahren für die menschliche Gesundheit entstehen.

Wasser für den menschlichen Gebrauch muss so beschaffen sein, dass durch seinen Genuss oder Gebrauch eine Schädigung der menschlichen Gesundheit, insbesondere durch Krankheitserreger, nicht zu besorgen ist. (§ 37 Abs. 1)

3.7 Sonderbestimmungen

3.7.1 Gesundheitliche Anforderungen an das Personal beim Umgang mit Lebensmitteln

Zum Schutz der Bevölkerung dürfen Personen mit bestimmten (Infektions-) Erkrankungen nicht in Berufen tätig sein, bei denen die Gefahr einer Infektionsausbreitung über Lebensmittel besteht.

In den §§ 42–43 IfSG ist geregelt, für welche Personenkreise, Arbeitsbereiche und Lebensmittel zur Vorbeugung der Ausbreitung von Infektionskrankheiten Tätigkeits- und Beschäftigungsverbote ausgesprochen werden können und wie diese durchzuführen und zu überwachen sind.

Infektionsschutzgesetz

§ 42 Tätigkeits- und Beschäftigungsverbote

(1) **Personen**, die

1. an Typhus abdominalis, Paratyphus, Cholera, Shigellenruhr, Salmonellose, einer anderen infektiösen Gastroenteritis oder Virushepatitis A oder E erkrankt oder dessen verdächtig sind,
2. an infizierten Wunden oder an Hautkrankheiten erkrankt sind, bei denen die Möglichkeit besteht, dass deren Krankheitserreger über Lebensmittel übertragen werden können,
3. die Krankheitserreger Shigellen, Salmonellen, enterohämorrhagische Escherichia coli oder Choleravibrionen ausscheiden,

dürfen nicht tätig sein oder beschäftigt werden

a) beim Herstellen, Behandeln oder Inverkehrbringen der in Absatz 2 genannten Lebensmittel, wenn sie dabei mit diesen in Berührung kommen, oder

b) in Küchen von Gaststätten und sonstigen Einrichtungen mit oder zur Gemeinschaftsverpflegung.

Satz 1 gilt entsprechend für Personen, die mit Bedarfsgegenständen, die für die dort genannten Tätigkeiten verwendet werden, so in Berührung kommen, dass eine Übertragung von Krankheitserregern auf die Lebensmittel im Sinne des Absatzes 2 zu befürchten ist. Die Sätze 1 und 2 **gelten nicht für den privaten hauswirtschaftlichen Bereich.**

(2) **Lebensmittel** im Sinne des Absatzes 1 sind

1. Fleisch, Geflügelfleisch und Erzeugnisse daraus
2. Milch und Erzeugnisse auf Milchbasis
3. Fische, Krebse oder Weichtiere und Erzeugnisse daraus
4. Eiprodukte
5. Säuglings- und Kleinkindernahrung
6. Speiseeis und Speiseeishalberzeugnisse
7. Backwaren mit nicht durchgebackener oder durcherhitzter Füllung oder Auflage
8. Feinkost-, Rohkost- und Kartoffelsalate, Marinaden, Mayonnaisen, andere emulgierte Soßen, Nahrungshefen.

...

3.7.2 Tätigkeiten mit Krankheitserregern

Die §§ 44–53 regeln detailliert die Erlaubnispflicht für Tätigkeiten mit Krankheitserregern. Was hierunter zu verstehen ist, definiert § 44 IfSG:

Infektionsschutzgesetz

§ 44 Erlaubnispflicht für Tätigkeiten mit Krankheitserregern

Wer **Krankheitserreger** in den Geltungsbereich dieses Gesetzes verbringen, sie ausführen, aufbewahren, abgeben oder **mit ihnen arbeiten will**, bedarf einer Erlaubnis der zuständigen Behörde.

Im Praxisalltag ist für Heilpraktiker lediglich die Formulierung „mit ihnen arbeiten will" von Bedeutung. Der Begriff „Arbeiten" ist enger gefasst als der Begriff „Umgang". Bei der Behandlung von Patienten geht der Heilpraktiker zwangsläufig mit Krankheitserregern

um, z.B. bei der Desinfektion. Nur wenn der Krankheitserreger wesentlicher Inhalt der Tätigkeit ist, z.B. bei der Züchtung, gilt dies als „Arbeit mit dem Erreger".
Es ist Heilpraktikern zum Beispiel verboten

- Versuche, Züchtungen, mikrobiologische/serologische Untersuchungen mit **vermehrungsfähigen Krankheitserregern** sowie deren Konzentrierung oder Vermehrung durchzuführen
- **Kulturen anzulegen**, auch wenn es sich um normalerweise ungefährliche Verfahren wie die Harnuntersuchung mittels des Uricult® -Tests (Eintauchnährböden) handelt.

Keine Tätigkeiten mit Krankheitserregern

Der Heilpraktiker darf grundsätzlich keine Arbeiten mit Krankheitserregern ausführen. Hierunter fallen Tätigkeiten wie Anzüchtung, Vermehrung oder Bestimmung der Koloniezahl. Zudem ist dem Heilpraktiker die Nachweisführung aufgrund § 24 IfSG verboten. Verstöße werden mit Freiheitsstrafe bis zu zwei Jahren oder mit Geldstrafe bestraft (→ § 75).

Ärzte, Zahnärzte und Tierärzte bedürfen für einige mikrobiologische Untersuchungen unter bestimmten Voraussetzungen keine Erlaubnis, sofern diese Untersuchungen zur Diagnosestellung und unmittelbaren Behandlung dienen.

3.8 Rechtliche Zuständigkeiten und spezielle Vorschriften

Die Abschnitte 10 bis 16 des Infektionsschutzgesetzes regeln folgenden Themengebiete:

- **Zuständige Behörde:** Die Landesregierungen bestimmen, welche Behörden für das IfSG zuständig sind (§ 54 IfSG).
- **Angleichung an das Gemeinschaftsrecht:** Zum Zwecke der Rechtsangleichung innerhalb der Europäischen Union können Rechtsverordnungen nach dem IfSG erlassen werden (§ 55 IfSG).
- **Entschädigung:** In diesem Abschnitt ist geregelt, wann welche Personenkreise (z.B. Ausscheider, Ansteckungsverdächtige, Krankheitsverdächtige, Abgesonderte) entschädigungsberechtigt sind und beispielsweise ihren durch Tätigkeitsverbot oder Absonderung entstandenen Verdienstausfall erstattet bekommen. Außerdem wird unter anderem festgelegt, wie eine finanzielle Versorgung auszusehen hat bei Schäden, die durch Impfungen oder andere Prophylaxemaßnahmen entstanden sind (§§ 56–68).
- **Kosten:** Hier ist festgelegt, welche Kosten aus öffentlichen Mitteln zu bestreiten sind (§ 69 IfSG).
- **Sondervorschriften:** Es gelten spezielle Pflichten innerhalb der Bundeswehr, nach dem Seemannsgesetz und für das Eisenbahn-Bundesamt (§§ 70–72).
- **Straf- und Bußgeldvorschriften:** Die wichtigen Paragraphen §§ 73–76 werden im Folgenden ausführlicher besprochen.
- **Übergangsvorschriften:** Bestimmte, nach BSeuchG gültige Erlaubniserteilungen behalten für fünf Jahre nach Inkrafttreten des IfSG ihre Gültigkeit (§ 77 IfSG).

3.8.1 Straf- und Bußgeldvorschriften

Bei Verstößen gegen das IfSG drohen empfindliche Strafen:

- Vorsätzliche oder fahrlässige **Verstöße gegen die Meldepflicht** können mit einer **Geldbuße bis zu fünfundzwanzigtausend Euro** geahndet werden.
- Vorsätzliche Verstöße gegen das Infektionsschutzgesetz, die eine Verbreitung von Infektionskrankheiten oder Krankheitserregern zur Folge haben, werden mit Freiheitsstrafe bis zu fünf Jahren oder mit Geldstrafe bestraft.
- Wer ohne Erlaubnis mit Krankheitserregern arbeitet, wird mit Freiheitsstrafe bis zu zwei Jahren oder mit Geldstrafe bestraft. Handelt der Täter fahrlässig, so ist die Strafe Freiheitsstrafe bis zu einem Jahr oder Geldstrafe.
- Ein **Verstoß gegen das in § 24 ausgesprochene Behandlungsverbot** wird mit **Freiheitsstrafe bis zu einem Jahr oder mit Geldstrafe** bestraft.

Infektionsschutzgesetz

§ 73 Bußgeldvorschriften

(1) **Ordnungswidrig** handelt, wer vorsätzlich oder fahrlässig

1. entgegen § 6 Abs. 1 oder § 7, jeweils auch in Verbindung mit einer Rechtsverordnung nach § 15 Abs. 1, eine Meldung nicht, nicht richtig, nicht vollständig oder nicht rechtzeitig macht,

2. – 24. …

(2) Die Ordnungswidrigkeit kann in den Fällen des Absatzes 1 Nr. 8, 9 und 21 mit einer Geldbuße bis zu zweitausendfünfhundert Euro, **in den übrigen Fällen mit einer Geldbuße bis zu fünfundzwanzigtausend Euro geahndet werden.**

§ 74 Strafvorschriften

(Sinngemäße Zusammenfassung) Wer vorsätzlich (... gegen das Infektionsschutzgesetz verstößt ...) und dadurch eine in § 6 Abs. 1 Nr. 1 genannte Krankheit oder einen in § 7 genannten Krankheitserreger verbreitet, wird mit Freiheitsstrafe bis zu fünf Jahren oder mit Geldstrafe bestraft.

§ 75 Weitere Strafvorschriften

(1) Mit Freiheitsstrafe bis zu zwei Jahren oder mit Geldstrafe wird bestraft, wer

...

3. ohne Erlaubnis **nach § 44 Krankheitserreger** verbringt, ausführt, **aufbewahrt, abgibt oder mit ihnen arbeitet** ...

(4) Handelt der Täter in den Fällen der Absätze 1 oder 2 **fahrlässig**, so ist die Strafe Freiheitsstrafe bis zu einem Jahr oder Geldstrafe.

(5) **Mit Freiheitsstrafe bis zu einem Jahr** oder **mit Geldstrafe** wird bestraft, wer entgegen **§ 24 Satz 1 ... eine Person behandelt**

4 Lernhilfen, praktische Ergänzungen und Prüfungsfragen

4.1 Zusammenfassung: Behandlungsverbot für Heilpraktiker nach § 24 IfSG

Die folgende Tabelle 4-1 führt in alphabetischer Ordnung alle Infektionskrankheiten auf, deren Behandlung Heilpraktikern verboten ist, unabhängig davon, ob diesem Verbot eine Nennung im § 6 oder 7 oder im § 34 zugrunde liegt. Die zweite Spalte nennt die Namen der Erreger. In der dritten Spalte zeigen Symbole an, auf welche Paragraphen das Behandlungsverbot zurückzuführen ist. Hierbei sind Mehrfachnennungen möglich.

Symbolerklärung

🚹 = Behandlungsverbot für HP aufgrund § 6 IfSG (meldepflichtige Krankheit)

▯ = Behandlungsverbot für HP aufgrund § 7 IfSG (meldepflichtiger Krankheitserreger)

⚷ = Behandlungsverbot für HP aufgrund § 34 (Vorschriften für Gemeinschaftseinrichtungen, „Schulparagraph")

Tab. 4-1: Infektionskrankheiten, für die für Heilpraktiker Behandlungsverbot besteht

Erkrankung	Erreger	Grundlage des Behandlungsverbotes
Aids	HIV	▯
Botulismus	Clostridium botulinum oder Toxinnachweis	🚹 ▯
Brucellose	Brucella sp.	▯
Cholera	Vibrio cholerae O-1 und O-139	🚹 ▯ ⚷
Diphtherie	Corynebacterium diphtheriae, toxinbildend	🚹 ▯ ⚷
Echinokokkose	Echinococcus sp.	▯
Enteritis durch enterohämorrhagische Escherichia coli (EHEC)	Escherichia coli, enterohämorrhagische Stämme (EHEC)	⚷
Fleckfieber	Rickettsia prowazekii	▯
FSME	FSME-Virus	▯

Tab. 4-1: Fortsetzung

Erkrankung	Erreger	Grundlage des Behandlungsverbotes
Gastroenteritis: • mikrobiell bedingte Lebensmittelvergiftung und akut infektiöse Gastroenteritis, wenn - eine Person betroffen ist, die eine Tätigkeit im Sinne des § 42 Abs. 1 ausübt, - zwei oder mehr gleichartige Erkrankungen auftreten, bei denen ein epidemischer Zusammenhang wahrscheinlich ist oder vermutet wird.	Campylobacter sp., darmpathogen Cryptosporidium parvum Escherichia coli, enterohämorrhagische Stämme (EHEC) Escherichia coli, sonstige darmpathogene Stämme Giardia lamblia Norwalk-ähnliches Virus Rotavirus Salmonella, sonstige Shigella sp. Vibrio cholerae O-1 und O-139 Yersinia enterocolitica, darmpathogen	
Gelbfieber	Gelbfieber-Virus	
HSE, humane spongiforme Enzephalopathie, außer familiär-hereditärer Formen	Prionen	
HUS, enteropathisches hämolytisch-urämisches Syndrom	Escherichia coli, enterohämorrhagische Stämme (EHEC)	
Impetigo contagiosa (ansteckende Borkenflechte)	• Staphylokokken • Streptokokken	
Influenza	Influenzaviren	
Keratokonjunktivitis	Adenoviren	
Keuchhusten	Bordetella pertussis	
Legionärskrankheit	Legionella sp.	
Lepra	Mycobacterium leprae	
Leptospirose	Leptospira interrogans	
Listeriose	Listeria monocytogenes	
Malaria	Plasmodium sp.	
Masern	Masernvirus	
Meningitis: Haemophilus-influenzae-Typ-b-Meningitis	Haemophilus influenzae	
Meningokokken-Meningitis oder -sepsis	Neisseria meningitidis	
Milzbrand	Bacillus anthracis	
Mumps	Mumps-Virus	
Ornithose	Chlamydia psittaci	
Pest	Yersinia pestis	

Tab. 4-1: Fortsetzung

Erkrankung	Erreger	Grundlage des Behandlungs-verbotes
Poliomyelitis (als Verdacht gilt jede akute schlaffe Lähmung, außer wenn traumatisch bedingt)	Poliovirus	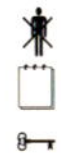
Q-Fieber	Coxiella burnetii	
Röteln, konnatale, dadurch auch Rötelninfektion	Rubella-Virus	
Rückfallfieber	Borrelia recurrentis	
Salmonellose	Salmonella, sonstige	
Scabies (Krätze)	Sarcoptes scabiei (Krätzmilbe)	
Scharlach oder sonstige Streptococcus-pyogenes-Infektionen	Streptokokken	
Shigellenruhr	Shigellen sp.	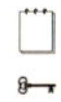
Syphilis (Lues)	Treponema pallidum	
Tollwut	Rabies-Virus	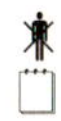
Toxoplasmose, konnatale	Toxoplasma gondii	
Trichinose	Trichinella spiralis	
Tuberkulose, behandlungsbedürftige, auch wenn ein bakteriologischer Nachweis nicht vorliegt	• Mycobacterium tuberculosis/africanum • Mycobacterium bovis	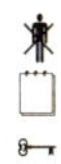
Tularämie (Hasenpest)	Francisella tularensis	
Typhus abdominalis/Paratyphus	• Salmonella typhi • Salmonella paratyphi	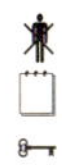
virusbedingte hämorrhagische Fieber	• Ebolavirus • Hantavirus • Lassavirus • Marburgvirus • andere Erreger hämorrhagischer Fieber	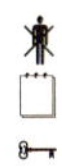
Virushepatitis, akute	• Hepatitis-A-Virus • Hepatitis-B-Virus • Hepatitis-C-Virus • Hepatitis-D-Virus • Hepatitis-E-Virus	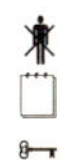
Windpocken	Windpocken-Virus	
Ferner besteht Behandlungsverbot bei:		
sexuell übertragbaren Krankheiten	zahlreiche Erreger möglich	gemäß § 24 IfSG
• bedrohlicher Krankheit oder • bei zwei oder mehr gleichartigen Erkrankungen, bei denen ein epidemischer Zusammenhang wahrscheinlich ist oder vermutet wird, wenn dies auf eine schwerwiegende Gefahr für die Allgemeinheit hinweist und Krankheitserreger als Ursache in Betracht kommen, die nicht in § 7 genannt sind.	zahlreiche Erreger möglich	

4.2 Infektionskrankheiten, für die kein Behandlungsverbot mehr besteht

Entgegen dem früher geltenden Bundes-Seuchengesetz besteht für Heilpraktiker kein Behandlungsverbot mehr für folgende (sechs) Erkrankungen:

- angeborene Zytomegalie
- Gasbrand/Gasödem
- Tetanus
- Pocken
- Rotz
- Trachom

Selbstverständlich ist hierbei die Sorgfaltspflicht zu beachten!

4.3 Das IfSG für Eilige

Dieser Abschnitt stellt eine **Kurzfassung** der Gesetzesinhalte dar. Die Themen sind nach der **Prüfungsrelevanz geordnet** und inhaltlich nicht vollständig. Die Texte sind zur besseren Lesbarkeit sinngemäß formuliert und zusammengefasst und enthalten keine Erklärungen.

Zweck des Gesetzes

Das IfSG soll es ermöglichen, übertragbare Krankheiten beim Menschen vorzubeugen, Infektionen frühzeitig zu erkennen und ihre Weiterverbreitung zu verhindern.

Begriffsbestimmungen

Ein **Krankheitserreger** ist ein vermehrungsfähiges Agens (Virus, Bakterium, Pilz, Parasit) oder ein sonstiges biologisches übertragbares Agens, das bei Menschen eine Infektion oder übertragbare Krankheit verursachen kann.

Eine **Infektion** ist die Aufnahme eines Krankheitserregers und seine nachfolgende Entwicklung oder Vermehrung im menschlichen Organismus.

Eine **übertragbare Krankheit** wird durch Krankheitserreger oder deren toxische Produkte unmittelbar oder mittelbar auf den Menschen übertragen.

Ein **Kranker** ist eine Person, die an einer übertragbaren Krankheit erkrankt ist.

Ein **Krankheitsverdächtiger** ist eine Person, bei der Symptome bestehen, die das Vorliegen einer bestimmten übertragbaren Krankheit vermuten lassen.

Ein **Ausscheider** ist eine Person, die Krankheitserreger ausscheidet und dadurch eine Ansteckungsquelle für die Allgemeinheit sein kann, ohne krank oder krankheitsverdächtig zu sein.

Ein **Ansteckungsverdächtiger** ist eine Person, von der anzunehmen ist, dass sie Krankheitserreger aufgenommen hat, ohne krank, krankheitsverdächtig oder Ausscheider zu sein.

Eine **nosokomiale Infektion** ist eine Infektion mit lokalen oder systemischen Infektionszeichen als Reaktion auf das Vorhandensein von Erregern oder ihrer Toxine. Sie steht im zeitlichen Zusammenhang mit einer stationären oder einer ambulanten medizinischen Maßnahme, soweit die Infektion nicht bereits vorher bestand.

Eine **Schutzimpfung** ist die Gabe eines Impfstoffes mit dem Ziel, vor einer übertragbaren Krankheit zu schützen,

Andere Maßnahme der spezifischen Prophylaxe bedeutet die Gabe von Antikörpern (passive Immunprophylaxe) oder die Gabe von Medikamenten (Chemoprophylaxe) zum Schutz vor Weiterverbreitung bestimmter übertragbarer Krankheiten.

Ein **Impfschaden** ist die gesundheitliche und wirtschaftliche Folge einer über das übliche Ausmaß einer Impfreaktion hinausgehenden

gesundheitlichen Schädigung durch die Schutzimpfung. Ein Impfschaden liegt auch vor, wenn mit vermehrungsfähigen Erregern geimpft wurde und eine andere als die geimpfte Person geschädigt wurde.
Als **Gesundheitsschädling** wird ein Tier bezeichnet, das Krankheitserreger auf Menschen übertragen kann.
Eine **Sentinel-Erhebung** ist eine epidemiologische Methode zur stichprobenartigen Erfassung der Verbreitung bestimmter übertragbarer Krankheiten und der Immunität.
Das **Gesundheitsamt** ist die mit einem Amtsarzt besetzte Behörde, die für die Durchführung des IfSG bestimmt ist.

Meldepflichtige Erkrankungen und Meldepflicht

Das IfSG regelt die Meldepflicht. Man unterscheidet:
- meldepflichtige Infektionskrankheiten und meldepflichtige Nachweise von Krankheitserregern
- namentliche und nichtnamentliche Meldung.

Heilpraktiker sind in jedem Fall des § 6 Abs. 1 zur Meldung verpflichtet!

Ausnahme: Es liegt ein schriftlicher Nachweis vor, dass bereits eine Meldung erfolgte.
Bei **Verstößen** gegen die Meldepflicht drohen hohe **Bußgelder.**

Stellt sich eine Verdachtsmeldung im Nachhinein als unbegründet heraus, muss auch dies dem Gesundheitsamt gemeldet werden!

Die namentliche Meldung muss **innerhalb von 24 Stunden,** ohne zeitliche Verzögerung, dem Gesundheitsamt gemeldet werden, das für den **Aufenthalt des Betroffenen** zuständig ist.
(Liste der Infektionskrankheiten gemäß § 6 → Gesetzestext (3.3.1) oder Lernhilfe (4.4.1).

Meldepflichtige Nachweise von Krankheitserregern

Heilpraktiker müssen die im § 7 IfSG aufgeführten Krankheitserreger zwar nicht melden, sie dürfen die entsprechenden Krankheiten jedoch nicht behandeln!

Nach § 7 IfSG besteht bei akuten Infektionen für die aufgeführten Krankheitserreger eine Meldepflicht. Die Meldung wird vom **Leiter des untersuchenden Labors** ausgeführt. Hierfür muss ein direkter oder indirekter Erregernachweis erbracht worden sein.
Heilpraktiker dürfen diese Nachweise nicht selbst durchführen (Verbot der „Tätigkeiten mit Krankheitserregern") und müssen auch nicht melden.
Dennoch müssen Heilpraktiker in der Lage sein, die im § 7 IfSG aufgeführten Infektionskrankheiten frühzeitig zu erkennen, denn es besteht **Behandlungsverbot!** Dies bedeutet, dass jeder Heilpraktiker in der Lage sein muss, auch diese „ihm verbotenen" Infektionskrankheiten zu erkennen bzw. bestimmte Verdachtsmomente richtig zu werten.
(Liste der Krankheitserreger gemäß § 7 → Gesetzestext (3.3.2) oder Lernhilfe (4.4.2).

Behandlungsverbot nach § 24 IfSG

Für Heilpraktiker besteht Behandlungsverbot nach § 24 IfSG für alle Krankheiten, die
- im § 6 Abs. 1 Satz 1 Nr. 1, 2 und 5 genannt sind
- durch Erreger des § 7 verursacht wurden
- im § 34 Abs. 1 aufgeführt sind
- sexuell übertragbar sind
- aufgrund einer Rechtsverordnung (§ 15 IfSG) in die Meldepflicht einbezogen sind.

Verstöße gegen das Behandlungsverbot werden mit **Freiheitsstrafe bis zu einem Jahr** oder **mit Geldstrafe** geahndet.

- Heilpraktiker dürfen Personen nicht behandeln, die an einer der in diesen Paragraphen aufgeführten Krankheit erkrankt oder dessen verdächtig sind bzw. mit einem Krankheitserreger des § 7 infiziert sind, **insoweit** die Behandlung auf eben diese Infektionskrankheit abzielt!
- Heilpraktiker dürfen jedoch Erkrankungen behandeln, die **unabhängig** von einer solchen Infektionskrankheit **gleichzeitig** bestehen. Selbstverständlich muss hierbei die **Sorgfaltspflicht** eingehalten werden.
- Es ist Heilpraktikern nicht (mehr) erlaubt, bis zum Eintreffen des behandelnden Arztes Maßnahmen der Linderung einzuleiten. Unabhängig davon ist der Heilpraktiker zur **Ersten Hilfe** verpflichtet, wenn eine Bedrohung vorliegt.

Untersuchung und Behandlung von Geschlechtsorganen

Heilpraktiker dürfen Geschlechtsorgane untersuchen und Krankheiten der Geschlechtsorgane behandeln. Dabei ist die Sorgfaltspflicht zu beachten.

Verboten ist die Behandlung **sexuell übertragbarer Krankheiten** (→ Kap. 2). Zur Behandlung in diesem Sinn gehört **bereits die Untersuchung,** ob eine sexuell übertragbare Krankheit vorliegt.

Der § 34 (Schulparagraph)

- **Ausschluss aus Gemeinschaftseinrichtungen:** Der § 34 untersagt z.B. Lehrern und Schülern, Erziehern oder Kindergartenkindern, das Betreten von Gemeinschaftseinrichtungen wie Schulen und Tagesstätten, wenn sie an einer der in diesem Paragraphen genannten Erkrankungen erkrankt oder dessen verdächtig sind.
- **Im § 34 zusätzlich genannte Infektionskrankheiten:** Impetigo contagiosa (ansteckende Borkenflechte), Keuchhusten, Mumps, Scabies (Krätze), Scharlach oder sonstige Streptococcus pyogenes-Infektionen, Windpocken. Diese dürfen vom HP nicht behandelt werden. Außerdem ist – von den Krankheiten abgesetzt – die Verlausung aufgeführt, für die kein Behandlungsverbot besteht.
- **Infektiöse Gastroenteritis:** Kinder unter sechs Jahren, die an infektiöser Gastroenteritis erkrankt oder dessen verdächtig sind, dürfen die genannten Gemeinschaftseinrichtungen grundsätzlich nicht betreten.

(Liste der Infektionskrankheiten gemäß § 34 → Gesetzestext (3.6.1) oder Lernhilfe (4.4.3).

Schutzimpfungen

- **Heilpraktiker** führen aufgrund verschiedener gesetzlicher Einschränkungen keine Schutzimpfungen durch.
- Die **Ständige Impfkommission** (STIKO) empfiehlt unter anderem die Schutzimpfungen und veröffentlicht die jeweils aktuellen **Impfempfehlungen.** Diese sind z.B. bei den Gesundheitsämtern erhältlich.
- Zurzeit (2003) gibt es keine Zwangsimpfungen. Das IfSG gibt jedoch die rechtliche Grundlage, bei entsprechender epidemischer Lage Zwangsimpfungen aufgrund von Rechtsverordnungen durchzuführen.

Tätigkeiten mit Krankheitserregern

- Der Heilpraktiker darf grundsätzlich keine **Tätigkeiten mit Krankheitserregern** ausführen. Hierunter fallen Tätigkeiten wie die **Anzüchtung, Vermehrung** oder **Bestimmung der Koloniezahl.**
- Die Führung eines direkten oder indirekten Erregernachweises gilt bereits als **Behandlung** und ist somit Heilpraktikern aufgrund des § 24 IfSG **verboten.**
- Verstöße werden mit Freiheitsstrafe bis zu zwei Jahren oder mit Geldstrafe bestraft.

Befugnisse des Gesundheitsamtes

- **Infektionshygienische Überwachung:** Einrichtungen, in denen bei **invasiven** Tätigkeiten am Menschen durch Blut Krankheitserreger übertragen werden können (z.B. Heilpraktiker-, Arzt-, Zahnarztpraxen sowie Piercingstudios), können durch das Gesundheitsamt infektionshygienisch überwacht werden.
- **Durchführung von Ermittlungen:** Gesundheitsämter sind befugt, Ermittlungen zur Diagnostik von Infektionskrankheiten durchzuführen und können z.B. Patienten verpflichten, bestimmte Untersuchungen an sich vornehmen zu lassen.

Beobachtung und Quarantäne

Die zuständige Behörde kann Schutzmaßnahmen wie z.B. Beobachtung und Quarantäne, veranlassen.

- **Beobachtung:** Kranke, Krankheitsverdächtige, Ansteckungsverdächtige und Ausscheider können einer Beobachtung unterworfen werden. Hierzu gehört beispielsweise, dass sie die Untersuchungen durch das Gesundheitsamt dulden und einen Wohnungswechsel angeben müssen oder bestimmte Tätigkeiten im Lebensmittelgewerbe nicht ausüben dürfen.
- **Quarantäne:** Personen, die an Lungenpest oder an von Mensch zu Mensch übertragbarem hämorrhagischen Fieber erkrankt oder dessen verdächtig sind, müssen unter Quarantäne (Absonderung) gestellt werden.

Einschränkung von Grundrechten

Die **Grundrechte** der körperlichen Unversehrtheit, der Freiheit der Person, der Unverletzlichkeit der Wohnung, des Brief- und Postgeheimnisses, der Freizügigkeit und der Versammlungsfreiheit können aufgrund des IfSG **eingeschränkt werden**.

Gesundheitliche Anforderungen an das Personal beim Umgang mit Lebensmitteln

Zum Schutz der Bevölkerung dürfen bestimmte Personen nicht in Berufen tätig sein, bei denen die Gefahr einer Infektionsausbreitung über Lebensmittel besteht. Dies gilt für Personen, die

- an Typhus abdominalis, Paratyphus, Cholera, Shigellenruhr, Salmonellose, einer anderen infektiösen Gastroenteritis oder Virushepatitis A oder E erkrankt oder dessen verdächtig sind,
- an infizierten Wunden oder an Hautkrankheiten erkrankt sind, bei denen die Möglichkeit besteht, dass deren Krankheitserreger über Lebensmittel übertragen werden können,
- die Krankheitserreger Shigellen, Salmonellen, enterohämorrhagische Escherichia coli oder Choleravibrionen ausscheiden.

Bußgeld- und Strafvorschriften

Bei Verstößen gegen das IfSG drohen empfindliche Strafen:

- Vorsätzliche oder fahrlässige Verstöße gegen die Meldepflicht können mit einer Geldbuße bis zu fünfundzwanzigtausend Euro geahndet werden.
- Vorsätzliche Verstöße gegen das Infektionsschutzgesetz, die eine Verbreitung von Infektionskrankheiten oder Krankheitserregern zur Folge haben, werden mit Freiheitsstrafe bis zu fünf Jahren oder mit Geldstrafe bestraft.
- Wer ohne Erlaubnis mit Krankheitserregern arbeitet, wird mit Freiheitsstrafe bis zu zwei Jahren oder mit Geldstrafe bestraft. Handelt der Täter fahrlässig, so ist die Strafe Freiheitsstrafe bis zu einem Jahr oder Geldstrafe.
- Ein Verstoß gegen das in § 24 ausgesprochene Behandlungsverbot wird mit Freiheitsstrafe bis zu einem Jahr oder mit Geldstrafe bestraft.

4.4 Lernhilfen

Mit den folgenden Vorschlägen möchten wir Ihnen Anregungen geben, sich selbst „Eselsbrücken" zu bauen, damit Sie in der Überprüfung Hindernisse sicher überwinden. Seien Sie kreativ! Merkhilfen dürfen ruhig ein bisschen albern sein – umso besser kann man sie sich merken! Summen Sie die Verse innerlich auf einer Melodie oder lesen Sie die vorgeschlagenen Abkürzungen rhythmisch oder melodisch, so wie Sie ein Gedicht lesen würden. Unternehmen Sie den Versuch, innere Bilder und skurrile Assoziationen einzufügen. Sie werden feststellen, dass Ihnen das Auswendiglernen um vieles leichter fallen wird. Viel Spaß dabei![1]

4.4.1 Merkhilfen für den § 6

Damit Sie sich die vielen „Sechser-Krankheiten" merken können, können Sie gut folgende Eselsbrücke beschreiten: Merken Sie sich jeweils die erste Silbe oder einen markanten Wortteil der im § 6 aufgeführten Krankheiten. Diese Silbe hilft – mit Übung – sehr zuverlässig, sich an die entsprechende Krankheit zu erinnern.

Abkürzungs-Silben

Bo	(tulismus)
Cho	(lera)
Di	(phtherie)
En	(zephalopathie, humane spongiforme)
Hep	(atitis, Virus, akut)
HUS	(HUS)
Fie	(ber, virusbedingtes, hämorrhagisches)
Ma	(sern)
Me	(ningokokken-Meningitis und -Sepsis)
Mi	(lzbrand)
Po	(liomyelitis)
Pe	(st)
To	(llwut)
Ty	(phus abdominalis/Paratyphus)
Tu	(berkulose, behandlungsbedürftig)
Ga	(stroenteritis, infektiös, wenn...)
Impf	(schaden)
Toll	(wut, Kontakt)
All	(gemeinheit ist bedroht).

Hänschen klein und der Paragraph 6

Am besten klappt das Merken der Abkürzungs-Silben, wenn Sie die Silben im Stillen z.B. auf das Lied „Hänschen klein" singen. Das funktioniert sogar in der schriftlichen Prüfung! Probieren Sie es mal aus!

Häns-	chen	klein	ging	all-	ein	
Bo	**Cho**	**Di**	**En**	**Hep**	**HUS**	
in	die	wei-	te	Welt	hi-	nein
Fie	**Ma**	**Me**	**Mi**	**Po**	**Pe**	**To**
Stock	und	Hut	steht	ihm	gut	
Ty	**Tu**	**Ga**	**Impf**	**Toll**	**All**	
er	ist	so	wohl	ge-	mut!	
da	**kriegs**	**te**	**doch**	**nen**	**Knall!**	

4.4.2 Merkhilfe für den § 7

Um sich die Inhalte des § 7 aneignen zu können, brauchen Sie eine zuverlässige Merkhilfe, denn die Vielzahl der Erreger ist einfacher zu erlernen, wenn Sie sich eine „Eselsbrücke" bauen. Hier hat es sich bewährt, die Anzahl der Erkrankungen mit den gleichen Anfangsbuchstaben in alphabetischer Reihenfolge zu nennen. Wie Sie unten sehen können, wird aus dem gebastelten „Erreger-Gedicht" eine Versform mit fast dadaistischer Anmutung.
In der schriftlichen Prüfung haben Sie mit dieser Zusammenfassung einen verlässlichen Anker zur Seite. Wissen Sie erst den Anfangsbuchstaben, ist mit etwas Übung sehr leicht der Erregername abrufbar. Am besten klappt

---
[1] Einen herzlichen Dank an Agnes Ptok, Michael Jonas und alle anderen, die mit ihrer Kreativität und Erfahrung die Ideen zu diesem Abschnitt lieferten.

es mit dem Lernen, wenn Sie über das Betonen gleich endender Silben dem Spruch einen Rhythmus, evtl. sogar eine Melodie verleihen. Sprechen Sie den Merkspruch unbedingt laut! Lesen Sie nur die linke Spalte herunter, die rechte Spalte dient nur der Erklärung. Betonen Sie – wie bei einem Gedicht – jeweils die fett gedruckten Silben.

Das „Erreger-Gedicht" nach § 7

Die Absätze kennzeichnen die Pausen, um einen eingängigen Rhythmus entstehen zu lassen. Der Fettdruck markiert die Silben, die betont werden sollten (linke Spalte) sowie die verwendeten Abkürzungen im Gedicht (rechte Spalte).

Ein A	Adenoviren
Drei B	Bacillus anthracis, Borrelia recurrentis, Brucella sp.
Sechs C	(siehe unten)
Cam	Campylobacter
Chlam	**Chlam**ydia psittaci
Clo	**Clo**stridium botulinum
Cory	**Cory**nebacterium diphteriae
Cox	**Cox**iella burnetii
Cry**pto**	**Cryto**sporidium parvum
Kein „D"	(kein Erreger mit „D")
Drei E	Ebolavirus, Escherichia coli (EHEC), Escherichia coli (sonstige)
Ein Fra	Francisella tularensis
FSME	**FSME**-Virus
Zwei G	Gelbfiebervirus, Giardia lamblia
Zwei Ha	**Ha**emophilus influenzae, **Ha**ntavirus
Fünf He	**He**patitis A-, **He**patitis B-, **He**patitis C-, **He**patitis D-, **He**patitis C-Virus
Ein I	Influenzaviren
„Jot" und „Ka" – **nie!**	(kein Erreger mit „J" oder „K")
La	**La**ssavirus
Leg	**Leg**ionella sp.
Lep	**Lep**tospira interrogans
Li	**Li**steria monocytogenes
Zwei Ma	**Ma**rburgvirus, **Ma**sernvirus
Zwei **My**	**My**cobacterium leprae, **My**cobacterium tuberculosis/africanum
Nei	**Nei**sseria meningitidis
No	**No**rwalk-ähnliches Virus
Kein „O"	(Kein Erreger mit „O")
Ein Po	**Po**liovirus
Kein „Quo"	(Kein Erreger mit „Q")
Ra	**Ra**biesvirus
Ri. pro.	**Ri**cketsia **pro**wazekii
Ro	**Ro**tavirus
Drei Sa	**Sa**lmonella paratyphi, **Sa**lmonella Typhi, **Sa**lmonella (sonstige)
Ein Shi	**Shi**gella sp.
Tri	**Tri**chinella spiralis
Vi	**Vi**brio cholerae (O 1 und O 139)
Kein „UZVW"	(keine Erreger mit „U", „V", „W" oder „Z")
Yer. en.	**Yer**sinia **en**terocolitica (darmpathogen)
Yer. **pe.**	**Yer**sinia **pe**stis
Und ande**re**	**andere** Erreger hämorrhagischer Fieber
All	**All**gemeinheit in Gefahr bei örtlicher und zeitlicher Häufung
Tre**po**	**Trepo**nema pallidum
HIV	**HIV**
Ec**ho**	**Ech**inococcus sp.
Plas**mo**	**Plasmo**dium sp.
Rubella	**Rubella**virus (konnatale Infektionen)
To**xo**	**Toxo**plasma gondii (konnatale Infektionen)

4.4.3 Merkhilfe für den § 34 und die Ausscheider

Die „Heiße Sieben" des § 34

Im § 34 IfSG („Schulparagraph") sind weitere sechs Krankheiten aufgeführt, die dem Behandlungsverbot für Heilpraktiker unterliegen, und die Verlausung, für die kein Behandlungsverbot besteht.
Diese sind:
1. **Im**petigo contagiosa (ansteckende Borkenflechte)
2. **Keuch**husten (Pertussis)
3. **Mu**mps (Ziegenpeter)
4. Scabies (**Krätze**)
5. **Sch**arlach (Scarlatina) und sonstige Streptococcus pyogenes-Infektionen
6. **Wind**pocken (Varizellen)
7. Ver**lausung**.

Um sich diese „Heiße Sieben" zu merken, hilft am besten wieder ein möglichst skurriler Spruch: **Immer keucht Mutter „Kratzt! Schnell! Windige Läuse!"**

Merkhilfe zum Erlernen der Ausscheider (§ 34)

Der folgende Spruch lässt sich besonders gut merken, wenn Sie die Silben, die auf „i" bzw. „y" enden, melodisch betonen. Bei diesem dann fast französisch klingenden Sprichwort handelt es sich allerdings „nur" um die Ausscheider von enterohämorrhagischen **E. coli**, **Vi**brio cholerae, **Cory**nebacterium diphteriae, **Sa**lmonella Typhi, **Sa**lmonella Paratyphi und **Shi**gella sp.

E. coli –
Vi – Cory
Sa – Sa – Shi!

Am besten ist es natürlich, Sie verwenden unsere Vorschläge nur als Anregung und sind selber kreativ. Denn selbst erdachte Merkhilfen bleiben am besten im Gedächtnis!

4.5 Tabellarium zu Infektionskrankheiten und Erregern

4.5.1 Vorkommen der Infektionskrankheiten und Basisinformationen zu einzelnen Erkrankungen

Vorkommen

Die Tabelle 4-2 zeigt, wie häufig die genannten Infektionskrankheiten in Deutschland aufgetreten sind. Daraus lässt sich die statistische Wahrscheinlichkeit eines Auftretens in der Praxis ableiten. Berücksichtigt sind Meldungen aufgrund des Bundes-Seuchengesetzes und (ab 1.1.2001) des Infektionsschutzgesetzes. Bedenken Sie jedoch, dass es bei vielen Erkrankungen eine Dunkelziffer gibt. Ein Minuszeichen (-) bedeutet, dass aufgrund der gesetzlichen Bestimmung zu dieser Erkrankung in diesem Jahr keine Meldungen gemacht wurden.

Basisinformationen zum Pauken

Die in Tabelle 4-3 aufgeführten Schlüsselwörter sowie die drei bis sieben Basisinformationen charakterisieren zum einen die Infektionskrankheiten und erleichtern somit das Kennenlernen und gedankliche Einordnen. Zum anderen wird erfahrungsgemäß in den Überprüfungen regelmäßig mit diesen Grundlagen gearbeitet.
In der linken Spalte der Tabelle sind zusätzlich Informationen aufgeführt zur Prüfungsrelevanz der Infektionskrankheiten (Häufigkeit der „abgefragten" Infektionskrankheit/inhaltliche Schwerpunkte). Diese Angaben basieren auf Erfahrungswerten. Besonders in der mündlichen Überprüfung wird allerdings häufig in den Fragen auf regionale und aktuelle Schwerpunkte Bezug genommen.

Tab. 4-2: Praxisrelevanz von Infektionskrankheiten anhand der Meldezahlen des Robert Koch-Institutes/Berlin in den Jahren 1998 bis 2002, Meldungen aufgrund des Bundes-Seuchengesetzes und (ab 1.1.2001) des Infektionsschutzgesetzes

Infektionskrankheiten	**Meldezahlen des RKI von 1998–2002**				
	1998	**1999**	**2000**	**2001**	**2002**
Adenovirus im Konjunktivalabstrich	–	–	–	132	81
Botulismus	23	19	11	8	11
Brucellose	18	21	27	25	35
Campylobacter-Enteritis	–	–	–	54.516	56.350
Cholera	5	3	2	2	0
Creutzfeldt-Jakob-Krankheit (CJK)	66	80	84	81	53
Cryptosporidiose	–	–	–	1.481	817
Cytomegalie, angeborene	14	24	29	–	–
Denguefieber	–	–	–	60	218
Diphtherie	1	1	0	0	1
E. coli, sonstige darmpathogene Stämme	–	–	–	5.092	5.341
Echinokokkose	–	–	–	46	31
EHEC-Erkrankung	–	–	–	1.018	1.253
Enteritis infectiosa ohne Salmonellose	114.824	111.047	116.228	–	–
Fleckfieber	1	0	3	2	0
Frühsommer-Meningoenzephalitis (FSME)	–	–	–	256	240
Gasbrand/Gasödem	112	98	57	–	–
Gelbfieber	0	1	0	*	*
Giardiasis	–	–	–	3.894	3.102
Gonorrhoe	2.412	2.251	2.557	–	–
Haemophilus influenzae, invasive Erkrankung	–	–	–	77	54
Hantavirus-Erkrankung	–	–	–	185	228
Hepatitis A	3.869	3.137	2.788	2.274	1.478
Hepatitis B	5.185	4.565	4.542	2.427	1.432
Hepatitis C	–	–	–	8.635	6.600
Hepatitis D	–	–	–	8	12
Hepatitis E	–	–	–	31	17
Hepatitis Non A–E	–	–	–	2	0
Virushepatitis, nicht best. und übrige Formen	6.157	6.009	6.426	–	–
HIV-Infektion	–	–	–	1.462	1.639
HUS/TTP	–	–	–	64	114
Influenza	239 Tod	364 Tod	*	2.486	2.577
Keuchhusten	0 Tod	0 Tod	*	*	*
Läuserückfallfieber (In den Jahren 98–00: Rückfallfieber)	1	1	0	0	1
Legionärskrankheit	–	–	–	329	413
Lepra	5	6	1	3	1
Leptospirose	41	47	43	48	58
Listeriose (In den Jahren 98–00: angeborene Listeriose)	40	33	34	216	237
Lymphogranuloma inguinale	4	8	6	–	–

* keine Zahlen zu ermitteln

Tab. 4-2: Fortsetzung

Infektionskrankheiten	**Meldezahlen des RKI von 1998–2002**				
	1998	**1999**	**2000**	**2001**	**2002**
Malaria	1.008	931	836	1.044	861
Masern	2 Tod	4 Tod	? Tod	6.034	4.657
Meningitis/Enzephalitis, bakterielle, außer M.ko.	1.247	1.273	1.220	–	–
Meningitis/Enzephalitis, virale	898	844	1.670	–	–
Meningitis/Enzephalitis, übrige Formen	629	794	914	–	–
Meningokokken, invasive Erkrankung	732	740	765	780	734
Milzbrand	0	0	0	0	0
Ornithose	159	–	88	56	40
Paratyphus	61	88	66	72	67
Pest	0	0	0	0	0
Pocken	0	0	0	–	–
Poliomyelitis	0	0	1	0	0
Puerperalfieber	2 Tod	0 Tod	2 Tod	–	–
Q-Fieber	153	273	198	293	191
Rotavirus-Erkrankung	–	–	–	47.773	52.399
Röteln, konnatale Infektion	4	4	7	1	1
Salmonellose	98.352	85.345	79.838	77.386	72.377
Scharlach	1 Tod	1 Tod	1 Tod	–	–
Shigellose	1.642	1.610	1.333	1.624	1.180
Syphilis	1.152	1.149	1.135	1.554	2.275
Syphilis, angeborene	6	5	10	–	–
Tetanus	7	8	8	–	–
Tollwut	0	0	0	0	0
Toxoplasmose, konnatale Infektion	22	33	18	38	18
Trichinose	51	21	4	5	10
Tuberkulose (der Atmungsorgane)	8.796	8.297	7.535	7.556	7.723
Tularämie	3	2	3	3	5
Typhus abdominalis	78	111	76	88	58
Ulcus molle	12	8	6	–	–
Virusbed. häm. Fieber (Jahre 01-02 ohne Denguefieber)	9	15	10	0	0

* keine Zahlen zu ermitteln

Tab. 4-3: Basisinformationen der Infektionskrankheiten zum Pauken. Neben der Infektionskrankheit sind in Klammer angegeben Prüfungsrelevanz: Häufigkeit/Inhalte.

Infektions-krankheit	Schlüsselwörter zum Pauken
Aids (häufig/Anamnese! DD Müdigkeit, Infektanfälligkeit, Durchfälle, Lymphknotenschwellung)	• erworbenes Immundefekt-Syndrom (T-Lymphozyten) • sexuell übertragbare Krankheit: Körperflüssigkeiten (v.a. Blut/Sperma), Risikogruppen; zwei Erreger-Typen • verschiedene Stadien und Verlaufsformen: akute HIV-Infektion, Latenzphase, HIV-assoziierte Erkrankungen, Aids-definierende Erkrankungen (letztgenannte Stadien überlappen sich häufig) • akute HIV-Infektionen: unspezifische sowie mononukleoseartige Symptome • symptomlose Latenzphase (Dauer: Monate bis Jahre) • HIV-assoziierte Erkrankungen: v.a. Symptome an Haut- und Schleimhaut (z.B. Herpes zoster, Candidosen, orale Haarleukoplakie) • Aids-definierende Erkrankungen: opportunistische Infektionen (z.B. Pneumocystis-carinii-Pneumonie, ZNS-Toxoplasmose), Pilz- und Viruserkrankungen, bakterielle Infektionen, Tumoren (Kaposi-Sarkom)
Botulismus (selten/Nahrungsmittelanamnese)	• „Wurstvergiftung" mit vorwiegend neurologischen Symptomen • Erregertoxin = stärkstes Nervengift • selten Magen-Darm-Symptome • Lähmungserscheinungen „von oben nach unten": Doppelbilder, Seh-/Sprachstörungen, Schluckstörungen, Atemlähmung • Schleimhäute trocken: trockener Mund/rauer Hals
Brucellose (selten/wellenförmiges Fieber, Anamnese! Schwangere!)	• Zooanthroponose (Rind, Ziege, Schaf, Schwein) • Berufskrankheit bei Tierkontakt • drei Brucella-Arten (Merksatz: Bang wird mir auf Malta vor Schweinen) • wellenförmiger (undulierender) Fieberverlauf, evtl. über Monate und Jahre • Monozyten-Makrophagen-System ist bevorzugt befallen • pasteurisierte Milch • Achtung Schwangere (Abort!)
Cholera (selten/DD: Durchfallerkrankungen, Reiseanamnese!)	• Lokalinfektion des Dünndarms mit schwerem Brechdurchfall • Enterotoxin, Vibrionen • Stühle reiswasserartig, keine Blutbeimengung, keine Leibschmerzen • Fieber fehlt bzw. evtl. Untertemperatur • dramatische Exsikkose: heisere und leise Stimme (Vox cholerae), Choleragesicht, Waschfrauenhände, Krämpfe • Herzrhythmusstörungen, hypovolämischer Schock, Nierenversagen
Diphtherie (regelmäßig/Reiseanamnese! Komplikationen)	• Lokalinfektion des Mund-Nasen-Rachen-Raumes mit Erstickungsgefahr durch Toxinfernwirkung • Rachendiphtherie: Pseudomembran = grau-weißlich-gelblich, fad-süßlicher Geruch, nicht abwischbar, blutet leicht beim Abstreifversuch (Halsbräune) • Kehlkopfdiphtherie: progredienter Verlauf mit Heiserkeit, bellendem Krupphusten, inspiratorischem Stridor, Zyanose, Erstickungsgefahr • toxische Diphtherie: Cäsarenhals, Lähmung der Schluck- und Atemmuskulatur
Ebola-Fieber (selten speziell, allerdings regelmäßig im Zusammenhang mit anderen VHF)	• virusbedingtes hämorrhagisches Fieber • Zooanthroponose, Zentralafrika • hohes Fieber, Schleimhaut- und Organblutungen • hohe Letalität, Quarantäne

Tab. 4-3: Fortsetzung

Infektionskrankheit	Schlüsselwörter zum Pauken
Echinokokkose (selten/regional auch gehäuft)	• zystisch: Hundebandwurm/alveolär: Fuchsbandwurm • Tierkontakt, Waldfrüchte (nicht ungewaschen essen) • Zysten- bzw. Bläschenbildung, v.a. in der Leber (selten Lunge) • unspezifische Oberbauchbeschwerden, tastbare Leberveränderungen, akutes Leberversagen • Zystenruptur (zystische Echinokokkose)/infiltratives Bläschenwachstum (alveoläre Echinokokkose)
Erysipel (regelmäßig/z.B. in Zusammenhang mit Diabetes mellitus, DD Thrombophlebitis, → Strept. pyog.-Infekt)	• flächenhafte entzündliche Lokalinfektion von Haut und Unterhaut (Wundrose) • Streptococcus pyogenes (β-hämolysierende Streptokokken, v.a. Gruppe A) • Schüttelfrost, hohes Fieber • meist an Unterschenkel/Gesicht, Lymphknotenschwellung • Rezidive, evtl. Folge = Elephantiasis • begünstigende Grunderkrankungen (z.B. Diabetes mellitus, Fußpilz)
Exanthema subitum (regelmäßig/als DD zu anderen exanthemischen Kinderkrankheiten)	• Dreitagefieber (exanthematisches) • meist harmlose „Kinderkrankheit" mit Fieber, rötelnähnlichem Hautausschlag, Lymphknotenschwellungen • hohes Fieber rasch ansteigend über 3–4 Tage
Fleckfieber (sehr selten/Reiseanamnese)	• Typhus exanthematicus mit Benommenheit und Hautflecken • rickettsienhaltiger Kot durch Kleiderläuse/Flöhe • Kriegs- und Notstandsgebiete • vier Stadien: incrementi, continuum, decrementi, Rekonvaleszenz • hohes Fieber, Schüttelfrost, rot gedunsenes Fleckfiebergesicht, roseolenartiges Exanthem, Hautblutungen, Meningitissymptome
FSME (häufig/in Zusammenhang mit anderen Meningitiden)	• Früh(jahr)-Sommer-Meningo-Enzephalitis • Virus, Zeckenbiss • zuerst „Sommergrippe" von wenigen Tagen • danach evtl. symptomarmes Intervall • dann hohes Fieber, Meningitissymptome und andere ZNS-Symptome
Gastroenteritis, infektiöse/ Lebensmittelvergiftung, mikrobielle (häufig, Gruppenerkrankung! Nahrungsmittelanamnese)	• Darminfektion, häufig inapparent, meist im Sommer • oft Gruppenerkrankung, Achtung Lebensmittelbranche • viele Erreger möglich, meist Salmonella sp., bei Säuglingen/Kleinkindern häufig Rotaviren bzw. Norwalk-ähnliche Viren • Fleisch (Hackfleisch), Milch (-produkte), Fisch, Geflügel, Eier (-produkte) usw. • fäkal-oral (z.B. Wasser, Gülledüngung), Ausscheider • Darmkoliken, Durchfälle (breiig, später wässrig), Übelkeit, Erbrechen, evtl. erhöhte Temperatur/Fieber • Gefahr von Exsikkose, hypovolämischem Schock, bei Salmonelleninfektion: Dauerbesiedelung von Gallenblase oder Dünndarm = Dauerausscheidertum
Gelbfieber (sehr selten/ Reiseanamnese → andere VHF)	• „Schwarzes Erbrechen" = Tropenkrankheit; Gelbfieber-Virus, durch Mücken • befällt Monozyten-Makrophagen-System, verursacht schwere Schäden v.a. an Leber, Niere und Herzmuskel • zwei Fiebergipfel, dazwischen symptomarmes Intervall • bei zweitem Fieberanstieg Hepatitis, Ikterus, Nephritis, Organ- und Schleimhautblutungen (kaffeesatzartiges = „schwarzes" Erbrechen) • evtl. Tod durch Herz-Kreislauf-, Leber-, Nierenversagen

Tab. 4-3: Fortsetzung

Infektions-krankheit	Schlüsselwörter zum Pauken
Gonorrhoe (regelmäßig/ Anamnese)	• Tripper = sexuell übertragbare Krankheit („klassische Geschlechtskrankheit") • Mann: Urethritis, Jucken/Brennen/Schmerzen beim Wasserlassen, zuerst schleimiger, später eitriger, gelblichgrüner Ausfluss (morgens: Bonjour-Tropfen), evtl. Sterilität • Frau: oft symptomloser Verlauf, sonst Entzündung von Gebärmutterhals (auch Harnröhre oder Bartholin-Drüsen), Ausfluss (→ Mann), Gefahr von chronischer Entzündung, Sterilität, Eileiter-schwangerschaft • gonorrhoische Monarthritis v.a. des Kniegelenks • gleichzeitige Partnerbehandlung (Vermeidung des Ping-Pong-Effekts)
Hämolytisch-urämisches Syndrom, enteropathisches (selten/v.a. als gefährliche Komplikation relevant)	• HUS = toxinbedingte Folgeerkrankung einer Infektion mit enterohämorrhagischen Escherichia coli (EHEC = infektiöse Gastroenteritis/bakterielle Lebensmittelvergiftung) • v.a. Säuglinge/Kleinkinder, alte Menschen • Enteritis mit Darmkoliken, wässrigen Durchfällen, Übelkeit, Erbrechen, mäßiger Temperaturerhöhung • hämorrhagische Colitis (HC): blutig-wässrige Durchfälle • in 5–10% Entwicklung eines HUS mit Anämie, Nierenfunktionsstörungen bis hin zu schweren Nieren-schäden mit Urämie, Hypertonie, evtl. Dialysepflicht
Hanta-Fieber (selten speziell, allerdings regel-mäßig mit anderen VHF)	• Virusbedingtes hämorrhagisches Fieber, vorwiegend Asien • Zooanthroponose (Mäuse, Ratten), Quarantäne • Schüttelfrost, hohes Fieber, Schleimhaut- und Organblutungen
Herpes simplex (selten, außer als Herpes genitalis = sexuell übertrag-bare Erkrankung, Achtung Schwan-gere!)	• Bedeutung für HP v.a. als Herpes genitalis (sexuell übertragbare Krankheit) oder als Gingivostomatitis herpetica (Zahnheilkundegesetz) • Herpes simplex-Virus = HSV = Typ 1(oraler Typ), Typ 2 (genitaler Typ) • endogene Reinfektion, Sekret von Herpesbläschen ist infektiös • auslösende Faktoren: Immunschwäche jeglicher Ursache • unterschiedlichste Lokalisationen (→ oben), meist Herpes labialis (Lippenbläschen) • Komplikationen: Erblindungsgefahr bei Befall des Auges (Keratokonjunktivitis herpetica); auch mög-lich: Herpes-Sepsis bei Neugeborenen, Meningitis/Enzephalitis herpetica, Achtung Schwangere
Humane spongi-forme Enzephalopathie (selten/ DD Altersdemenz/ M. Alzheimer)	• nichtentzündliche, schwammartige Enzephalopathie (degenerative Veränderungen der grauen und weißen Substanz, Wucherungen der Gliazellen) • zwei Formen: nicht erbliche Creutzfeldt-Jakob-Krankheit (CJK, durch Mutation) und die neue Variante der CJK (Zoonose; Tier/Rind → Mensch) • Prionen, Rind (BSE = bovine spongiforme Enzephalopathie = Rinderwahnsinn) • hochinfektiös: Hirn-/Rückenmarksgewebe, Hypophyse, Cornea, Innereien, evtl. Gelatine, Vorbeugung durch Kontrolluntersuchung von Rind- und Schaffleisch, keine Verfütterung von Tiermehl an Säuge-tiere, Einhaltung strengster Hygienevorschriften • Desorientiertheit, Demenz, schwerste Hirnfunktionsstörungen, Lähmungen, Muskelzuckungen, Sehstörungen, Dezerebrations(„Enthirnungs")starre, Tod in jedem Fall
Impetigo contagiosa (regelmäßig/DD Neurodermitis)	• ansteckende Borkenflechte = Hautinfektion durch Staphylo- oder Streptokokken (Streptococcus pyogenes!) • sehr ansteckend, v.a. Kinder, kleinere Epidemien in Kindergärten und Schulen • Exanthem: rote Flecken → Bläschen/Blasen → Pusteln → honig- oder goldgelbe Krusten, starker Juckreiz • v.a. Gesicht, behaarte Kopfhaut, Hals, Hände, Arme

Tab. 4-3: Fortsetzung

Infektionskrankheit	Schlüsselwörter zum Pauken
Influenza (regelmäßig/DD grippaler Infekt)	• meist epidemisch/pandemisch auftretende, akute Infektion der Atemwege • Influenzavirus, Typen A, B, C • vorzugsweise in der kalten Jahreszeit, v. a. Säuglinge, Kleinkinder, Alte, Abwehrgeschwächte • rasch hohes Fieber (Schüttelfrost), Kopf-, Glieder-, Kreuzschmerzen, Entzündungserscheinungen der Atemwege (Rhinitis, Pharyngitis, Laryngitis, Tracheitis, Bronchitis), „Darmgrippe" • Gefährdung v.a. durch Komplikationen (vorwiegend bakterielle Pneumonie, auch Herz-Kreislauf-komplikationen) • Rekonvaleszenz oft langandauernd • jährliche Grippeschutzimpfung wird empfohlen
Keratokonjunktivitis epidemica (sehr selten/ Anamnese, z.B. Schwimmbad)	• Entzündung von Binde- und Hornhaut des Auges • Adenoviren, Tröpfchen-, Schmierinfektion (Schwimmbadkonjunktivitis) • häufig einseitig, mit nachfolgender Infektion des anderen Auges • schmerzhaftes Fremdkörpergefühl, Juckreiz, Tränenfluss, Lichtscheu • ringförmige Rötung und Schwellung der Augenbindehaut, ödematöse Lidschwellung • in ca. 50% Keratitis, Hornhauttrübung mit Sehstörungen, evtl. bleibend
Keuchhusten (regelmäßig/ Achtung bei Säuglingen!)	• Pertussis, „Kinderkrankheit", Atemwegsinfektion • hoher Kontagionsindex (80%), v.a. Säuglinge/Kleinkinder, kein Nestschutz • Stadium catarrhale: trockener, hartnäckiger Husten, vorwiegend nachts, katarrhalische Erscheinungen („Erkältung") • Stadium convulsivum: stakkatoartige Hustenanfälle (20–50 pro Tag, nachts häufiger), anschließend lautes, keuchendes Einatmen (inspiratorischer Stridor), evtl. Zyanose, nach Hustenanfall oft Schleim-entleerung mit Erbrechen • bei Säuglingen anstelle von „Husten und Keuchen" häufig Niesanfälle • Stadium decrementi: Hustenanfälle nehmen ab, Resthusten mit keuchendem Einatmen kann Monate fortbestehen • Komplikationen: Bronchiektasen, Lungenemphysem, Blutungen (Augen, Haut), Nabel-, Leistenbruch, Analprolaps, Pneumonie (Todesursache!), lebensbedrohliche Atemstillstände, Hirnschädigung, Aktivierung latenter Infekte (z.B. Tuberkulose)
Lassa-Fieber (selten speziell, allerdings regelmäßig im Zusammenhang mit anderen VHF)	• virusbedingtes hämorrhagisches Fieber • Zooanthroponose, Westafrika, Ratte • Quarantäne • zuerst grippale Symptome mit Fieber, nach einer Woche Ödeme (Gesicht, Hals, Nacken, Kehlkopf), Ergüsse (Pleura, Perikard), Schleimhaut- und Organblutungen, Benommenheit bis Koma
Legionärskrankheit (selten/ DD Bronchitiden, Pneumonien)	• Legionellose = bakterielle, atypische Lungenerkrankung • Übertragung meist durch Inhalation von kontaminierten feinsten Wassertröpfchen (Aerosol, z.B. Duschen, Klimaanlagen, Whirlpool) • Gefahr v.a. für Raucher, chronisch Lungenkranke, Alkoholkranke, Abwehrschwache; Männer erkranken 2–3mal häufiger als Frauen • „grippaler" Beginn, rasch hohes Fieber, schwere Pneumonie mit unproduktivem Husten, evtl. mit Blutbeimengung, häufig Verwirrtheit • Rekonvaleszenz: mehrere Wochen, Komplikationen: Herzkreislauf-, Nierenversagen • leichter Verlauf = Pontiac-Fieber = „grippaler" Verlauf ohne Lungenbeteiligung

Tab. 4-3: Fortsetzung

Infektions-krankheit	Schlüsselwörter zum Pauken
Lepra (sehr selten/ Anamnese)	• „Aussatz", Befall von Haut und peripheren Nerven (Schwann-Zellen) mit Verstümmelungen durch granulomatöse Entzündungen • Tropen/Subtropen, Bakterien, Inkubationszeit meist einige Jahre • Indeterminierte Lepra: rötliche oder hypopigmentierte Flecken, evtl. mit Sensibilitätsstörungen, je nach Reaktionslage verschiedene Verläufe, z.B.: • Tuberkuloide Lepra (Haut-Nerven-Lepra): tuberkuloide Granulome, Hautflecken mit Sensibilitätsstörungen, Nervenbefall, Knochenabbau, Ulzerationen, Verstümmelungen • Lepromatöse Lepra (generalisierte Lepra): Befall von Haut, Schleimhäuten, Nerven, Organen, Lepraknoten (Leprome), Löwengesicht (Facies leontina), Verstümmelungen • Dimorphe Lepra (Borderline-Lepra): Verlauf zwischen tuberkuloider und lepromatöser Lepra
Leptospirose (sehr selten/ Anamnese)	• drei Formen: Morbus Weil (v.a. Hepatitis), Canicolafieber (v.a. Meningitis/Enzephalitis), Feldfieber (gutartiger Verlauf) • Zooanthroponose (Ratte, Hund, Maus, Schwein, Rind u.a.), über Urin, Kot, verseuchte Gewässer • Berufskrankheit z.B. für Tierhalter, Kanalarbeiter, Reisbauern • Generalisationsstadium: hohes Fieber, Muskel-, Gelenk-, Kopfschmerzen; dann fieberfreies Intervall • Organstadium: erneut Fieber, Lymphknotenschwellung, Hepatitis, Ikterus, Nephritis, Meningitis/ Enzephalitis, Haut- und Schleimhautblutungen
Listeriose (sehr selten/Achtung Schwangere)	• meist durch Nahrungsmittel (z.B. rohe Milch, rohes Fleisch), seltener Kot • meist symptomlos, außer bei Abwehrschwäche/Schwangerschaft • lokal: Entzündungen der Augen, der Haut, der Tonsillen oder der Atemwege, Lymphknotenschwellungen • hämatogene/lymphogene Ausbreitung: Meningoenzephalitis, mononukleoseartiges Erscheinungsbild • Sepsis: Multi-Organbefall, meist bei Neugeborenen-Listeriose • prä- oder perinatale Infektion möglich, Schwangerenlisteriose: Infektion der Plazenta, oft nur unspezifische Symptome (z.B. Fieber); Gefahr der Schädigung des Kindes • angeborene Listeriose mit zahlreichen geringfügigen bis schweren Symptomen
Lyme-Borreliose (regelmäßig/ Anamnese: Zeckenbiss? Erythema migrans?)	• Erkrankung mit v.a. kutanen, neurologischen und arthritischen Symptomen • durch Zeckenbiss (bzw. blutsaugende Mücken oder Fliegen), Frühsommer bis -herbst • Zecken rechtzeitig entfernen, Erregerübertragung erst ca. 12 Stunden nach dem Biss • Stadium I: 50% Erythema migrans (Wanderröte), Kopf-, Glieder-, Muskelschmerzen • Stadium II: Wochen bis Monate nach Infektion neurologische Symptome unterschiedlichster Art, auch rheumatoide/arthritische Beschwerden (Lyme-Arthritis) • Stadium III: Jahre bis Jahrzehnte nach Infektion chronisch-degenerative Arthritis, chronische Neuro-Borreliose, Acrodermatitis chronica atrophicans („Pergamenthaut")
Lymphogranuloma inguinale (sehr selten, DD zu Syphilis, Ulcus molle)	• venerische Lymphknotenentzündung = sexuell übertragbare Krankheit, klassische Geschlechtskrankheit • Tropen, Chlamydien; Männer erkranken viel häufiger • Primäraffekt im Genitalbereich als Bläschen → Erosionen → Ulzera • schmerzhafte Schwellung der regionalen Lymphknoten, v.a. Leistenlymphknoten (Bubonen), granulomatöse Entzündung der Lymphknoten (Lymphogranuloma), Haut und Lymphknoten verbacken, verschmelzen, brechen nach außen auf, fisteln • Späterscheinungen: genitoanorektales Syndrom = Elephantiasis der Genitalien (meist Frauen)

Tab. 4-3: Fortsetzung

Infektions-krankheit	Schlüsselwörter zum Pauken
Malaria (regelmäßig/ Reiseanamnese)	• Wechselfieber = Fieberschübe mit Schüttelfrost sind typisch für Malaria tertiana und quartana • Malaria tropica häufig schwerer Verlauf (tödlich) und eher Organsymptome • Tropen/Subtropen, „Malaria-Gürtel", v.a. Afrika • Anopheles- Mücke überträgt Protozoen (vier Plasmodium-Arten) • Parasit wächst in Leberzelle heran → Vielteilung des Parasiten, Zerfall der Leberzelle → Eindringen des Parasiten in Erythrozyt, dortiges Heranwachsen →Vielteilung des Parasiten, Zerfall des Erythrozyten →Erythrozytenzerfall führt zu Fieberschüben • grippales Prodromalstadium, dann je nach Malaria-Art in typischen Rhythmen: Schüttelfrost, Fieberanfall, Schweißausbruch; Milz- und Leberschwellung, hämolytische Anämie mit Ikterus; Rezidive jahrelang möglich • vor Mückenstichen schützen, medikamentöse Prophylaxe (z.B. Chloroquin, Fansidar)
Marburg-Fieber (selten speziell, allerdings regelmäßig im Zusammenhang mit anderen VHF)	• virusbedingtes hämorrhagisches Fieber • Zooanthroponose (Grüne Meerkatzen), Afrika • Quarantäne • grippale Prodromalphase, Organphase mit Fieber, Haut- und Schleimhautblutungen, Benommenheit bis Koma, Krämpfe
Masern (häufig/DD andere exanthemische Kinderkrankheiten, häufig gefragt: Komplikationen, Achtung Schwangere!)	• „Kinderkrankheit" mit meist biphasischem Verlauf und Hautausschlag • Masern-Virus, Kontagionsindex > 95%, Häufung in kalter Jahreszeit, meist größere Kinder • katarrhalisches Prodromalstadium mit Fieber, Konjunktivitis, Enanthem, Koplik-Flecken • fieberfreies Intervall: 1 bis 2 Tage • Exanthemstadium: zweiter, höherer Fieberanstieg, Exanthem (Beginn hinter den Ohren, zunächst kleine, rote Flecken, die später zu größeren bräunlichroten, leicht erhabenen Flecken konfluieren, nicht juckend), Lymphknotenschwellung, Milzschwellung • Rekonvaleszenzphase: Rückgang der Symptome, Abschuppung der Haut • Komplikationen: Meningitis/Enzephalitis, Masernkrupp, Pneumonie, toxisches Kreislaufversagen, Sekundärinfektionen (Bronchitis, Pneumonie, Mittelohrentzündung, Angina, Scharlach), Simultan-/ Nacherkrankung an Keuchhusten, Diphtherie, Tb
Meningitis/ Enzephalitis (häufig/wichtig: Früherkennung (Meningismuszeichen!)	• Entzündung von Hirnhäuten/Hirngewebe • meist Bakterien, Viren, seltener Pilze, Protozoen, Würmer • v.a. Säuglinge und Kleinkinder, bei Meningokokken-Meningitis Häufung in Winter-Frühjahr • Prodromalstadium oft mit Schüttelfrost, hohem Fieber • dann Übelkeit, Erbrechen, Kopfschmerzen, Überempfindlichkeit (Hyperästhesie), psychische Veränderungen, Benommenheit, Bewusstseinstrübung, Nackensteifigkeit, Opisthotonus, Meningismuszeichen, Krämpfe, gestörte Hirnnervenfunktion • bei Säuglingen und Kleinkindern oft nur Fieber, Erbrechen, Reizbarkeit/Schläfrigkeit, Aufschreien („enzephalitischer Schrei"), Krämpfe, vorstehende/harte Fontanellen
Milzbrand (sehr selten, außer bei aktuellem Bezug, z.B. Terrordrohungen)	• Anthrax, Zooanthroponose, Bacillus (Sporenbildner), Milzbrandtoxin • Berufskrankheit bei beruflichem Kontakt mit Tieren bzw. Wolle/Leder/Fell • meist Hautmilzbrand: juckende schmerzlose rote Papel → Milzbrandkarbunkel (Pustula maligna) und Milzbrandödem, bei gutartigem Verlauf lokale Erkrankung, bei Ausbreitung zu 50% Sepsis • Lungenmilzbrand: Schüttelfrost, hohes Fieber, schwere Entzündung der Bronchien und Lungen, Zyanose, blutiger Auswurf, meist Übergang in Sepsis mit raschem Tod • Darmmilzbrand: Übelkeit, Bauchschmerz, (blutiges) Erbrechen, (blutiger) Durchfall

Tab. 4-3: Fortsetzung

Infektions-krankheit	Schlüsselwörter zum Pauken
Mononucleosis infectiosa (häufig/v.a. als DD zu Leukämien, Aids und exanthemischen Kinderkrankheiten)	• Pfeiffer-Drüsenfieber („kissing disease"), meist harmlose Erkrankung mit Befall lymphatischen Gewebes und Enanthem/Exanthem • Epstein-Barr-Virus • zuerst Allgemeinsymptome, dann Trias aus Fieber, Schwellung lymphatischen Gewebes (Tonsillen, Lymphknoten, Milz), Leukozytose mit mononukleärer Lymphozyten • evtl. Enanthem/Exanthem, leichter Ikterus • Komplikationen: verzögerter, evtl. monatelanger Verlauf; Milzruptur, bakterielle Sekundärinfektionen
Mumps (häufig/Komplikationen merken!)	• Parotitis epidemica (Ziegenpeter), Mumps-Virus • „Kinderkrankheit", Häufung in Winter und Frühjahr • charakteristisch ist das starke Anschwellen der Ohrspeicheldrüse; gelegentlich auch Befall anderer, v.a. drüsiger Organe • Fieber, Parotitis: Anschwellen der Ohrspeicheldrüsen meist zunächst nur einseitig, „Hamsterbacken", Abheben der Ohrläppchen, Einmündung des Ductus parotidis in der Wangenschleimhaut oft gerötet und geschwollen, regionale Lymphknotenschwellung • evtl. auch Entzündung anderer Organe, z.B. Hoden, Nebenhoden, Hirnhäute, Hirn, Pankreas und daraus resultierende Komplikationen
Ornithose (sehr selten/DD Bronchitiden, Pneumonien, Anamnese)	• Psittakose (Papageienkrankheit) = Zooanthroponose, v.a. durch Vögel, selten Säugetiere • Arbeiter auf Geflügelfarmen, Taubenzüchter • Infektion bleibt häufig inapparent • grippale Ornithose: Entzündung der Atemwege, aber keine Lungenbeteiligung, mäßiger Temperaturanstieg, Abklingen der Symptome oder Übergang in andere Form • pulmonale Ornithose: plötzlich Schüttelfrost, hohes Fieber, interstitielle Pneumonie, trockener Husten mit wenig Auswurf, relative Bradykardie • typhöse Ornithose: Fieber, Bronchitis/Pneumonie, Benommenheit, relative Bradykardie, abdominelle Beschwerden, evtl. roseolenartiges Exanthem • meningitische/enzephalitische Ornithose: Fieber, Symptome einer Meningitis/Enzephalitis
Pest (sehr selten, außer bei aktuellem Bezug = Epidemie, Reiseanamnese, Quarantäne)	• Ratten- bzw. Menschenfloh überträgt Bakterium, Tröpfcheninfektion bei Lungenpest • Quarantäne bei Lungenpest • Asien, Afrika, Amerika • meist als Beulenpest (Bubonenpest): Schüttelfrost, hohes Fieber, Allgemeinsymptome, Einstichstelle meist unauffällig, selten „Pestkarbunkel", schmerzhafte, beträchtliche, bläulichrote Anschwellung der Lymphknoten • Hautpest: Pestkarbunkel an Einstichstelle = furunkelartige nekrotisierende Entzündung • Lungenpest: äußerst rascher und heftiger Verlauf, Bronchitis, Pneumonie, Lungenödem, Kreislaufversagen, hohe Letalität • Pestsepsis kann bei allen Formen auftreten: multipler Organbefall, schwerste Symptomatik (schwarzer Tod), höchste Letalität (Multiorganversagen)
Pocken (sehr selten, außer bei aktuellem Bezug, z.B. Terrordrohungen)	• Variola vera-Virus • höchst infektiöse und meist tödliche Erkrankung mit typischem Pockenausschlag • gelten seit 1980 als ausgerottet (biologischer Kampfstoff), bis 1983 Impfpflicht • Prodromalstadium: Schüttelfrost, hohes Fieber, Rhinitis, Pharyngitis, Tonsillitis, initiales Exanthem • fieberfreies Intervall • Eruptionsstadium: erneuter Fieberanstieg, Exanthem beginnt im Gesicht, zentrifugale Befallsdichte, erbsengroß, mehrkammerig, mit zentraler Eindellung, später Kruste mit quälendem Juckreiz, Narbenbildung • hämorrhagische Verlaufsform (schwarze Blattern): schwerste Hauteinblutungen und hohe Letalität

Tab. 4-3: Fortsetzung

Infektionskrankheit	Schlüsselwörter zum Pauken
Poliomyelitis (regelmäßig/ Impfplan!)	• spinale Kinderlähmung = virusbedingte Erkrankung, die bei der seltenen „großen Erkrankung" häufig zu Lähmungen führt • drei Virustypen, nur 10% der Infizierten erkranken, Häufung im Sommer und Herbst • katarrhalisches Prodromalstadium, Latenzphase von 1 bis 2 Tagen • meningitisches (präparalytisches) Stadium: erneuter Fieberanstieg, meningitische/enzephalitische Zeichen • Lähmungsstadium (paralytisches Stadium): mit dem zweiten Fiebergipfel Adynamie und Schmerzen in den später gelähmten Muskeln, schlaffe Lähmung (meist Beine), Frühmorgenlähmung • selten bulbopontiner oder enzephalitischer Verlauf • Reparationsphase kann sich über 1–2 Jahre erstrecken
Puerperalsepsis (sehr selten/ Behandlungsverbot bis zum Ende des Wochenbettes! Hebammengesetz)	• Kindbettfieber, meist Fehlgeburt, auch bei Abtreibung und Geburtshilfe • durch Geburtswunden bedingte bakterielle Erkrankung, meist β-hämolysierende Streptokokken • Wundinfektion durch mangelnde Hygiene über Hände und Instrumente, auch als endogene Infektion • zunächst lokale Begrenzung an der Wundstelle, Warnzeichen: mangelnde Gebärmutterrückbildung, übelriechender Wochenfluss • problematisch wird die Entzündung von Gebärmutter mit Endometrium, Eileitern, Ovarien • septische Ausbreitung: Schüttelfrost, Septischer Schock, Lebensgefahr
Q-Fieber (sehr selten/ Reise-, Berufsanamnese)	• Balkangrippe, Siebentagefieber • Zooanthroponose (v.a. Schaf, Ziege, Rind); Ricketsien • Berufskrankheit für Schäfer, Landwirte, Schlachthofpersonal, Tierärzte usw. • meist nur grippaler Verlauf • „klassischer" (schwerer) Verlauf: zumeist akuter Beginn, Symptomentrias: hohes Fieber, Kopf- und Gliederschmerzen, atypische Pneumonie (trockener, quälender Husten, Schmerzen hinter dem Brustbein, spärliches Sputum), mitunter zerebrale Symptome (z.B. Unruhe, Verwirrtheit, Denkunvermögen)
Ringelröteln (selten/v.a. als DD für andere exanthemische Kinderkrank heiten, Achtung Schwangere!)	• Erythema infectiosum, „Ohrfeigenkrankheit" • harmlose „Kinderkrankheit" mit typischem Exanthem • Parvovirus • 50% der Infizierten bleibt symptomlos • kaum Fieber, Beginn meist akut mit Exanthem • Exanthem beginnt im Gesicht, meist schmetterlingsförmige Ausbreitung über Nasenrücken und Wangen = „Ohrfeigengesicht", Mund- und Kinnpartie bleiben ausgespart, später Streckseiten von Armen und Beinen, „springende" Herde, ringelförmig, juckend, zunächst rot, später bläulichrot
Röteln (häufig/DD für andere exanthemische Kinderkrankheiten, Achtung Schwangere! Komplikationen, Impfplan)	• Rubeola; Rubella-Virus, harmlose „Kinderkrankheit" mit Lymphknotenschwellung und Exanthem • evtl. katarrhalische Vorphase, dann druckschmerzhafte Lymphknotenschwellungen, häufig schon vor Exanthemausbruch, „perlschnurartig" und v.a. im Halsbereich, Milzschwellung, Fieber • Exanthem (fehlt oft): beginnt hinter den Ohren, dann Gesicht, Stamm, Extremitäten, zartrosa bis hellrot, kleinfleckig, selten konfluierend • Mädchen sollten vor Beginn der Geschlechtsreife über ausreichend Antikörper verfügen bzw. geimpft werden; schwerwiegende Schädigungen bei Infektion Schwangerer durch angeborene Röteln: – bei Infektion im 1. Trimenon: ZNS-Schäden (z.B. Mikrozephalie), Augenmissbildungen (z.B. grauer/grüner Star), Innenohrschäden (Schwerhörigkeit/Taubheit), Herzmissbildungen (z.B. offener Ductus botalli); Gregg-Trias: gleichzeitiges Auftreten von Augen-, Innenohr-, Herzmissbildungen – bei Infektion im 2. und 3. Trimenon: zahlreiche Organschäden, v.a. Enzephalitis, Knochenveränderungen

Tab. 4-3: Fortsetzung

Infektions-krankheit	Schlüsselwörter zum Pauken
Rückfallfieber (sehr selten/ DD zu Malaria, Reiseanamnese)	• Febris recurrens • Borrelien, Übertragung durch Läuse (Notstandsgebiete) oder Zecken • charakteristisch sind die wiederkehrenden (zunehmend schwächer verlaufenden) Fieberschübe • Schüttelfrost, rasch hohes Fieber, nach einigen Tagen Rückgang auf Normaltemperatur bei starkem Schweißausbruch • nach mehreren fieberfreien Tagen neuer Fieberschub, diesmal kürzer und geringere Intensität, ca. 3 bis 5 solcher Zyklen • weitere Symptome: Milz-, Leberschwellung, Ikterus, Blutungsneigung, Allgemeinsymptome • tödlicher Verlauf v.a. durch: Herz- oder Leberversagen, zerebrale Blutungen
Scabies (regelmäßig/DD Neurodermitis)	• Krätze = stark juckende Hauterkrankung, durch Krätzmilbe verursacht • Weibchen bohrt Gänge in die Haut, sitzt am Gangende im gelblichen „Milbenhügel", legt Eier, die sich dort zu Larven → Nymphen → geschlechtsreifen Milben entwickeln • Juckreiz durch Bewegen der Tierchen, aufgrund allergischer Reaktionen (Bläschen, gerötete Quaddeln) und durch Kratzen (Ekzembildung, Sekundärinfektionen) • der Juckreiz ist stark, quälend, v.a. nachts (durch die Bettwärme), meist Zwischenfingerfalten, Beugeseite der Handgelenke, Ellenbogen
Scharlach (häufig/DD andere exanthemische Erkrankungen, Komplikationen!)	• Scarlatina = Streptokokken-Angina + Exanthem, „Kinderkrankheit", Häufung in kalter Jahreszeit • β-hämolysierende Streptokokken, i.d.R. Streptococcus pyogenes • plötzlicher Krankheitsbeginn mit Schüttelfrost, hohem Fieber, Angina tonsillaris, Schluckbeschwerden, Lymphknoten im Kieferwinkel geschwollen, Enanthem des weichen Gaumens/Rachens, Zunge zuerst weißlich belegt, danach Himbeerzunge • Exanthem fehlt oft, Beginn am 2. Tag, hält oft nur sehr kurz, feinstfleckig, kleinpapulös (Reibeisengefühl), dichtstehend, blassrosa bis hellrot, juckt kaum, Gesicht: ohne Ausschlag, fieberhaft gerötet, Blässe um den Mund herum, in der Rekonvaleszenz kleieförmige, später großlamellige Abschuppung der Haut • eitrige Komplikationen: v.a. Otitis media, Sinusitis, Meningitis, Bronchitis/Pneumonie, Myokarditis, Endokarditis • toxische Komplikationen: Frühnephritis, Myokarditis, Frührheumatoid, Scharlach • immunologische Komplikationen: postinfektiöse Glomerulonephritis, akutes rheumatisches Fieber
Sexuell übertragbare Erkrankungen (häufig/Anamnese, DD)	• sexually transmitted diseases (STD), durch genitale Infektion hervorgerufen • klassische Geschlechtskrankheiten: Syphilis, Gonorrhoe, Lymphogranuloma inguinale, Ulcus molle • Viren: HIV/Aids, Virushepatitis B, Herpes genitalis, Zytomegalievirus, Papillomaviren-Infektion, Molluscum contagiosum • Bakterien: Chlamydieninfektion, Mycoplasmeninfektion, Ureaplasmeninfektion • andere Erreger: Trichomonas vaginalis, Candida albicans, Krätzmilbe • Filzläuse (je nach Auslegung) • bei allen sexuell übertragbaren Erkrankungen: safer Sex, Erkennung und Behandlung infizierter Sexualpartner
Shigellenruhr (regelmäßig/ DD infektiöse Gastroenteritiden)	• Shigellose (Bakterienruhr) = Lokalinfektion des Dickdarms (evtl. auch des Dünndarms), v.a. mit Durchfällen und entsprechenden Folgeerscheinungen • vier Erreger, gefährlichste = Shigella dysenteriae • Übertragung: fäkal-oral, 4-F-Merkregel: Faeces, Futter, Finger, Fliegen • Erkrankungsrisiko v.a. für Kleinkinder, Häufung in warmen Monaten, Erkrankungen meist importiert • bei schwerem Verlauf akuter Beginn, Fieber fehlt häufig, kolikartige Bauchschmerzen, Durchfälle mit Tenesmen, „ständig ein Löffel Blut und Schleim", Exsikkose, neuropathische Erscheinungen (Apathie, Meningismus, Enzephalopathie, Krämpfe) • evtl. Dauerausscheidung von Erregern • Reiter-Trias: Arthritis, Urethritis, Konjunktivitis

Tab. 4-3: Fortsetzung

Infektionskrankheit	Schlüsselwörter zum Pauken
Streptococcus pyogenes-Infektion (häufig/v.a. Scharlach, → auch Erysipel, wichtig: Komplikationen)	• Streptococcus pyogenes = Streptokokken der serologischen Gruppe A, eiterbildend (pyogen), häufigste Erreger bei Haut- und Schleimhautinfektionen • typische Hautinfekte: Impetigo contagiosa, Erysipel, Phlegmone • typische Schleimhautinfekte: Pharyngitis, Tonsillitis (Angina mit Exanthem = Scharlach) • Erkrankungen infolge Erregerausbreitung: z.B. Mittelohrentzündung, Mastoiditis, Sinusitis, Meningitis, Osteomyelitis, Sepsis, Puerperalsepsis (diese Erkrankungen können jedoch auch von anderen Erregern verursacht sein!) • toxische „Fernerkrankungen" (z.B. bei Scharlach): interstitielle Frühnephritis, Myokarditits, Frührheumatoid, toxischer Scharlach • immunologische Folgekrankheiten: akute Glomerulonephritis, akutes rheumatisches Fieber (nur nach Racheninfektion) • Immunität ist antitoxisch, Zweiterkrankung aber möglich durch Erreger mit einem anderen erythrogenen Toxin
Syphilis (regelmäßig/ Anamnese, DD)	• Lues, harter Schanker; sexuell übertragbare Krankheit, klassische Geschlechtskrankheit, Treponema pallidum • primäre Syphilis: Primäraffekt an der Eintrittspforte (harte, schmerzlose Papel, dann Ulcus mit hartem Rand) plus Lymphangitis und Lymphadenitis = „syphilitischer Primärkomplex" • sekundäre Syphilis: generalisierte Lymphknotenschwellung, Allgemeinsymptome, vielgestaltige, infektiöse Hauterscheinungen, oft auch an Handtellern und Fußsohlen, „Die Syphilis ist der Affe unter den Hautkrankheiten", z.B. Roseola syphilitica, Condylomata lata, Plaques muqueuses, mottenfraßähnlicher Haarausfall • latente Syphilis: mehrjährig bis jahrzehntelang, „Die Syphilis schläft, aber sie stirbt nicht." • tertiäre Syphilis: Gummenbildung mit zentraler Verkäsung, geschwüriger Einschmelzung und Abscheidung eines gummiartigen Sekrets, Lokalisation praktisch in allen Organen möglich, am häufigsten in der Haut (Syphilome), kardiovaskuläre Syphilis, Neurosyphilis (progressive Paralyse, Tabes dorsalis) • bei Infektion im 2. und 3. Trimenon der Schwangerschaft: angeborene Syphilis mit zum Teil massiven Organschäden (z.B. Rhinitis syphilitica, Sattelnase, Pemphigus syphiliticus, Hutchinson-Trias, Sattelnase, Olympierstirn, Säbelklingentibia), deshalb Kontrolle auf Syphilis bei jeder Schwangeren
Tetanus (regelmäßig/ Verletzungsnachsorge, Impfplan)	• Wundstarrkrampf; Clostridium tetani braucht anaerobe Bedingungen, sonst Sporenbildner • Gefahr: v.a. tiefe, luftabgeschlossene Wunden, kleinste Verletzungen (Verkehrsunfall, Arbeiten in der Landwirtschaft usw.) • Tetanustoxin blockiert hemmende Synapsen v.a. im Bereich der motorischen Vorderhornzellen, wirkt hämolytisch und herzmuskelschädigend • Prodromalphase: häufig Spannungsgefühl im Wundbereich oder Unterleib, Reizbarkeit (Licht-, Lärmempfindlichkeit), gesteigerte Reflexe, innere Unruhe • Hauptphase: lokale Muskelsteifigkeit/Muskelstarre, dann Krämpfe der Muskulatur (z.B. Trismus, Risus sardonicus, Opisthotonus), Auslösung der Krämpfe durch geringste Reize, hohes Fieber, klares Bewusstsein, qualvolle Schmerzen, Tod durch Ersticken/Herz-Kreislauf-Versagen • prognoseentscheidend ist die möglichst frühe Antitoxin-Gabe, sonst sehr hohe Letalität • bei Versorgung von (Minimal-)Verletzungen immer nach der Tetanusschutzimpfung (Impfbuch) fragen bzw. diese dringend empfehlen!

Tab. 4-3: Fortsetzung

Infektionskrankheit	Schlüsselwörter zum Pauken
Tollwut (selten/regionaler/aktueller Bezug, Anamnese! Gesetzestext)	• Rabies, Lyssa = Erkrankung (ZNS-Befall) mit fast immer tödlichem Ende • Meldepflicht bereits bei Verletzung durch ein tollwutkrankes oder -verdächtiges Tier bzw. bei Berührung eines solchen Tieres/Tierkörpers • Prodromalstadium: Missempfindungen im Bereich der Bissstelle, psychische Veränderungen (z.B. Reizbarkeit, Depression, Beklemmung) • Erregungs- und Krampfstadium (wilde Wut): Erregung, motorische Unruhe, gesteigerte Reflexe, psychische Erregtheit, „Wut"anfälle, Verwirrtheit, Halluzinationen, Speichelfluss (hochinfektiös) v.a. durch Vermeidung schmerzhaften Schluckens, Krämpfe der Rumpf- und Extremitätenmuskulatur ausgelöst durch geringfügigste Reize (Hydrophobie, Photophobie, Aerophobie), hohes Fieber • Lähmungsstadium (stille Wut): sensible und motorische Lähmungserscheinungen • sofort aktive Immunisierung, da höchste Letalität
Toxoplasmose (selten/ Schwangere! Katzen/rohes Fleisch meiden)	• bei intakter Immunität harmlose, zumeist symptomlose Erkrankung; die meisten Menschen machen im Laufe ihres Lebens eine Infektion durch • isolierte Lymphknoten-Toxoplasmose: Lymphknotenschwellungen, lokalisiert oder generalisiert, häufig im Hals- und Nackenbereich, die Schwellungen können über Monate bestehen • generalisierte Toxoplasmose: bei endogener Reinfizierung je nach Abwehrlage Befall verschiedenster Organe • Schwangere sollten kein rohes oder halbgares Fleisch essen und Katzenkontakt meiden; Screeninguntersuchung Schwangerer • schwerwiegende Schädigungen durch angeborene Toxoplasmose: z.B. Fruchttod, Neugeborenentoxoplasmose mit schwerwiegenden Schäden v.a. des ZNS und nachgeburtlich auftretende Infektionsfolgen (z.B. Hirnschäden, Augenschäden, Entwicklungsmängel)
Trichinose (selten/Nahrungsmittelanamnese (Fleisch), DD Allergien, Gastroenteritiden)	• Wurmerkrankung mit Befall des Dünndarms und der Muskulatur durch Verzehr von rohem oder ungenügend erhitztem Schweinefleisch (amtliche Trichinenschau) • intestinale Phase (Darmtrichinose): Übelkeit, Erbrechen, kolikartige Bauchschmerzen, Durchfall • extraintestinale Phase (Muskeltrichinose): Muskelschmerzen, -schwäche, -steife, -lähmungen; Allergie- bzw. Intoxikationssymptome: Ödeme besonders im Gesicht, an Lidern, Hand- und Fußrücken, Schwellung in den befallenen Muskeln, Eosinophilie
Tuberkulose (häufig, v.a. offene TBC/ Verlaufsformen)	• Mycobacterium tuberculosis; Erkrankungsrisko erhöht bei Säuglingen, Jugendlichen, Alten, Immungeschwächten (z.B. Lungenerkrankung, Masern, Keuchhusten, Aids, medikamentöse Immunsuppression, Diabetes mellitus) • primäre Tuberkulose: Primärkomplex, hämatogene Streuung (stille Generalisation), meist symptomarmer Verlauf, in über 90% bindegewebige Einkapselung der Erreger • subprimäre Tuberkulose: Pleuritis exsudativa, Lungenherde (kavernöse Tbc), infektiöses Sputum (käsig, blutig), Bronchustuberkulose, Kehlkopftuberkulose, Organtuberkulose, Miliartuberkulose • postprimäre Tuberkulose: Reaktivierung durch Immunschwäche, meist als Organ-Tbc • Organtuberkulose: meist der Lunge, seltener Urogenitaltrakt und übrige Organe • Miliartuberkulose: in den befallenen Organen bilden sich dicht beieinander liegende hirsekornartige Herde aus: • Frühinfiltrat – entsteht durch Reaktivierung eines alten Lungenherdes mit Husten, Appetitverlust, Nachtschweiß, Gewichtsverlust; Gefahr der Einschmelzung zur Frühkaverne und „offene" Tbc

Tab. 4-3: Fortsetzung

Infektionskrankheit	Schlüsselwörter zum Pauken
Tularämie (sehr selten/ Anamnese)	• Hasenpest, Zooanthroponose (v.a. Nagetiere); meist Lokalinfektion an der Eintrittspforte (Haut, Auge, Mund-Rachen-Raum), evtl. Befall innerer Organe (Darm, Lunge) • allermeist als äußere Tularämie: an Eintrittsstelle Geschwür, Anschwellung der regionalen Lymphknoten • innere Tularämie: als enterale Form (Erbrechen, Durchfälle, Verstopfung, Schwellung der Bauch-Lymphknoten), pulmonale Form (Pneumonie mit Schwellung der Hiluslymphknoten), generalisierte Form (Sepsis)
Typhus/Paratyphus (regelmäßig/DD zu anderen infektiösen Darmerkrankungen)	• Allgemeininfektion durch Salmonellen, neben der Symptomatik des Darmbefalls und dem Fieber sind z.B. Bronchitis und Pneumonie häufig • Stadium incrementi: treppenförmiger Fieberanstieg ohne Schüttelfrost • Stadium fastigii; Kontinuafieber, Bewusstseinstrübung, relative Bradykardie, Zunge stark belegt (W-Zunge), häufig Bronchitis und Verstopfung, vereinzelte Roseolen, in der 3. Woche erbsbreiartige Durchfälle • Stadium decrementi: lytischer Fieberabfall • in ca. 5% der Fälle Dauerausscheidung aus Gallenblase, Dünndarm, Nieren
Ulcus molle (selten/DD andere sexuell übertragbare Erkrankungen)	• Weicher Schanker, sexuell übertragbare Krankheit, klassische Geschlechtskrankheit • an der Eintrittspforte (Genitalorgane) rasche Bildung meist mehrer Geschwüre mit weichem Rand, eitrigem Grund, meist schmerzhaft • in ca. 50% entzündliche Schwellung der regionalen Lymphknoten, evtl. geschwüriges Aufbrechen oder Fistelbildung • Prognose unter Antibiotikabehandlung gut • wie bei allen sexuell übertragbaren Erkrankungen: safer Sex, Erkennung und Behandlung infizierter Sexualpartner
Virusbedingtes hämorrhagisches Fieber (regelmäßig/ Reiseanamnese, Quarantäne)	• VHF, Sammelbezeichnung für Viruserkrankungen mit den Leitsymptomen hohes Fieber und Hämorrhagie (Blutaustritt in innere Organe, Haut und Schleimhaut) • Krankheiten: v.a. Ebola-Fieber, Hanta-Fieber, Lassa-Fieber, Marburg-Fieber, aber auch Gelbfieber, Dengue-Fieber, Krim-Kongo-Fieber etc. • Prodromalphase (grippale Symptomatik): meist akuter Beginn, hohes Fieber, schweres Krankheitsgefühl mit Allgemeinsymptomen • Organphase: je nach Erreger unterschiedliche Organaffinität und Ausprägung, aber regelmäßig Blutungen (Hämorrhagie) innerer Organe/Haut/Schleimhäute, ZNS-Symptome, meist Multiorganversagen bzw. Schock nach wenigen Tagen, hohe Letalität
Virushepatitis (häufig/Anamnese, Verlaufsformen, Prophylaxe)	• Hepatitis A, E: fäkal-oral, z.B. durch Stuhl, verunreinigtes Wasser, Nahrungsmittel, Meeresfrüchte, mit Fäkalien gedüngte Lebensmittel, selten durch Blut; häufig inapparenter Verlauf, oft nur geringfügige Symptome („Leberschnupfen"), v.a. Kinder und Jugendliche, seltenst chronisch werdend • Hepatitis B, C, D: durch Blut (Transfusion, „Fixernadel"; geringste Blutspuren), sexuell; Risikogruppen: Krankenhauspersonal, Drogensüchtige, Prostituierte, homo- und bisexuelle Männer; regelmäßig chronische Verlaufsform, evtl. Leberzirrhose → Leberkarzinom • Prodromalphase: Müdigkeit, gastrointestinale Symptome, Druckschmerz im rechten Oberbauch, Fehldiagnose „grippaler Infekt" • hepatische Phase: häufig anikterischer Verlauf, sonst Dunkelfärbung des Urins, lehmfarbener Stuhl, Subikterus, Ikterus, Juckreiz, Leberschwellung • Bilirubin ↑ im Serum und im Urin, Urobilinogen ↑im Urin, Leberenzyme im Serum erhöht (Gamma-GT ↑; GOT ↑; GPT ↑, dabei > GOT ↑) • Expositionsprophylaxe, je nach Erregertyp z.B. Hygienemaßnahmen bei der Lebensmittelverarbeitung, Krankenpflege oder beim Tätowieren, etc.; safer Sex, Meiden potentiell infektiöser Nahrungsmittel, Impfung gegen Hepatits A, B, D

Tab. 4-3: Fortsetzung

Infektionskrankheit	**Schlüsselwörter zum Pauken**
Windpocken (häufig/DD andere exanthemische Kinderkrankheiten, Achtung Schwangere)	• Varicella-Zoster-Virus; hochansteckende „Kinderkrankheit" mit typischem Hautausschlag; selten ernsthafte Komplikationen, außer bei Infektion in der Schwangerschaft • Prodromalstadium: selten, evtl. subfebrile Temperaturen, Krankheitsgefühl • Organstadium (Exanthemstadium): mit Fieber (fehlt häufig), Exanthem, Lymphknotenschwellung • Exanthem: Beginn an Rumpf, Gesicht, behaarter Kopfhaut, zentripetale Befallsdichte, roter Fleck → Papel → Bläschen → Pustel, starkes Jucken, mehrere Exanthemschübe („Sternenhimmel"), Befall von Schleim- bzw. Halbschleimhäuten (v.a. Mund-Rachen-Raum) • regionale Lymphknotenschwellungen im Hals-Nacken-Bereich (Perlenschnur) • bei Infektion Schwangerer besteht Gefahr für das Ungeborene; bei Infektionsverdacht Antitoxingabe • Rezidiv im Alter oder bei Immunschwäche möglich = Zoster
Zoster (regelmäßig/ Anamnese Windpocken, Komplikationen v.a. bei Zoster ophthalmicus /oticus)	• Herpes zoster/Gürtelrose; Reinfektion (meist endogen, oft nach Jahrzehnten) durch das Windpocken-Virus • typisch ist ein einseitiger, segmentaler Hautausschlag am Rumpf; auch Befall von Hirnnerven (Gesichtszoster) und inneren Organen möglich • Prodromalstadium: Abgeschlagenheit, oft Fieber, Schmerzen oder Kribbeln/Brennen, in den betroffenen Hautbereichen • Organstadium: windpockenähnliches Exanthem, infektiöser Bläscheninhalt, Lokalisation scharf abgegrenzt und einseitig, meist Brustwand- oder Bauchwandsegment • Zoster ophthalmicus: Befall Hirnnerv V.1 mit Erblindungsgefahr (Notfall) • Zoster oticus: Befall Hirnnerven VIII und VII; Gefahr von Hörschäden, Gleichgewichtsstörungen • Rekonvaleszenz: nach Abheilung der Hauterscheinungen evtl. noch langes Fortbestehen der zum Teil äußerst heftigen Schmerzen (Postzosterneuralgie)
Zytomegalie (selten/Achtung Schwangere)	• Zytomegalie-Virus; bei genitaler Infektion = sexuell übertragbare Krankheit • bei intakter Immunität meist harmlose Erkrankung; ca. 50% der Bevölkerung besitzt Zytomegalie-Antikörper • bei Immunkompetenz mononukleoseartige Symptomatik • bei Immunschwäche zusätzlich Pneumonie, Meningoenzephalitis, geschwürige Entzündungen im Verdauungstrakt • schwere Schädigungen des Ungeborenen bei Erstinfektion in der Schwangerschaft • bei angeborener Zytomegalie z.B. Fruchttod, Neugeborenen-Zytomegalie (v.a. schwere Hirn- oder Leberschäden), nachgeburtlich auftretende Infektionsfolgen mit Schädigungen zahlreicher Organe in unterschiedlichen Schweregraden (je nach Zeitpunkt der Infektion)

4.5.2 Infektionskrankheiten: erregerorientiert

Typische Inkubationszeiten verschiedener Erreger

Die Tabelle 4-4 dient ausschließlich dem prüfungsbezogenen Lernen (exakte Daten → Kapitel 2 bzw. Tab 4-5). Aufgeführt sind nur durchschnittliche Zeiträume, um eine Tendenz wiederzugeben. Wenn Sie Schwierigkeiten haben, sich Zahlen zu merken, prägen Sie sich bildlich ein, in welchem der vier „Zeilenblöcke" die spezielle Inkubationszeit aufgeführt ist.

Tab. 4-4: Typische Inkubationszeiten (grobe Durchschnittswerte) verschiedener Erreger

Inkubationszeit	**Infektionskrankheit**	
ultrakurz (wenige Stunden bis wenige Tage)	• Botulismus • Cholera • Diphtherie • Erysipel • Gastroenteritis (infektiöse)/ Lebensmittelvergiftung (mikrobielle) • Gelbfieber • Gonorrhoe • Hämolytisch-urämisches Syndrom • Impetigo contagiosa	• Influenza • Keratokonjunktivitis epidemica • Meningitis/Enzephalitis • Milzbrand • Pest • Puerperalsepsis • Shigellenruhr • Streptococcus pyogenes-Infektion • Tularämie • Paratyphus • Ulcus molle
kurz (ein bis zwei Wochen)	• Exanthema subitum • Fleckfieber • FSME • Herpes simplex • Keuchhusten • Legionärskrankheit • Leptospirose • Lyme-Borreliose • Marburg-Fieber	• Masern • Ornithose • Pocken • Ringelröteln • Rückfallfieber • Tetanus • Trichinose • Typhus • Zoster
mittellang (ein bis vier Wochen)	• Brucellose • Ebola-Fieber • Hanta-Fieber • Lassa-Fieber • Listeriose • Lymphogranuloma inguinale • Malaria • Mononucleosis infectiosa	• Mumps • Q-Fieber • Röteln • Scabies • Syphilis • Toxoplasmose • Hepatitis A und E • Windpocken
lang (länger als 1 Monat)	• HIV/Aids, Echinokokkose • Humane spongiforme Enzephalopathie, Lepra • Tollwut	• Tuberkulose • Hepatitis B, C, D • Zytomegalie

Inkubationszeiten

Die Inkubationszeiten (→ Tab. 4-5) lassen sich häufig nicht genauer präzisieren, sei es aufgrund der unterschiedlichen Verlaufsformen und Manifestationen der Erkrankung, sei es aufgrund der Datenlage in der Literatur.

Erregerarten und -namen

Es ist wichtig, diese Erreger zu kennen auch im Hinblick auf das IfSG, denn hier werden Infektionskrankheiten aufgeführt (§ 6, 7, § 24), für die Meldepflicht bzw. Behandlungsverbot besteht.

Tab. 4-5: Inkubationszeiten

Infektionskrankheit	Inkubationszeit
Aids	verschieden definiert: als Zeit von der Infektion bis zum Auftreten von • mononukleoseartigen Symptomen: wenige Wochen • Antikörpern (HIV-positiv): 1 bis 3 Monate, selten > 6 Monate • Aids-assoziierten und Aids-definierenden Erkrankungen: Monate bis Jahre, oft auch > 10 Jahre
Botulismus	wenige Stunden bis wenige Tage, abhängig von der aufgenommenen Toxinmenge
Brucellose	ein bis wenige (drei) Wochen, bei Maltafieber auch bis zu wenigen Monaten
Cholera	wenige Stunden bis wenige (max. 5) Tage
Diphtherie	wenige (2–5) Tage
Ebola-Fieber	zwei Tage bis 3 Wochen
Echinokokkose	meist 5 bis 20 Jahre
Erysipel	wenige Stunden bis mehrere Tage
Exanthema subitum	mehrere Tage bis 2,5 Wochen
Fleckfieber	1,5 bis 2 Wochen
FSME	1 bis 2 Wochen
Gastroenteritis, infektiöse/ Lebensmittelvergiftung, mikrobielle	• wenige Stunden bis wenige Tage • Staph. aureus-Intoxikation: nur wenige Stunden • Salmonellen: 1/2 bis wenige Tage • Viren: 1–3 Tage
Gelbfieber	wenige (3–6) Tage
Gonorrhoe	wenige Tage
Hämolytisch-urämisches Syndrom, enteropathisches	ein bis wenige (1–3) Tage
Hanta-Fieber	wenige Tage bis wenige (2,5–4) Wochen
Herpes simplex	wenige Tage bis 1,5 Wochen
Humane spongiforme Enzephalopathie	bei Übertragung Mensch → Mensch: • bei direkter Infektion des Gehirns: ca. 2 Jahre • bei Einnahme von kontaminiertem Wachstumshormon: Jahre bis über 2 Jahrzehnte bei Übertragung Rind → Mensch: vermutlich Monate bis Jahre
Impetigo contagiosa	ein bis wenige Tage
Influenza	ein bis wenige (3) Tage
Keratokonjunktivitis epidemica	ca. 1 Woche (5–12 Tage)
Keuchhusten	1 bis 2 Wochen
Lassa-Fieber	wenige (6) Tage bis 21 Tage
Legionärskrankheit	wenige (2) Tage bis 2 Wochen bei der eigentlichen Legionärskrankheit; ein bis wenige Tage beim Pontiac-Fieber

Tab. 4-5: Fortsetzung

Infektionskrankheit	Inkubationszeit
Lepra	meist einige Jahre, aber auch nur wenige Wochen (bei Neugeborenen), einige Monate, einige Jahrzehnte
Leptospirose	1 bis 2 Wochen
Listeriose	Vermutlich wenige (1–7) Tage bis mehrere Wochen
Lyme-Borreliose	wenige Tage bis Wochen
Lymphogranuloma inguinale	wenige Tage bis wenige (3) Wochen
Malaria	eine bis mehrere Wochen, bei Chemoprophylaxe evtl. wesentlich verlängert
Marburg-Fieber	Wenige (3) Tage bis 1,5 Wochen
Masern	1,5 Wochen
Meningitis/Enzephalitis	meist wenige Tage
Milzbrand	• bei Hautinfektion: wenige Tage • bei Inhalation: wenige Stunden bis wenige (7) Tage • bei Nahrungsaufnahme: wenige (7) Tage
Mononucleosis infectiosa	Jugendliche: 1 bis 3 Wochen Erwachsene: 4 bis 8 Wochen
Mumps	2 bis 3 Wochen
Ornithose	1 bis 2 (bis 4) Wochen
Pest	• bei Flohstich und Kontaktinfektion: wenige Tage • bei Tröpfcheninfektion: wenige Stunden bis wenige (7) Tage
Pocken	1 bis 2 (–3) Wochen
Poliomyelitis	1 bis 2 Wochen
Puerperalsepsis	je nach Erreger unterschiedlich, meist (höchstens) wenige Tage
Q-Fieber	2–3 (–5) Wochen
Ringelröteln	1 bis 2,5 Wochen
Röteln	2 bis 3 Wochen
Rückfallfieber	wenige (5) Tage bis 2 Wochen
Scabies	mehrere Tage bis mehrere (2–6) Wochen
Scharlach	wenige (2–4) Tage
Shigellenruhr	wenige Stunden bis wenige (4) Tage
Streptococcus pyogenes-Infektion	wenige Tage
Syphilis	1 bis 3 Wochen
Tetanus	wenige Tage bis wenige (2) Wochen
Tollwut	meist 3 Wochen bis 3 Monate, aber auch nur 10 Tage bzw. 10 Monate
Toxoplasmose	1,5 bis 3 Wochen, evtl. mehrere Monate (sehr schwankende Angaben)
Trichinose	• bei hoher Infektionsdosis: wenige Tage; symptomatische Darmtrichinose • bei niedriger Infektionsdosis: ≥ 2 Wochen; symptomlose Darmtrichinose
Tuberkulose	4 bis 6 Wochen (positive Tuberkulinreaktion → unten)
Tularämie	wenige (3–5) Tage
Typhus/Paratyphus	• 2–10 Tage • Typhus ca. 2 Wochen • Paratyphus ca. 1 Woche • abhängig von der Infektionsdosis auch längere Inkubationszeiten
Ulcus molle	ein Tag bis (3–5) wenige Tage, bei Frauen evtl. mehrere Wochen

Tab. 4-5: Fortsetzung

Infektionskrankheit	Inkubationszeit
Virushepatitis	• Hepatitis A und E: 1,5 bis 6 Wochen • Hepatitis B, C, D: 6 Wochen bis 6 Monate
Windpocken	2 bis 3 Wochen
Zoster	1 bis 2 Wochen (Zeit von endo- bzw. exogener Reinfektion bis Auftreten der ersten Symptome)
Zytomegalie	ca. 3 Wochen bis 3 Monate

Tab. 4-6: Pauktabelle zum Lernen der Erregerarten und -namen

Infektionskrankheit	Erregerart	Erregernamen
Aids	Viren	HIV = Human Immunodeficiency Virus = Humanes Immundefekt-Virus: HIV-1 und HIV-2
Botulismus	Bakterien	Clostridium botulinum
Brucellose	Bakterien	drei Brucella-Arten • Brucella abortus • Brucella melitensis • Brucella suis
Cholera	Bakterien	Vibrio cholerae (comma): Serotyp O-1 und O-139
Diphtherie	Bakterien	Corynebacterium diphtheriae
Ebola-Fieber	Viren	Ebola-Virus
Echinokokkose	Würmer	• Hundebandwurm (Echinococcus cysticus) • Fuchsbandwurm (Echinococcus alveolaris)
Erysipel	Bakterien	β-hämolysierende Streptokokken, v.a. A-Streptokokken, grampositive Bakterien, selten Staphylococcus aureus
Exanthema subitum	Viren	Humanes-Herpes-Virus 6 = HHV-6
Fleckfieber	Bakterien	Rickettsia prowazekii
FSME	Viren	FSME-Virus (Arbovirus)
Gastroenteritis, infektiöse/Lebensmittelvergiftung, mikrobielle	Bakterien	z.B. Salmonella sp., Campylobacter sp., Yersinia enterocolitica, verschiedene Escherichia coli-Stämme
	Viren	z.B. Rotaviren, Norwalk-ähnliche Viren
	Protozoen	z.B. Cryptosporidium parvum, Giardia lamblia (Giardiasis), Entamoeba histolytica
	andere	• Pilze: Candida-Arten, Aspergillus-Arten • Würmer: Spulwurm, Peitschenwurm
Gelbfieber	Viren	Gelbfieber-Virus (Arbovirus)
Gonorrhoe	Bakterien	Neisseria gonorrhoeae
Hämolytisch-urämisches Syndrom, enteropathisches	Bakterien	Enterohämorrhagische Escherichia coli-Stämme (EHEC)
Hanta-Fieber	Viren	Hanta-Virus, Typen: Hantaan, Seoul, Puumala, Sin Nombre

Tab. 4-6: Fortsetzung

Infektionskrankheit	Erregerart	Erregernamen
Herpes simplex	Viren	Herpes simplex-Virus = HSV • Typ 1 = oraler Typ = HSV-1 = HHV-1 • Typ 2 = genitaler Typ = HSV-2 = HHV-2
Humane spongiforme Enzephalopathie	Prionen	Prionen (bisher ohne Namen)
Impetigo contagiosa	Bakterien	β-hämolysierende Streptokokken, v.a. A-Streptokokken, seltener Staphylococcus aureus
Influenza	Viren	Influenzavirus (Myxovirus influenzae), Typ A, B, C
Keratokonjunktivitis epidemica	Viren	Adenoviren
Keuchhusten	Bakterien	Bordetella pertussis, seltener Bordetella parapertussis und Bordetella bronchiseptica
Lassa-Fieber	Viren	Lassa-Virus
Legionärskrankheit	Bakterien	Legionella sp. (meist Legionella pneumophilae)
Lepra	Bakterien	Mycobacterium leprae
Leptospirose	Bakterien	Leptospira interrogans
Leptospira icterohaemorraghiae	Leptospira canicola	Leptospira grippotyphosa
Listeriose	Bakterien	Listeria monocytogenes
Lyme-Borreliose	Bakterien	Borrelia burgdorferi
Lymphogranuloma inguinale	Bakterien	Chlamydia trachomatis
Malaria	Protozoen	Plasmodium-Arten: • Pl. vivax • Pl. Ovale • Pl. Malariae • Pl. falciparum
Marburg-Fieber	Viren	Marburg-Virus
Masern	Viren	Masern-Virus
Meningitis/Enzephalitis	Bakterien	z.B. Neisseria meningitidis, Haemophilus influenzae, Pneumokokken, Escherichia coli, Staphylococcus aureus
	Viren	z.B. Polioviren, Coxsackieviren, Echoviren, Herpesviren, Influenzaviren, Masernviren
	Pilze	z.B. Cryptococcus neoformans (bei Aids), Candida albicans
	Protozoen	z.B. Trypanosoma brucei (Schlafkrankheit), Toxoplasma gondii
	Würmer	z.B. Trichinella spiralis
Milzbrand	Bakterien	Bacillus anthracis
Mononucleosis infectiosa	Viren	Epstein-Barr-Virus = EBV = HHV-5
Mumps	Viren	Mumps-Virus (Paramyxovirus parotitis)
Ornithose	Bakterien	Chlamydia psittaci
Pest	Bakterien	Yersinia pestis

Tab. 4-6: Fortsetzung

Infektionskrankheit	Erregerart	Erregernamen
Pocken	Viren	Variola-vera-Virus
Poliomyelitis	Viren	Poliovirus Typ 1, 2, 3
Puerperalsepsis	Bakterien	v.a. β-hämolysierende Streptokokken
Q-Fieber	Bakterien	Coxiella burnetii (Ricketsien)
Ringelröteln	Viren	Parvovirus
Röteln	Viren	Rubella-Virus
Rückfallfieber	Bakterien	Borrelia recurrentis, Borrelia duttonii
Scabies	Gliederfüßler	Krätzmilbe (Sarcoptes scabiei)
Scharlach	Bakterien	β-hämolysierende Streptokokken zumeist A-Streptokokken (Streptococcus pyogenes)
Shigellenruhr	Bakterien	Vier Shigellenarten: • Shigella dysenteriae • Shigella flexneri • Shigella boydii • Shigella sonnei
Syphilis	Bakterien	Treponema pallidum
Tetanus	Viren	Clostridium tetani
Tollwut	Viren	Tollwut-Virus (Rabies-Virus)
Toxoplasmose	Protozoen	Toxoplasma gondii
Trichinose	Würmer	Trichinella spiralis (Fadenwürmer)
Tuberkulose	Bakterien	• Mycobacterium tuberculosis seltener • Mycobacterium africanum • Mycobacterium bovis
Tularämie	Bakterien	Francisella tularensis.
Typhus/Paratyphus	Bakterien	• Salmonella typhi • Salmonella paratyphi A, B, C
Ulcus molle	Bakterien	Haemophilus ducreyi
Virusbedingtes hämorrhagisches Fieber	Viren	• Ebola-Virus • Hanta-Virus • Lassa-Virus • Marburg-Virus • Gelbfiebervirus und andere
Virushepatitis	Viren	• Hepatitis A-Virus (HAV) • Hepatitis B-Virus (HBV) • Hepatitis C-Virus (HCV) • Hepatitis D-Virus (HDV) • Hepatitis E-Virus (HEV)
Windpocken	Viren	Varicella-Zoster-Virus = VZV = HHV-3
Zoster	Viren	Varicella-Zoster-Virus = VZV = HHV-3
Zytomegalie	Viren	Zytomegalie-Virus

Art der Übertragung

Aufgeführt sind in Tabelle 4-7 die Zooanthroponosen (→ 1.2.1), die Krankheiten, die vom Tier auf den Menschen übertragen werden. Die zweite Spalte enthält zusätzliche Angaben zur Übertragung Mensch → Mensch.
Aus der Tabelle 4-8 ist zu ersehen, welche Krankheiten durch Vektoren übertragen werden. Es sind auch Krankheiten aufgeführt, bei denen eine passive Übertragung stattfindet. Die umgekehrte Auflistung, die Zuordnung der verschiedenen Vektorengruppen zu den unterschiedlichen Erkrankungen, sind der Tabelle 1-2 zu entnehmen.

4.5.3 Infektionskrankheiten: organorientiert

Krankheitsbilder nach vorwiegendem Organbefall

Viele Infektionskrankheiten sind nicht eindeutig eingruppierbar. Aus differentialdiagnostischen und lerntechnischen Gründen ist es dennoch sinnvoll, eine Eingruppierung vorzunehmen (→ Tab. 4-9), auch wenn diese bei einigen Infektionskrankheiten willkürlich sein muss.

Tab. 4-7: Krankheiten mit Übertragung vom Tier auf den Menschen (Zooanthroponose);
+ = Übertragung Mensch → Mensch ist möglich,
– = Übertragung Mensch → Mensch ist nicht möglich

Krankheit mit Übertragung Tier → Mensch	Zusätzliche Angaben zur Übertragung Mensch → Mensch
Brucellose	–
Gastroenteritis, infektiöse/Lebensmittelvergiftung, mikrobielle	+, Infizierte, Ausscheider
Gelbfieber	nur mittels Vektor: Mensch → Mücke → Mensch
Hämolytisch-urämisches Syndrom, enteropathisches	+, häufig
Humane spongiforme Enzephalopathie	+
Influenza	+
Leptospirose	+, selten, infektiöser Harn
Listeriose	+, v.a. diaplazentar, perinatal
Meningitis/Enzephalitis	+
Milzbrand	–
Ornithose	+, sehr selten
Pest	+
Q-Fieber	+, sehr selten
Rückfallfieber	–
Tollwut	+: sehr selten
Toxoplasmose	+: diaplazentar
Trichinose	–
Tuberkulose (Rinder-Tbc)	+
Tularämie	–
Virusbedingtes hämorrhagisches Fieber	+

Tab. 4-8: Infektionskrankheiten und die zugehörigen Überträger (→ Kap. 1.1.8 und Tab. 1-2)

Infektionskrankheit	Überträger (Vektor)
Brucellose	Fliegen, Bremsen
Fleckfieber	Läuse (Kleiderlaus), Flöhe
FSME	Zecke
Gastroenteritis, infektiöse/Lebensmittelvergiftung, mikrobielle	Fliegen (passive Übertragung)
Gelbfieber	Mücken
Lyme-Borreliose	Zecken, selten Mücken oder Fliegen
Malaria	Mücke (Anophelesmücke)
Meningitis/Enzephalitis (viral)	Zecken, Mücken, Fliegen (passive Übertragung)
Milzbrand	Fliegen (Bremsen)
Pest	Flöhe
Poliomyelitis	Fliegen (passive Übertragung)
Q-Fieber	Zecke
Rückfallfieber	Läuse, Zecken
Shigellenruhr	Fliegen (passive Übertragung)
Tularämie	Zecken, Fliegen (Bremsen), auch Läuse, Flöhe, Milben
Typhus/Paratyphus	Fliegen (passive Übertragung)
Virusbedingtes hämorrhagisches Fieber	Zecken, Mücken
Virushepatitis	Fliegen (passive Übertragung)

Tab. 4-9: Krankheitsgruppierungen nach vorwiegendem Organbefall bzw. Symptomatik

Vorwiegend betroffene Organe/ vorherrschende Symptomatik	Infektionserkrankung
Verdauungstrakt	• Cholera • Cryptosporidose • Gastroenteritis/mikrobielle Lebensmittelvergiftung • Giardiasis • Salmonellose • Shigellenruhr • Trichinose • Typhus/Paratyphus
Leber	• Echinokokkose • Gelbfieber • Virushepatitis
Atemwege/Lunge	• Diphtherie • Influenza • Keuchhusten • Legionärskrankheit • Ornithose • Q-Fieber • Tuberkulose

Tab. 4-9: Fortsetzung

Vorwiegend betroffene Organe/ vorherrschende Symptomatik	**Infektionserkrankung**
Haut	• Erysipel • Exanthema subitum • Fleckfieber • Herpes simplex • Impetigo contagiosa • Lepra • Masern • Milzbrand • Pocken • Ringelröteln • Röteln • Scabies • Scharlach • Windpocken • Zoster
Lymphknoten (Monozyten-Makrophagen-System)	• Aids • Listeriose • Mononucleosis infectiosa • Pest • Toxoplasmose • Tularämie • Zytomegalie
Nervensystem	• Botulismus • FSME • Humane spongiforme Enzephalopathien • Leptospirose • Lyme-Borreliose • Meningitis/Enzephalitis • Meningokokken-Meningitis • Poliomyelitis • Tetanus • Tollwut
Periodische Fieber	• Brucellose • Malaria • Rückfallfieber
Infektionserkrankungen der Geschlechtsorgane/sexuell übertragbare Erkrankungen	• Candidose • Gonorrhoe • Herpes genitalis • Lymphogranuloma inguinale • Puerperalsepsis • Syphilis • Trichomoniasis • Ulcus molle
Übrige Krankheiten	• Hämolytisch-urämisches Syndrom, enteropathisches • Keratokonjunktivitis epidemica • Mumps • Virusbedingtes hämorrhagisches Fieber

4.5.4 Infektionskrankheiten: differentialdiagnostisch

Infektionskrankheiten mit Exanthem

V.a. im Hinblick auf Hauterscheinungen (→ Tab. 4-10) und Durchfall (→ Tab. 4-11, 4-12) müssen die Infektionskrankheiten differentialdiagnostisch abgegrenzt werden.

Tab. 4-10: Infektionskrankheiten, die mit Exanthemen einhergehen im differentialdiagnostischen Vergleich; Merkhilfe: Fleckgröße: Scharlach < Röteln < Masern

Erkrankung	Kurzbeschreibung des Exanthems	Weitere Hauptsymptome
Masern	• Beginn hinter den Ohren (retroaurikulär), am Hals, im Gesicht (Mundpartie ebenfalls befallen = DD zu Scharlach) • dann Ausbreitung auf Rumpf und Extremitäten, am 3. Tag sind Hände und Füße erreicht • zunächst kleine, scharfbegrenzte rote Flecken, die später zu größeren bräunlichroten, leicht erhabenen Flecken konfluieren (größte Flecken) • juckt nicht oder nur gering	Allgemeinzustand stark reduziert, Bronchitis, Lichtempfindlichkeit; Koplik-Flecken, Lymphknotenvergrößerung an Kieferwinkel und Hals
Röteln	• Exanthem fehlt oft • beginnt hinter den Ohren, im Gesicht, überzieht dann Stamm und Extremitäten, oft nur Hals und Brust • mittelgroß, zartrosa bis hellrot, kleinfleckig, Flecken nicht oder nur wenig erhaben, selten konfluierend (DD Masern) • bei Erwachsenen evtl. leichter Juckreiz • klingt nach wenigen Tagen ab	meist nur geringe Beschwerden, Lymphknotenvergrößerung im Nacken (perlschnurartig), häufig Milzschwellung
Scharlach	• Beginn am 2. Tag, oft nur für wenige Stunden, beginnt rasch abzublassen, nach ca. 1 Woche verschwunden • feinstfleckig, kleinpapulös (Reibeisengefühl), dichtstehend, blassrosa bis hellrot • beginnt meist im Hals-Brust-Bereich, auch im Achseln- oder Leistenbereich (dort am ausgeprägtesten), dann Rumpf und Extremitäten • Gesicht ausschlagsfrei, fieberhaft gerötet, Blässe um den Mund herum (periorale Blässe) • juckt nicht oder nur wenig • in der Rekonvaleszenz Abschuppung der befallenen Haut, längerdauernd, an Stamm und Extremitäten kleieförmig, an Fußsohlen und Handtellern großlamellig	Angina, Himbeerzunge, Lymphknotenvergrößerung an Kieferwinkel und Hals
Windpocken	• Beginn am Rumpf oder Kopf (Gesicht, behaarte Kopfhaut), dann Übergreifen auf Kopf bzw. Rumpf und Extremitäten • zentripetale Befallsdichte, d.h. je näher am Rumpf, desto dichter der Ausschlag • roter Fleck → Papel → Bläschen → Pustel (ca. 3 mm groß, mit rotem Saum und zentraler Eindellung) → Kruste • starkes Jucken der Bläschen und Pusteln • Effloreszenzen stehen relativ weit auseinander • mehrere Exanthemschübe in der 1. Krankheitswoche, Exantheme verschiedener Stadien bilden einen „Sternenhimmel" • sehr häufig auch Befall von Schleim- bzw. Halbschleimhäuten	Allgemeinzustand oft nur wenig beeinträchtigt, Lymphknotenschwellungen

Tab. 4-10: Fortsetzung

Erkrankung	Kurzbeschreibung des Exanthems	Weitere Hauptsymptome
Mononucleosis infectiosa	• nur gelegentlich • röteln-, masernähnlich, urtikariell	Tonsillitis, Lymphknotenschwellung, Milzschwellung, Eosinohilie, mononukleäre Lymphozyten
Exanthema subitum	• Auftreten bei Entfieberung • rötelnähnlich: hellrot, kleinfleckig, evtl. leicht papulös, evtl. konfluierend (zusammenfließend) • Lokalisation: an Stamm und Nacken am dichtesten, auch an Extremitäten, selten im Gesicht • Dauer: 1 bis 2 Tage, manchmal nur Stunden	Hohes, scheinbar grundloses Fieber, nach dessen Abklingen Exanthem
Ringelröteln	• beginnt im Gesicht, nach 1 bis 2 Tagen Befall bevorzugt der Streckseiten von Armen und Beinen, auch des Gesäßes, weniger des Rumpfes • „springende" Herde, d.h. zentral beginnendes Abblassen des Exanthems an der einen und Neuerscheinen an anderer Stelle • typisch sind die girlanden- oder ringelförmigen Muster („Ringelröteln") durch Zusammenfließen von zunächst scharf begrenzten leicht erhabenen Flecken bei gleichzeitiger zentraler Abblassung • im Gesicht meist schmetterlingsförmige Ausbreitung des Exanthems über Nasenrücken und Wangen („Ohrfeigengesicht"), Mund- und Kinnpartie bleiben ausgespart (wie bei Scharlach) • juckend, zunächst rot, später bläulichrot	Beginn meist akut mit Exanthem, leichtes Fieber, Allgemeinsymptome

Infektionskrankheiten mit Diarrhö

Tab. 4-11: Charakteristika zur Unterscheidung von Dünndarm- und Dickdarmdiarrhö

Charakteristika	Dünndarmdiarrhö	Dickdarmdiarrhö
Erreger	Escherichia coli, Salmonellen (außer Salmonella typhi), Staphylokokken, Vibrio cholerae, Erreger bakterieller Lebensmittelvergiftungen	Escherichia coli, Shigellen, Amöben, Staphylokokken, weitere Parasiten
Allgemeinbeschwerden	selten Fieber	oft Fieber, auch mit Schüttelfrost
Erbrechen	häufig	selten
Tenesmen	keine	vorhanden
Stuhl: • Volumen, Frequenz • Konsistenz • Farbe	 • großes Volumen, weniger häufig • wässrig bis breiig • farblos bis hell	 • kleines Volumen, zahlreich • klebrig • Blut- und Schleimauflagerung

Tab. 4-12: Charakteristika zur Unterscheidung von Salmonellen-Infektionen

	Salmonellen-Gastroenteritis	Typhus und Paratyphus
Erreger	z.B. Salmonella typhimurium oder enteritidis	Salmonella typhi/paratyphi A, B, C
Übertragungsweg	v.a. Geflügel, Eier, Milch und die daraus hergestellten Produkte	fäkal-oral, oft durch Hände unerkannter Ausscheider
Inkubationszeit	wenige Std. bis 2 Tage	1–2 Wochen
Symptome	Übelkeit, Brechdurchfall, evtl. Fieber	schwere Allgemeinerkrankung
Diagnostik	• Bakteriennachweis in Stuhl, Erbrochenem oder Nahrungsmittelresten • Blutentnahme: BKS, Blutbild, Elektrolyte	• Bakteriennachweis in der 1. Woche im Blut, ab der 2. Woche im Stuhl • Blutentnahme : BKS, Blutbild, Elektrolyte
Therapie	symptomatisch, nur in Ausnahmefällen Antibiotika	symptomatisch und Antibiotika

4.6 Prüfungsfragen zum IfSG

4.6.1 Schriftliche Prüfungsfragen

1 Sie haben den Verdacht, dass ein Patient, der sich besuchsweise an Ihrem Niederlassungsort aufhält, an einer Krankheit nach dem IfSG erkrankt ist, bei welcher bereits der Krankheitsverdacht meldepflichtig ist. Welche Antwort ist richtig?

A Sie melden den Verdacht dem Gesundheitsamt am Hauptwohnsitz des Patienten.

B Sie melden den Verdacht an das zuständige Gesundheitsamt am Aufenthaltsort des Patienten.

C Sie melden den Verdacht dem Landratsamt des Aufenthaltsorts.

D Sie melden den Verdacht dem Landratsamt des Hauptwohnsitzes.

E Der Patient wird von Ihnen zu einem Arzt geschickt, damit von dort die für den Arzt vorgeschriebene Meldung vorgenommen wird.

2 Ein Schulkind erkrankt an Zeckenenzephalitis. Wie werden die Geschwister, die keine Krankheitszeichen zeigen, gemäß IfSG klassifiziert?

A ansteckungsverdächtig

B krankheitsverdächtig

C krank

D nicht ansteckungsverdächtig, da keine Übertragung anzunehmen ist

3 Dürfen Sie bei Verdacht auf eine Infektionskrankheit nach dem IfSG behandeln?

A Ich darf grundsätzlich niemals behandeln.

B Ich darf Maßnahmen der Linderung durchführen bis zum Eintreffen des Arztes.

C Ich darf in gefährlichen Situationen Erste Hilfe leisten.

4 Das Infektionsschutzgesetz unterscheidet folgende Personenkategorien:
1 Ausscheider
2 Krankheitsverdächtige
3 Kranke
4 Infizierte
5 Ansteckungsverdächtige

A 1 + 3 sind richtig

B 2 + 3 sind richtig

C 1 + 3 + 4 sind richtig

D 1 + 2 + 3 + 5 sind richtig

E alle Aussagen sind richtig

5 Keuchhusten ist meldepflichtig

A bei Verdacht, Erkrankung, Tod

B bei Erkrankung, Tod

C keine Meldepflicht, aber Behandlungsverbot aufgrund § 34

D keine Meldepflicht, aber Behandlungsverbot aufgrund § 7

6 Eine Patientin leidet an Hepatitis B. Sie bittet Sie, Ihre gleichzeitig bestehende Ischialgie zu therapieren.

A Diese Behandlung darf ich keinesfalls durchführen, denn gemäß IfSG ist es mir als Heilpraktiker verboten, eine

Person zu behandeln, die an einer meldepflichtigen Krankheit erkrankt ist.

B Diese Behandlung darf ich durchführen, insofern sie nicht mit der meldepflichtigen Infektionskrankheit in Zusammenhang steht.

C Diese Behandlung darf ich nur durchführen, wenn das Leben der Patientin in Gefahr ist.

7 Wann sind Masern meldepflichtig?

A bei Verdacht, Erkrankung, Tod

B nur bei Tod

C bei Verdacht auf Ausscheidertum

D sie sind nicht meldepflichtig

E nur der Erregernachweis ist durch das Labor zu melden

8 Meldepflichtig nach dem Infektionsschutzgesetz ist der Krankheitsverdacht auf
1 Diphtherie
2 Scharlach
3 Poliomyelitis
4 Tuberkulose
5 Masern
6 Meningokokken-Meningitis

A 1, 2 + 5 sind richtig

B 1, 3 + 5 sind richtig

C 1, 3, 5 + 6 sind richtig

D alle sind richtig

9 Bei einem Schulkind stellen Sie Mumps fest. Dürfen Sie die Behandlung übernehmen?

A Ja, denn Mumps ist laut IfSG nicht meldepflichtig.

B Ja, aber ich muss die Schule verständigen.

C Nein, ist gesetzlich verboten.

D Nein, mir fehlen die nötigen Arzneimittel.

10 Welche Infektionskrankheit/en darf ein Heilpraktiker behandeln?
1 Herpes labialis der äußeren Lippe
2 Herpes genitalis
3 Exanthema subitum
4 Ringelröteln
5 Mononucleosis infectiosa

A 1, 3, 4 + 5 sind richtig

B 1, 2, 4 + 5 sind richtig

C nur 1 ist richtig

D 4 + 5 sind richtig

E alle sind richtig

11 Welche Aussage ist richtig?

A Nosokomiale Infektionen treten in letzter Zeit gehäuft in Heilpraktikerpraxen auf.

B Nosokomiale Infektionen entstehen fast ausschließlich in Krankenhäusern.

C Nosokomiale Infektionen sind Re-Infektionen latenter Infektionskrankheiten, die aufgrund einer Abwehrschwäche aktiviert werden und deshalb bevorzugt unter ambulanter oder stationärer Behandlung auftreten.

D Nosokomiale Infektionen müssen gemäß § 6 und 24 vom HP gemeldet werden. Der HP darf sie nicht behandeln.

E Nosokomiale Infektionen sind Infektionen als Reaktionen auf Erreger oder ihre Toxine, die in zeitlichem Zusammenhang mit einer stationären oder ambulanten medizinischen Maßnahme stehen und vorher nicht bestanden.

12 Welche Aussage ist falsch?

A Das Gesundheitsamt ist gemäß § 36 Abs. 2 befugt, Heilpraktikerpraxen infektionshygienisch zu überwachen, in denen invasive Eingriffe vorgenommen werden.

B Tetanus, Pocken und Rotz sind im IfSG nicht aufgeführt.

C Die namentliche Meldung muss innerhalb von 24 Stunden erfolgen, und zwar an das für den Hauptwohnsitz des Erkrankten zuständige Gesundheitsamt.

D Stelle ich bei einem Kind eine Infektion mit ansteckender Borkenflechte fest, bin ich zwar nicht zur Meldung verpflichtet, melde aber dennoch zur Sicherheit die Erkrankung dem Gesundheitsamt, um so mitzuhelfen, einer Verbreitung der Erkrankung vorzubeugen.

E Ein Gesundheitsschädling ist ein Tier, durch das Krankheitserreger auf Menschen übertragen werden können. Hierzu zählen z.B. Mäuse, Flöhe, Ratten.

13 Welche Erkrankungen sind bereits bei Verdacht vom Heilpraktiker zu melden?

A Botulismus, Masern, Gelbfieber

B Tollwut, Typhus abdominalis, Milzbrand

C Lassafieber, Hepatitis C, Trichinose

D Masern, Poliomyelitis, Mumps

E Diphtherie, HUS, Giardia lamblia

14 Welche Aussage ist richtig?

A Fahrlässige Verstöße gegen das IfSG sind für Heilpraktiker nicht strafbar, da diese kein Medizinstudium absolviert haben. Verstöße gelten deshalb nur als Ordnungswidrigkeiten.

B Verstöße gegen das Behandlungsverbot des § 24 IfSG werden immer mit Geldstrafen bestraft.

C Ein Verstoß gegen das in § 24 ausgesprochene Behandlungsverbot wird mit Freiheitsstrafe bis zu einem Jahr oder mit Geldstrafe bestraft.

D Vorsätzliche oder fahrlässige Verstöße gegen die Meldepflicht können mit einer Geldbuße bis zu zehntausend Euro geahndet werden.

E Heilpraktikern ist die Führung eines direkten oder indirekten Erregernachweises aufgrund § 24 IfSG verboten. Verstöße gelten als Ordnungswidrigkeit und werden mit Geldstrafe bestraft.

15 Welche Aussagenkombination ist richtig?

1 Bei Verdacht auf Lungenpest oder von Mensch zu Mensch übertragbares hämorrhagisches Fieber müssen die ansteckungsverdächtigen Personen in Quarantäne gebracht (abgesondert) werden.
2 Bei Verdacht auf Cholera oder von Mensch zu Mensch übertragbare Lungenpest müssen die ansteckungsverdächtigen Personen in Quarantäne gebracht (abgesondert) werden.
3 Aufgrund des Infektionsschutzgesetzes sind die zuständigen Behörden nicht befugt, die Grundrechte der Bürger einzuschränken. Hierzu bedarf es erst der Zustimmung des Bundesrates (§ 32).
4 Aufgrund des IfSG dürfen nur die Grundrechte der körperlichen Unversehrtheit, der Freiheit der Person, der Unverletzlichkeit der Wohnung, des Brief- und Postgeheimnisses, der Freizugigkeit und der Versammlungsfreiheit eingeschränkt werden.

5 Aufgrund des IfSG dürfen nur die Grundrechte der körperlichen Unversehrtheit, der Freiheit der Person, der Freizügigkeit und der Versammlungsfreiheit eingeschränkt werden.

A 1 + 4 sind richtig

B 2 + 4 sind richtig

C 1 + 3 sind richtig

D 2 + 3 sind richtig

E 1 + 5 sind richtig

F 2 + 5 sind richtig

4.6.2 Lösungen der schriftlichen Prüfungsfragen

1 Antwort: B

Der Verdacht muss dem Gesundheitsamt gemeldet werden, das für den Aufenthaltsort des Patienten zuständig ist. Liegt die Hauptwohnung oder der gewöhnliche Aufenthaltsort der betroffenen Person im Bereich eines anderen Gesundheitsamtes, wird die Meldung weiter geleitet: Das unterrichtete Gesundheitsamt muss das für die Hauptwohnung zuständige Gesundheitsamt unverzüglich benachrichtigen. Bei mehreren Wohnungen ist die Meldung an das für den gewöhnlichen Aufenthaltsort des Betroffenen zuständige Gesundheitsamt weiter zu leiten (→ § 9 Abs. 3).

2 Antwort: D

Zwar sind die Geschwister des erkrankten Kindes tatsächlich nicht ansteckungsverdächtig, da Zeckenenzephalitis nicht von Mensch zu Mensch übertragbar ist. Im § 2 IfSG (Begriffsbestimmungen) ist der Begriff „nicht ansteckungsverdächtig“ nicht definiert. Die Fragestellung zielt jedoch eindeutig auf diese Begriffsbestimmungen ab, da die ersten vier Antwortmöglichkeiten dieser Definition entstammen.

3 Antwort: C

Für Heilpraktiker besteht Behandlungsverbot nach § 24 IfSG für alle Krankheiten des § 6 Abs. 1 Satz 1 Nr. 1, 2 und 5, mit Erregern des § 7, des § 34 Abs. 1, die sexuell übertragbar sind sowie solcher Krankheiten, die aufgrund einer Rechtsverordnung (§ 15 IfSG) in die Meldepflicht einbezogen sind.
Im Gegensatz zum alten Bundes-Seuchengesetz sieht das IfSG die Durchführung von „Maßnahmen der Linderung bis zum Eintreffen des Arztes durch den Heilpraktiker“ nicht mehr vor. Die entsprechende Formulierung im § 30 BSeuchG wurde gestrichen.
Im Falle einer akut lebensbedrohlichen Situation ist der Heilpraktiker jedoch, wie jeder Bürger, aufgrund des § 323 c StGB bis zur schnellstmöglichen Übernahme der Behandlung durch einen Arzt zur Ersten Hilfe verpflichtet. Beispiel: Liegt aufgrund einer EHEC-Infektion bei einem Kind eine gravierende Exsikkose vor, kann der HP bis zum Eintreffen des Notarztes eine Infusion anlegen.

4 Antwort: D

Die Antwortmöglichkeiten 1, 2, 3 und 5 sind richtig. Die Begriffe aus den Antworten 1, 2, 3 und 5 sind im § 2 (Begriffsbestimmungen) des IfSG definiert. Der Begriff „Infizierter“ hat zwar medizinische Relevanz, er wird jedoch im IfSG nicht verwendet.

5 Antwort: C

Keuchhusten fällt laut IfSG nicht unter die Meldepflicht nach § 6. Er zählt also nicht zu den Infektionskrankheiten, die besonders gefährlich sind (gemessen an der Schwere des Krankheitsverlaufs, der Häufigkeit eines tödlichen Ausgangs und akuter Ausbreitungsgefahr), die sofortige Reaktion der Gesundheitsbehörden erfordern oder die als Indikator für Hygienemängel gelten. Ebenso wenig fällt der

Keuchhusten unter die Meldepflicht für Nachweise von Krankheitserregern (§7).
Obwohl Keuchhusten also nicht meldepflichtig ist, wird er jedoch im § 34 IfSG („Schulparagraph“) zusätzlich genannt, denn besonders Kinder, die Gemeinschaftseinrichtungen wie Säuglingskrippen, Kindergärten oder Schulen besuchen (§ 33 IfSG), erkranken daran.
Aufgrund § 24 IfSG dürfen Heilpraktiker keine Infektionskrankheiten behandeln, die im § 34 Abs. 1 genannt sind.

6 Antwort: B

Der § 24 IfSG untersagt Heilpraktikern die Behandlung von bestimmten Infektionskrankheiten. Diese dürfen nur Ärzte behandeln (Ärzteprivileg). Allerdings ist – im Gegensatz zum alten Bundes-Seuchengesetz – die Behandlung von Personen, die an einer Infektionskrankheit erkrankt sind, nicht mehr generell verboten. Dies ist durch die Einfügung des Wortes „insoweit“ klar gestellt. Der Heilpraktiker darf folglich die Erkrankung behandeln, die unabhängig von einer Infektionskrankheit besteht, die dem Behandlungsverbot für Heilpraktiker unterliegt. Selbstverständlich muss hierbei die Sorgfaltspflicht eingehalten werden.

7 Antwort: A

Es besteht eine Meldepflicht für Masern bei Verdacht, Erkrankung Tod gemäß IfSG § 6. Die Masern waren bisher nicht meldepflichtig bei Verdacht. Die Verdachtsmeldung wurde eingeführt, um das Masern-Ausrottungsprogramm der WHO zu unterstützen. Sachlich ist die Verdachtsmeldung erforderlich, weil bei Masern bereits vor Ausbruch des Exanthems andere Personen infiziert werden können. Außerdem wird die Diagnose der Masernerkrankung in vielen Fällen lediglich aufgrund der Symptome gestellt; eine definitive Diagnose durch Virusnachweis oder serologische Tests unterbleibt meist. Aus diesen Gründen würde eine Meldepflicht nach § 7 in vielen Fällen nicht greifen.

8 Antwort: C

Die Antwortmöglichkeiten 1, 3, 5 und 6 sind richtig. Diphtherie, Poliomyelitis, Masern und Meningokokken-Meningitis werden im § 6 IfSG genannt. Bei Scharlach (§ 34 IfSG) und Tuberkulose (§7 IfSG) besteht zwar für den Heilpraktiker Behandlungsverbot, nicht jedoch Meldepflicht.

9 Antwort: C

Mumps ist laut IfSG nicht meldepflichtig, da er nur im § 34 zusätzlich genannt ist. Die Behandlung ist Heilpraktikern aufgrund des § 24 verboten.
Mumps zählt also nicht zu den im § 6 aufgeführten Infektionskrankheiten, die besonders gefährlich sind (gemessen an der Schwere des Krankheitsverlaufs, der Häufigkeit eines tödlichen Ausgangs und akuter Ausbreitungsgefahr), die sofortige Reaktion der Gesundheitsbehörden erfordern oder die als Indikator für Hygienemängel gelten. Auch ist der Nachweis von Mumps-Erregern nicht meldepflichtig (§ 7 IfSG).
Da jedoch besonders Kinder an Mumps erkranken, wird er im § 34 IfSG („Schulparagraph“) zusätzlich genannt, um durch den Ausschluss der Erkrankten aus den Gemeinschaftseinrichtungen wie Säuglingskrippen, Kindergärten oder Schulen einer Ausbreitung vorzubeugen.

10 Antwort: A

Die Antwortmöglichkeiten 1, 4 und 5 sind richtig. Herpes labialis unterliegt bei Befall der äußeren Lippe keinem Behandlungsverbot; bei Befall der Lippeninnenseite hingegen gilt eine Behandlung als Verstoß gegen das Zahnheilkundegesetz (Behandlung von Mund-, Zahn- und Kieferkrankheiten). Herpes genitalis ist sexuell übertragbar und unterliegt folglich gemäß § 24 IfSG dem Behandlungsverbot für HP. Exanthema subitum, Ringelröteln und Mononucleosis infectiosa sind im IfSG nicht aufgeführt; es besteht kein Behandlungsverbot. Zwar kann die infektiöse Mononukleose durch Küssen übertragen werden („Kissing disease“), weshalb sie jedoch nicht als sexuell übertragbare Erkrankung gilt.

11 Antwort: E

Im § 2 (Begriffsdefinitionen) sind die nosokomialen Infektionen definiert als „Infektionen mit lokalen oder systemischen Infektionszeichen als Reaktion auf das Vorhandensein von Erregern oder ihrer Toxine, die im zeitlichen Zusammenhang mit einer stationären oder einer ambulanten medizinischen Maßnahme steht, soweit die Infektion nicht bereits vorher bestand.“ Gemäß § 6 Absatz 5 (3) sind sie zwar meldepflichtig. Der HP muss nicht melden; für ihn gilt die Meldepflicht nur nach § 6 Absatz 1! Allerdings besteht gemäß § 24 IfSG ein Behandlungsverbot.

12 Antwort: D

Besteht keine Meldepflicht, ist die Verbreitung (Meldung) der Diagnose eines Patienten ein Verstoß gegen die Schweigepflicht! Der § 34 regelt keine Meldepflicht; die Infektion mit ansteckender Borkenflechte muss und darf(!) dem Gesundheitsamt also nicht gemeldet werden. Davon ausgenommen wäre hier eine Situation nach § 6 (1) 5, wenn also eine nicht meldepflichtige Erkrankung aufgrund ihrer Bedrohlichkeit oder ihrer Verbreitung eine Gefahr für die Allgemeinheit darstellen würde.

13 Antwort: B

Tollwut, Typhus abdominalis und Milzbrand sind für Heilpraktiker bereits bei Verdacht namentlich zu melden (§ 6 IfSG).

Zu A: Der Nachweis des Gelbfiebervirus ist meldepflichtig nach § 7 IfSG für den Laborleiter.

Zu C: Der Nachweis des Lassavirus und der Trichinella spiralis ist meldepflichtig nach § 7 IfSG.

Zu D: Für Mumps besteht keine Meldepflicht; die Erkrankung ist im § 34 („Schulparagraph“) erwähnt und unterliegt somit dem Behandlungsverbot für Heilpraktiker.

Zu E: Der Nachweis von Giardia lamblia ist meldepflichtig nach § 7 IfSG.

Diese Fragestellung zeigt, dass Heilpraktikeranwärter sicher wissen müssen, welche Erkrankung wann meldepflichtig ist. (→ Lernhilfen 4.5)

14 Antwort: C

Ein Verstoß gegen das in § 24 ausgesprochene Behandlungsverbot wird gemäß § 75 IfSG mit einer Freiheitsstrafe bis zu einem Jahr oder mit einer Geldstrafe geahndet. Im Infektionsschutzgesetz gibt es Bußgeldvorschriften, die im Falle von Ordnungswidrigkeiten greifen (§ 73 IfSG) sowie Strafvorschriften (§§ 74 und 75), anhand derer Straftaten geahndet werden.

Zu A: Heilpraktiker sind voll haftbar; es gelten für alle die gleichen Bußgeld- und Strafvorschriften.

Zu B: Verstöße gegen das Behandlungsverbot des § 24 IfSG können mit einer Freiheitsstrafe bis zu einem Jahr oder mit Geldstrafen bestraft werden.

Zu D: Vorsätzliche oder fahrlässige Verstöße gegen die Meldepflicht können mit einer Geldbuße bis zu fünfundzwanzigtausend Euro geahndet werden.

Zu E: Der erste Teil der Antwortmöglichkeit ist korrekt, denn tatsächlich ist Heilpraktikern die Führung eines direkten oder indirekten Erregernachweises aufgrund § 24 IfSG verboten. Allerdings gelten Verstöße als Straftat und werden mit einer Freiheitsstrafe bis zu zwei Jahren oder mit einer Geldstrafe geahndet.

15 Antwort: A

Die Antwortmöglichkeiten 1 und 4 sind richtig. Gemäß § 30 IfSG müssen Personen unter Quarantäne (Absonderung) gestellt werden, die an Lungenpest oder an von Mensch zu Mensch übertragbarem hämorrhagischen Fieber erkrankt oder dessen verdächtig sind.

Aufgrund der §§ 26, 28, 29, 30 und 32 dürfen die Grundrechte der körperlichen Unversehrtheit, der Freiheit der Person, der Unverletzlichkeit der Wohnung, des Brief- und Postgeheimnisses, der Freizügigkeit und der Versammlungsfreiheit eingeschränkt werden.

4.6.3 Mündliche Prüfungsfragen

1 Ein Patient, der an Salmonellose erkrankt war, sucht Ihre Praxis auf. Er hat keine Beschwerden mehr, ist aber noch beim Arzt in Behandlung. Der Arzt hatte festgestellt, dass der Patient noch Salmonellen in seinem Stuhl hat. Der Patient möchte nun von Ihnen behandelt werden, damit seine Abwehrkräfte wieder gestärkt werden. Dürfen Sie das? Begründen Sie! Worauf achten Sie bei Kontakt mit dem Patienten und der Behandlung?

2 Es kommt eine Mutter mit einem 5 Jahre alten Kind zu Ihnen in die Praxis. Sie stellen Masern fest. Wie verhalten Sie sich?

3 Zwei Tage später ruft die Mutter des „Masernkindes" aus der vorherigen Frage an und erzählt Ihnen, dass der Junge auf der Treppe gestürzt ist, als er zur Toilette wollte. Dabei hat er sich einen Arm gebrochen. Die Mutter bittet Sie, ihm ein homöopathisches oder pflanzliches Mittel zu verordnen. Dürfen Sie das? Begründen Sie!

4 Welche Erkrankungen aus § 6 IfSG können Sie nennen, die mit Durchfall einhergehen?

5 Ein Ehepaar sucht Sie auf. Beide haben seit heute früh heftigen Durchfall. Die Frau klagt zudem über Übelkeit. Die beiden waren am Vortag bei Nachbarn zum Brunch eingeladen. Sie erzählen, dass auch der Mann der Gastgeberin sich wegen Durchfall und Leibschmerzen beim Arbeitgeber krank gemeldet habe. Dürfen Sie die beiden behandeln?

6 Als HP dürfen Sie Geschlechtsorgane untersuchen und behandeln. Welche Gruppe von Erkrankungen ist jedoch, auch nach dem Wegfall des Geschlechtskrankheitengesetzes, für Sie tabu? Zählen Sie bitte mindestens acht dieser Erkrankungen auf!

7 Was wissen Sie über die Meldepflicht und das Behandlungsverbot der Tuberkulose in Deutschland?

8 Gibt es derzeit in Deutschland Zwangsimpfungen? Wären Zwangsimpfungen rechtlich möglich? Welche Impfempfehlungen würden Sie einem Elternpaar für ihr Kind geben?

9 Sie haben bei einem Kind die Verdachtsdiagnose „Diphtherie" gestellt und dies dem Gesundheitsamt gemeldet. Die Mutter ruft Sie einige Tage später an und erzählt, der Arzt habe sicher eine Infektiöse Mononukleose diagnostiziert. Wie verhalten Sie sich juristisch korrekt?

10 Welche Infektionskrankheiten dürfen Sie als HP aufgrund des IfSG nicht behandeln? Nennen Sie bitte die entsprechenden Paragraphen.

4.6.4 Lösungen der mündlichen Prüfungsfragen

1 Ja, ich darf bei dem Patienten abwehrstärkende Maßnahmen durchführen und ihn dahingehend behandeln. Laut Infektionsschutzgesetz besteht nur ein Behandlungsverbot der Salmonellose (§ 24 IFSG, § 7). Eine begleitende Behandlung des Immunsystems ist möglich, da eine Abwehrschwäche unabhängig von der Infektion bestehen oder bereits bestanden haben kann. Ich muss auf gründliche Desinfektion achten, besonders nach Händekontakt oder Toilettenbenutzung des Patienten (Sorgfaltspflicht, Hygieneregeln).

2 Ich kläre die Mutter darüber auf, dass ich aufgrund § 24 IfSG ihr an Masern erkranktes Kind nicht behandeln darf und ich die Erkrankung dem Gesundheitsamt melden muss (§ 6 IfSG). Ferner informiere ich sie über Infektionsgefahr (z.B. bei Geschwisterkindern), mögliche Folgekrankheiten und Komplikationen (Aufklärungspflicht) und empfehle ihr dringend, ihr Kind zu einem Arzt zu bringen (Sorgfaltspflicht). Haben die beiden die Praxis verlassen, desinfiziere ich Flächen und Hände, um einer Ansteckung anderer Patienten vorzubeugen (Sorgfaltspflicht, Hygieneregeln). Ich melde den Verdacht der Masernerkrankung innerhalb von 24 Std. dem zuständigen Gesundheitsamt (§ 6 und 9 IfSG).

3 Ja, ich darf den Armbruch – die Wahrung meiner Sorgfaltspflicht vorausgesetzt – behandeln, denn der Armbruch steht nicht in Zusammenhang mit der meldepflichtigen Masernerkrankung (§ 24 IfSG).

4 Eindeutig zu nennen sind hier Cholera, akute Virushepatitis (insbesondere Typ A), enteropathisches hämolytisch-urämisches Syndrom (HUS; Durchfälle in der Anamnese), Typhus abdominalis/Paratyphus.
Weitere Erkrankungen aus dem § 6 IfSG, die mit Durchfall einhergehen können, sind: Botulismus (⅓ der Erkrankungen), Darmmilzbrand (schwerste blutige Durchfälle) und Poliomyelitis (Prodromalstadium).
Ergänzung zur Meldepflicht: Ich muss nach § 6 IfSG jeden Verdacht auf und die Erkrankung an einer mikrobiell bedingten Lebensmittelvergiftung oder an einer akuten infektiösen Gastroenteritis melden, wenn eine Person betroffen ist, die beruflich mit Lebensmitteln umgeht (§ 42) oder wenn zwei oder mehr gleichartige Erkrankungen auftreten, bei denen ein epidemischer Zusammenhang wahrscheinlich ist oder vermutet wird.

5 Ich darf das Ehepaar gemäß § 6 und § 24 IfSG nicht behandeln, da der Verdacht auf eine mikrobiell bedingte Lebensmittelvergiftung oder eine akute infektiöse Gastroenteritis besteht und außerdem „zwei oder mehr gleichartige Erkrankungen" aufgetreten sind, bei denen ein epidemischer Zusammenhang wahrscheinlich ist. (Behandlungsverbot) Die Erkrankung muss ich innerhalb von 24 Stunden namentlich dem zuständigen Gesundheitsamt melden (§ 9 IfSG). Ich kläre das Ehepaar hierüber und über mögliche Folgekrankheiten und Komplikationen auf (Aufklärungspflicht). Ich rate dringend zur Konsultation eines Arztes. Bei instabilem Gesundheitszustand eines Patienten (Benommenheit? Schwäche? Schockgefahr? Exsikkose?) muss ich für einen situationsangepassten Transport (Taxi, Rettungswagen, keine aktive Teilnahme am Straßenverkehr) zur Praxis bzw. in ein Krankenhaus sor-

gen (Sorgfaltspflicht). Haben die beiden Patienten die Praxis verlassen, desinfiziere ich vor dem nächsten Patientenkontakt Flächen (vor allem Toilette nach Benutzung durch Patienten) und Hände, um einer Ansteckung anderer Patienten vorzubeugen (Sorgfaltspflicht, Hygieneregeln).

6 Gemäß § 24 IfSG darf ich keine sexuell übertragbaren Erkrankungen behandeln. Als sexuell übertragbare Erkrankungen sind zu nennen: die klassischen Geschlechtskrankheiten Syphilis, Tripper, weicher Schanker und venerische Lymphknotenentzündung, ferner Aids, Hepatitis B, Herpes genitalis, Feigwarzen, Zytomegalie, Trichomonas vaginalis, Candida albicans der Geschlechtsorgane, Molluscum contagiosum, Chlamydia trachomatis, Krätze.

7 Als Heilpraktiker muss ich gemäß § 6 die Erkrankung und den Tod an einer behandlungsbedürftigen Lungentuberkulose melden, auch wenn ein bakteriologischer Nachweis (noch) nicht vorliegt. Verweigert ein Patient mit einer solchen Lungen-Tbc die Behandlung oder bricht er sie ab, muss der behandelnde Arzt dieses melden. Der Nachweis des Mycobacterium tuberculosis muss gemäß § 7 vom Laborleiter gemeldet werden. Für mich besteht nach § 24 IfSG Behandlungsverbot. Im § 34 IfSG wird die ansteckungsfähige Lungentuberkulose aufgeführt.

8 Zurzeit werden in Deutschland keine Zwangsimpfungen durchgeführt. Diese wären jedoch nach § 20 IfSG rechtlich möglich. Ich kann den Eltern die Impfempfehlung der Ständigen Impfkommission (STIKO) anraten und sie außerdem über Nutzen und Risiken des Impfens aufklären.

9 Der § 8 Absatz 5 IfSG verpflichtet mich, dem Gesundheitsamt mitzuteilen, wenn sich der Verdacht nicht bestätigt hat. Erlange ich also Kenntnis von einem Irrtum, muss ich die unbegründete Verdachtsmeldung zurücknehmen.
Diese Vorschrift dient der Entlastung des Gesundheitsamtes, dass auch beim Eingang von Verdachtsmeldungen Ermittlungen anzustellen hat. Ich bin jedoch nicht verpflichtet, in jedem Falle die Richtigkeit meiner Verdachtsmeldung zu überprüfen.

10 Für mich als Heilpraktiker besteht Behandlungsverbot nach § 24 IfSG für alle Krankheiten nach § 6 Abs. 1 Satz 1 Nr. 1, 2 und 5. Auch darf ich keine Krankheiten behandeln, die von Erregern verursacht werden, die im § 7 aufgeführt sind. Auch die zusätzlich im § 34 Abs. 1 genannten Infektionskrankheiten sind für mich tabu sowie alle Infektionskrankheiten, die sexuell übertragbar oder aufgrund einer Rechtsverordnung (§ 15 IfSG) in die Meldepflicht einbezogen sind.

4.7 Prüfungsfragen zu den Infektionskrankheiten

4.7.1 Schriftliche Prüfungsfragen

1 Ein 2-jähriges Kind hat drei Tage Fieber und Husten. Das Fieber fällt ab und mit erneutem Anstieg des Fiebers erscheint ein kleinmakulöses Exanthem. Sie denken an ...

A Pneumonie

B Masern

C Poliomyelitis

D Parotitis

E Scharlach

2 Für die Gonorrhoe trifft zu:

A Die Schutzimpfung bietet 6 Jahre Immunität.

B Die Viren befallen nur die Schleimhaut.

C Verdachtsfälle sind meldepflichtig.

D Als Komplikation kann eine Sterilität auftreten.

3 Ein 50-jähriger Patient klagt über seit einem Tag plötzlich aufgetretene Schmerzen rund um das linke Auge sowie im linken Schläfenbereich. Bei der Untersuchung findet sich genau in diesem Bereich ein beginnender leichter, makulopapulöser Ausschlag. Es besteht vermehrte Berührungsempfindlichkeit, die Untersuchung des Augapfels selber ist unauffällig. Fieber besteht nicht. Welche Aussagen treffen zu?

1 Es liegt eine Frühform der bakteriellen Sepsis vor.
2 Durch die Erkrankung kann der Augapfel gefährdet werden.
3 Es ist eine sofortige antibiotische Therapie indiziert.
4 Eine Abwehrschwäche kann zugrunde liegen.
5 Ursache der Erkrankung sind Viren.

A nur 1 + 2 + 3 sind richtig

B nur 1 + 3 + 4 sind richtig

C nur 2 + 4 + 5 sind richtig

D nur 1 + 2 + 3 + 4 sind richtig

E nur 2 + 3 + 4 + 5 sind richtig

4 Welche Aussage(n) zu Aids ist (sind) richtig?

1 Hierzu kann eine Lungenentzündung durch Pneumocystis carinii gehören.
2 Hierzu kann eine Toxoplasmoseinfektion des Gehirns gehören.
3 Hierzu können auch schwere Pilzinfektionen, z.B. der Lunge, gehören (Aspergillose).
4 Hierzu können auch schwere und ausgeprägte Herpes zoster-Erkrankungen gehören.
5 Hierzu können Infektionen mit atypischen Mykobakterien gehören.

A keine Aussage ist richtig

B nur 4 ist richtig

C nur 2 + 4 sind richtig

D nur 3 + 4 sind richtig

E alle Aussagen sind richtig

5 Welche der genannten Erreger können in lufttrockenem Staub über Wochen infektionstüchtig bleiben?

1 Sporen
2 Bordetella pertussis
3 Staphylococcus aureus
4 Mycobakterium tuberculosis
5 Masernvirus

A nur 1 + 3 sind richtig

B nur 1 + 4 sind richtig

C nur 2 + 3 sind richtig

D nur 4 + 5 sind richtig

E nur 1 + 3 + 4 sind richtig

6 Welche Erreger werden fäkal-oral von Mensch zu Mensch übertragen?
1 Shigellen
2 Poliomyelitisviren
3 Salmonella typhimurium
4 Rotaviren
5 Hepatitis-A-Viren

A nur 3 ist richtig

B nur 1 + 5 sind richtig

C nur 1 + 2 + 3 sind richtig

D nur 2 + 3 + 4 sind richtig

E alle Aussagen sind richtig

7 Welches Symptom gilt für Masern als charakteristisch?

A Angina tonsillaris

B kalkspritzerartige weiße Flecken an der Wangenschleimhaut

C Erdbeerzunge

D groblamelläre Hautschuppung an Händen und Füßen

E Schwellung der Nackenlymphknoten

8 Welche der folgenden Schutzimpfungen gehören in den von der Ständigen Impfkommission (STIKO) empfohlenen „Impfkalender für Säuglinge, Kinder und Jugendliche"?
1 Diphtherie-Impfung
2 Röteln-Impfung
3 Pertussis-Impfung
4 Tuberkulose-Impfung (BCG-Impfstoff)
5 Haemophilus influenzae Typ b (Hib)-Impfung

A nur 1 + 2 sind richtig

B nur 1 + 3 + 4 sind richtig

C nur 1 + 2 + 3 + 5 sind richtig

D nur 2 + 3 + 4 + 5 sind richtig

E alle Aussagen sind richtig

9 Was trifft für die Diphtherie zu?
1 es gibt eine Impfung
2 Bildung von grau-weißlichen Pseudomembranen und süßlichem Mundgeruch
3 wird über Tröpfcheninfektion übertragen
4 Inkubationszeit: 2–3 Wochen
5 gefürchtet ist eine toxisch bedingte Herzmuskelschädigung

A nur 1 + 2 + 3 sind richtig

B nur 3 + 4 + 5 sind richtig

C nur 1 + 2 + 3 + 5 sind richtig

D nur 2 + 3 + 4 + 5 sind richtig

E alle Aussagen sind richtig

10 Was trifft zur Influenza zu?
1 häufigste Viruserkrankung der Atemwege in Deutschland
2 kann tödlich verlaufen
3 kann von einem grippalen Infekt durch Antikörper oder Virusnachweis abgegrenzt werden
4 wer gegen Influenza geimpft ist, kann nicht an einem grippalen Infekt erkranken
5 tritt in regelmäßigen Abständen epidemisch, evtl. sogar weltweit, auf

A nur 3 + 5 sind richtig

B nur 1 + 2 + 3 sind richtig

C nur 1 + 2 + 4 sind richtig

D nur 2 + 3 + 5 sind richtig

E alle Aussagen sind richtig

11 Die Hepatitis B ...

1 gehört zu den anerkannten Berufskrankheiten im Gesundheitswesen.
2 kann nach einer Inkubationszeit von Monaten anikterisch und somit vom Patienten unbemerkt verlaufen.
3 heilt nach der akuten Erkrankungsphase mit „Gelbsucht" immer aus.
4 ist eine übertragbare bakterielle Erkrankung.
5 wird häufig im Kindergarten auf fäkal-oralem Weg übertragen.

A nur 1 + 2 sind richtig

B nur 2 + 3 sind richtig

C nur 2 + 4 sind richtig

D nur 2 + 4 + 5 sind richtig

E alle Aussagen sind richtig

12 Wie verlaufen die meisten Infektionen bei Polio?

A mit Lähmungen

B mit Fieber

C mit Exanthem

D mit Meningitis

E inapparent

13 Was ist eine Epidemie?

A plötzliches Auftreten einer Infektionskrankheit in einem bestimmten Gebiet

B dauerhaftes Auftreten einer bestimmten Infektionskrankheit in einem lokalen Gebiet

C weltweites Auftreten einer Infektionskrankheit

14 Viren ...

A sind eine Sporenform.

B haben einen eigenen Stoffwechsel.

C können sich besonders in Luft und feuchtem Milieu vermehren.

D sind nicht mit DNS oder RNS ausgestattet.

E vermehren sich mit Hilfe einer Fremdzelle.

15 Welche Antwort(en) ist (sind) richtig? Bei der Salmonellengastroenteritis ...

A beträgt die Inkubationszeit 1–3 Tage.

B handelt es sich um einen meistens chronischen Krankheitsverlauf.

C ist nur der Tod meldepflichtig.

D besteht nach durchgemachter Erkrankung meist Immunität.

E bestehen nur unspezifische, symptomatische Behandlungsmöglichkeiten.

16 Bei einem Patienten mit Fußmykose ist plötzlich eine flächenhafte Hautrötung und Schwellung am linken Unterschenkel mit Fieber und Schüttelfrost aufgetreten, in der linken Leiste findet sich ein kirschgroßer, druckdolenter Lymphknoten. Welche Diagnose ist am wahrscheinlichsten?

A akute Thrombophlebitis

B Erysipel

C Erysipeloid

D allergisches Kontaktekzem

E toxische Kontaktdermatitis

17 Welche Kinderkrankheiten gehen mit Angina einher?
1 Mononukleose
2 Windpocken
3 Scharlach
4 Mumps
5 Diphtherie

A nur 1 + 3 + 5 sind richtig

B nur 2 + 3 + 4 sind richtig

C nur 3 + 4 + 5 sind richtig

D nur 1 + 3 + 4 + 5 sind richtig

E alle Aussagen sind richtig

18 Welche der folgenden Aussagen treffen zu? Das hämolytisch-urämische Syndrom (HUS) ...
1 zeigt eine Häufung im Kindesalter (1–5 Jahre).
2 kann bei alten Menschen, insbesondere bei Heimbewohnern, auftreten.
3 wird durch Infektionen mit Kolibakterien (EHEC) verursacht.
4 zeigt bei rein pflanzlicher Therapie immer einen gutartigen Verlauf ohne Folgeschäden.
5 ist charakterisiert durch eine Anämie, Thrombozytopenie und eine akute Niereninsuffizienz.

A nur 1 + 3 sind richtig

B nur 2 + 5 sind richtig

C nur 1 + 2 + 3 + 5 sind richtig

D nur 1 + 2 + 4 + 5 sind richtig

E alle Aussagen sind richtig

19 Markieren Sie die Inkubationszeit von Hepatitis B.

A 10–140 Tage

B 40–180 Tage

C 1 bis 2 Wochen

D 1 bis 30 Jahre

E 3 Jahre

20 Candida ...
1 kann bei Säuglingen Mykosen der Schleimhäute von Mund und Ösophagus verursachen.
2 kann Mykosen der Atemwege verursachen.
3 gehört zur Normalflora der Schleimhäute.
4 kann infolge antibakterieller Therapie pathogen werden.

A nur 1 + 2 sind richtig

B nur 1 + 3 sind richtig

C nur 1 + 2 + 3 sind richtig

D nur 2 + 3 + 4 sind richtig

E alle Antworten sind richtig

21 Was sind typische Zeichen für eine Meningitis?
1 Lichtscheu
2 heftige Kopfschmerzen
3 Eigenreflexe nicht auslösbar
4 Nackensteifigkeit
5 es besteht ein ausgeprägter Sklerenikterus

A nur 1 + 2 sind richtig

B nur 2 + 3 sind richtig

C nur 1 + 2 + 3 sind richtig

D nur 1 + 2 + 4 sind richtig

E alle Antworten sind richtig

22 Welche der folgenden Aussagen zur Legionelleninfektion treffen zu?

1 Beim gesunden Menschen kommt es meist zu einem asymptomatischen Verlauf.
2 Der Mensch ist ein epidemiologisch bedeutsames Reservoir für den Erreger der Legionellen.
3 Typische Symptome können hohes Fieber, trockener Husten mit Thoraxschmerzen, Kopf- und Muskelschmerzen sein.
4 Die Legionellose wird durch ein Virus verursacht.
5 Die Erkrankung wird gewöhnlich durch Tröpfcheninfektion von Mensch zu Mensch übertragen.

A nur 1 + 2 + 3 sind richtig

B nur 2 + 3 + 5 sind richtig

C nur 1+ 3 sind richtig

D nur 1 + 2 + 4 + 5 sind richtig

E alle Aussagen sind richtig

23 Welche Aussage(n) ist (sind) richtig?

1 Der M. Weil ist eine Leptospirose.
2 Die Lyme-Krankheit ist eine Borreliose.
3 Das Maltafieber ist eine Brucellose.
4 Der M. Weil kann zum akuten Leberkoma führen.
5 Leptospirosen, Brucellosen und Borreliosen sind meldepflichtig bei Verdacht, Erkrankung und Tod.

A alle Aussagen sind richtig

B nur 2 + 3 + 5 sind richtig

C nur 1 + 2 + 4 sind richtig

D nur 1 + 2 + 3 + 4 sind richtig

E nur 4 ist richtig

24 Was sind charakteristische Symptome bei Polio?

1 Muskellähmung und Diaphragmalähmung
2 Meningitis
3 Katarrh und Durchfall
4 Sensibilitätsausfall der gelähmten Extremität
5 fehlende oder herabgesetzte Eigenreflexe der betroffenen Muskeln

A nur 1 + 3 + 5 sind richtig

B nur 1 + 2 + 3 + 4 sind richtig

C nur 1 + 2 + 3 + 5 sind richtig

D nur 2 + 3 + 4 + 5 sind richtig

E alle Antworten sind richtig

25 Nach einem Zeckenbiss kann (können) auftreten:

1 regionale Lymphknotenschwellungen
2 ein sich kreisförmig um den Biss herum ausbreitendes Erythem
3 meningitische Zeichen
4 grippale Erscheinungen
5 Übelkeit/Erbrechen

A nur 1 + 2 + 3 sind richtig

B nur 2 + 3 + 5 sind richtig

C nur 1+ 3 sind richtig

D nur 1 + 2 + 4 + 5 sind richtig

E alle Aussagen sind richtig

26 Welche der folgenden Aussage(n) zu Durchfallerkrankungen, die durch Rotaviren verursacht werden, trifft (treffen) zu?

1 Nach dem Infektionsschutzgesetz dürfen Kinder unter 6 Jahren, die an einer infektiösen Gastroenteritis, z.B. durch Rotaviren verursacht, erkrankt oder dessen verdächtig sind, Gemeinschaftseinrichtungen nicht besuchen.
2 In westlichen Industrieländern sind meist Säuglinge und Kinder bis zu 2 Jahren betroffen.
3 Der Krankheitserreger kann auch aerogen übertragen werden (über die Luft).
4 Da die Infektion zu hohen Flüssigkeitsverlusten führen kann, besteht die Gefahr der Exsikkose.
5 Die Infektiosität durch Virusausscheidung kann bis zu 30 Tage betragen.

A nur 4 ist richtig

B nur 1 + 2 + 3 sind richtig

C nur 1 + 2 + 4 sind richtig

D nur 1 + 2 + 4 + 5 sind richtig

E alle Aussagen sind richtig

27 Welche der folgenden Aussagen trifft zu? Durchschnittlich 2–3 Wochen nach Ansteckung kommt es bei der Syphilis …

A zu generalisierter Ausschwemmung der Erreger (Treponemen = Spirochäten) über das Blut in den Organismus.

B Primärkomplex mit Condylomen und schmerzhafter generalisierter Lymphknotenschwellung.

C Primäraffekt mit schmerzlosem Geschwür an der Eintrittsstelle und schmerzloser Schwellung der regionalen Lymphknoten.

D Organmanifestation mit „Gummen"-Bildung in den inneren Organen.

E Hauterscheinungen, die als Syphilide bezeichnet werden.

28 Welche der folgenden Aussagen zur Tuberkuloseerkrankung treffen zu?

1 Eine Tuberkuloseerkrankung kann auch ohne bronchopulmonale Symptome (z.B. Husten, Auswurf etc.) auftreten.
2 Die Übertragung erfolgt in der Regel durch Tröpfcheninfektion.
3 Es können subfebrile Temperaturen und ein Gewichtsverlust auftreten.
4 Symptome treten üblicherweise innerhalb von 2 Wochen nach Ansteckung auf.
5 In Europa ist die Tuberkulose inzwischen nahezu ausgerottet.

A nur 1 + 3 sind richtig

B nur 3 + 5 sind richtig

C nur 1 + 2 + 3 sind richtig

D nur 1 + 2 + 4 + 5 sind richtig

E alle Aussagen sind richtig

29 Treppenförmiger Fieberanstieg, geschwollene Zunge mit Zahneindrücken, Roseolen, relative Bradykardie – Ihre Diagnose?

A Shigellenruhr

B Typhus abdominalis

C Amöbenruhr

D Listeriose

E Cholera

4.7.2 Lösungen zu den schriftlichen Prüfungsfragen

1 Antwort B

Masern beginnen mit einem katarrhalischen Prodromalstadium; nach dem Fieberabfall erscheint mit dem Generalisationsstadium und erneutem Fieberanstieg ein Exanthem. Dieses entwickelt sich zwar mit der Zeit zum größtfleckigen Exanthem, es beginnt jedoch kleinfleckig.
Bei Pneumonie, Poliomyelitis und Parotitis entwickeln sich keine Exantheme; der zweigipflige Fieberverlauf tritt typischerweise nur bei Poliomyelitis auf.
Das Scharlachexanthem ist zwar ebenfalls klein, aber eher feinstfleckig als kleinfleckig. Außerdem erscheint es bereits am zweiten Erkrankungstag, und im Vordergrund steht eine Tonsillitis. Husten tritt nicht auf.

2 Antwort D

Sterilität kann bei beidseitigem Befall der Samenleiter und Nebenhoden bzw. der Eileiter und Ovarien durch Strikturen und Verklebungen hervorgerufen werden.
Gegen die Gonorrhoe gibt es keinen Impfschutz. Die Gonorrhoe wird durch Bakterien (Neisseria gonorrhoeae) verursacht. Sie ist nicht (mehr) meldepflichtig und fällt nur unter das Behandlungsverbot nach § 24 IfSG, weil sie sexuell übertragbar ist.

3 Antwort C

Es handelt sich um einen Zoster ophthalmicus. Diese Erkrankung ist ein augenärztlicher Notfall, da Erblindungsgefahr besteht. Zostererkrankungen sind immer ein Zeichen einer Abwehrschwäche, deren Ursache geklärt werden muss. Die Erkrankung entsteht aufgrund einer meist endogenen Reinfektion mit dem Varicella-Zoster-Virus, das nach einer – evtl. vor Jahrzehnten – abgelaufenen Windpockenerkrankung in den entsprechenden Ganglien (hier des Hirnnerven V.1) „geschlummert" hat.
Eine bakterielle Sepsis beginnt mit völlig anderen Symptomen (→ 1.5.8). Antibiotika wirken nicht gegen diese Viruserkrankung, sondern werden in diesem Fall allenfalls zur Vermeidung bakterieller Sekundärinfektionen verordnet.

4 Antwort E

Alle Aussagen sind richtig. Aids ist dadurch charakterisiert, dass die Betroffenen aufgrund der massiven Immunschwäche unter zahlreichen Infektionserkrankungen leiden, die sehr selten sind und bei Immungesunden kaum oder nie auftreten.

5 Antwort A

Sporenbildner, z.B. die Erreger des Botulismus (Clostridium botulinum), des Milzbrands (Bacillus anthracis) und des Tetanus (Clostridium tetani) können auch unter für sie ungünstigen Bedingungen lange Zeit infektionstüchtig bleiben, indem sie Dauerformen bilden. Staphylococcus aureus ist ein anaerobes Bakterium mit sehr geringen Nährbodenansprüchen.
Die anderen genannten Erreger reagieren auf die genannten Bedingungen deutlich empfindlicher und gehen nach relativ kurzer Zeit zugrunde.

6 Antwort E

Alle hier genannten Erreger können fäkal-oral übertragen werden, typischerweise über Schmierinfektion, aber z.B. auch über unhygienisch verarbeitete Nahrungsmittel oder Schwimmbadwasser.

7 Antwort B

Die kalkspritzerartigen Flecken an der Wangenschleimhaut (Koplik-Flecken) treten zu Beginn der Erkrankung im Bereich der oberen oder unteren Backenzähne auf und ver-

schwinden wieder nach wenigen Stunden oder Tagen.
Hinweise auf eine Scharlacherkrankung sind: eine Angina tonsillaris (tritt auch bei anderen Infektionskrankheiten auf) sowie typischerweise eine Himbeerzunge (oft auch Erdbeerzunge genannt) und die groblamelläre Hautschuppung in der Rekonvaleszenz. Ausgeprägte Schwellungen der Nackenlymphknoten sind typisch bei einer Rötelninfektion.

8 Antwort C

Im Impfkalender werden unter anderem die Impfungen gegen Diphtherie, Röteln, Keuchhusten (Pertussis) und Haemophilus influenzae Typ b empfohlen.
Eine aktive Impfung (BCG-Impfung) gegen Tuberkulose ist möglich, wird aber aufgrund der Nebenwirkungen, zu geringer Wirksamkeit und geringem Erkrankungsrisiko von der STIKO nicht mehr empfohlen.

9 Antwort C

Alle Antworten sind richtig bis auf die Antwortmöglichkeit 4, denn die Inkubationszeit der Diphtherie beträgt wenige (2–5) Tage.

10 Antwort D

Eine Influenza kann tödlich verlaufen, wird von einem grippalen Infekt durch Antikörper oder Virusnachweis abgegrenzt und tritt regelmäßig epidemisch oder gar pandemisch auf.
Die häufigste Viruserkrankung der Atemwege in Deutschland ist der „grippale Infekt", der umgangssprachlich oft als „Grippe" bezeichnet wird, was jedoch fachlich falsch ist. An dieser (zumeist harmlosen) Infektionskrankheit kann man auch trotz „Grippeschutzimpfung" erkranken, da es sich um andere Viren handelt. Zur Ergänzung: Auch ein gegen Influenza Geimpfter kann an einer „echten" Grippe erkranken, jedoch verläuft die Erkrankung dann meist nicht so schwer.

11 Antwort A

Bei Tätigen im Gesundheitswesen (z.B. Krankenpflegepersonal) kann eine Infektion mit Hepatitis B als Berufskrankheit anerkannt werden. Die Inkubationszeit beträgt 6 Wochen bis 6 Monate und verläuft mitunter unbemerkt, da der Patient – besonders bei milderem und anikterischem Verlauf – die Symptome (Müdigkeit, Leistungsminderung, Oberbauchdruck) nicht Ernst nimmt.
Die Hepatitis B muss nicht mit einer sichtbaren Gelbsucht (Ikterus) einhergehen (anikterischer Verlauf); es besteht die Gefahr der Chronifizierung. Es handelt sich um eine Viruserkrankung. Im Kindergarten kann die Hepatitis A fäkal-oral übertragen werden.

12 Antwort E

Nur 10% der Infizierten erkranken an Poliomyelitis; bei 90% der Erkrankten entwickeln sich lediglich schwer einzuordnende allgemeine oder katarrhalische bzw. gastrointestinale Symptome, die meist aufgrund baldiger Besserung nicht weiter beachtet werden („kleine Erkrankung").

13 Antwort A

Bei einer Epidemie tritt eine Infektionskrankheit plötzlich und zeitlich begrenzt in einem bestimmten Gebiet auf.
Das dauerhafte Auftreten einer bestimmten Infektionskrankheit in einem lokalen Gebiet wird als Endemie bezeichnet, das weltweite Auftreten einer Infektionskrankheit als Pandemie.

14 Antwort E

Viren können sich nur mit Hilfe einer Fremdzelle vermehren („geborgtes Leben", → 1.1.3). Sie haben keinen eigenen Stoffwechsel und können sich nicht (in welchem Milieu auch immer) selbständig vermehren. Sporenbilder sind immer Bakterien.

15 Antwort A

Die Inkubationszeit ist bei der Salmonellengastroenteritis sehr kurz. Die Krankheit verläuft meist akut, wobei Dauerausscheidertum möglich ist. Meldepflicht besteht bei Verdacht und bei Erkrankung (Lebensmittelbranche, Gruppenerkrankung; IfSG §§ 6, 8). Eine Immunität besteht nicht. Die Antwortmöglichkeit D ist tückisch, denn die Salmonellose kann mit Antibiotika behandelt werden, jedoch wird bei harmloseren Verläufen, besonders bei Kindern, oft darauf verzichtet. Eine symptomatische Therapie (orale Flüssigkeitszufuhr, evtl. Lactulose zur Darmsanierung) wird hingegen immer durchgeführt. Dennoch ist die Antwort D falsch, da es ja die Möglichkeit einer ursächlichen Behandlung mit Antibiotika gibt.

16 Antwort B

Die geschilderten Symptome (Eintrittspforte Fußpilz, Schüttelfrost, Fieber, Hautbild, sowie druckschmerzhaft geschwollener regionaler Lymphknoten) sind typisch für eine Wundrose (Erysipel).
Die zur Wahl gestellten anderen Erkrankungen haben andere Leitsymptome. Bei der akuten Thrombophlebitis findet man keine Lymphknotenschwellung, Schüttelfrost und Fieber treten ebenfalls nicht auf. Das Erysipeloid (Schweinerotlauf) entwickelt zwar sehr ähnliche Symptome, ist aber eine deutlich seltenere (und damit unwahrscheinlichere) Erkrankung vorwiegend von Arbeitern in Fleisch-, Geflügel- und Fischbetrieben (Anamnese!). Ein allergisches Kontaktekzem oder eine toxische Kontaktdermatitis gehen ebenfalls nicht mit Lymphknotenschwellung, Schüttelfrost und Fieber einher.

17 Antwort A

Bei Mononucleosis infectiosa, Scharlach und Diphtherie tritt regelmäßig eine Angina (Tonsillitis) auf. Ganz andere Leitsymptome haben Windpocken (charakteristisches, juckendes Exanthem) und Mumps (Speicheldrüsenentzündung mit „Hamsterbacken").

18 Antwort C

Die anzukreuzenden Aussagen charakterisieren das hämolytisch-urämische Syndrom sehr gut. Die Antwortmöglichkeit 4 trifft nicht zu, denn beim HUS handelt es sich um eine potentiell sehr gefährliche Erkrankung, die zwar nur symptomatisch behandelt werden kann, aber wegen möglicher schwerer Komplikationen in der Klinik, ggf. sogar intensivmedizinisch, überwacht werden muss. Außerdem unterstellt die Formulierung eine Behandlung durch den Heilpraktiker, was aufgrund des § 24 IfSG (Meldepflicht bei Verdacht, Erkrankung und Tod, IfSG §§ 6, 8) verboten ist. Wird in einer schriftlichen Prüfungsfrage eine naturheilkundliche Behandlungsmethode zur Auswahl angeboten, sollten Sie grundsätzlich misstrauisch sein!

19 Antwort B

Diese Antwortmöglichkeiten sind typisch für schriftliche Überprüfungen: Die vorgegebenen Inkubationszeiten entsprechen nur selten den Zeiträumen, die Sie in Ihren Lehrbüchern finden (in diesem Buch sind bei Hepatitis B „sechs Wochen bis sechs Monate" angegeben). Dies liegt daran, dass auch anerkannte Standardwerke und selbst das Robert-Koch-Institut unterschiedliche Daten angeben, was wiederum in natürlichen Schwankungen der Erregervirulenz und der individuellen Abwehrkraft Infizierter sowie in verschiedenen Verfahren statistischer Erhebungen begründet ist. Lassen Sie sich als HPA dadurch nicht verwirren oder beunruhigen, sondern wählen Sie die Antwortmöglichkeit mit der größten „Deckungsgleichheit" aus.

20 Antwort E

Candida albicans kann bei Säuglingen und Abwehrgeschwächten Mundsoor (Behandlungsverbot, Zahnheilkundegesetz!) verursachen. Mykosen der Atemwege treten ebenfalls bei Abwehrschwäche auf, v.a. bei Aids-Patienten und Immunsupprimierten (z.B. Chemotherapie). Dieser Pilz ist Teil der Normalflora (→ 1.1.5), z.B. im Darm, wird aber durch symbiotische Bakterien „in Schach gehalten". Bei einer (länger dauernden) Antibiotikabehandlung, die diese Bakterien abtötet, kann sich der Pilz massiv ausbreiten und zu Krankheitssymptomen (z.B. Durchfall, Blähungen) führen.

21 Antwort D

Lichtscheu, heftige Kopfschmerzen und Nackensteifigkeit sind typische Meningitissymptome. Bei Infektionskrankheiten mit Affinität zum Nervensystem (z.B. Tetanus, Tollwut) sind Eigenreflexe eher verstärkt. Fehlende oder herabgesetzte Eigenreflexe treten bei Poliomyelitis oder Tabes dorsalis (Syphilis) auf. Ein Sklerenikterus (Subikterus) entwickelt sich bei Serumkonzentration von Bilirubin von mindestens ca. 2,0 mg/dl (34 mmol/l), also bei Beteiligung der Leber, z.B. bei Hepatitis, Gelbgieber oder VHF.

22 Antwort A

Nur 10 % der Infizierten erkranken; dies sind v.a. Menschen mit reduzierter Flimmerepithelfunktion der Atemwege (Raucher, chronisch Lungenkranke, Alkoholkranke) und sonstiger Abwehrschwäche. Der „grippale Verlauf", das sog. Pontiac-Fieber verläuft häufig nahezu symptomlos. Die geschilderten Symptome sind typisch für eine klinisch verlaufende Legionellose.
Die Erreger (Legionella sp., in 90 % Legionella pneumophila) sind Bakterien, die sich meist in warmem Süßwasser (Duschanlagen und Wasserleitungen in großen Gebäuden wie Hotels oder Krankenhäusern, Whirlpools, Klimaanlagen) aufhalten. Eine Übertragung von Mensch zu Mensch ist nicht möglich.

23 Antwort D

Alle Aussagen treffen zu bis auf die letzte: Leptospirosen und Brucellose sind aufgeführt im § 7 IfSG (Erreger-Nennung, Meldepflicht für das Labor), die (Lyme-)Borreliose ist im IfSG nicht berücksichtigt.

24 Antwort C

Alle beschriebenen Symptome sind charakteristisch für die verschiedenen Stadien der Polio(-myelitis), jedoch kommt es nicht zu Sensibilitätsausfall der gelähmten Extremität. Dies tritt selten bei Infektionskrankheiten auf, z.B. bei FSME, Lepra, Syphilis (Tabes dorsalis).

25 Antwort E

Eine FSME zeigt ein bis zwei Wochen nach Zeckenbiss grippale (katarrhalische) und gastrointestinale Symptome sowie meningitische Zeichen. Bei Lyme-Borreliose tritt oft wenige Tage bis Wochen nach dem Zeckenbiss das beschriebene Erythem (Erythema migrans = Wanderröte) auf, seltener entwickeln sich regionale Lymphknotenschwellungen bei Lymphadenosis cutis benigna (Knötchen mit rötlich-bläulicher Verfärbung).

26 Antwort C

Das Verbot des Besuchs von Gemeinschaftseinrichtungen durch betroffene Kinder wird im § 34 Abs. 1 IfSG geregelt. Bei Säuglingen und Kleinkindern ist die Infektion mit Rotaviren die häufigste Ursache einer akuten Gastroenteritis (> 70 % der Fälle). Die Infektion mit Rotaviren ist meist harmlos, jedoch besteht v.a. bei Neugeborenen, Säuglingen, Kleinkindern, resistenzgeschwächten und alten Patienten durch den hohen Flüssigkeitsverlust (Durchfall, Erbrechen) die Gefahr einer Exsikkose (Austrocknung) mit der evtl. Folge von eines Nieren- oder Kreislaufversagens (hypovolämischer Schock).
Der Krankheitserreger wird fäkal-oral (durch Infizierte und Ausscheider) sowie über

Schmier- oder Tröpfcheninfektion übertragen. Der Ansteckungszeitraum beträgt ca. eine Woche.

27 Antwort C

Zwar gehören die Treponemen zu den Spirochäten, doch die Generalisation erfolgt ca. 10 Wochen nach der Infektion. Syphilide, die syphilitischen Hauterscheinungen vielgestaltiger Art, erscheinen erst nach ca. 10 Wochen. Hierzu gehören z.B. auch die hochinfektiösen, nässenden Papeln oder Condylome (Condylomata lata), die zudem nicht von schmerzhaften Lymphknotenschwellungen begleitet werden. Die Gummenbildung tritt erst lange Zeit später bei der tertiären Syphilis auf.
Somit muss bei dieser Auswahl die Antwort angekreuzt werden, die am wenigsten falsch ist. Tatsächlich entwickelt sich ein bis drei Wochen nach der Ansteckung an der Eintrittspforte ein Primäraffekt (hart, schmerzlos). Da in der Antwort außerdem die harte, schmerzlose Lymphknotenschwellung aufgeführt ist, handelt es sich hier eigentlich um einen Primärkomplex. Irren ist menschlich, auch bei Prüfern. Bleiben Sie gelassen, und kreuzen Sie in einem solchen Fall die „richtigste" Antwort an.

28 Antwort C

Besonders bei guter Abwehrlage sowie bei Kindern kommen häufig symptomlose bis symptomarme Verläufe vor. Die Tbc wird meist durch Tröpfcheninfektion, seltener durch Staubinhalation und nur sehr selten über Hautverletzungen, Tonsillen und Dünndarm bei oraler Keimaufnahme übertragen. Subfebrile Temperaturen und Gewichtsverlust sind typische Symptome einer primären Tuberkulose.
Die Inkubationszeit beträgt üblicherweise 4 bis 6 Wochen. Die Tbc ist die dritthäufigste meldepflichtige Infektionskrankheit in Deutschland; v.a. im Süden und Osten Europas tritt sie häufig auf.

29 Antwort B

Dieser Typ Prüfungsfragen ist sehr beliebt, da in der Fragestellung mit typischen „Schlüsselwörtern" (→ Tab. 4-3) gearbeitet wird. Die Symptome sind geradezu klassisch für Typhus abdominalis. Doch Vorsicht! Gerade die relativ einfache Fragestellung verleitet dazu, im „Eifer des Gefechts" den falschen Namen anzukreuzen! Falls Sie in einem solchen Fall die Symptome einer Erkrankung nicht kennen (hier evtl die Amöbenruhr), kreuzen Sie die Ihnen bekannte Infektionskrankheit an. Wieder gilt: nicht verwirren lassen!

4.7.3 Mündliche Prüfungsfragen

Grundregeln für mündliche Prüfungsfragen zum Thema Infektionskrankheiten:

- Aufzählungen: vom Wichtigen zum Unwichtigen, vom Häufigen zum Seltenen
- Wenn möglich, besonders bei Aufzählungen immer etwas mehr „bieten" als gefragt wurde, jedoch nur dann, wenn das Wissen „sitzt".
- Andererseits nicht das ganze Wissen verpulvern, sondern etwas für eventuelle Nachfragen zurückhalten.
- Nicht „gestelzt" reden, sondern klare, einfache Sätze und Wörter benutzen.
- Mit „Schlüsselwörtern" (→ Tab. 4-3) arbeiten, wenn gefragt wird „Was wissen Sie von...".
- Lernen Sie besonders von häufiger vorkommenden Erkrankungen (z.B. Kinderkrankheiten) die möglichen Komplikationen.

1 Nennen Sie vier Infektionskrankheiten, die durch Trinkwasser übertragen werden.

2 Nennen Sie die Hauptübertragungswege von HIV!

3 Nennen Sie mindestens vier wichtige Unterschiede zwischen Hepatitis A und B!

4 Was versteht man unter passiver Immunisierung?

5 Nennen Sie mindestens vier Infektionskrankheiten, bei denen klinisch starke Diarrhö auftritt.

6 Was versteht man unter einem „Ping-Pong-Effekt", z.B. bei Geschlechtskrankheiten?

7 Nennen Sie mindestens drei wichtige Faktoren, von denen die Inkubationszeit abhängig ist.

8 Was wissen Sie von der Malaria?

9 Welche Komplikationen können bei Masern auftreten?

10 Sie werden zu einem fünf Jahre alten Kind gerufen. Es hat offensichtlich eine Infektionskrankheit. Welche Erkrankungen kommen erweise (!) bei katarrhalischen Erscheinungen subfebriler bis leicht erhöhter Temperatur in Betracht, welche bei hoch schnellendem Fieber und evtl. sogar bestehendem Schüttelfrost?

4.7.4 Lösungen zu den mündlichen Prüfungsfragen

1 An erster Stelle stehen Cholera, Typhus, Paratyphus und Shigellenruhr. Andere Möglichkeiten sind z.B. Poliomyelitis, Hepatitis A, Gastroenteritis.

2 An erster Stelle steht die Übertragung durch Samenflüssigkeit und Scheidensekret bei ungeschütztem Geschlechtsverkehr. Ferner wird das Virus durch Blut übertragen, also z.B. durch gemeinsames Benutzen einer Kanüle bei Drogenabhängigen oder durch Transfusion nicht ausreichend kontrollierter Blutspenden oder Blutprodukte. Auch eine Übertragung von einer infizierten Mutter auf ihr Kind ist möglich. Dies geschieht vorgeburtlich, während der Geburt oder – selten – durch Stillen.

3 Die Inkubationszeit ist unterschiedlich lang, sie beträgt bei Hepatitis A ca. 1,5 bis 6 Wochen, bei Hepatitis B ca. 6 Wochen bis 6 Monate.
Hepatitis A wird fäkal-oral übertragen, Hepatitis B hingegen vorwiegend durch Blut (parenteral) oder sexuell, selten perinatal oder oral.
Die Hepatitis A wird nur selten, die Hepatitis B in ca. 10% der Fälle chronisch.
Die Hepatitis A verläuft kürzer und relativ symptomarm, z.B. mit grippalen Symptomen. Bei Hepatitis B gibt es eine ausgeprägtere bis starke Symptomatik, und die Erkrankung dauert länger.
Von der Hepatitis A sind oft Kinder betroffen, von der Hepatitis B oft Bluter, Drogenabhängige (Fixer), Promiskuitive (ohne Kondom) oder auch Krankenpflegepersonal.

4 Es werden Antikörper/Immunglobuline injiziert, um einer ablaufenden Infektionskrankheit schnell Einhalt zu gebieten, z.B. bei Diphtherie, Tetanus oder Tollwut. Der Impfschutz setzt schnell ein, dauert aber nur relativ kurz.

5 Typischerweise tritt Durchfall auf bei infektiöser Gastroenteritis oder mikrobiell bedingter Lebensmittelvergiftung, Salmonellose, Cholera und bei Shigellenruhr. Der Durchfall ist blutig, der Stuhlgang schmerzhaft (Tenesmen). Weniger typisch ist Durchfall bei Botulismus, hier tritt eher Verstopfung auf. Durchfall entwickelt sich außerdem bei Trichinose, im

Frühstadium einer Poliomyelitis und – auch blutig – bei Darmmilzbrand.

6 Wenn sich nicht beide Geschlechtspartner behandeln lassen, kann die Erkrankung immer neu vom einem zum anderen weitergegeben werden.

7 Die Inkubationszeit ist erregerspezifisch, kann allerdings beim gleichen Erreger sehr stark variieren. Die Inkubationszeit ist von folgenden Faktoren abhängig: erstens von der Kraft der Erreger, also von ihrer Virulenz und zweitens von der eingedrungenen Erregeranzahl. Dies ist besonders wichtig bei Lokalinfektionen. Und drittens ist auch die Abwehrlage des Organismus entscheidend – ein immungesunder Infizierter kann Erreger deutlich länger abwehren, und die Erkrankung tritt evtl. auch nicht so stark in Erscheinung.

8 Die Malaria tritt v.a. im sog. „Malaria-Gürtel" auf, also in den Tropen und Subtropen. Deshalb besteht der Krankheitsverdacht nur bei entsprechender Anamnese. Die Erreger sind Plasmodien.
Übertragen wird die Erkrankung durch Mückenstich. Nach dem Erreger unterscheidet man drei Unterarten: Malaria tertiana, quartana und tropica. Malaria tropica ist die gefährlichste Erkrankung. Typische Beschwerden sind Schüttelfrost, mehrere Stunden dauerndes hohes Fieber, das dann unter Schweißausbruch wieder abfällt. Dies tritt je nach Erreger in bestimmten Rhythmen auf. Außerdem bestehen Milz- und Leberschwellung und eine hämolytische Anämie mit Ikterus. Es gibt eine medikamentöse Malariaprophylaxe.

9 Die gefürchtete Komplikationen bei Masern ist die Meningitis/Enzephalitis. Auch gefährlich, aber nicht so häufig auftretend: Masernkrupp, Lungenentzündung und Kreislaufversagen. Ebenfalls recht oft kommen bakterielle Sekundärinfektion mit Eitererregern vor. Diese können z.B. Bronchitis, Mittelohrentzündung oder Angina hervorrufen. „Masernkinder" sind außerdem anfällig für andere Infektionserkrankungen, z.B. Scharlach, Keuchhusten, Diphtherie oder Tuberkulose. Ganz selten tritt als Komplikation eine Entzündung des Gehirns auf: die SSPE verläuft immer tödlich.

10 Bei einem Kind mit katarrhalischen Erscheinungen und nur leicht erhöhter Körpertemperatur denke ich zuerst an einen grippalen Infekt. Allerdings gibt es auch Erkrankungen, bei denen dies zum Prodromalstadium gehören kann, z.B. Röteln, Keuchhusten und Masern. Außerdem denke ich an FSME und Poliomyelitis.
Hat das Kind hingegen plötzliches Fieber und evtl. Schüttelfrost, vermute ich eher Scharlach, Exanthema subitum, Influenza, bakterielle Meningitis/Enzephalitis und auch eine Mononukleose oder eine infektiöse Gastroenteritis, z.B. mit Salmonellen.
Es gibt noch viel mehr Krankheiten mit Schüttelfrost und hohem Fieber, z.B. Pest, Malaria oder virusbedingtes hämorrhagisches Fieber. Diese sind jedoch, ohne entsprechende Anamnese, bei einem 5-jährigen Kind nicht zu erwarten.
Bei Ringelröteln und Windpocken kann zwar auch Fieber auftreten, doch das ist meist nicht so hoch, und außerdem zeigt sich fast gleichzeitig der Ausschlag.
Wichtig sind hier wie immer die Anamnese und die körperliche Untersuchung. Zum Beispiel frage ich nach den durchgeführten Impfungen oder nach Erkrankungsfällen in der Umgebung des Kindes. Und ich kann beispielsweise nach Koplik-Flecken suchen, Meningismuszeichen prüfen, die Lymphknoten untersuchen und natürlich auf Exantheme achten.

Literaturverzeichnis

Gesetzeskunde

Gesundheitsrecht. 2. Aufl. Becktexte im Deutschen Taschenbuchverlag. dtv, München 1991

Bierbach, E.: Naturheilpraxis heute. 2. Aufl. Urban & Fischer, München 2002

Richter, I.: Lehrbuch für Heilpraktiker: Medizinische und juristische Grundlagen. 4. Aufl. Urban & Fischer, München 2002

Richter, I.: Original-Amtsarztfragen für Heilpraktiker. Urban & Fischer, München 2000

Statistisches Bundesamt: Fachserie 12: Gesundheitswesen. Reihe 2: Meldepflichtige Krankheiten. Metzler Poeschel, Stuttgart 1998–2002

Allgemeine und spezielle Infektionslehre

Benjamini, E., Leskowitz, S.: Immunologie. Schwer, Stuttgart 1988

Bierbach, E.: Naturheilpraxis heute. 2. Aufl. Urban & Fischer, München 2002

Brandis, H., Köhler, W. Eggers, H.J., Pulverer, G.: Lehrbuch der Medizinischen Mikrobiologie. 8. Aufl. Urban & Fischer, München 2001

Braun-Falco, O., Plewig, G., Wolff, H.H.: Dermatologie und Venerologie. 4. vollst. überarb. u. erw. Aufl. Springer, Berlin–Heidelberg 1996

Speer, C., Gahr, M. (Hrsg.): Pädiatrie. de Gruyter, Berlin 2001

Gross, R., Schölmerich, P., Gerok, W. (Hrsg.): Die innere Medizin. 10. Aufl. Schattauer, Stuttgart 2000

Hahn, H., Falke, D., Klein, P. (Hrsg.): Medizinische Mikrobiologie. 4. Aufl. Springer, Berlin–Heidelberg 2001

Hehlmann, A.: Leitsymptome – ein Handbuch für Studenten und Ärzte. 4. Aufl. Urban & Fischer, München 1999

Herold, G. (Hrsg.): Innere Medizin: Eine vorlesungsorientierte Darstellung. Herold, Köln 2001

Hofmann, F., Tiller, F.-W.: Praktische Infektiologie. 2. Aufl. Ecomed, Landsberg/Lech 2001

Jung, E.G. (Hrsg.): Dermatologie. 5. Aufl. In: Duale Reihe. Hippokrates, Stuttgart 2003

Kayser, F.H., Bienz, K.A., Eckert, J., Lindemann, J.: Medizinische Mikrobiologie. 10. Aufl. Thieme, Stuttgart 2001

Keller, W. (Begründer), Betke K., Künzer, W., Schaub, J. (Hrsg.): Lehrbuch der Kinderheilkunde. 6., neubearb. u. erw. Aufl. Thieme, Stuttgart 1991

Küttler, T.: 80 Fälle Innere Medizin. 6. Aufl. Urban & Fischer, München 2001

Immunologie auf einen Blick. de Gruyter, Berlin 1989

Raettig, A.: Infektionskrankheiten: Epidemiologie, Klinik, Immunprophylaxe. 5. Aufl. Thieme, Stuttgart 1998

Renz-Polster, H., Braun, J.: Basislehrbuch Innere Medizin. 2. Aufl. Urban & Fischer, München 2000

Roitt, I.M.: Playfair, J.H.L.: Medizinische Mikrobiologie. Urban & Fischer, München 1996

Roitt, I.M., Brostoff, J., Male, D.K.: Kurzes Lehrbuch der Immunologie. 3., Aufl. Thieme, Stuttgart 1995

Schettler, G., Greten, H.: Innere Medizin. Bd. I. 11. Aufl. Thieme, Stuttgart 2002

Siegenthaler, W.: Differentialdiagnose innerer Krankheiten. 18. Aufl. Thieme, Stuttgart 2000

Simon, C.: Pädiatrie: Lehrbuch der Kinderheilkunde und Jugendmedizin. 7. Aufl. Schattauer, Stuttgart 1995

Sitzmann, C.F. (Hrsg.): Pädiatrie. 2. Aufl. Hippokrates, Stuttgart 2002

Studt, H.-H.: Spezielle Infektionslehre. 13. Aufl. Kohlhammer, Stuttgart 2003

Thews, G., Mutschler, E., Vaupel, P.: Anatomie, Physiologie, Pathophysiologie des Menschen. 5. Aufl. Wissenschaftliche Verlagsgesellschaft, Stuttgart 1995

Sachregister

A

E

F

G

H

I

J

K

L

Q

R

T

Y

Z